Gerhard Klösch
Peter Hauschild
Josef Zeitlhofer

Ermüdung und Arbeitsfähigkeit

Ursachen der Ermüdung und Strategien zur Optimierung der Vigilanz

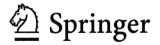

Gerhard Klösch
Universität Klinik für Neurologie
Medizinische Universität Wien
Wien, Österreich

Peter Hauschild
Institut für ChronoPsychologie
Sigmund Freud Privat-Universität
Wien, Österreich

Josef Zeitlhofer
Institut für ChronoPsychologie
Sigmund Freud Privat-Universität
Wien, Österreich

ISBN 978-3-662-59138-3   ISBN 978-3-662-59139-0   (eBook)
https://doi.org/10.1007/978-3-662-59139-0

Die Deutsche Nationalbibliothek verzeichnet diese Publikation in der Deutschen Nationalbibliografie;
detaillierte bibliografische Daten sind im Internet über http://dnb.d-nb.de abrufbar.

© Springer-Verlag GmbH Deutschland, ein Teil von Springer Nature 2020
Das Werk einschließlich aller seiner Teile ist urheberrechtlich geschützt. Jede Verwertung, die nicht
ausdrücklich vom Urheberrechtsgesetz zugelassen ist, bedarf der vorherigen Zustimmung des Verlags.
Das gilt insbesondere für Vervielfältigungen, Bearbeitungen, Übersetzungen, Mikroverfilmungen und die
Einspeicherung und Verarbeitung in elektronischen Systemen.
Die Wiedergabe von allgemein beschreibenden Bezeichnungen, Marken, Unternehmensnamen etc. in
diesem Werk bedeutet nicht, dass diese frei durch jedermann benutzt werden dürfen. Die Berechtigung zur
Benutzung unterliegt, auch ohne gesonderten Hinweis hierzu, den Regeln des Markenrechts. Die Rechte
des jeweiligen Zeicheninhabers sind zu beachten.
Der Verlag, die Autoren und die Herausgeber gehen davon aus, dass die Angaben und Informationen in
diesem Werk zum Zeitpunkt der Veröffentlichung vollständig und korrekt sind. Weder der Verlag, noch
die Autoren oder die Herausgeber übernehmen, ausdrücklich oder implizit, Gewähr für den Inhalt des
Werkes, etwaige Fehler oder Äußerungen. Der Verlag bleibt im Hinblick auf geografische Zuordnungen und
Gebietsbezeichnungen in veröffentlichten Karten und Institutionsadressen neutral.

Fotonachweis Umschlag: © bluedesign/fotolia.com
Umschlaggestaltung: deblik Berlin

Springer ist ein Imprint der eingetragenen Gesellschaft Springer-Verlag GmbH, DE und ist ein Teil von
Springer Nature.
Die Anschrift der Gesellschaft ist: Heidelberger Platz 3, 14197 Berlin, Germany

Vorwort

Fit, aktiv und leistungsfähig zu sein, sind Attribute, die in unserer Leistungsgesellschaft hoch im Kurs stehen und entsprechend vielfältig sind die Angebote an Gesundheitsratgebern und Wellnesseinrichtungen. Die Nachfrage ist ebenfalls groß, denn die Zielgruppe – Menschen, die unter Ermüdung, Erschöpfung und Schlaflosigkeit leiden – wird von Jahr zu Jahr größer. Wer wach und leistungsfähig sein will, muss für ausreichenden Schlaf sorgen, ein Faktum, dessen Gültigkeit trendige Zeitgenossen durch saloppe Statements wie *„Machen statt Schlafen"* oder *„Schlafen kann ich, wenn ich tot bin"*, zu leugnen versuchen. Solchen Trends entgegen zu wirken, ist eines der Ziele dieses Buches. Neben der Vermittlung von Basiswissen zu Wachheit und Schlaf werden Methoden und Möglichkeiten vorgestellt, wie durch ein gezieltes Schlaf-wach-Management sowohl der Schlaf und die Erholungsfähigkeit des Körpers, als auch die Arbeitsleistung verbessert werden können.

Im Mittelpunkt eines effizienten Schlaf-wach-Managements steht nach unserer Auffassung das Konzept der „Vigilanz", das im ersten Kapitel des Buches vorgestellt wird. Im Gegensatz zur Alltagssprache hat der Begriff Vigilanz in der Schlaf-wach-Forschung verschiedene Bedeutungen. Der Bandbreite reicht von der Auffassung einer „Superwachheit", die dazu befähigt, selbst bei langweiligen Tätigkeiten nicht einzuschlafen, über die simple Gleichsetzung von Vigilanz mit Wachheit bis hin zur Ansicht, dass ohne Vigilanz ein Organismus nicht überlebensfähig ist. Bezugnehmend auf dieses, vom britischen Neurologen Henry Head in den 1920er Jahren entworfenen Vigilanzkonzept, fassen wir Vigilanz als ein theoretisches Konstrukt auf, mit dessen Hilfe Verhaltensweisen in Ermüdungssituationen wesentlich exakter beschrieben und erklärt werden können als durch herkömmliche Modelle. Der *Vigilanz* kommt dabei die *Rolle eines Ressourcenmanagers zu,* durch das ein adäquates Reagieren auf Umgebungsreize trotz Übermüdung noch eine Zeitlang möglich ist. Je nachdem, ob wir ausgeschlafen oder müde sind, steht uns ein unterschiedlich großes Pool an Ressourcen zur Verfügung und entsprechend „adäquat" fallen unsere Handlungsweisen aus.

Wachheit und Schlaf sind Vitalitätsressourcen, allerdings mit unterschiedlichen Gewichtungen, wie in den ▶ Kap. 2 und 3 dargestellt wird. Schlaf hat die Aufgabe Ressourcen, die im Wachen aufgebraucht wurden, wieder aufzubauen, damit ein adäquates Funktionieren in den Wachphasen möglich ist. Prozesse und Aktivitäten während der Wachheit (körperliche Aktivitäten, Ernährung, Stress oder das Nichtbeachten von Ruhe- und Erholungsphasen) wiederum wirken sich auf die Qualität und Quantität des Schlafes aus. Wachheit und Schlaf sind somit Prozesse, die sich gegenseitig beeinflussen.

Wachheit und Schlaf müssen aber immer im Zusammenhang mit den gesellschaftlichen Bedingungen gesehen werden. Das ▶ Kap. 4 zeigt auf, welche Konsequenzen sich aus einer permanenten *„Wachheit und Leistungsbereitschaft"* (24/7 Mentalität) und dem Ignorieren von Ruhe- und Erholungsphasen ergeben. Problematisch ist dabei vor allem das Arbeiten zum falschen Zeitpunkt, wie z. B. durch Schicht- und Nachtarbeit oder infolge rascher Zeitzonenwechsel (Jetlag). Die drastischen Folgen sind, neben einer Produktivitätsminderung infolge von Aufmerksamkeits- und Konzentrationsdefiziten, vor allem das erhöhte Unfallrisiko (Stichwort: Sekundenschlaf).

Eine weitere Konsequenz der „Rund um die Uhr-Verfügbarkeit" sind Ermüdungs- und Erschöpfungszustände, die, wenn sie über längere Zeiträume anhalten, zu chronischen Erkrankungen (z. B. chronisches Erschöpfungssyndrom, Burnout) führen. Ermüdung ist ein natürlicher Prozess, im ► Kap. 5 werden verschiedene Modelle der Schlaf-regulation diskutiert, die diesen Vorgang empirisch darzustellen versuchen. Im Gegensatz dazu sind chronische Erschöpfungszustände pathologische Prozesse, die sich, je nach der zugrunde liegenden Primärerkrankung, in ihrer klinischen Symptomatik unterscheiden und entsprechend behandelt werden müssen (► Kap. 6).

Sowohl bei klinischen als auch bei arbeitsmedizinischen Fragestellungen kann es notwendig sein, Ermüdung, Erschöpfung oder die Arbeitsbelastung mit testpsycho-logischen oder physiologischen Messverfahren empirisch zu erfassen. Welche methodischen Überlegungen bei der Planung und Durchführung von Messungen vigilanzassoziierter Prozesse notwendig sind, wird im ► Kap. 7 dargestellt. Ein Überblick der gebräuchlichsten Messverfahren findet sich im ► Kap. 8, mithilfe eines Eisberg-Modells lassen sich die unterschiedlichen Zugangsebenen (Verhaltens-beobachtung, testpsychologische und physiologische Messverfahren) anschaulich beschreiben.

Möglichkeiten zur Optimierung der individuellen Leistungs- und Erholungsfähig-keit (Maßnahmen zur Verbesserung des Schlafs, optimale Pausengestaltung) sind das Hauptthema des ► Kap. 9. Im Mittelpunkt steht hier die Methode des vigilanzbasierten Schlaf-wach-Managements mit seinen vier Interventionsbereichen: individuelle Maß-nahmen der Verhaltensänderung, Interventionen unter Berücksichtigung physio-logischer und chronobiologischer Prozesse sowie die Identifizierung soziokultureller bzw. Lifestyle spezifischer Einflussfaktoren.

Neben der individuellen Ebene gewinnen auch betriebliche Maßnahmen zur Ver-hinderung schläfrigkeits- und müdigkeitsbedingter Risikofaktoren zunehmend an Bedeutung. Diese Ansätze werden unter der Bezeichnung Ermüdungsrisiko-management (fatigue risk management [FRM]) zusammengefasst. Im ► Kap. 10 werden die wichtigsten Bausteine des FRM dargestellt, sowie anhand einiger Beispiele, die unterschiedlichen Maßnahmen zur Vermeidung müdigkeitsbedingter Vorfälle vor-gestellt und deren Wirksamkeit diskutiert.

Die beiden letzten Kapitel greifen aktuelle Entwicklungen des modernen Lebens auf, in denen Ermüdungsprozesse eine zentrale Rolle spielen. Das ► Kap. 11 widmet sich der Problematik der Ermüdung im Straßenverkehr. Durch die Verfügbarkeit innovati-ver Technologien wie z. B. Wearables und Fahrerassistenzsystemen ergeben sich neue Möglichkeiten der Müdigkeitserfassung. Aktuelle Entwicklungen im Straßenverkehr wie z. B. das (teil-)autonome Fahren erzeugen neue Übermüdungsrisiken (Schlagwort: Autofahren als Überwachungstätigkeit), die es zu entschärfen gilt.

Andere Anwendungsbereiche für Technologien zur Erkennung und Vermeidung von Übermüdungs- und Erschöpfungssituationen sind der Leistungssport und sogenannte *„high-risk"* Jobs. Im ► Kap. 12 werden dazu neue Ansätze vorgestellt wie z. B. ein Tool zur Bestimmung der Herzratenvariabilität oder Webapplikationen wie das „Konto der Gesundheit". Daraus ergeben sich neue Möglichkeiten, um individuelle Risiken der Überbeanspruchung (Schlagwort „Übertrainieren") oder arbeitsbedingte Erschöpfungszustände vorzeitig zu erkennen, damit dauerhafte Gesundheitsschäden und Unfallrisiken vermieden werden.

Wie jedes Forschungsprojekt, ist auch dieses Buch nur durch einen verständnisvollen und unterstützenden Freundes- und Familienkreis möglich gewesen. Den Ehefrauen und Kindern gilt der besondere Dank der Autoren; sie mussten auf Vieles zugunsten des Buches verzichten. Den Freunden und Arbeitskollegen sei gedankt für geduldiges Zuhören, Mitdiskutieren und die vielen Anregungen, ohne die das Buch deutlich weniger nuanciert und facettenreich ausgefallen wäre.

Unser besonderer Dank gilt Frau Andrijana Stefanic für die Bearbeitung der Grafiken sowie den Mitarbeiterinnen von Springer für ihre Geduld und die professionelle Begleitung des Buches, insbesondere Claudia Bauer (Projektmanagerin) und Monika Radecki (Senior Editor).

Gerhard Klösch
Peter Hauschild
Josef Zeitlhofer
Perchtoldsdorf
Brunn/Gebirge
Wien
im August 2019

Inhaltsverzeichnis

1	**Vigilanz**	1
1.1	**Die vielen Facetten des Konstruktes Vigilanz**	2
1.1.1	Der Vigilanzbegriff von Head (Vigilanz = Überleben)	2
1.1.2	Der testpsychologische Vigilanzbegriff (Vigilanz = Wachsamkeit)	4
1.1.2.1	Der Vigilanzbegriff bei Head und Mackworth: Gibt es Gemeinsamkeiten?	5
1.1.3	Die neurophysiologische Vigilanzbegriff (Vigilanz = Wachheit)	6
1.1.3.1	Head und der neurophysiologische Vigilanzbegriff: Gibt es Gemeinsamkeiten?	7
1.1.4	Vigilanz als integrativer Prozess	8
1.2	**Vigilanzmodelle und Vigilanzstadien**	9
1.2.1	Das Konzept der *„lokalen und globalen Vigilanz"* und weitere Überlegungen	9
1.2.2	Bestimmung und Klassifikation von Vigilanzstadien	10
1.3	**Vigilanz und der Schlaf-wach-Rhythmus**	12
1.4	**Vigilanz – Versuch einer begrifflichen Abgrenzung**	14
1.4.1	Aufmerksamkeit und Vigilanz	15
1.4.1.1	Multitasking – erlernt oder angeboren?	17
1.4.2	Wachheit und Vigilanz	17
1.5	**Vigilanz – was wir darunter verstehen**	18
1.5.1	Vigilanz und Ressourcenmanagement	19
1.6	**Zusammenfassung und Ausblick**	21
	Literatur	22
2	**Was bedeutet „Wach sein"?**	25
2.1	**Was hält uns wach?**	26
2.2	**Wachheit – anatomisch betrachtet**	27
2.2.1	Existiert ein „Wachzentrum" im Gehirn?	28
2.3	**Wachheit – physiologisch betrachtet**	28
2.3.1	Das aufsteigende retikuläre Aktivierungssystem	28
2.3.2	Das autonome Nervensystem	30
2.4	**Wachheit – biochemisch betrachtet**	30
2.4.1	Neurotransmitter: Botenstoffe der Wachheit	31
2.5	**Wachheit – systemisch betrachtet**	33
2.5.1	Wachheit und *„resting state"*	33
2.6	**Zusammenfassung und Ausblick**	35
	Literatur	35
3	**Vom Wachen zum Schlaf**	37
3.1	**Der Erholungswert des Schlafes**	38
3.1.1	Schlafdauer und Schlaftiefe	39
3.1.2	Schlafarchitektur	40
3.1.3	Schlaf und körperliche Erholung	41
3.2	**Steuerung des Schlafs – existieren Schlafzentren?**	41
3.3	**Schlafinduzierende Substanzen und Schlafhormone**	42
3.4	**Schlaf als zirkadianer Rhythmus**	44
3.4.1	Arten von biologischen Rhythmen	44

X   Inhaltsverzeichnis

3.4.2	Die innere Uhr	45
3.4.3	Bestimmen Uhren-Gene den Rhythmus?	46
3.4.4	Chronotypen	46
3.4.5	Tagesrhythmus und „sozialer Jetlag"	47
3.5	**Der gestörte Schlaf**	47
3.5.1	Die Diagnose „Schlafstörung"	47
3.5.2	Schlafstörungen mit Beeinträchtigungen der Vigilanz	49
3.6	**Zusammenfassung und Ausblick**	53
	Literatur	54
4	**Hell wach und immer bereit – die 24/7 Mentalität**	57
4.1	**Die 24/7 – Gesellschaft**	58
4.1.1	Arbeiten zum „falschen" Zeitpunkt	59
4.1.2	Licht: Fluch oder Segen?	60
4.1.3	Schicht- und Nachtarbeit	61
4.1.3.1	Auswirkungen von Schichtarbeit	61
4.1.4	Das Jetlag-Syndrom	63
4.1.5	Unfallursache „Sekundenschlaf"	64
4.1.5.1	Schläfrigkeit am Steuer: Präventionsmaßnahmen	66
4.2	**Arbeitsleistung und zirkadianer Rhythmus**	67
4.2.1	Der feine Unterschied: Belastung oder Beanspruchung	67
4.2.2	Basic rest-activity cycle	69
4.3	**Gibt es ein Zuviel an Vigilanz?**	70
4.3.1	Hypervigilanz als Folge von Erkrankungen	71
4.3.2	Hypervigilanz durch Suchtmittel und Drogen	73
4.4	**Zusammenfassung und Ausblick**	74
	Literatur	75
5	**Wenn die Wachheit schwindet: Ermüdung**	77
5.1	**Was ist Ermüdung?**	78
5.1.1	Physiologische Mechanismen der Ermüdung	80
5.1.2	Empirische Modellvorstellungen der Ermüdung	81
5.1.2.1	Das Zwei-Prozess Modell der Schlafregulation	81
5.1.2.2	Schlaftore und *„forbidden zone for sleep"*	83
5.1.2.3	Das Vier-Prozess Modell der Schlaf-wach-Regulation	84
5.1.2.4	Zirkadiane Schwankungen der Wachheit	85
5.2	**Müdigkeit und Schläfrigkeit infolge von Schlafstörungen**	85
5.3	**Zusammenfassung und Ausblick**	88
	Literatur	88
6	**Wenn Belastungen zum Dauerzustand werden: Erschöpfung**	91
6.1	**Was ist Erschöpfung?**	92
6.1.1	Klassifizierungsversuche von Erschöpfungszuständen	93
6.2	**Erschöpfung als Folge von Erkrankungen**	95
6.2.1	Erschöpfung infolge internistischer Erkrankungen	97
6.2.1.1	Erschöpfung bei Krebserkrankungen	97
6.2.2	Erschöpfung bei Erkrankungen des zentralen Nervensystems	98

Inhaltsverzeichnis

6.2.2.1	Chronisches Erschöpfungssyndrom	99
6.2.2.2	Erschöpfung bei Multipler Sklerose	101
6.2.2.3	Erschöpfung beim Morbus Parkinson	101
6.2.2.4	Erschöpfung infolge eines milden Schädelhirntraumas	102
6.2.3	Erschöpfung bei Depressionen und anderen psychischen Erkrankungen	103
6.2.3.1	Das Burnout Syndrom	103
6.3	**Zusammenfassung und Ausblick**	105
	Literatur	105
7	**Vigilanzmessung – grundlegende Überlegungen**	109
7.1	**Vigilanz als Gegenstand wissenschaftlicher Untersuchungen**	110
7.2	**Vigilanzmessung – wissenschaftliche Kriterien**	112
7.2.1	Subjektive und objektive Messverfahren	113
7.3	**Vigilanzmessung – das Eisberg-Modell**	114
7.4	**Kriterien für die praktische Anwendung**	116
7.4.1	Der Untersuchungsgegenstand Mensch	117
7.4.2	Müssen Vigilanztests monoton und langweilig sein?	118
7.5	**Zusammenfassung und Ausblick**	119
	Literatur	120
8	**Messverfahren zur Erfassung vigilanzassoziierter Prozesse**	123
8.1	**Erste Ebene: Verhaltensbeobachtung**	124
8.1.1	Verhaltensbeobachtung mittels Videomonitoring	124
8.1.2	Methoden zur Erfassung der Körpermotorik	126
8.1.2.1	Bewegungsmessungen mittels Aktigrafen (Aktometer)	127
8.1.2.2	Posturografische Schläfrigkeitsmessungen	127
8.1.3	Erfassung von Performance-Daten	129
8.1.3.1	Einfache Verfahren zur Messung der Daueraufmerksamkeit	129
8.1.3.2	Komplexe Testsysteme	131
8.2	**Zweite Ebene: Subjektive Wahrnehmung**	131
8.2.1	Schläfrigkeitserfassung und Einschlafneigung	132
8.2.2	Die Beurteilung des Erschöpfungsgrades	133
8.3	**Dritte Ebene: Erfassung physiologischer Parameter**	134
8.3.1	Registrierung von Hirnströmen	134
8.3.1.1	Die polygrafische Vigilanzbestimmung	136
8.3.1.2	Evozierte Potentiale	137
8.3.1.3	Transkranielle Magnetstimulation	138
8.3.1.4	Bildgebende Verfahren	138
8.3.2	Registrierung von Augenbewegungen	139
8.3.2.1	Messungen von Blinkdauer, Lidschlusszeit und -geschwindigkeit	139
8.3.2.2	Registrierungen der Blickbewegungen (Eye-tracking)	139
8.3.2.3	Pupillografie	140
8.3.2.4	Kritische Flimmerverschmelzungsfrequenz	141
8.3.3	Muskelaktivität und Muskelkraft	142
8.3.4	Erfassung autonomer Parameter	142
8.3.4.1	Das Elektrokardiogramm und die Bestimmung der Herzratenvariabilität	142
8.3.4.2	Körperkerntemperaturmessung	144
8.4	**Zusammenfassung und Ausblick**	145
	Literatur	147

9	**Strategien zur Optimierung der Wachheit**	155
9.1	**Vigilanzbasiertes Schlaf-wach-Management: Effizient Schlafen verbessert die Leistungsfähigkeit**	156
9.1.1	Chrono-Schlafhygiene – was ist das?	157
9.2	**Optimierung der Schlafzeiten**	158
9.2.1	Schlafkompression und Schlafrestriktion	158
9.2.2	Polyphasisches Schlafen	159
9.3	**Optimierung des Schlafplatzes**	162
9.4	**Optimierung der Wachzeiten**	163
9.4.1	Effektive Pausengestaltung	163
9.4.1.1	Schlafpausen	164
9.4.2	Steigerung der Wachheit durch Licht	166
9.4.3	Vigilance enhancer: Vor- und Nachteile	167
9.5	**Zusammenfassung und Ausblicke**	168
	Literatur	169
10	**Ermüdungsrisikomanagement**	171
10.1	**Was ist Ermüdungsrisikomanagement?**	172
10.2	**Biomathematische Modelle zur Müdigkeitserkennung**	175
10.2.1	Stärken und Schwächen biomathematischer Müdigkeitsmodelle	177
10.3	**Merkmale des Ermüdungsrisikomanagements**	178
10.3.1	Organisatorische Rahmenbedingungen, Implementierung	178
10.3.2	Evaluation und Nachhaltigkeitsüberprüfung	179
10.4	**Einsatzbereiche des Ermüdungsrisikomanagements**	180
10.5	**Zusammenfassung und Ausblick**	186
	Literatur	187
11	**Interventionsmöglichkeiten zur Vermeidung müdigkeitsbedingter Unfälle**	191
11.1	**Technologien zur Müdigkeitserkennung**	192
11.2	**Wearables als Müdigkeitsdetektoren?**	194
11.2.1	Wearables: Vor- und Nachteile	195
11.3	**Schöne neue Welt der Datenerfassung**	196
11.4	**Fahrerassistenzsysteme: Müdigkeitsdetektion im Auto**	198
11.4.1	Müdigkeitserkennung – ein komplexer Prozess	199
11.5	**Das autonome Fahren**	201
11.5.1	Rechtliche Grundlage	203
11.5.2	Teilautonomes Fahren und Aufmerksamkeit	203
11.6	**Zusammenfassung und Ausblick**	205
	Literatur	206
12	**Erfassung und Evaluation müdigkeitsbedingter Risikofaktoren**	209
12.1	**Müdigkeitsbedingte Risikofaktoren – Erfassung und Evaluation**	210
12.1.1	Planung – Durchführung – Auswertung	212
12.2	**Neuer Ansatz: Individualisiertes Ermüdungsrisikomanagement**	212
12.2.1	Technologien zur Selbstoptimierung: Nutzen und Risiken	213
12.2.2	Ermüdungsrisiko und Selbstoptimierung	216

Inhaltsverzeichnis

12.3	**Anwendungsmöglichkeiten und Beispiele**	219
12.3.1	Leistungsoptimierung und Übertraining im Sport	219
12.3.2	Ermüdung und Erschöpfung im Flugverkehr	221
12.4	**Zusammenfassung und Ausblick**	225
	Literatur	225

Serviceteil

Stichwortverzeichnis 229

Abkürzungsverzeichnis

AAK	Alpha-Attenuation-Koeffizient
AASM	American Academy of Sleep Medicine
AAT	Alpha Attention Test
ACC	Adaptive Cruise Control
ACh	Acetylcholin
AChE	Acetylcholinesterase
ACTH	Adrenocorticotropes Hormon
ADAC	Allgemeiner Deutscher Automobil-Club
ADAS	Advanced Assistance Systems
ADHS	Aufmerksamkeitsdefizit-Hyperaktivitätsstörung
AEP	Akustisch Evozierte Potenziale
AMPA	Alpha-Amino-3-hydroxy-5-methyl-4-isoxazol-Propionsäure
ANS	Autonomes Nervensystem
AOI	Areas of Interest
ARAS	Aufsteigendes Retikuläres Aktivierungssystem
ArbSchG	Arbeitsschutzgesetz (Deutschland)
ASchG	ArbeitnehmerInnenschutzgesetz (Österreich)
ASP	Average Sleep Propensity (allgemeine Einschlaffähigkeit)
ATP	Adenosintriphosphat
AUVA	Allgemeine Unfallversicherungsanstalt (Österreich)
AVP	Arginin-Vasopressin
BAS	Bremsassistenzsystem
BiBAP	Biphasic Positive Airway Pressure
BIP	Bruttoinlandsprodukt
BIS	Bispektralindex
BMAL	Brain and Muscle Arnt-Like
BMI	Body Mass Index
BNPI	Brain Natriuretic Protein
BOLD	Blood Oxygenation Level Dependent
bpm	Beats Per Minutes
BRAC	Basic Rest-Activity Cycle (basaler Ruhe-Aktivitätszyklus)
CCC	Canadian Consensus Criteria (chron. Erschöpfungssyndrom)
CDC	Center for Disease Control and Prevention
CFF	Critical Flicker Fusion Frequency
CFS	Chronic Fatigue Syndrome
CLOCK	Circadian Locomotor Output Cycles Kaput
COMT	Catechol-O-Methyl-Transferase
CPAP	Continuous Positive Airway Pressure
CPK	Creatinkinase
CRF	Cancer Related Fatigue
CRH	Corticotropin-Releasinhormon
CRY	Cryptochrome Gene
DAI	Diffuse Axonal Injury
DAK	Deutsche Angestellten Krankenkasse
DAO	Oxidative Desaminierung
DBH	Dopamin-β-Hydroxylase
DGSM	Deutsche Gesellschaft für Schlafmedizin und Schlafforschung
DLMO	Dimm Light Melatonin Onset
DMN	Default Mode Network
DSIP	Deltaschlaf-Induzierendes Peptid
DSM-IV	Diagnostic and Statistical Manual of Mental Disorders, 4th Edition
EASA	Europäischen Agentur für Flugsicherheit
EDA	Elektrodermale Aktivität, Hautleitfähigkeit
EDS	Excessive Daytime Sleepiness
EEG	Elektroenzephalogramm, Elektroenzephalografie
EHS	Electromagnetic Fields Hypersensitivity
EKG	Elektrokardiogramm
EOG	Elektrookulogramm
EPS	Elektronisches Stabilitätsprogramm
ERP	Event Related Potenzial
ESS	Epworth Schläfrigkeitsskala
EVOP	Evozierte Potenziale
FAS	Fahrerassistenzsysteme
fMRT	Funktioneller Magnetresonanztomografie
fNIRS	Functional Near-Infrared Spectroscopy

Abkürzungsverzeichnis

FRM	Fatigure Risk Management
FRMS	Fatigure Risk Management Systems
FSS	Fatigue Severity Scale
FVF	Flimmerverschmelzungsfrequenz Auch Critical Flicker Fusion Frequency [CFF]
GABA	Gamma-Amino-Buttersäure
GPS	Global Positioning System
HBCI	Human Brain Computer Interface
HF	High Frequency
HGH	Human Growth Hormone
HLA	Humanes Leukozyten Antigen System
HNMT	Histamin-N-Methlytransferase
HNO	Hals-Nasen-Ohren
HOS	Hours of Services
HPA	Hypothalamus-Hypophysen-Nebennierenrinden-Achse
HRV	Herzratenvariabilität
Hz	Hertz
IAO	Fraunhofer-Institut für Arbeitswirtschaft und Organisation
ICAO	International Civil Aviation Organisation
ICC	International Consensus Criteria (chron. Erschöpfungszustände)
ICD-10	International Statistical Classification of Diseases and Related Health Problems, 10th Edition
ICSD-3	International Classification of Sleep Disorders, 3rd edition
IL-6	Zytokinwert
IROG	Infrarot Okulografie
ISWF	Institut für Schlaf-Wachforschung
KKT	Körperkerntemperatur
KSS	Karolinska Schläfrigkeitsskala
LCD	Liquid Crystal Display
LED	Light Emitting Diode
LF	Low Frequency
LISST	Landecker Inventar Für Schlafstörungen
LORETA	Low-Resolution Electromagnetic Tomography
MAO	Monoamin-Oxidase
MCS	Multiple Chemical Sensitivity
MCTQ	Münchner Fragebogen Zur Typisierung Des Chronotyps
ME	Myalgische Enzyphalomyelitis
MEG	Magnetoenzephalografie
MEQ	Morningness-Eveningness Fragebogen
MQ	Maastricht Questionnaire
MS	Multiple Sklerose
MSLT	Multipler Schlaflatenztest
MWT	Multipler Wachbleibetest
NE	Neuro-enhancer
NHANES	National Health and Nutrition Examination Survey
NMDA	N-Methyl-D-Aspartat Rezeptor
NREM	Non-REM-Schlaf
ÖAMTC	Österreichischer Automobil und Touring-Club
OSA	Obstruktive Schlafapnoe
OSAS	Obstruktives Schlafapnoe Syndrom
OSLER	Oxford Sleep Resistance Test
P.O.W.E.R.	Performance of Work Enhancing Resource
PCE	Pharmaceutical Cognitive Enhancement
PD	Pupillendurchmesser
PER	Period Gene
PERCLOS	Percentage of Eye Closure
PET	Positronen-Emissions-Tomografie
PLM	Periodic Leg Movements
PSG	Polysomnografie
PSQI	Pittsburgh Schlafqualitätsindex
PSS	Polygrafischer Schläfrigkeitsscore
PST	Pupillografischer Schläfrigkeitstest
PTBS	Posttraumatische Belastungsstörung
PUI	Pupillen-Unruheindex
PVT	Psychomotorischer Vigilanztest
RA	Rheumatoide Arthritis
RAS	Retikuläres Aktivierungssystem
REM	Rapid Eye Movements
REM-Latenz	Zeit bis zum Auftreten einer REM-Phase

RSA	Respiratorische Sinusarrythmie	TMS	Transkranielle Magnetstimulation
RSN	Resting State Network		
		TNF	Tumor Nekrose Faktor
SAE	Society of Automotive Engineers	TOF	Time of Flight Sensor
SAFTE-Model	Sleep, Activity, Fatigue, and Task Effectiveness Model		
		UARS	Upper Airways Resistance Syndrome
SAT	Sustained Attention Test		
SBS	Sick Building Syndrome		
SCN	Supraciasmatischer Nucles	VAS	Visuelle Analogskala
SEM	Slow Eye Movements	VEP	Visuell Evozierte Potenziale
SHT	Schädelhirntrauma	VIGALL	Vigilanz Algorithmus Leipzig
SMS	Safety Mamagement Systems	VLPO	Ventrolateraler Preoptischer Nucleus
SPM	Sleep Performance Model		
S-R Modell	Stimulus-Response Modell	VOG	Video Okulografie
SSP	Situational Sleep Propensity		
SSS	Stanford Schläfrigkeitsskala	WHO	World Health Organisation
SUSOPS	Sustained Military Operations	WLAN	Wireless Local Area Network
TAP	Testbatterie zur Aufmerksamkeitsprüfung	ZNS	Zentrales Nervensystem
		ZSA	Zentrale Schlafapnoe

Vigilanz

1.1 Die vielen Facetten des Konstruktes Vigilanz – 2

1.2 Vigilanzmodelle und Vigilanzstadien – 9

1.3 Vigilanz und der Schlaf-wach-Rhythmus – 12

1.4 Vigilanz – Versuch einer begrifflichen Abgrenzung – 14

1.5 Vigilanz – was wir darunter verstehen – 18

1.6 Zusammenfassung und Ausblick – 21

Literatur – 22

© Springer-Verlag GmbH Deutschland, ein Teil von Springer Nature 2020
G. Klösch, P. Hauschild, J. Zeitlhofer, *Ermüdung und Arbeitsfähigkeit*,
https://doi.org/10.1007/978-3-662-59139-0_1

Das Vigilanzkonzept von Henry Head (1923) hat, obwohl beinahe 100 Jahre alt, nichts an seiner Aktualität verloren. Die zahlreichen Re-Interpretationen und Neuformulierungen (Vigilanz als Daueraufmerksamkeit, Vigilanz als Wachheit usw.) haben sich jedoch sehr weit von Heads ursprünglicher Idee entfernt, Vigilanz als die Fähigkeit eines Organismus anzusehen, um adäquat auf Umweltreize zu reagieren, damit sein Überleben gewährleistet ist. Das hier vorgeschlagene Vigilanzverständnis knüpft an die ursprüngliche Head'sche Vorstellung der Interaktion zwischen Organismus und Umwelt an und sieht in der Vigilanz die Fähigkeit eines Biosystems, sich an die Umwelt anzupassen, mit dieser zu interagieren, um eine optimale Reaktionsbereitschaft zu gewährleisten. Eine Folge von Ermüdungsprozessen (damit sind Müdigkeit und Schläfrigkeit gemeint) ist das Abnehmen der Ressource Wachheit und den damit verbundenen Fähigkeiten (Aufmerksamkeit, Konzentration, Wachbewusstsein). Um dennoch in Situationen, die Wachheit fordert, adäquat handeln zu können, müssen kompensatorische Prozesse in Gang gesetzt werden. Aus dieser Perspektive heraus kommt der Vigilanz die Rolle eines *„Ressourcenmanagers"* zu. An Hand eines einfachen Modells werden die möglichen Interaktionen zwischen dem Schaf-wach-Prozess und der Vigilanz grafisch dargestellt und diskutiert.

1.1 Die vielen Facetten des Konstruktes Vigilanz

Kaum ein Konzept hat in der Psychologie, Physiologie und in der Schlafforschung für so viel Verwirrung und Definitionsprobleme gesorgt wie der Begriff „Vigilanz". In der Alltagssprache wird unter Vigilanz (abgeleitet vom lateinischen *vigilantia*) in erster Linie „Wachheit" oder „Wachsamkeit" verstanden. Im wissenschaftlichen Kontext galt der Begriff „vigilia" lange Zeit als Bezeichnung

für Schlaflosigkeit, im aktuellen Sprachgebrauch hat sich die testpsychologische Vorstellung eines *„Zustandes der erhöhten und länger andauernden Reaktionsbereitschaft"* durchgesetzt. Doch diese Definitionen haben wenig mit der ursprünglichen Bedeutung von Vigilanz *(vigilance)* zu tun, mit der das Wort Anfang des 20. Jhd. in die wissenschaftliche Diskussion eingebracht wurde.

1.1.1 Der Vigilanzbegriff von Head (Vigilanz = Überleben)

Der Begriff *vigilance* wurde erstmals 1923 von dem britischen Neurologen Sir Henry Head (1861–1940) verwendet, im Zusammenhang mit der Fähigkeit eines Organismus, sich, trotz ausgedehnter Läsionen oder Verletzungen, wieder neu zu organisieren und geschädigte Funktionen wiederherzustellen. Bei Untersuchungen an Soldaten mit schweren Kriegsverletzungen und Studien mit Labortieren zeigte sich immer wieder ein ähnliches Muster: Nach einem Trauma waren die erste Anzeichen von „Vigilanz" das Wiederauftreten von Reflexen, automatischen Handlungen und Gesten, und schließlich das Wiedererlangen der Fähigkeit differenziert auf sensorische Reize zu reagieren *(readiness to respond)*. Es fanden sich weitere Gesetzmäßigkeiten: Je einfacher (rudimentärer) diese Reaktionen ausfielen, desto niedriger war das Vigilanzniveau, je komplexer umso höher. Sensorische Verarbeitungsprozesse sind rein physiologischer Natur und laufen unabhängig von höheren kognitiven Funktionen wie Bewusstsein, Motivation oder Interesse ab. Vigilanz ist daher keine kognitive Leistung und hängt auch nicht vom Bewusstseinsgrad ab. Umgekehrt jedoch benötigt Bewusstsein „Vigilanz" und ist auf die adäquate Weiterleitung und Verarbeitung von sensorischen Inputs oder einem funktionierenden autonomen Nervensystem (Kontrolle von Blutdruck, Herzschlag und Atmung usw.)

1.1 · Die vielen Facetten des Konstruktes Vigilanz

angewiesen. Vigilanz ist somit eine universelle Eigenschaft von tierischen und menschlichen Organismen, um *adäquat auf Umweltreize zu reagieren, damit das Überleben des Individuums gewährleistet ist* (s. Definition: Der Begriff „Vigilanz" bei Henry Head).

Definition

Der **Begriff „Vigilanz"** wurde von **Henry Head** im **Zusammenhang** mit **folgender Beobachtungen verwendet:**

1. wenn das ZNS in der Lage ist (in Teilen als auch in seiner Gesamtheit) adäquat auf Umgebungsreize zu reagieren;
2. je komplexer diese Reaktionen ausfallen, desto höher ist die Vigilanz; hohe Vigilanz zeigt sich in komplexen Reaktionen und bedeutet auch ein hohes Maß an Vitalität;
3. Vigilanz nimmt bei strukturellen Schädigungen (z. B. Läsionen im ZNS) und unter toxischen Einflüssen ab;
4. Vigilanz ist präsent (messbar) bei allen angeborenen oder erworbenen (automatisierten) Verhaltensweisen;
5. Vigilanz spielt eine wesentliche Rolle bei höheren Hirnfunktionen wie Aufmerksamkeit, Konzentration, räumlicher Orientierung. Das zeigt sich sowohl bei der Verarbeitung als auch bei den Reaktionen auf sensorische Reize.

Höhere Hirnleistungen wie Wahrnehmung, Verhalten oder Bewusstsein setzen voraus, dass sensorische Inputs im ZNS entsprechend verarbeitet werden. Dabei kommt es nicht so sehr an wo und wie diese Inputs verarbeitet werden, sondern auf die Qualität der Reaktionen (einfach = geringes Vigilanzniveau, komplex = hohes Vigilanzniveau).

Die Vigilanzdefinition von Head setzt sich aus drei Teilleistungen zusammen:

1. **Perzeption:** Vigilanz bedeutet, dass Umgebungsreize vom sensorischen System eines Organismus erfasst und adäquat verarbeitet werden (Vigilanz = Perzeption). Adäquat bedeutet in diesem Zusammenhang „der jeweiligen Sinnesmodalität entsprechend" und bezieht sich nicht auf die Art und Weise wie ein Organismus auf Reize reagiert.
2. **Verhalten:** Wie ein Organismus auf Umgebungsreize reagiert, erschließt sich aus dem beobachtbaren Verhalten. Dabei gilt: je komplexer das beobachtete Verhalten ist, desto höher ist das Vigilanzniveau, je einfacher, desto niedriger (Vigilanz = Verhalten).
3. **Reorganisation:** Ein geschädigter Organismus besitzt die Fähigkeit seine Funktionalität wiederherzustellen, indem er sich reorganisiert und neu strukturiert. Das bedeutet auch andere neuronale Verbindungen oder Areale zu aktivieren, damit diese die Funktion geschädigter Strukturen übernehmen können. Ziel der Reorganisation ist das Überleben eines Organismus zu gewährleisten (Vigilanz = Reorganisation).
Die Funktion der Vigilanz als eine reorganisatorische Kraft sorgte für Verwirrung und Kritik, weil nicht ganz klar war, was darunter zu verstehen ist. Das lag zum Teil an Heads uneinheitlicher Verwendung des Begriffs „Vigilanz", den er öfter auch als vitaler Energie (*vital energy*) bezeichnete, sowohl im Zusammenhang mit nervösen als auch mentalen Prozessen. Schließlich wurde kritisiert, dass offenbleibt, ob unter Vigilanz die reorganisierende Kraft oder das Resultat dieses Prozesses zu verstehen ist (siehe dazu Ulrich und Gschwilm 1988). Dennoch waren Heads Überlegungen bahnbrechend und richtungsweisend und schufen die Basis für intensive und fruchtbare Diskussionen über die neurophysiologischen Korrelate von Wachheit und Bewusstsein.

1.1.2 Der testpsychologische Vigilanzbegriff (Vigilanz = Wachsamkeit)

Im allgemeinen Sprachverständnis bedeutet das Wort Vigilanz „wach", „munter", „wachsam". An dieses Wortverständnis anknüpfend, entwickelte sich in der experimentellen Psychologie ein Vigilanz-Forschungsbereich, der sich vom Head'schen Vigilanzkonzept fundamental unterscheidet. Vigilanz, im Sinne von Head als Perzeption und Verhalten verstanden, kann testpsychologisch durch ein einfaches S-R Modell (stimulus – response) dargestellt werden. Ein S-R Modell geht davon aus, dass die Darbietung bestimmter (neurophysiologischer) Reize bei allen Individuen zu ähnlichen, oder über einen bestimmten Zeitabschnitt beobachtet, gleichbleibenden Reaktionen führt. Ideal für solche Messungen sind Verhaltensautomatismen (angeborene und später erworbene), eine Kategorie von Reaktionen, die typisch für vigilante Organismen sind. Der dynamische Aspekt des Head'schen Vigilanzbegriffs als eine Kraft, die reorganisieren, restrukturieren und neue Ressourcen erschließen kann, wird beim „klassischen" S-R Modell nicht berücksichtigt. Dazu müssten komplexere psychologische Modelle verwendet werden (z. B. dynamische Selbstregulationsmodelle).

Ungeachtet dieser Möglichkeiten begann die experimentelle Psychologie sich mit Vigilanz zu beschäftigen ohne jedoch den Head'schen Vigilanzbegriff zu übernehmen. Ausgangspunkt dafür waren die Arbeiten von H. N. Mackworth in den 1940er Jahren. Im Auftrag der US. Militärs entwickelte er einen Daueraufmerksamkeitstest (Mackworth Uhrentest s. ▶ Abschn. 7.4.2), um geeignetes Personal für Radarüberwachungstätigkeiten zu rekrutieren. Systematische Studien mit dem Uhrentest ergaben, dass es selbst motivierten Personen schwerfiel, ihre Aufmerksamkeit während der 2-stündigen Testdauer auf einem hohen Niveau zu halten, sodass ihnen keine Fehler passierten. Die Fähigkeit

über längere Zeit hinweg aufmerksam zu sein und rasch zu reagieren, bezeichnete Mackworth als „Vigilanz" (vigilance = sustained attention), Schwankungen in der Aufmerksamkeit als vigilance decrement (Mackworth 1948).

Mit diesem Konzept gab Mackworth dem Vigilanzbegriff eine Richtung vor, die sich einerseits sehr nahe am Alltagsverständnis von „Vigilanz = Wach" orientierte, andererseits einen starken Bezug zu „Wachsamkeit" herstellte. Das Interesse der Auftraggeber (US Army) galt mehr der Wachsamkeit im Rahmen militärischer Überwachungstätigkeit. Diese Kooperation zwischen Grundlagenforschung und Militär spielte eine wichtige Rolle bei der Konzeption des (test)-psychologischen Vigilanzbegriffs. Im Kontext militärischer Operationen ist „Wachsamkeit" kampfentscheidend, vor allem wenn es gilt, den Gegner zu überwachen, überraschen oder feindliche Angriffe möglichst frühzeitig zu erkennen. Begriffe wie „Wache" (lateinisch vigilia), „Wachdienst", „Wachtmeister", „Wache schieben" oder „Tagwache" gehören zum Standardrepertoire militärischer Kommunikation. Ein Großteil der Vigilanzforschung wurde zu Beginn des „Kalten Krieges" in den 1950er Jahren durchgeführt und Slogans wie die „ständige Wachsamkeit" waren sowohl in den USA als auch in der Sowjetunion wichtige rhetorische Figuren in der politischen Kommunikation („Wachsamkeit ist eine inhärente Eigenschaft des sowjetischen Volkes", Schlagzeile in einer großen sowjetischen Zeitung 1953). Aus dieser Konstellation heraus wurde Vigilanzforschung zu einer wichtigen Disziplin und Gegenstand militärischer Verteidigungsstrategien: „Our defence against all-our nuclear attack depends ultimately upon the vigilance of the men observing the displays in our early-warning stations …", so das Resümee eines Referenten anlässlich eines Symposiums über Vigilanz 1963 (in Bruckner und McGrath 1963).

Der militärische Einfluss auf die Vigilanzforschung fand nicht überall Zustimmung und wurde zunehmend kritisiert (vgl. dazu Stroh 1971). Vor allem die, auf militärische Fragestellungen zugeschnittenen Testmethoden standen in der Kritik und ab den 1960er Jahren galten Mackworths Messmethoden als überholt. Durch den Fortschritt in der Radartechnologie konnten schwache oder selten auftretende Signale bereits technisch erfasst und verarbeitet werden, sodass ein Fluglotse nicht mehr darauf achten musste (Kibler 1965): Das Anforderungsprofil von Fluglotsen hatte sich seit Ende des 2. Weltkrieges radikal verändert. Statt auf seltene Ereignisse zu reagieren, muss nun ein kontinuierlicher Strom an Informationen in kürzester Zeit selektiert, bewertet und nach ihrer Relevanz beurteilt werden, die dann wieder die Basis für weitere Entscheidungen sind. Nicht die Monotonie oder das stundenlange „sich konzentrieren müssen" auf etwas, dass manchmal passiert ist die neue Herausforderung, sondern die Überflutung mit Reizen. Im Vergleich dazu ist das Anforderungsprofil des Mackworth Uhrentests trivial und für die Berufspraxis ziviler Fluglotsen irrelevant.

Mit diesen Fragestellungen konfrontiert, wurde eine inhärente Schwäche der damals gebräuchlichen Vigilanztests sichtbar: Die Tests stellten zunächst *keinen Bezug zu den beruflichen Anforderungen* her und bildeten nicht die Situationen ab, unter denen „vigilant" gearbeitet werden sollte (einen Punkt am Bildschirm zu verfolgen kam in den meisten zivilen Berufen nicht vor). Darüber hinaus definiert sich *Daueraufmerksamkeit* im *Flugverkehr* anders als während eines stundenlangen *operativen Eingriffs* in einem Spital. Und schließlich: Durch das *unattraktive Design oder einer inadäquaten Aufgabenstellung* wirken Vigilanztests wie der Mackworth Uhrentest bereits nach kürzester Zeit demotivierend und ermüdend. Statt Daueraufmerksamkeit zu testen, erzeugt die Testsituation Unterforderung, Langeweile, Frust und Demotivation. Zahlreiche Studien, die das Phänomen Daueraufmerksamkeit/

Vigilanz *(sustained attention)* und Schwankungen in der Vigilanz *(vigilance decrements)* zu erklären versuchen, setzten sich mit dieser Thematik auseinander und die Liste der möglichen Einflussfaktoren ist lang (s. ▶ Abschn. 7.4.2).

Obwohl diese Probleme seit mehr als 50 Jahren bekannt sind, hat sich an der Situation bis heute nicht sehr viel geändert. Der Mackworth Uhrentest ist in leicht abgeänderter Form nach wie vor in Verwendung und in vielen Berufseignungstests gehören „langweilige" Vigilanztests zur testpsychologischen Grundausstattung. Das trifft auch auf die Vigilanzdiagnostik bei schlafmedizinischen Fragestellungen zu, wenn auch dabei neurophysiologische Messmethoden (z. B. die Elektroenzephalografie [EEG]) im Vordergrund stehen.

Dank Mackworth ist die Prüfung der Vigilanz auch nach mehr als 70 Jahren fester Bestandteil jeder psychologischen Aufmerksamkeitsbegutachtung: Neben der *Selektivität* (=Konzentration, Flexibilität) und *Orientierung* (zeitlich, räumlich, örtlich) wird mit Vigilanz die *Intensität* bezeichnet, mit der eine Testleistung erbracht wird (s. Sturm et al. 2009).

1.1.2.1 Der Vigilanzbegriff bei Head und Mackworth: Gibt es Gemeinsamkeiten?

Vigilanz als die Intensität definiert, mit der die Aufmerksamkeit auf eine bestimmte Aufgabe gerichtet wird, ist eine kognitive Leistung und keine Funktion der Perzeption und Verarbeitung von sensorischen Reizen (die sich ausschließlich auf neuronaler Ebene abspielt). Vigilanz ist damit Teil des individuellen Informations- und Wahrnehmungsprozesses und wird von psychologischen Faktoren wie Motivation, Persönlichkeitsmerkmalen oder Reinfocement-Effekten beeinflusst.

Aus der Perspektive des Head'schen Vigilanzkonzepts kann Daueraufmerksamkeit, als kognitive Leistung verstanden, nicht mit Vigilanz gleichgesetzt werden. Vigilanz beeinflusst alle kognitiven Funktionen (z. B. Motivation, Gedächtnis), auch die

Daueraufmerksamkeit. Schwankungen in der Aufmerksamkeit sind strenggenommen, vigilanzassoziierte Prozesse. Die Gründe für einen *„vigilance decrement"* liegen deshalb sowohl in aufgabenspezifischen Faktoren (Interesse am Test, Komplexität der Aufgabe, Höhe der Belohnung etc.) als auch in den Schwankungen der Wachheit (z. B. Ermüdungsphänomene, zirkadian bedingte Einflüsse). Korrekterweise müssten die zirkadianen Einflüsse aus den aufgabenspezifischen Effekten „herausgerechnet" werden, was jedoch aufgrund der testtheoretischen Grundannahme (Vigilanz = Daueraufmerksamkeit) schwer möglich ist.

Dennoch existieren Gemeinsamkeiten: Beide Ansätze gehen davon aus, dass sich Vigilanz im Verhalten zeigt und quantifizierbar ist. Auch bezüglich der zugrunde liegenden physiologischen Prozesse besteht insofern Einigkeit, als dass, ohne entsprechende Reizwahrnehmung und Reizverarbeitung, kein adäquates Reagieren möglich ist. Der dritte Aspekt (Vigilanz = Reorganisation) wird zwar von Mackworth' Vigilanzkonzept nicht adressiert, aktuelle psychologische Konzepte unterstützen jedoch diesen Aspekt (z. B. dynamische Selbstregulationsmodelle).

1.1.3 Die neurophysiologische Vigilanzbegriff (Vigilanz = Wachheit)

Die Erkenntnisse der neurobiologischen Forschung in der ersten Hälfte des 20. Jhd. erwiesen die sich als weitgehend kompatibel mit Heads Auffassung von Vigilanz; angefangen von den frühen Arbeiten von Hess über das vegetative Nervensystem (Hess 1925) bis hin zu den Untersuchungen von Bremer, Moruzzi und Magoun zur funktionellen Einheit des aufsteigenden retikulären Aktivierungssystems (ARAS) bzw. retikulären Aktivierungssystem (RAS). Diese Struktur hat ihren Ursprung in der Formatio reticularis, steht funktionell mit dem Thalamus, insbesondere dem Corpus geniculatum laterale und Kernen des Hypothalamus in Verbindung und verzweigt sich weiter zum basalen Vorderhirn und zu verschiedenen Kortexarealen (Moruzzi und Magoun 1949). Funktionell ist das neuronale Verbindungsgeflecht des ARAS maßgeblich an der Aufrechterhaltung der Wachheit beteiligt. Eine Stimulation bewirkt die Aktivierung autonomer und motorischer Zentren und versetzt den Organismus in einen Zustand erhöhter Aufmerksamkeit *(high level of arousal)* und Wachheit (s. ► Kap. 3). Das ARAS gilt als das wichtigste zentralnervöse Aktivierungssystem, sowohl für kurzfristige (phasische) als auch für langandauernde (tonische) Aktivierung.

Die auf der funktionellen Einheit des ARAS basierende **Arousaltheorie** zeigt große Ähnlichkeiten mit dem Head'schen Vigilanzkonzept, hat aber den Vorteil empirisch besser überprüfbar zu sein, weil sie sich auf konkrete anatomische Strukturen bezieht. Heads Vigilanzkonzept ist allgemeiner formuliert und beschreibt ein fundamentales Organisationsprinzip lebender Organismen und weniger die Leistung bestimmter anatomischer Gebiete oder funktioneller Teilstrukturen.

Neben dem neuroanatomischen und neurophysiologischen Wissen über die Rolle der Neurotransmitter bei der Steuerung von Verhalten, emotionaler Zustände und des Bewusstseins, war der technische Fortschritt ein weiterer wichtiger Grund für die zunehmende Bedeutung der neurophysiologischen Vigilanzforschung. Ende der 1950er Jahre war die Ableitung von Hirnströmen mittels Elektroenzephalografie (EEG) technisch soweit ausgereift, dass EEG-Mehrkanalsysteme zur Standardausstattung neurophysiologischer Forschungslabore zählten. Forschungsschwerpunkte waren die Epileptologie, die Auswirkungen von Psychopharmaka auf die Gehirntätigkeit sowie Fragen zu Bewusstsein (Bewusstseinsverlust, Dämmerzustände) und Wachheit. Einer der ersten, der sich in Europa intensiv mit sogenannten *Wachheitsstadien* beschäftigte, war Dieter Bente (1923–1983). Er verwendete 1962 den Begriff „subvigile Phasen", um Bewusstseinszustände zwischen „Wach"

1.1 · Die vielen Facetten des Konstruktes Vigilanz

und „noch nicht Schlaf" zu charakterisieren. Das Auftreten von Schlaf markiert eine wichtige Grenze, ab der Wachheit definitiv zu Ende ist. Die Frage, die sich daraus ergibt, ist: endet damit auch die Vigilanz?

Im Wachzustand zeigt sich im EEG bei geschlossenen Augen, ein stabiler Alpha-Grundrhythmus (8–12 Hz), der bei Abnahme der Wachheit durch eine unregelmäßige langsamere Grundaktivität mit Frequenzen < 8 Hz ersetzt wird. Dieser Prozess wird durch Weckreize sofort gestoppt (ein wichtiges Unterscheidungskriterium zwischen normalen und pathologischen Einschlafreaktionen). Anhand von EEG-Ableitungen lassen sich Bewusstseinszustände wie „Wach" und „Schlaf" eindeutig voneinander abgrenzen, sowie Schwankungen innerhalb des Schlaf- und Wachzustandes in Stadien unterteilen. Eine Beschreibung des Schlafs durch Schlafstadien wurde erstmals von Loomis und Mitarbeitern in den 1930er Jahren publiziert (Loomis et al. 1935). Versuche, auch den Wachzustand in Wachheitsstadien einzuteilen, existierten seit Anfang der 1960er Jahre von Lindsley (Lindsley 1960), Roth (1961), Bente (1964) und werden weiterhin unternommen (s. ▶ Abschn. 1.2.1). Fluktuationen in der Wachheit lassen sich bereits visuell im EEG durch Abflachungen und Verlangsamungen leicht erkennen und entsprechenden Vigilanzstufen zuordnen:

- entspanntes Wachsein (Alphawellen; aufmerksam, vigilant)
- angespanntes Wachsein (Betawellen; aktiv, überdreht, hypervigilant)
- verminderte Wachheit (Alpha-Thetawellen; schläfrig, hypovigilant).

Nach Ansicht Bentes ist das EEG der ideale Repräsentant der Vigilanz und ermöglicht darüber hinaus eine zeitsynchrone Kopplung neuronaler Aktivitätsmessungen mit beobachtbaren Verhaltensweisen. Mit psychologischen Vigilanzmessmethoden sind solche Untersuchungen nicht möglich. Die Vorteile einer kontinuierlichen Messung kortikaler

Aktivitäten waren mit einer der Gründe, die mithalfen, das EEG als die wichtigste Untersuchungsmethode in der Vigilanzforschung zu etablieren. Man berief sich dabei weiterhin auf die Vigilanzdefinition von Head und verstand darunter eine *„neurodynamische Größe, die den Organisationsgrad des aktuellen Verhaltens und sein adaptives Niveau bestimmt"* (Bente 1982). Doch in den Interpretationen der Forschungsergebnisse setzte sich immer mehr durch, **Vigilanz mit Wachheit** gleichzusetzten. Vigilanzstadien wurden so „stillschweigend" zu Wachheitsstadien und eine heftige Debatte entbrannte darüber, ob Schlafstadien ebenfalls zu den Vigilanzstadien hinzuzurechnen sind (Kugler und Leutner 1984). Einigkeit herrsche jedoch darüber, das EEG als das wichtigste Untersuchungsinstrument in der Vigilanzforschung anzusehen, eine Auffassung, die nach wie vor Gültigkeit hat (s. Kugler 1984; Zschoke und Hansen 2012).

Anlass für Diskussionen gaben immer wieder methodische Probleme, entweder durch neue Ansätze (z. B. das Konzept der „lokalen" Vigilanz von Koella 1984a, b), oder prinzipielle Auffassungsunterschiede im Zusammenhang mit der „korrekten" Interpretation oder Auslegung des Head'schen Vigilanzbegriffs (s. dazu die Diskussion mit Petsche et al. 1984).

1.1.3.1 Head und der neurophysiologische Vigilanzbegriff: Gibt es Gemeinsamkeiten?

Im Gegensatz zu den Vertretern der testpsychologischen Vigilanzforschung, fand in der neurophysiologischen Diskussion eine sehr ausführliche Auseinandersetzung mit dem Head'schen Konzept der Vigilanz statt. Ausgehend von der Prämisse, dass Vigilanz sich hauptsächlich als Verhaltensparameter zeigt, konzentrierte sich die neurophysiologische Theoriebildung auf die Beschreibung der, dem Verhalten zugrunde liegenden neuronalen Aktivitätsmuster. Als *gold standard* etablierte sich das EEG und mittels kontinuierlicher

Ableitung der bioelektrischen Hirntätigkeit wurden die Endpunkte der Vigilanz bestimmt: der „nicht-vigilante" Schlafprozess einerseits, (hypervigilante), Zuständen höchster Verhaltensbereitschaft andererseits. Darüber hinaus lassen sich anhand von EEG-Kriterien Wachheitsstadien (in Analogie zu den Schlafstadien) beschreiben (s. ▶ Abschn. 1.2.2) oder pathologische Zustände der Hyper-, Hypo-, Sub-, Super- oder Supravigilanz von einer „normalen" Vigilanzlage unterscheiden. Im Zuge dieser Entwicklungen war es fast zwangsläufig, dass die Gleichsetzung von Vigilanz mit Wachheit als notwendige Weiterentwicklung des Head'schen Konzept der Vigilanz verstanden wurde (s. Koella 1984a). Auch die unspezifische Aktivierung des Kortex durch das ARAS fand in der Hypothese der globalen und lokalen Vigilanz ihre elektrophysiologische Entsprechung. Nach Ansicht von Ulrich und Gschwilm entsprach dieser Schritt der *„Partialisierung des Vigilanzbegriffs"* keinesfalls mehr der Head'schen Auffassung von Vigilanz: Als integratives Ordnungsprinzip verstanden, werden die Existenz „lokaler Vigilanzen" explizit ausgeschlossen (s. Ullrich und Gschwilm 1988).

Somit bleibt als gemeinsames Bindeglied zwischen dem neurophysiologischen und dem Head'schen Vigilanzbegriff nur mehr der Konsens darüber, dass Vigilanz sich ausschließlich über das beobachtbare Verhalten definieren lässt. Mithilfe des EEGs erschließen sich allerdings eine Vielzahl neuer Möglichkeiten um die Reaktionsbereitschaft eines Organismus auf Umgebungsreize auch neurophysiologisch abzubilden.

Nicht alle Vertreter der neurophysiologischen Vigilanzforschung unterstützten die Ansicht Bentes, dass sich dadurch Vigilanz auch als eine *„systemdynamische Größe, die sich in der Organisationsform der hirnelektrischen Aktivität manifestiert"* (Bente 1982, S. 64) zeigt. Bentes Auseinandersetzung mit Vigilanz war auch nicht frei von Widersprüchen und die unterschiedliche Verwendung des Vigilanzbegriffs (als Systemzustand oder als ordnende Kraft) wurde –

ähnlich wie bereits bei Head – immer wieder kritisiert (vgl. Ullrich und Gschwilm 1988). Wenn auch explizit nicht so formuliert, so gilt als Commonsense in der neurophysiologischen Vigilanzforschung dennoch die Auffassung, dass Vigilanz das Resultat neuronaler Aktivität ist und nicht Ausdruck des Wirkens einer „hypothetischen" Kraft und Energie.

1.1.4 Vigilanz als integrativer Prozess

Eine wichtige, wenn nicht sogar die wesentlichste Funktion der Vigilanz sah Head in ihrer reorganisierenden Kraft. Dieser Aspekt wurde weder in der testpsychologischen noch in der neurophysiologischen Vigilanzdiskussion aufgegriffen bzw. entsprechend weiterentwickelt. Mit Ausnahme von Bente, der immer wieder den Gedanken einer integrativen Funktion der Vigilanz aufgriff und meinte, dass es anhand der Dynamik, Struktur und Musterbildung hirnelektrischer Aktivität auch möglich sein muss, das aktuelle Organisationsniveau (hier verstanden als Ausdruck der Vigilanz) eines Organismus zu bestimmen (Bente 1964, 1982). Gerald Ulrich, ein Schüler von Dieter Bente, griff die Idee von Vigilanzs als zentralnervöses Ordnungsmaß wieder auf und entwickelte einige Überlegungen um die Beziehungen *„zwischen Vigilanz als reorganisierende Potenz und zentralnervösem Ordnungsniveau"* (Ulrich und Gschwilm 1988, S. 405) einer empirischen Überprüfung zugänglich zu machen. Zentrale Überlegung von Ulrich und Gschwilm ist die Rolle der Vigilanz in einem natürlichen organisatorisch geschlossenen System, das mit der Umwelt in einem ständigen Interaktionsprozess steht. In diesem Wechselspiel von Desorganisation (=Funktionsabbau und teilweises Öffnen eines geschlossenen biologischen Systems) und Reorganisation (=Funktionsaufbau, Wiederherstellung und Systemschließung) (s. Ulrich und Gschwilm

1.2 · Vigilanzmodelle und Vigilanzstadien

1988, S. 404) könnte Vigilanz die „Kraft" sein, die diese Prozesse vorantreibt. Auf die Problematik von Vigilanz als „Kraft" oder „vitaler Energie" bei Head wurde bereits hingewiesen.

Das Ausmaß an Ordnung oder Desorganisation, das sich aus dem beobachteten Verhalten erschließt, ist jedoch vom Standort des Beobachters abhängig und somit nicht objektiv. Vigilanz ausschließlich über das beobachtbare Verhalten zu definieren, wirft eine Reihe prinzipieller Fragen auf, die wissenschaftsphilosophische und erkenntnistheoretische Grundsatzdiskussionen notwendig machen. Pragmatische Lösungen oder methodische Überlegungen dazu wie das Wirken von Vigilanz als reorganisierendes, interaktives „Moment" im Spannungsfeld zwischen Individuum und Umwelt zu erfassen ist, existieren nur in Ansätzen. Eine Erweiterung der Auffassung von Vigilanz mit kybernetischen und systemtheoretischen Modellvorstellungen (Norbert Wiener, Ludwig von Bertalanffy) könnte neue Akzente setzten, vor allem was die Rolle des Schlafs als homöostatisch-restaurativen Prozess betrifft. Welche weiteren Möglichkeiten sich durch eine homöodynamische Betrachtungsweise bei Fragestellung der Arbeitsbelastung und –beanspruchung mittels Herzratenvariabilitätsmessung (HRV) ergeben, wird im ▶ Kap. 12 diskutiert.

1.2 Vigilanzmodelle und Vigilanzstadien

Nach Auffassung Heads, lässt sich das Ausmaß an Vigilanz nur anhand von Reizreaktionen bzw. aus dem Verhalten eines Organismus feststellen. Alle anderen Möglichkeiten der Quantifizierung von Vigilanz sind damit von vornherein ausgeschlossen. Ungeachtet dessen wurden zahlreiche Modelle entwickelt, die der Head'schen Auffassung von Vigilanz insofern widersprachen, da sie Vigilanz als ein von neurophysiologischen Prozessen abhängiges (bzw. beeinflusstes) Phänomen definierten. Durch die Verknüpfung mit Wachheit wird

Vigilanz zu einer von mehreren dynamischen Variablen, die in Summe die Fähigkeit des Organismus bestimmen, sich an die Anforderungen der Umwelt anzupassen. Die optimale Reaktionsbereitschaft eines Organismus unterliegt Schwankungen, u. a. bedingt durch zirkadiane Prozesse, die wiederum die Wachheit beeinflussen. Welche Effekte durch Vigilanzschwankungen oder durch andere, der Wachheit zugeordnete Prozesse (kognitiver wie auch biologischer Art) verursacht werden, ist im beobachtbarem Verhalten nur sehr schwer zu unterscheiden.

Um auf neurophysiologischer Ebene Aussagen über die Funktionalität vigilanter Prozesse in Zusammenhang mit Verhaltensparametern treffen zu können, war es notwendig den „klassischen" Vigilanzbegriff zu ergänzen und zu modifizieren. Dies erfolgte durch Konzepte wie der lokalen und globalen Vigilanz um z. B. den Übergang von Wachheit in den Schlafzustand zu erklären und durch Versuche, unterschiedliche Niveaus der Wachheit mithilfe von Wachheits- bzw. Vigilanzstadien zu beschreiben.

1.2.1 Das Konzept der *„lokalen und globalen Vigilanz"* und weitere Überlegungen

Der Übergang vom Wachzustand in den Schlaf ist aus vigilanztheoretischer Sicht ein besonders interessanter Zustand: Einerseits findet in dieser Periode der Wechsel zwischen den Bewusstseinszuständen „Wach" und „Schlaf" statt und das bedeutet – aus Sicht einiger Forscher – das Ende von Vigilanz; andererseits zeigen sich noch in den Schlafstadien (N1 und N2) Vigilanz- bzw. Wachheitsphänomene, wie z. B. ein mehr oder weniger adäquates Reagieren auf Umgebungsreize. Weckreize lösen zunächst eine unspezifische Aktivierung des gesamten Kortex aus (ein sogenanntes *Arousal*). Verantwortlich dafür sind subkortikale Strukturen, die für die **globale Steuerung** von **Vigilanz** verantwortlich sind (z. B. das ARAS). Erst danach erfolgt eine Aktivierung jener Kortexareale, die für die Verarbeitung eines spezifischen Reizes (z. B. akustische Informationsverarbeitung) zuständig sind. Dieser Prozess wird als **lokale Vigilanzsteigerung** bezeichnet. Es wird angenommen, dass die Aktivierung spezifischer Hirnareale und die Hinwendung der Aufmerksamkeit auf einen Reiz ausschließlich die Leistung eines wachen (im neurophysiologischem Sinne vigilanten) Organismus ist.

Das Vigilanzkonzept von Head lässt streng genommen keine Aufteilung der Vigilanz in einzelne Niveaus oder Stadien zu, eine Unterteilung in globale und lokale Vigilanz allerdings schon. Head beschreibt z. B.

» *„spinal cord … is in a condition of low vigilance"*. (Head 1923, S. 133), oder *„high state of vigilance in those parts of the nervous system necessary for its performance"*.

(Head 1923, S. 134). Werner P. Koella und infolge auch Johann Kugler (Koella 1984a, b) sahen sich gezwungen aufgrund der Ergebnisse ihrer EEG-Studien eine Erweiterung bzw. Neudefinition des Vigilanzbegriffs vorzunehmen. Ausgangspunkt waren die bereits skizzierten Studien zum Wach-Schlaf Übergang und Beobachtungen bei Aufmerksamkeitstests. Je nach Anforderung müssen nicht immer alle kognitiven Systeme maximal beansprucht werden und das Vigilanzniveau kann dementsprechend lokal unterschiedlich hoch sein. Diesen Prozess bezeichnet Koella zunächst als *„lokale Vigilanz"*. In Abhängigkeit vom Beobachtungszeitraum (Zeitpunkt, Dauer), kann sich das lokale Verteilungsmuster der neuronalen Aktivität jedoch ändern. Dennoch zeigen sich Gesetzmäßigkeiten, die sich anhand von *Vigilanzprofilen* beschreiben lassen. Diese Profile sind Ausdruck eines spezifischen *Raum-Intensitäts-Zeit-Musters* (RIZ), verursacht durch die nervöse Aktivität in einem bestimmten neuronalen Netzwerk (Koella 1984a). Anhand der Qualität und Quantität des daraus resultierenden Verhaltens kann auf die Höhe der Vigilanz geschlossen werden.

Eine weitere Ergänzung des Vigilanzbegriffs erfolgte durch Johann Kugler (Kugler 1984). Nach seiner Ansicht sind bei der **Vigilanzbestimmung drei Prinzipien** zu berücksichtigen. Zunächst hat **Vigilanz eine polare Gliederung,** die eine Unterscheidung von *hohem und niedrigem Vigilanzniveau* ermöglicht. Das Spektrum reicht von Bewusstseinszuständen maximaler Aufmerksamkeit (Supervigilanz) bis hin zu Einschlafreaktionen (Subvigilanz). Daneben sind **topologische Merkmale** zu berücksichtigen, die angeben, wie viele kognitive Prozesse durch Vigilanzvorgänge beansprucht werden (er spricht in diesem Zusammenhang ebenfalls von „regionalen" oder „lokaler" Vigilanzen). Und schließlich **chronologische oder dynamische Aspekte der Vigilanz,** die den zeitlichen Ablauf von Vigilanzzuständen (z. B. von Aufmerksamkeitsprozessen) und den damit verbundenen neuronalen Stoffwechselvorgängen beschreiben. Diese drei Prinzipien können nur durch die Ableitung von Hirnströmen abgebildet werden (Kugler 1984), andere Messmethoden, vor allem testpsychologische Verfahren sind dafür nicht geeignet.

1.2.2 Bestimmung und Klassifikation von Vigilanzstadien

Nach dem Vorbild der visuellen Klassifikation von Schlafstadien entstanden EEG-basierte Modelle der Wachheit, die sich hauptsächlich durch die unterschiedliche Anzahl von Wachheitsstadien voneinander unterscheiden. Einige Forscher zählen auch den Schlafprozess mit den Leicht- und Tiefschlafstadien sowie das REM-Stadium zu den sogenannten „Vigilanzstadien", andere wiederum lehnen dies – wie z. B. Kugler – vehement ab:

Schlaf ist ein nicht-vigilanter Zustand (Kugler 1984).

1.2 · Vigilanzmodelle und Vigilanzstadien

Der tschechische Neurologe Bedrich Roth (1912–1977) war einer der ersten, der Frequenzschwankungen im Wach-EEG von Gesunden systematisch untersuchte. Basierend auf Frequenz- und Amplitudenveränderungen im EEG unterschied er vier Wachheitsstadien (Stadium 0, B1, B2, B3) (Roth 1961). Bente erweiterte diesen Ansatz, indem er bei Wachstadien neben einem allgemeinen *Vigilanzniveau* (durch Frequenz- und Amplitudenkriterien bestimmt) auch die *Vigilanzdynamik* mitberücksichtigte, um so auch topografische Aspekte der Aktivitätsverteilung abbilden zu können (Bente 1964, 1977, 1984). Dadurch lässt sich z. B. der zeitliche Verlauf der Veränderungen über anterioren und posterioren Ableitepositionen durch Bildung eines Quotienten (Anteriorisierungsquotienten) relativ einfach quantitativ darstellen (=Dynamik von Vigilanzprozessen). Bente grenzte die Begriffe Vigilanz und Wachheit nur vage voneinander ab (wie fast alle Forscher seiner Zeit) und so lassen sich die zwei Wachheitsstadien (bzw. Stadien) A und B auch als Vigilanzdimensionen auffassen.

Ein wesentlich komplexeres Modell zur Bestimmung von Vigilanzstadien wurde von Streitberg und Mitarbeiter unter der Bezeichnung „COMSTAT-Regeln zur Klassifikation der Vigilanz" vorgeschlagen (Streitberg et al. 1987). Dieses Regelwerk war der Versuch, alle bisherigen Ansätze zur Klassifikation von Vigilanzstadien in ein umfassendes Modell zu integrieren. So findet sich neben den Wach-Stadien O und B von Roth (1961) bzw. dem von Bente (1964) vorgeschlagene Stadium A (s. ◘ Tab. 1.1) auch die von Kugler et al. (1978) definierten subvigilanten Stadien. Zusätzlich zu frequenzbasierten Kriterien wurden auch visuell identifizierbare Grafoelemente (Alpha-Rhythmus, Vertex-Zacken, K-Komplexe, etc.) in das Modell integriert, wobei die exakte mathematische Beschreibung der Beurteilungskriterien im Vordergrund standen und weniger deren

eindeutige visuelle Zuordbarkeit. Auf diese Art wurden fünf „Vigilanz-/Wachstadien" definiert, wobei die 1. Klasse (entspricht dem Stadium 0) für ein hohes Maß an Aufmerksamkeit und Wachheit steht. In die 5. Klasse hingegen fallen bereits Schlafzustände mit hoher Theta-Aktivität und K-Komplexen, vergleichbar mit den Schlafstadien N1 und N2 (◘ Tab. 1.1). Weitere Verfahren, die mithilfe des EEGs Wachheit bzw. Vigilanz quantifizieren, finden sich im ► Abschn. 8.3.

Trotz jahrzehntelangen Bemühungen konnte sich keines der hier vorgestellten Klassifikationsschemata durchsetzen, weder in der klinischen Routine noch bei wissenschaftlichen Fragestellungen. Auch die von Herrmann und Mitarbeitern erhoffte Typisierung von Psychopharmaka anhand von Wachheitsstadien fand ebenfalls keine große Verbreitung. Alternativ zu den Wachheitsstadien wurden EEG-basierte Maßzahlen zur Bestimmung der Wachheit vorgeschlagen (s. ► Abschn. 8.3.1), wie der Alpha-Slow-Wave-Index, die absolute Delta-Power oder der, aus einer Kombination mehrere Maßzahlen zu berechnende Vigilanzindex (Herrmann et al. 1986). Bemühungen, einen Konsens zu finden, welcher der vorgeschlagenen Vigilanzmaße am aussagekräftigsten ist, scheiterten. Dennoch werden immer wieder neue Versuche gestartet, aussagekräftigere Indizes zu entwickeln (z. B. Bispektralindex, VIGALL 2.0).

Der praktische Nutzen einer Wachstadien-Bestimmung bei klinischen Untersuchungen oder die Wirkung eines Psychopharmakons anhand von Indexwerten zu dokumentieren, ist gering. Schwankungen in der Wachheit sind kontinuierliche Prozesse, die sich innerhalb kürzester Zeit verändern und unterschiedliche hirntopografische Verteilungsmuster zeigen. Der ständige Informationsaustausch zwischen sensorischen Inputs und kortikalen Arealen bewirkt spontane EEG-Veränderungen, die sich durch Wachstadien nur sehr ungenau beschreiben lassen. Verfahren, die den kortikalen Ruhezustand *(resting state)* bestimmen und Veränderungen in Richtung Aktivierung- und Deaktivierung mithilfe topografischer Brain-maps grafisch darstellen oder durch quantitative EEG-Parameter beschreiben sind wesentlich aussagekräftiger (vgl. VIGALL 2.0, s. ▶ Abschn. 8.3.1).

Ein weiterer Kritikpunkt ist die Gleichsetzung von Wachheit/Wachheitsstadien mit Vigilanz. Auf diese Problematik wird im ▶ Abschn. 1.4.2 näher eingegangen.

1.3 Vigilanz und der Schlaf-wach-Rhythmus

Aus Sicht der neurophysiologischen Vigilanzforschung markiert der Schlaf die Grenze, ab der Wachheit aufhört und ein „nicht-vigilanter" Zustand beginnt. Deshalb wurde der Übergangphase vom Wachen in den Schlaf besonders viel Aufmerksamkeit geschenkt. Entsprechend umfangreich sind die Einteilungen und Definitionen von Stadien, Substadien und Phasen (s. ◘ Tab. 1.1). Schwankungen in der Wachheit bzw. Vigilanz sind auch von klinischer Relevanz und ein wichtiges diagnostisches Kriterium bei der Beschreibung von Bewusstseinsstörungen (s. Definition Bewusstseinsstörungen).

Schlafphysiologisch betrachtet, endet der Einschlafprozess mit dem Auftreten vom Schlafstadium N2 und wird anhand visueller polysomnografischer Kriterien bestimmt (Iber et al. 2007), ohne weitere Unterteilung in Substadien. Beurteilungen von Vigilanz- oder Bewusstseinsschwankungen werden dabei nicht berücksichtigt. Nach aktueller Auffassung erfolgt der Übergang vom Wachzustand in den Schlaf nicht in Stufen, sondern kontinuierlich und es gibt zahlreiche Befunde dafür, dass Schlaf kein globales, sondern ein lokales Geschehen ist (Siclari und Tononi 2017; Huber et al. 2004). Dies zeigt sich z. B. an den temporalen EEG-Verteilungsmustern am Kortex (langsame Wellen erscheinen zunächst über den frontalen und zentralen und erst später über posterioren Regionen) oder in der zeitlich versetzten Aktivierung subkortikalen (Thalamus, Hippocampus) und kortikaler Gebiete (vgl. Marzano et al. 2013). Unterstützt werden diese Ergebnisse durch Studien mit schlafgestörten.

Definition

Anhand des Ausmaßes der Beeinträchtigungen der Vigilanz werden Bewusstseinsstörungen **in vier Stufen** unterteilt:

Benommenheit ist die leichteste Stufe der Bewusstseinsstörung. Wachheit, die sensorische Wahrnehmung und die kognitive Leistungsfähigkeit (Gedächtnis, Aufmerksamkeit, Konzentration) sind leicht beeinträchtigt. Reize und Informationen aus der Umwelt werden adäquat verarbeitet, die Reaktionsfähigkeit ist allerdings etwas verlangsamt.

Somnolenz bezeichnet einen Zustand ausgeprägter Schläfrigkeit. Betroffene können noch jederzeit geweckt werden und reagieren auf Reize und Ansprache. Die Körpermotorik und kognitive Leistungsfähigkeit sind deutlich verlangsamt.

Beim **Sopor** reagieren Patienten nur mehr auf starke Reize (z. B. Schmerzreize) und können Wachheit nur für kurze Zeit aufrechterhalten. Die Reaktionen erfolgen reflexartig und automatisiert (Abwehrreaktionen), ein bewusstes Reagieren ist nicht mehr möglich.

Das **Koma** ist die schwerste Form der Bewusstseinsstörung. Patienten reagieren nicht, selbst auf sehr starke Reize und sind auch nicht mehr weckbar.

Patienten: Bei Insomnien kann ein „hyperaktives" Arousal-System dazu führen, dass die gedankliche Beschäftigung mit Alltagsproblemen im Schlaf weiterläuft und so der Eindruck des „Nichtschlafens" entsteht.

■ **Tab. 1.1** Unterschiedliche Vigilanz-/Wachstadien basierend auf den Kriterien von Lindsley (1960), Roth (1961), Bente (1964) und Streitberg et al. (1987)

	EEG-Merkmale	Zusätzliche physiologische Veränderungen	Kognitive Prozesse
Stadium W1* (Class 1**) Stadium 0 nach Roth (1961) Stadium A (vigile Phase) nach Bente (1964)	Generell rasche EEG-Aktivität (> 15 Hz) ohne Alpha-Wellen	Keine langsamen horizontalen Augenbewegungen	Konzentriertes, gedankliches Arbeiten
Stadium W2* (Class 2**) Stadium A nach Bente (A1, A2, A3) (Bente 1964)	Alpha-Aktivität dominiert (8–12 Hz); Verschiebung in der EEG-Topografie von den okzipitalen zu den anterioren Hirnregionen	Verlangsamung des Herzschlages; Auftreten von Alpha-Wellen bei geschlossenen Augen	Entspanntes Wachsein, ohne fokussierte mentale Aktivität
Stadium W3* (Class 3**) Stadium B nach Roth (1961) bzw. Stadium B1-B2; entspricht teilweise dem Substadium A3 (Bente 1964)	Alpha-Aktivität wird durch langsame Wellen im Theta-Frequenzbereich abgelöst (< 8 Hz), jedoch mit geringer Amplitude	Gelegentliche langsame horizontale Augenbewegungen; Zunahme der Blinkfrequenz und Abnahme in der Herzratenvariabilität	Leichte Schläfrigkeit, Zustand begünstigt das Auftreten von Tagträumen und „mind wandering"; jederzeit kognitiv aktivierbar und fokussiertes Arbeiten ist möglich
Stadium W4 (Class 4**) Stadium B (subvigile Phase) nach Bente (1964) Weitere Unterteilung: Stadium B3 (Roth 1961), Schlafstadium N1	Langsame EEG-Aktivität im Theta/Delta-Frequenzbereich; Auftreten von Vertex-Zacken (Übergang zum Schlafstadium N1)	Langsame rollende horizontale Augenbewegungen; entspannte Muskulatur; regelmäßige Atmung; Verlangsamung des Herzschlages	Moderate Schläfrigkeit; jederzeit noch ansprechbar und reagibel auf Umweltreize
Stadium W5 (Class 5**) Stadium C (Einschlaf-Leichtschlafphase) (entspricht dem Schlafstadium N2)	Langsame EEG-Aktivität (< 7 Hz); erstes Auftreten von Schlafspindeln und K-Komplexen	Gelegentliche Einschlafzuckungen; entspannte Muskulatur und langsame Atemfrequenz	Ausgeprägte Schläfrigkeit mit imperativen Einschlafattacken; hypnagoge Halluzinationen; kaum mehr ansprechbar; geringe Reagibilität auf Umweltreize

* nach Lindsley (1960); ** nach den COMSTAT-Regeln (Streitberg et al. 1987)

Die Vigilanz spielt dennoch eine wichtige Rolle bei der Diagnose von Schlafstörungen, insbesondere bei der Differenzierung von Tagesmüdigkeit und Tagesschläfrigkeit. Dafür steht eine Vielzahl von Verfahren zur Verfügung, sowohl neurophysiologische Methoden als auch testpsychologische und apparative Verfahren (s. Weeß et al. 1998, 2000). Wegen des hohen Aufwandes ist der diagnostische Wert dieser Verfahren umstritten. Das liegt zum Teil daran, dass die Schlafforschung bis dato noch kein eigenständiges theoretisches Konzept zur Vigilanzthematik entwickelt hat und stattdessen Vigilanzmessverfahren aus Nachbardisziplinen übernimmt. Dieser Methoden- und Verfahrenmix liefert zum Teil widersprüchliche oder schwer zu interpretierende Ergebnisse. Ein eigenständiges bzw. adaptiertes Vigilanzkonzept an Hand dessen sich konkrete Fragestellungen ableiten lassen *(Welches Verfahren soll bei welchem Patienten wann verwendet werden?)* würde eine genauere und strukturierte klinische Abklärung ermöglichen. Dem fehlenden schlafmedizinischen Vigilanzkonzept ist es auch zu schulden, dass in wissenschaftlichen Publikationen, neben der synonymen Verwendung von Vigilanz für Wachheit, die Bezeichnung „Vigilanzstadien" auch gleichbedeutend mit „Schlafstadien" zu finden ist. Wie kein anderer Forschungsbereich wäre gerade die Schlaf-wach-Forschung dazu prädestiniert sich mit dem Phänomen Vigilanz auch theoretisch auseinander zu setzten. Henry Head hat bei seinen Reflexionen über Vigilanz interessanterweise das Thema Schlaf nicht berücksichtigt; ein Faktum, dass die Schlafforschung nicht daran hindern soll hier „Neuland" zu betreten.

1.4 Vigilanz – Versuch einer begrifflichen Abgrenzung

Im Rahmen der schlafmedizinischen Vigilanzdiagnostik wird eine Reihe von Modellen diskutiert, die eine begriffliche Abgrenzung zwischen Aufmerksamkeit, Wachheit und Vigilanz vornehmen. Bekannt sind das Modell von Posner und Rafal (1987), das von der Arbeitsgruppe „Vigilanz" in der Deutschen Gesellschaft für Schlafmedizin und Schlafforschung (DGSM) favorisiert wird und das Schema von Sturm und Mitarbeiter, das vor allem in der neuropsychologischen Diagnostik Anwendung findet (Sturm et al. 2009).

Das *Modell von Posner und Rafal* unterscheidet bei der Beurteilung von Aufmerksamkeits- und Leistungsfähigkeit drei Einflussfaktoren: die *zentralnervöse Aktivierung* (abhängig von der phasischen und tonischen Aktivierung des ARAS), die *Aufmerksamkeit* (geteilte, selektive) und als dritter Faktor die *Vigilanz*, als Fähigkeit, über längere Zeit hinweg aufmerksam zu sein (weitere Details dazu bei: Weeß et al. 1998, 2000).

Eine etwas andere Aufteilung findet sich beim *Modell von Sturm und Mitarbeitern* (Sturm et al. 2009), dass die *Selektivität* (=Konzentration, Aufmerksamkeit, Flexibilität), *Orientierung* (zeitlich, räumlich, örtlich) und die *Intensität* (=Vigilanz) als die wichtigsten Faktoren definiert (s. Sturm et al. 2009). Andere Modelle treffen wiederum Unterscheidungen in Hinblick auf die *Zuwendung der Aufmerksamkeit* nach innen (Tagträume) oder nach außen (zielgerichtet oder selektiv) und der Fähigkeit, dies über längere Zeiträume hinweg aufrecht zu erhalten (Vigilanz). Je nach Interessenschwerpunkt und dem Setting der Testung (Berufseignung, Schläfrigkeitsmessung, klinische Begutachtung) werden auch Motivation und Persönlichkeitseigenschaften als Einflussgrößen mitberücksichtigt.

Ein Hauptproblem dieser Modelle liegt darin, dass die Auswahl der Einflussfaktoren sich mehr an den konkreten testpsychologischen Fragestellungen orientieren und nicht so sehr an einem „allgemeingültigen" theoretischen Modell kognitiver Informations- und Verarbeitungsprozesse.

1.4 · Vigilanz – Versuch einer begrifflichen Abgrenzung

1.4.1 Aufmerksamkeit und Vigilanz

Unter Aufmerksamkeit wird die Zielgerichtetheit (Fokussierung) kognitiver Prozesse auf eine bestimmte Situation oder einen Reiz verstanden. Ob der Reiz aber auch stark genug ist, um das Interesse „an einer Sache" über längere Zeit hin aufrecht zu erhalten, hängt von einer Reihe reizunspezifischer Faktoren ab: der Neuigkeitswert der Situation, der Motivation oder Persönlichkeitsfaktoren wie Gewissenhaftigkeit oder Extraversion.

In diesem Zusammenhang von Bedeutung ist das „Konzept der inneren Hinweisreize". Dieser Ansatz geht auf das Linsenmodell von Egon Brunswick zurück und gilt als eines der wichtigsten wahrnehmungspsychologischen Konzepte (Brunswick 1943). Innere Hinweisreize *(internal cues)* sind unspezifische Assoziationen, Gedankensplitter, Bilder, die mit einer externen Situation verknüpft werden. Dazu zählen auch Emotionen wie Angst, Furcht oder andere Gefühlsregungen. Hinweisreize verursachen eine neurophysiologische Aktivierung (ein Arousal), die stärker sein kann als die „Reizung" durch die Aufgabenstellung. Hinweisreize spielen auch eine wichtige Rolle bei der Abspeicherung und Wiederauffindung von Gedächtnisinhalten (assoziatives Lernen).

Ein typisches Erscheinungsbild interner *cues* sind Tagträume, Fantasien oder bildhafte Vorstellungen, die vor allem in reizarmen Situationen auftauchen. In monotonen Situationen, wie z. B. bei Tests zur Messung der Daueraufmerksamkeit führt das zu einer Art „Doppelbelastung": Durch die zufällige Koppelung interner und externer *cues* entsteht eine neue, sich konkurrierende Aufgabenstellung, die eine parallele Reizverarbeitung erfordert. Dieser Prozess beeinflusst die Arbeitsbelastung *(work load)* und wirkt sich auch auf die interne Abschätzung der Ressourcenbelastung aus *(Was traue ich mir zu? Was kann ich noch leisten?).* Diese Prozesse müssen bei der Feststellung der Aufmerksamkeitsleistung mitberücksichtigt werden. Drei Faktoren spielen dabei eine Rolle:

1. Das Anforderungsniveau: Um eine Aufgabe lösen zu können, muss Wichtiges vom Unwichtigen unterschieden (z. B. durch Kriterien der Signalentdeckung) und ablenkende Reize ignoriert werden (entspricht der „Fokussierung von Aufmerksamkeit" beim Modell von Posner u. Rafal bzw. dem „Selektivitätskriterium" bei Sturm et al.).
2. Der Grad der Ablenkung wird durch intern generierte Hinweisreize beeinflusst; z. B. durch ein gedankliches Abdriften (Tagträume, Fantasien), vor allem in monotonen (reizarmen) Situationen.
3. Der allgemeine physiologischen Aktivierungsgrad, bestehend aus tonischen und phasischen Anteilen (wird vom Modell von Posner und Rafal ebenfalls berücksichtigt). Der tonische Anteil umfasst alle psychophysiologischen Aktivierungsressourcen, die dazu beitragen, um sich „wach", aufmerksam" und „konzentriert" fühlt. Dieser Anteil unterliegt tageszeitlichen Schwankungen und wird beeinflusst durch das zirkadiane System bzw. den Schlaf-wach-Rhythmus und vom Ausmaß der vorangegangenen Belastungen. Der phasische Anteil ist die kurzfristig erhöhte Aktiviertheit bzw. Wachheit, verursacht durch die aktuelle Anforderung oder Aufgabenstellung.

Bei der Lösung von Testaufgaben spielt der physiologische Aktivierungsgrad (mit tonischen und phasischen Anteil) allerdings eine nur geringe Rolle und beeinflusst in erster Linie *das Ausmaß der Ablenkbarkeit* durch interne Hinweisreizes. Übermüdete Personen setzten interne *cues* vermehrt dafür ein, um sich „wach zu halten" (aktivieren) und zu motivieren weiter zu arbeiten. Wir gehen davon aus, dass dieser Prozess umso mehr Energieressourcen benötigt, je schläfriger jemand ist. Der „energetische Zusatzaufwand" bindet nicht nur Energie (die fehlt um adäquat auf externe Reize zu reagieren), sondern steigert die Ermüdung.

Bei der Aufmerksamkeit spielen kognitionspsychologische Prozesse wie Reizselektion, Fokussierung, Anforderungsniveau, Antizipation von Beanspruchung und Belastung eine wesentliche Rolle. Aufmerksamkeit ist daher wesentlich enger mit Prozessen der Informationsverarbeitung verbunden als mit der Fähigkeit z. B. einen (Vigilanz)- Test zu bearbeiten (s. Übersicht: Aufmerksamkeitszuwendung und –selektion). Vigilanz hingegen ist notwendig um überhaupt Reize selektieren zu können, ein Prozess der weitgehend unbewusst abläuft, noch bevor eine fokussierte Aufmerksamkeit stattfinden kann. Damit entspricht das Konzept Aufmerksamkeit mehr dem englischen Begriff „attention" und weniger der „alertness", worunter eher eine generelle, energetische Komponente der Aufmerksamkeit verstanden wird (vgl. Pribram und McGuinnes 1975; Posner und Petersen 1990).

Da Wahrnehmungsprozesse in der Regel nicht durch bewusstes Handeln beeinflusst werden, stellt sich hier die Frage unter welchen Bedingungen die Wahrnehmung von bedeutsamen Umweltreizen beeinträchtigt ist. Zweifelsohne ist die Attraktivität von Reizen immer dann besonders hoch, wenn damit primäre Triebe befriedigt werden. Diese werden auch eher abgespeichert und mit internen *cues* assoziiert als neutrale Informationen.

> **Aufmerksamkeitszuwendung und -selektion**
>
> Bei der Verarbeitung ankommender Informationen kommt es zu einer (meist unbewussten) Bewertung und Selektion der eingehenden Reize und ein „reflexartiger" Abgleich mit bereits gespeicherten Informationen.
>
> Ein **Orientierungsreflex** zeigt sich immer dann, wenn der eingehende Reiz „neu" aber auch emotional „neutral" ist (kein aversiver Reiz) und löst eine **Orientierungsreaktion** aus (zeitlich begrenzt auf etwa 200 bis 250 ms). Orientierungsreaktionen sind eng mit der Bildung einer Erwartungshaltung verknüpft.
>
> Ist der Wahrnehmungsinhalt nicht neutral, sondern bereits mit negativen Emotionen verknüpft, erfolgt eine **Defensivreaktion.** Angst, Schrecken oder Schmerzreize lösen den **Startlereflex** (Schreckreflex) aus.
>
> Die Herzratenvariabilitätsmessung (HRV) ist ein gutes Maß, um den Verlauf der Orientierungsreaktion und dem Startlereflex quantitativ darzustellen. Der Prozess der Wahrnehmung von etwas Neuen (Aufmerksamkeitszuwendung), dessen Bewertung und Selektion (selektive Aufmerksamkeit) ist bereits nach ca. 100 ms abgeschlossen. Allerdings ist der Prozess der Aufmerksamkeitszuwendung ein relativ instabiler Prozess und es tritt rasch eine **Gewöhnung** (Habituation) auf oder er wird durch andere Reize abgelenkt.

Egal wie attraktiv oder beängstigend Reize auch sind; sie verlieren rasch wieder ihren Neuigkeitswert und werden durch andere Reize „ersetzt". Solche **Gewöhnungseffekte (Habituation)** zeigen sich in einer Verringerung der Intensität einer Orientierungsreaktion und sind besonders nach wiederholter identischer Darbietung eines Reizes ausgeprägt. Habituation muss aber von der **Adaptation** unterschieden werden, worunter die Erhöhung der Reizschwelle eines Sinnesorgans bei kontinuierlicher Reizung verstanden wird. Eine Abnahme der Adaptationsreaktion wird als Extinktion bezeichnet.

Hypervigilante Zustände (existenzbedrohliche Ereignisse, extreme Angst) oder hypovigilante Prozesse mit gesenkter tonischer zentralnervöser Aktivierung (Schlaf, aber auch Drogen) verlangsamen die Habituationseffekte. Schlafmangel hingegen beschleunigt

1.4 · Vigilanz – Versuch einer begrifflichen Abgrenzung

die Habituation. Diese Befunde sprechen dafür, dass *Habituationseffekte* wesentlich *stärker von vigilanzassoziierten Prozessen* beeinflusst werden, als andere Komponenten der Aufmerksamkeitszuwendung.

1.4.1.1 Multitasking – erlernt oder angeboren?

Unser Wahrnehmungsapparat besitzt die Fähigkeit Informationen parallel (gleichzeitig) zu verarbeiten. Eine Reihe von experimentellen Befunden zeigt (Skaugset et al. 2016), dass dies nur unter bestimmten Bedingungen möglich ist. Wir nehmen zwar wesentlich mehr wahr als wir bewusst verarbeiten können, doch diese, weitgehend automatisierte Form der Reizverarbeitung ist nicht willentlich beeinflussbar und geschieht fast ohne bewusstes Wahrnehmen. Dennoch ist die Anzahl der gleichzeitig durchführbaren Aufgaben begrenzt und jeder sensorische Kanal besitzt ein oberes Limit der Informationsübertragung. Auch die Geschwindigkeit der Informationsverarbeitung ist abhängig von Faktoren wie dem Rezeptortyp, der Übertragungsgeschwindigkeit der afferenten Fasern und der Anzahl der rezeptiven kortikalen Felder, die für die weitere Reizverarbeitung notwendig sind. Zentralnervöse Aktivierungsmuster (phasische, tonische Erregung) wirken sich ebenfalls limitierend aus.

Besonders rasch erfolgt die Informationsverarbeitung bei automatisierten d. h. gut gelernten Verhaltensweisen, bei denen keine bewusste Bearbeitung mehr notwendig ist. Unter diesen Voraussetzungen ist eine geteilte Aufmerksamkeit und Multitasking möglich. Trainieren und das Üben für den Ernstfall sind daher wichtige Präventivmaßnahmen, um in Situationen mit Übermüdung (bedeutet: Ressourcenmangel) freie Kapazitäten für koordiniertes Handeln zu schaffen.

Bei neuen und komplexen Situationen sind aber deutlich mehr Ressourcen notwendig, sowohl für bewusste (willentliche) als auch automatisierte Verarbeitungsleistungen. Denn, neben einer Aktivierung der für eine Handlungsplanung- und Ausführung notwendigen Kortexareale, müssen zeitgleich alle nicht benötigten Systeme gehemmt werden. Prozesse der Ressourcenzuordnung kosten Energie und lösen eine Reihe komplexer kognitiver Beurteilungs- und Bewertungsprozesse aus, wie Motivation *(Ist die Tätigkeit für mich wichtig?)*, Belohnungs- *(Wie hoch ist die Bezahlung?)* und Aufwandsabschätzungen *(Lohnt sich der Einsatz?)*. Diese Prozesse verzögern ein Reagieren und werden durch Übermüdung oder Schläfrigkeit (=Ressourcenknappheit) zusätzlich verlangsamt.

Jeder kognitive Verarbeitungsprozess benötigt Ressourcen, die nur begrenzt zur Verfügung stehen. An der Ressourcenzuteilung ist die Vigilanz (*sensu* Head) maßgeblich beteiligt. Vor allem dann, wenn es um (über)-lebenswichtige Bedürfnisse und Situationen geht, in denen ein Reflektieren über sinnvolles Handeln zu viel Zeit kostet. Zusammengefasst und auf eine einfache Formel gebracht, ist *Aufmerksamkeit eine Leistung der Wachheit und eines aktiven Gehirns*. Doch welche Rolle spielt dabei die Vigilanz?

1.4.2 Wachheit und Vigilanz

Für sämtliche Formen von zielgerichtetem Handeln ist Wachheit (Wachheit und Wach werden hier synonym verwendet) eine notwendige Voraussetzung. Inwiefern das Bewusstsein ebenfalls eines wachen Gehirns bedarf, ist ungeklärt. Schlaf verändert das Bewusstsein/die Bewusstseinslage und in Abhängigkeit von den Schlafstadien (Leicht-, Tiefschlaf, REM-Schlaf) zeigen sich im Vergleich zur Wachheit ausgeprägte Aktivierungsunterschiede in kortikalen und subkortikalen Arealen (vgl. Braun et al. 1997). Schlafassoziierte Veränderungen im Bewusstsein sind streng genommen keine Beeinträchtigungen. Aufgrund der formalen und inhaltlichen Unterschiede zum

Wachbewusstsein sprechen einige Forscher von pathologischen Denkmustern, vor allem im Zusammenhang mit REM-Schlafträumen (Hobson 2004). Sinnvoller als der Vergleich mit den Bewusstseins- und Denkstörungen des wachen Gehirns wäre die konzeptionelle Unterscheidung und Definition eines *Schlaf-Wachbewusstseins*. Schlaf ist ein „normaler" Prozess und schlafassoziierte Veränderungen z. B. in der Bewusstseinslage als quasi pathologisch darzustellen, ist problematisch. Anders verhält es sich bei Veränderungen des Bewusstseins aufgrund von Drogen- und Substanzeinflüssen oder pathologischer Prozesse. Davon betroffen sind sowohl das Wach- als auch das Schlafbewusstsein (z. B. Auswirkungen auf die Traumaktivität, die Schlafarchitektur und Schlafwahrnehmung) und Veränderungen sind daher für beide Bewusstseinsformen entsprechend zu dokumentieren.

Wachheit und Bewusstsein sind das Resultat einer globalen, unspezifischen Aktivierung, an der maßgeblich das retikuläre Aktivierungssystem und zirkadiane Prozesse beteiligt sind. Einflüsse über die Steuerungszentren autonomer Funktionen für Körpertemperatur, Blutdruck, Herzfrequenz Atmung sind darin ebenfalls involviert. Wachheit als komplexes, von vielen Faktoren abhängiges Phänomen war bereits Henry Head bekannt als er sein Vigilanzkonzept entwickelte. Er verwendete den Begriff Vigilanz ganz bewusst im Sinne eines theoretischen Konzepts (s. ▶ Kap. 7), um damit etwas zu beschreiben, das nicht direkt, sondern nur indirekt beobachtbar ist (durch Verhaltensbeobachtungen). Wach/Wachheit oder Bewusstsein waren im wissenschaftlichen Diskurs der 1920er Jahre bereits gängige Fachtermini, nicht jedoch das Wort Vigilanz. Es kann daher als sicher angenommen werden, dass Head hier explizit eine Abgrenzung von Wachheit und Vigilanz intendierte und keinesfalls eine synonyme Verwendung der beiden Begriffe im Sinne hatte.

Die Perzeption des Vigilanzbegriffs in den Humanwissenschaften zeigte jedoch wenig Sensibilität für diese subtile, aber bedeutsame begriffliche Abgrenzung. Das Verständnis von Vigilanz in der Psychologie und Neurophysiologie orientierte sich mehr an der alltagssprachlichen Bedeutung von „Wachheit", wie die folgenden zwei Definitionsbeispiele belegen:

1. *Wachheit wird mit Vigilanz weitgehend gleichgesetzt.* In seiner extremsten Ausprägung werden Wachheitsstadien zu Vigilanzstadien und mit Eintritt des Schlafs enden sowohl Wachheit als auch Vigilanz (*„Schlaf ist ein nicht vigilanter Zustand."*). Damit sind auch sämtliche Leistungen des wachen Gehirns (wie z. B. das Bewusstsein) im Schlafzustand nicht mehr möglich.
2. *Vigilanz ist eine spezielle Form von Wachheit.* Wachheit ist auch ohne Vigilanz möglich, aber eine „vigilante Wachheit" befähigt zu besonderen Leistungen. Vigilanz ist ein Maß für die Intensität mit der Testaufgaben gelöst werden und ist notwendig, um die Aufmerksamkeit zu fokussieren und über längere Zeit auf hohem Niveau zu halten. Vigilanz als eine spezielle Form der Wachheit gedacht, endet ebenfalls mit Eintritt des Schlafs. Die beiden Beispiele decken sich nach unserem Verständnis nicht mit dem Vigilanzbegriff von Head und wir meinen, dass *Vigilanz und Wachheit als zwei voneinander unterschiedliche Prozesse aufzufassen sind.*

1.5 Vigilanz – was wir darunter verstehen

Es ist sicherlich nicht notwendig eine Neudefinition des Vigilanzbegriffs vorzunehmen; ein Blick in die umfangreiche Literatur zu diesem Thema zeigt, dass es bereits genügend Konzepte und Ideen dazu gibt. Ein Zurückbesinnen und ein Antizipieren der ursprünglichen Überlegungen von Henry Head reichen aus, um hier neue Anregungen und Perspektiven zu bekommen. Macht es aber Sinn sich mit einem Konzept auseinander zu setzten, dass beinahe 100 Jahre alt ist und aus einer Zeit

1.5 · Vigilanz – was wir darunter verstehen

stammt, in der exakte neurophysiologische Messmethoden wie das EEG oder bildgebende Verfahren noch nicht existierten?

Wir meinen „Ja" und haben dabei vor allem das Ermüdungsrisikomanagement und den Schlaf-wach-Rhythmus im Auge. Wachen und Schlafen bzw. die Leistungs- und Erholungsfähigkeit, sind fundamentale Prozesse des menschlichen Lebens. Vigilanz ist ein wesentlicher Faktor, der uns hilft adäquat und rasch auf Reize aus der Umwelt zu reagieren, um damit ein Überleben trotz sich ändernden Umgebungsbedingungen zu gewährleisten.

Wir verstehen unter *Vigilanz einen Prozess, der immer im Hintergrund aktiv ist* (im Wachen als auch im Schlaf) und bei Bedarf *Ressourcen zur Verfügung stellt um (re)-agieren zu können*. Als theoretisches Konstrukt aufgefasst, ist Vigilanz nicht direkt „messbar", sondern nur indirekt, durch das Maß an Ordnung in einem Organismus (Organisationsgrad) bestimmbar bzw. sichtbar. Wachheit, Bewusstsein oder Aufmerksamkeit sind vigilanzassoziierte Prozesse und können daher nicht mit Vigilanz gleichgesetzt werden.

Vigilanz zeigt sich nur indirekt im Verhalten, sei es in Form von Reflexen, automatisierten Verhaltensschablonen oder in der Intensität und Schnelligkeit einer Reizantwort bzw. der Arbeitsleistung. Ein Verhaltensbeobachter kann jedoch nicht entscheiden, inwiefern das gezeigte Verhalten von bewussten oder unbewussten Prozessen gesteuert wurde, oder Persönlichkeitsfaktoren, Motivation und Belohnungsaussichten als Triebfeder für ein rasches Handeln wirksam waren. Damit Beobachtungen systematisiert und quantifiziert werden können, bedarf es Hypothesen und Modelle, damit Aussagen und Vorhersagen über mögliches Verhalten möglich sind. Mit dem „Erkennen" von Vigilanz ist es genauso: Es bedarf konkreter Modelle, damit das Wirken von Vigilanz erklärbar, vorhersagen und überprüfbar (messbar) wird. Aktuelle Modelle wie z. B. die testpsychologische Auffassung von Vigilanz als Daueraufmerksamkeitsleistung bilden Vigilanz im Sinne von

Head nicht ab. Es kann zwar unter bestimmten Bedingungen überlebensnotwendig sein, möglichst rasch auf einen seltenen Reiz zu reagieren, dennoch hat diese Sonderform der Aufmerksamkeitsleistung wenig mit der Head'schen Vorstellung einer adäquaten Reizantwort (als Folge einer spezifischen psychophysiologischen Reaktionsbereitschaft) zu tun.

Vigilanz ist als ein kontinuierlicher physiologischer Prozess zu verstehen, der mithilfe von psychophysiologischen Messmethoden indirekt erfassbar ist. Das EEG hat sich in der Vigilanzforschung als *gold standard* durchgesetzt und andere Verfahren in den Hintergrund gedrängt. Inwiefern die kontinuierliche Herzratenvariabilitätsmessung (HRV), respiratorischer Parameter etc. auch geeignet sind vigilanzassoziierte Prozesse abzubilden, ist noch offen. Eigene Studien mit HRV-Messungen sind vielversprechend (s. ▶ Kap. 12).

1.5.1 Vigilanz und Ressourcenmanagement

Vigilanz spielt nach unserer Auffassung eine wesentliche Rolle in Verbindung mit dem Schaf-wach-Rhythmus. Unser Interesse gilt dabei nicht der Rolle der Vigilanz in der Transienz zwischen Wach und Schlaf (s. ▶ Abschn. 1.2.1), sondern die *Funktion von Vigilanz als „Ressourcenmanager"* im Zusammenhang mit Prozessen der Ermüdung (damit meinen wir Müdigkeit und Schläfrigkeit). Physiologisch betrachtet, bedeuten Ermüdungszustände entweder das Abnehmen von Wachheit, weil wachheitsfördernde Substanzen verbraucht werden bzw. sich müde machende Stoffe gebildet haben (s. ▶ Kap. 2) oder Schlafdruck als Ausdruck eines aktiven Schlafprozesses vorhanden ist (s. ▶ Kap. 5). Wachheit ist eine biologische Ressource, auf die Vigilanz (hier verstanden als eine organisierende, integrative physiologische Hintergrundaktivität) zurückgreifen kann. Wird diese Ressource knapp (bzw. verbraucht) müssen kompensatorische Maßnahmen eingeleitet werden, wenn Wachheit weiterhin notwendig ist, um adäquates handeln zu ermöglichen. Das kann z. B. dazu führen, dass müde Personen versuchen, sich durch auto-stimulierende Verhaltensweisen (gähnen, strecken, sich räkeln, singen, pfeifen) „wach" zu halten. Solche subsidiären Verhaltensweisen (s. ▶ Abschn. 8.1) sind nach unserer Auffassung Ausdruck kompensatorischer Mechanismen, um die knapp gewordene Vitalitätsressource Wachheit zu ersetzen („mitigieren"). Daher sind *Kompensatorische Maßnahmen wie subsidiäres Verhalten Ausdruck eines vigilanten Organismus.*

Wir gehen davon aus, dass zwei unabhängige Systeme (Zentren, Generatoren) Schlafen und Wachen steuern und durch zirkadiane Prozesse moduliert werden (s. ◘ Abb. 1.1). Dadurch verändern sich im 24-Rhythmus die Wahrscheinlichkeiten (p) wach (p W) oder schläfrig (p S) zu sein. Wird in einer Situation Wachheit gefordert, obwohl die Wahrscheinlichkeit dafür bereits sehr gering ist (z. B. um 1.00 Uhr in der Nacht), sind kompensatorische Maßnahmen notwendig um Wachheit zu substituieren. Das bedeutet einerseits, dass mehr Energie aufgewendet werden muss, um den Wachzustand aufrechtzuhalten, andererseits sind kompensatorische Maßnahmen notwendig, um das Wachheitsdefizit auszugleichen.

In gleicher Weise verhält es sich mit der Ressource „Schlaf", als Garant für optimale körperliche und psychische Erholung. Ist der Schlafprozess gestört, sind kompensatorische Maßnahmen notwendig, um Schlafmangel auszugleichen. Viele Verhaltensweisen chronisch schlafgestörter Personen dienen nur dem Zweck, Schlafmangel zu kompensieren bzw. gegen einen erhöhten Schlafdruck anzukämpfen. Auch diese Verhaltensweisen sind Ausdruck eines vigilanten Organismus, der versucht, „das bestmögliche" in einer Situation begrenzter Ressourcen für sich herauszuholen.

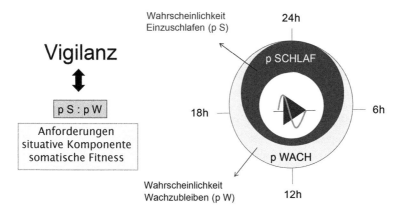

 Steuerungsprozess = „innere Uhr" (zirkadiane Rhythmen)

◘ **Abb. 1.1** Die Rolle der Vigilanz im Zusammenhang mit dem Schlaf-wach-Rhythmus. In diesem Modell werden Wachheit und Schlaf von zwei unabhängigen Generatoren gesteuert, die wiederum durch zirkadiane Prozesse beeinflusst werden. Innerhalb von 24- h ändert sich dadurch die Wahrscheinlichkeit (p) wach zu sein (p W) oder schläfrig zu werden (p S). *Vigilanz als „Ressourcenmanager"* verstanden, wird immer dann aktiv, wenn z. B. situative Anforderungen Wachheit erfordern, obwohl die Ressource Wachheit (p W) nur mehr begrenzt zur Verfügung steht (p S > p W). Kompensatorische Maßnahmen werden daher notwendig sein, damit ein adäquates (re)-agieren auf Umgebungsreize weiterhin möglich ist

1.6 · Zusammenfassung und Ausblick

Entsprechend dieser Sichtweise müssen im Rahmen einer Vigilanzdiagnostik die kompensatorischen Fähigkeiten einer Person im Mittelpunkt stehen. Wenn eine Testperson trotz Schlafmangels in der Lage ist, eine Testaufgabe zu lösen, dann spricht dies für eine funktionierende Vigilanz. Bei dieser Form von Testung soll es aber nicht so sehr um Fehler, oder Reaktionszeiten gehen, sondern um komplexe Testaufgaben mit mehreren Lösungsmöglichkeiten, vor allem aber um Verhaltensbeobachtungen. Vigilanz zeigt sich im Verhalten, wie auch Wachheit, Müdigkeit und Schläfrigkeit.

1.6 Zusammenfassung und Ausblick

Seit der Einführung des Konstruktes Vigilanz in die wissenschaftliche Diskussion durch Henry Head (1923) wurde der Begriff in sehr unterschiedlicher Weise interpretiert und im Zusammenhang mit verschiedenen physiologischen und psychologischen Erklärungsmodellen verwendet. Heads ursprüngliche Idee, unter Vigilanz eine universelle Eigenschaft von Organismen zu verstehen, adäquat auf Umweltreize zu reagieren, damit das Überleben des Individuums gewährleistet ist, ging dabei fast völlig verloren.

Testpsychologisch betrachtet wird unter Vigilanz ein Zustand andauernder Aufmerksamkeit verstanden, der selbst in monotonen Situationen nicht zum Ermüden oder zu vermehrten Fehlern führt. Ursprünglich wurde das Konzept für die Auswahl von Personen zur Radarüberwachung entwickelt, hat sich dann aber als ein allgemein gültiges Konzept im Rahmen einer testpsychologischen Leistungsbeurteilung etabliert (Vigilanz ist die Intensität, mit der eine Testaufgabe gelöst wird). Auf eine einfache Formel gebracht ist Vigilanz eine spezielle Form der Aufmerksamkeit bzw. der Wachheit: Eine „vigilante Wachheit" befähigt zu einer besonderen Leistung, die sich durch Daueraufmerksamkeitstests objektiv darstellen lässt.

In einem etwas anderen Bedeutungszusammenhang wird der Begriff Vigilanz in der Neurophysiologie verwendet. Trotz expliziter Bezugnahme auf das Head'sche Vigilanzkonzept, wird Vigilanz weitgehend mit Wachheit gleichgesetzt. Die Vigilanz ist im Wachen hoch, im Schlaf niedrig bis gar nicht vorhanden. Inwiefern Vigilanz als ein Kontinuum aufzufassen ist, dass von hypervigilanten Zuständen (extreme Form von Wachheit) bis zum komaähnlichen Tiefschlaf reicht, ist Gegenstand lebhafter Diskussionen. Als Commonsense hat sich jedoch die Auffassung von Vigilanz als synonym für Wachheit durchgesetzt, der mit Beginn des Schlafs (als nicht-vigilanter Zustand) endet. Die neurophysiologische Untersuchungsmethode der Wahl ist das EEG.

Die Grundlage unseres Vigilanzverständnisses ist die Vorstellung, dass Vigilanz die Fähigkeit des Organismus wieder spiegelt, sich an das System Umwelt anzupassen und in Interaktion mit dieser, eine optimale Reaktionsbereitschaft zu gewährleisten. In Hinblick auf Ermüdungsprozesse (damit meinen wir Müdigkeit und Schläfrigkeit) und den Schlaf-wach-Rhythmus hat *Vigilanz die Funktion eines „Ressourcenmanager"*. Schlaf und Wach werden durch verschiedene Generatoren gesteuert und durch zirkadiane Prozesse moduliert. Ermüdung tritt dann auf, wenn Wachheit abnimmt oder der Schlafdruck zunimmt (die Wahrscheinlichkeit einzuschlafen wird größer). Wenn eine Situation ein weiteres Wachsein erfordert, muss dem Abnehmen der biologischen Ressource Wachheit durch kompensatorische Maßnahmen begegnet werden. Das kann durch eine Steigerung der Wachheit erfolgen (Aktivierung des Arousalsystem), ein Prozess der allerdings zusätzlich Energie fordert. Oder es können andere, müdigkeitskompensierende Maßnahmen eingesetzt werden, wie z. B. auto-stimulierende Verhaltensweisen (Gähnen, Strecken, usw.). Kompensatorische Maßnahmen wie auto-stimulierendes Verhalten sind Ausdruck eines vigilanten Organismus. Dasselbe gilt für die Ressource Schlaf als optimale Möglichkeit sich zu erholen und seine Leistungsfähigkeit wiederherzustellen. Fällt Schlaf als Ressource aus, dann müssen kompensatorische Maßnahmen ergriffen werden um dieses Defizit auszugleichen.

Vigilanz als ein System der Verteilung und Reorganisation von biologischen Ressourcen verstanden, bietet ein besseres Verständnis um Ermüdungserscheinungen zu erklären und vorherzusagen. Im Rahmen des Ermüdungsrisikomanagements kann das vorgeschlagene Vigilanzmodell dazu dienen die Aussagekraft von biomathematischen Modellen der Ermüdung zu verbessern und Algorithmen zur Vorhersage müdigkeitsbedingter Leistungsabfälle effizienter zu gestalten.

Literatur

Bente, D. (1964). *Die Insuffizienz des Vigilanztonus. Habilitationsschrift*. Erlangen: Müller Verlag.

Bente, D. (1977). Vigilanz. *Psychophysiologische Aspekte, Verh Dtsch Ges inn Med, 83*, 945–952.

Bente, D. (1982). Vigilanzregulation, hirnorganisches Psychosyndrom und Alterserkrankungen: Ein psychophysiologisches Modell. In D. Bente, H. Coper, & S. Kanowski (Hrsg.), *Hirnorganische Psychosyndrome im Alter* (S. 63–73). Berlin: Springer.

Bente, D. (1984). Elektroenzephalografische Vigilanzbestimmungen: Methoden und Beispiele. *Zeitschrift für EEG-EMG, 4*, 173–179.

Braun, A. R., Balkin, T. J., Wesenten, N. J., Carson, R. E., Varga, M., Baldwin, P., Selbie, S., Belenky, G., & Herscovitch, P. (1997). Regional cerebral blood flow throughout the sleep-wake cycle. An H2(15)O PET study. *Brain, 120*(7), 1173–1197.

Bruckner, D. N., & McGrath, J. J. (1963). *Vigilance: A symposium*. New York: Mc Graw-Hill.

Brunswick, E. (1943). Organismic achievement and environmental probability. *Psychological Review, 50*, 255–272.

Head, H. (1923). ‚Vigilance'; A physiological state of the nervous system. *British Journal of Psychology: General Section, 14*, 126–147.

Herrmann, W. M., Kern, U., & Röhmel, J. (1986). Contribution to the search for vigilance-indicative EEG variables. Results of a controlled, double-blind study with pyritinol in elderly patients with symptoms of mental dysfunction. *Pharmacopsychiatr, 19*, 75–83.

Hess, W. R. (1925). Über die Wechselbeziehungen zwischen psychischen und vegetativen Funktionen. *Schweiz Arch Neurol Psychiatr, 15*, 260–277.

Hobson, A. (2004). A model for madness? *Nature, 430*(6995), 21.

Huber, R., Ghilardi, M. F., Massimini, M., & Tononi, G. (2004). Local sleep and learning. *Nature, 430*(6995), 78–81.

Iber, C., Ancoli-Israel, S., Chesson, A., & Quan SF for the American Academy of Sleep Medicine. (2007). *The AASM manual for the scoring of sleep and associated events: Rules, terminology and technical specifications*. Westchester: American Academy of Sleep Medicine.

Kibler, A. W. (1965). The relevance of vigilance research to aerospace monitoring tasks. *Human Factors, 7*(2), 93–99.

Koella, W. P. (1984a). Neurophysiologische Aspekte der Vigilanz im Lichte eines neuen Vigilanz-Konzeptes. In J. Kugler & V. Leutner (Hrsg.), *Vigilanz – Ihre Bestimmung und Beeinflussung* (S. 9–28). Basel: Editiones Roche.

Koella, W. P. (1984b). Vigilance – Local vigilance – The vigilance profile: A new concept and its application in neurobiology and biological psychiatry. *Acta Neurol Scand Supp., 99*, 35–41.

Kugler, J. (1984). Vigilanz – Ihre Bestimmung im EEG. *Zeitschrift für EEG-EMG, 15*, 168–172.

Kugler, J. & Leutner, V. (Hrsg.), (1984). *Vigilanz – Ihre Bestimmung und Beeinflussung*. Basel: Editiones Roche.

Kugler, J., Johannes, K. J., Taub, M., & Tuluwejt, K. (1978). Elektroencephalographische Vigilanzbestimmung nach Gabe von Amitriptylin-N-Oxid. *Arzneimittel- Forsch, 28*, 475–479.

Lindsley, D. B. (1960). Attention, consciousness, sleep & wakefulness. In J. Field, H. W. Magoun, & V. E. Hall (Hrsg.), *Handbook of Physiology, Section I, Neurophysiology* (Vol. III, S. 1553–1593). Washington DC: American Physiological Society.

Loomis, A. L., Harvey, N., & Hobart, G. (1935). Potential rhythms of the cerebral cortex during sleep. *Science, 81*, 597–598.

Mackworth, N. H. (1948). The breakdown of vigilance during prolonged visual search. *Quarterly Journal of Experimental Psychology, 1*, 6–21.

Marzano, C., Moroni, F., Gorgoni, M., Nobili, L., Ferrara, M., & De Gennaro, L. (2013). How we fall asleep: Regional and temporal differences in electroencephalographic synchronization at sleep onset. *Sleep Medicine, 14*(11), 1112–1122.

Moruzzi, G., & Magoun, H. W. (1949). Brain stem reticular formation and activation of the EEG. *Electroencephalography and Clinical Neurophysiology, 1*(4), 455–473.

Literatur

Petsche, H., Pockberger, H., & Rappelsberger, P. (1984). Vigilanz und kognitive Vorgänge: EEG-Aspekte. In J. Kugler & V. Leutner (Hrsg.), *Vigilanz – Ihre Bestimmung und Beeinflussung* (S. 127–142). Basel: Editiones Roche.

Posner, M., & Rafal, R. (1987). Cognitive theories of attention and the rehabilitation of attentional deficits. In M. Meier, A. Benton, & L. Diller (Hrsg.), *Neuropsychological Rehabilitation* (S. 182–201). Edinburgh: Churchill Livingstone.

Posner, M. I., & Petersen, S. E. (1990). The attention system of the human brain. *Annual Review of Neuroscience, 13,* 25–42.

Pribram, K. H., & McGuinnes, D. (1975). Arousal, activation, and effort in the control of attention. *Psychological Review, 82*(2), 116–149.

Roth, B. (1961). The clinical and theoretical importance of EEG rhythms corresponding to state lowered vigilance. *EEG Clin Neurophysiol, 13*(3), 395–399.

Siclari, F., & Tononi, G. (2017). Local aspects of sleep and wakefulness. *Current Opinion in Neurobiology, 44,* 222–227. ► https://doi.org/10.1016/j.cnb.2017.05.008.

Skaugest, L. M., Farrell, S., Carney, M., Wolff, M., Santen, S. A., Perry, M., & Cico, S. J. (2016). Can you multitask? Evidence and limitation of task switching and multitasking in emergency medicine. *Annals of Emergency Medicine, 68*(2), 189–195. ► https://doi.org/10.1016/j.annemergmed.2015.10.003.

Streitberg, B., Röhmel, J., Herrmann, W. M., & Kubicki, S. (1987). COMSTAT rules for vigilance classification based on spontaneous EEG activity. *Neuropsychobiology, 17,* 105–117.

Stroh, C. M. (1971). *Vigilance: The problem of sustained attention.* Oxford: Pergamon Press.

Sturm, W., Herrmann, M., & Münte, Th (Hrsg.). (2009). *Lehrbuch der Klinischen Neuropsychologie.* Heidelberg: Springer Spektrum.

Ulrich, G. (1988). The importance of the concept of vigilance for psychophysiological research. *Medical Hypotheses, 27*(3), 227–229. ► https://doi.org/10.1016/0306-9877(88)90149-1.

Ulrich, G., & Gschwilm, R. (1988). Vigilanz – Ordnungszustand oder ordnende Kraft? *Fortschritte der Neurologie-Psychiatrie, 56,* 398–402.

Weeß, H. G., Lund, R., Gresele, C., Böhning, W., Sauter, C., & Steinberg, R. (1998). Vigilanz, Einschlafneigung, Daueraufmerksamkeit, Müdigkeit. *Schläfrigkeit. Somnologie, 2*(1), 32–41.

Weeß, H. G., Sauter, C., Geisler, P., Böhning, W., Wilhelm, B., Rotte, M., Gresele, C., Schneider, C., Schulz, H., Lund, R., Steinberg, R., & die Arbeitsgruppe Vigilanz der Deutschen Gesellschaft für Schlafforschung und Schlafmedizin (DGSM). (2000). Vigilanz, Einschlafneigung, Daueraufmerksamkeit, Müdigkeit, Schläfrigkeit – Diagnostische Instrumente zur Messung müdigkeits- und schläfrigkeitsbezogener Prozesse und deren Gütekriterien. *Somnologie, 4,* 20–38.

Zschocke, S., & Hansen, C. H. (2012). *Klinische Elektroenzephalographie* (3. aktualisierte u. erweiterte Aufl.). Berlin: Springer Verlag.

Was bedeutet „Wach sein"?

2.1   Was hält uns wach? – 26

2.2   Wachheit – anatomisch betrachtet – 27

2.3   Wachheit – physiologisch betrachtet – 28

2.4   Wachheit – biochemisch betrachtet – 30

2.5   Wachheit – systemisch betrachtet – 33

2.6   Zusammenfassung und Ausblick – 35

        Literatur – 35

© Springer-Verlag GmbH Deutschland, ein Teil von Springer Nature 2020
G. Klösch, P. Hauschild, J. Zeitlhofer, *Ermüdung und Arbeitsfähigkeit*,
https://doi.org/10.1007/978-3-662-59139-0_2

Wach sein kann vielerlei bedeuten – wer unter den Schlagworten „Wachheit", „Wachsein" oder einfach nur „Wach" im Internet zu suchen beginnt, muss sich auf eine zeitraubende und mühevolle Recherche einstellen. Nicht nur, dass sich die Bedeutung des Begriffes aus wissenschaftlicher, spiritueller oder umgangssprachlicher Perspektive heraus unterschiedlich definiert und darstellt; es kommt noch hinzu, dass Wachheit oft synonym mit Vigilanz oder anderen Phänomenen wie Bewusstsein, Aufmerksamkeit oder Selbstwahrnehmung gleichgesetzt wird. Wer wach ist, lebt im Hier und Jetzt, ist aufmerksam, konzentriert, reagiert adäquat auf Reize aus der Umwelt, ist aufgeschlossen, reflexiv, geistig rege, achtsam, präsent und vor allem aber: er/sie schläft nicht! „Wach sein" als Abwesenheit oder gar als Gegenteil von „Schlaf" zu definieren, ist nicht nur logisch unzulässig, sondern entspricht auch nicht den Erkenntnissen der aktuellen Forschung. Wachheit lässt sich durch die Aktivierung bestimmter neuronaler Strukturen, wie des aufsteigenden retikulären Aktivierungssystem definieren und hängt von der Ausschüttung einer Vielzahl neuronaler Botenstoffe ab. Wachheit ist jedoch nicht die Abwesenheit von Schlaf: beide Zustände bedingen einander und stehen reziprok miteinander in Beziehung.

2.1 Was hält uns wach?

Wachheit ist nach Meinung vieler Wissenschaftler (z. B. Bente 1984; Kugler 1984; Herrmann 1988; Scharfetter 2010) kein gleichförmiger Zustand, sondern ein sich ständig ändernder Prozess. Diese Schwankungen der Wachheit sind einerseits durch den zirkadianen Rhythmus bestimmt, andererseits von spontanen (Emotionen, Motivation), situativen (anregende oder reizarme Umgebung) und habituellen Faktoren (allgemeiner Gesundheitszustand) abhängig.

Der Grad der Wachheit beeinflusst auch das Bewusstsein und Schwankungen können Bewusstseinsveränderungen bzw. Bewusstseinsstörungen zur Folge haben. Entscheidend hierbei ist die Verfügbarkeit kognitiv-psychologischer und physiologischer Ressourcen. Ist ein Organismus ausgeschlafen, so stehen diese Ressourcen zur Verfügung. Ermüdung oder zunehmender Schlafdruck schränken die Ressourcenverfügbarkeit ein und beeinträchtigen ein adäquates Reagieren auf Umweltreize. Von diesem Prozess sind die höheren Hirnleistungen wie selektive Aufmerksamkeit, Entscheidungsfindungs- und Lern- und Abspeicherungsprozesse zuerst betroffen.

Das Aufmerksamkeitsbewusstsein gilt als die dominante Bewusstseinsform und tritt erst dann in Erscheinung, wenn unser Gehirn Dinge nicht mehr routinemäßig erledigen kann. Alles Wahrgenommene wird im Gehirn in Sekundenbruchteilen daraufhin untersucht was davon neu ist oder als „bereits bekannt" im Langzeitgedächtnis abgelegt wurde. Dieser Prozess läuft unbewusst ab. Erst wenn etwas Neues oder als wichtig Eingestuftes entdeckt wird, schaltet sich das Aufmerksamkeitsbewusstsein ein. Dieser Prozess aktiviert weitere Areale der Großhirnrinde mit dem Ziel, die neuen Informationen zu speichern und mit bereits im Langzeitgedächtnis abgelegten Informationen zu vernetzen. In der Regel bewirkt dieser Prozess auch eine generelle Aktivierung bzw. Hebung des Wachheitsniveaus. Je nach Ausgangslage des Wachheitsniveaus kann diese Aktivierung unterschiedlich hoch ausfallen. Nach dem Gesetz von Robert Yerkes und John D. Dodson (1908) nimmt die Leistungsfähigkeit bei Erregung zunächst zu, sinkt aber nach dem Erreichen eines Optimums wieder rasch ab. Der Anstieg der Leistungsfähigkeit kann jedoch unterschiedlich hoch ausfallen und bei bereits hohem Leistungsniveau ist der Anstieg geringer als bei niedrigerem Ausgangsniveau.

Das Leistungsniveau eines Organismus ist maßgeblich vom Ausmaß der Vigilanz und diese wiederum von zirkadianen Prozessen mitbestimmt. Zirkadian bedingte Schwankungen in der Verfügbarkeit der Vitalitätsressource Wachheit beeinflussen nicht nur das Leistungsniveau, sondern modulieren wahrscheinlich auch den (unbewussten) Prozess der Detektion neuer Wahrnehmungsinhalte.

Experimentell lassen sich die hier skizzierten Vorgänge nur bedingt nachweisen, aber zahlreiche Studienergebnisse können in diesem Sinne interpretiert werden. Was allerdings an dieser Stelle von Interesse ist, sind die neurophysiologischen Korrelate der Wachheit, wozu die anatomischen Strukturen, neuronalen Netzwerke und biochemischen Botenstoffe zählen, die dafür verantwortlich sind, dass wir uns als hellwach, konzentriert und aufmerksam erleben.

2.2 Wachheit – anatomisch betrachtet

Die Vorstellung, dass klar umgrenzte Hirnstrukturen für die Steuerung von physischen und psychischen Prozessen verantwortlich sind, prägte die Hirnforschung des ausgehenden 19. Jahrhunderts. Noch heute in Verwendung sind die detaillierten Beschreibungen von Korbinian Brodman (1868–1918), der die Großhirnrinde nach histologischen Kriterien in 52 Felder unterteilte (Brodman 1909). Besonders bekannt wurden die Brodmann-Areale 44 und 45 auf der linken Hirnhälfte, denen Sprachfunktionen zugeordnet wurden. Brodmann griff dabei Ideen und Vorstellungen anderer Hirnanatomen auf wie z. B. die des französischen Anthropologen und Neurochirurgen Pierre Paul Broca (1824–1880), der die funktionelle Bedeutung von einzelnen Gehirnarealen bei Hirnläsionen beschrieb. Berühmt wurde seine detaillierte Beschreibung des Patienten „Monsieur Tan", die mit dazu beitrug die Steuerung und Generierung bestimmter Hirnleistungen und Körperfunktionen (wie z. B. die Sprachproduktion- und das Sprachverständnis) ausschließlich in eindeutig abgrenzbaren Hirnarealen zu

suchen (Broca 1861). Das Gehirn wie eine Landkarte zu vermessen und kartografieren wurde zu einer prägenden Vorstellung der sich neu etablierenden Hirnforschung und verdrängte andere Ansätze, die das Gehirn ganzheitlich bzw. holistisch zu beschreiben versuchten. So war es naheliegend, Bewusstseinszustände wie Wachheit bzw. das Ermüden und den Schlaf ebenfalls als, von anatomisch genau definierten Hirnarealen kontrollierte Prozesse zu erklären. Doch zunächst fehlte es an plausiblen und auch experimentell haltbaren Erklärungsmodellen vor allem, weil andere Hypothesen zu Wachheit und Schlaf empirisch besser untermauert waren. So etwa die Annahme, dass sich im Wachen bestimmte Substanzen im Blut anhäufen, die müde machen und letztendlich zum Einschlafen führen (s. ▶ Kap. 5). Das sollte sich jedoch bald ändern und die Vorstellung, dass Wachheit möglicherweise lokal generiert wird, erfuhren durch den Wiener Neurologen Constantin von Economo (1876–1931) wesentliche und völlig neue Impulse. Infolge seiner Beschäftigung mit einer epidemisch auftretenden akuten Entzündung der Großhirnrinde und der Substantia nigra, die von ihm als „Encephalitis lethargica" bezeichnet wurde, konnte von Economo durch Untersuchungen an den Gehirnen verstorbener Patienten charakteristische und krankheitsspezifische Veränderungen beschreiben, die symptomatisch eindeutig mit Beeinträchtigungen der Wachheit in Beziehung standen (von Economo 1929a). Die Erkrankung, die bereits nach wenigen Wochen zum Tod des Patienten führen konnte, trat epidemisch zwischen 1915 und 1927 auf, fast zeitgleich mit den großen Spanischen Grippeepidemien von 1918 und 1920. Obwohl einige Patienten als Spätfolge der Spanischen Grippe ebenfalls Symptome einer Enzephalitis lethargica entwickelten, besteht nach den Erkenntnissen aktueller genetischer Forschungen kein Zusammenhang zwischen den vermuteten Erregern diesen beiden Erkrankungen (Lo et al. 2003). Eines der Hauptsymptome der Enzephalitis lethargica waren dramatische Veränderungen im Schlaf-wach-Rhythmus. Neben Symptomen einer völligen Schlaflosigkeit (hyperkinetische Form der Krankheit) zeigten anderen Patienten wiederum ausgeprägte Lähmungserscheinungen im Gesicht (Mimik, Augenbewegungen) und in den Extremitäten, gepaart mit Episoden von mehrwöchiger Schlafsucht (somnolent-ophtalmoplegischer Krankheitstypus). Bei fast allen Patienten konnte von Economo u. a. Läsionen im Bereich des Hirnstammes, insbesondere an der Wand des III. Ventrikels, im Bereich des Corpus caudatus und im hinteren Bereich des Hypothalamus feststellen (von Economo 1929a).

2.2.1 Existiert ein „Wachzentrum" im Gehirn?

In seinem 1930 auch im „Journal of Nervous and Mental Disease" erschienenen Beitrag „Sleep as a problem of localization" (Der Schlaf als Lokalisationsproblem) argumentiert von Economo noch sehr vorsichtig, denn er wollte nicht so komplexe Prozesse wie den Schlaf oder die Wachheit durch ein paar graue Nervenzellen gesteuert wissen. Daher sprach er von Zentren für die *„Koordination der dem Schlafzustande entsprechend geänderten Funktionen der verschiedenen Organe ..."* (von Economo in: Sarason 1929b, S. 48).

Dass es bei der Frage der Steuerung von Wachheit und Schlaf nicht um einige wenige Nervenzellstrukturen geht, sondern um ein ganzes Netzwerk von Neuronenverbänden, zeichnete sich durch Experimente an Katzenhirnen unter der Leitung von Walter Rudolf Hess (1881–1973) bereits Ende der 1920er Jahre ab. Je nach elektrischer Reizintensität konnte im Bereich der Formatio reticularis entweder ein „natürliches" Einschlafen (mit Gähnen und entsprechendem Verhalten) oder eine Weckreaktion ausgelöst werden (Hess 1933). Diese Beobachtungen ließen nur einen Schluss nahe: Die Schlaf-wach-Steuerung hängt nicht von einem einzigen Zentrum ab,

sondern ist das Produkt von miteinander vernetzter, in Wechselbeziehung stehender und sich gegenseitig erregender und hemmender neuronaler Zellstrukturen.

2.3 Wachheit – physiologisch betrachtet

Wachheit wurde zu Beginn des 20. Jahrhundert fast ausschließlich als Folge der Übertragung sensorischer Inputs und deren Weiterverarbeitung im Zentralnervensystem angesehen. Entsprechend dieser Vorstellung tritt Schlaf dann ein, wenn das Einströmen dieser sensorischen Reize unterbunden wird (Flaschenhalsmodell). Unklar war jedoch wie und durch welche Hirnstrukturen der Zustrom afferenter Nervenimpulse moduliert oder gar unterbrochen wird. Und vor allem: warum kommt es zu einem periodischen Öffnen und Schließen der sensorischen Inputkanäle, das sich dann als Schlaf-wach-Rhythmus manifestiert? Die Arbeiten von Hess (Hess 1933) lieferten dazu einige erste Antworten, doch die entscheidenden Experimente wurden erst in den 1940er Jahren ebenfalls an Katzenhirnen durchgeführt.

2.3.1 Das aufsteigende retikuläre Aktivierungssystem

Eine zentrale Rolle bei der Steuerung der Wachheit spielen neben der Formatio reticularis (verlängertes Rückenmark) verschiedene Zellkerne im Bereich des Hypothalamus. Dies zeigten bereits die Forschungsergebnisse von Economo und Hess. Der aus Italien stammende Neurophysiologe Giuseppe Moruzzi und die Amerikaner Horace W. Magoun und Donald B. Lindsley konnten in einer Reihe von Experimenten an speziell präparieren Katzenhirnen (cerveau isolé) 1949 den Nachweis erbringen, dass eine chemische und elektrophysiologische Stimulation dieser Strukturen eine generelle Aktivierung der Großhirnrinde

2.3 · Wachheit – physiologisch betrachtet

zur Folge hat (Lindsley et al. 1949; Moruzzi und Magoun 1949). Dies gilt auch in umgekehrter Richtung: kortikale Areale können ebenfalls (hauptsächlich hemmend) auf den Hypothalamus und die Formatio reticularis wirken. Entsprechend dieser Befunde werden aufsteigende (aszendierenden) und absteigende (deszendierenden) Nervenbahnen unterschieden, die zusammen eine funktionelle Einheit bilden, das sogenannte *aufsteigende retikuläre Aktivierungssystem (ARAS)*. Dieses ausgedehnte Netzwerk von Neuronenverbänden ist zwar diffus und schwer lokalisierbar aber dafür hochspezifisch. Es ist entscheidend für erhöhte, langanhaltende Wachheit, für das Aufrechterhalten der tonischen Muskelspannung, das Verstärken oder Abschwächen sensorischer und motorischer Impulse sowie wesentlich für die Aufmerksamkeitssteuerung und zielgerichtetes Handeln.

Damit war eine plausible Erklärung zur Funktionsweise des Flaschenhalsmodells und der Annahme, Schlaf ist die Folge einer Unterbrechung der sensorischen Inputs (vor allem aus der Umwelt) gefunden worden. Dass Wachheit als Folge elektrischer Stimulation bestimmter Hirnstammregionen auftritt, war aber eine weit größere Sensation. Denn so konnte auch erklärt werden warum Läsionen in diesem Bereich immer mit einer Eintrübung des Wacherlebens einhergehen. In den 1960er Jahren wurde aber klar, dass selbst bei Läsionen im Hirnstamm der Kortex trotzdem nach einiger Zeit wieder aktivierbar ist. Verantwortlich dafür könnten bestimmte zusätzliche kortikale Projektionsbahnen sein oder – entsprechend der Annahme, dass sich die Gehirnstruktur laufend ändert (Neuroplastizität) – es sind neue neuronale Verbindungen entstanden.

Neben der Bezeichnung „aufsteigendes Aktivierungssystem" (*brainstem reticular activating* system) wird in aktuellen Publikationen das ARAS als Teil eines umfassenderen Arousalsystem aufgefasst. Neben den „klassischen" ARAS-Strukturen zählen dazu Nervenbahnen, die beginnend von den obersten Rückenmarksegmenten, über den hinteren Hypothalamus und dann weiter über diffuse thalamische Projektionssysteme bis hin zum Kortex (in erster Linie frontaler und parietaler Kortex) projizieren. Es wird vermutet, dass dieses System hauptsächlich Glutamat und in geringerem Maße cholinerge Neurotransmitter verwendet, im Gegensatz zu einem parallel laufenden aszendierenden Faserbündel, welches dopaminerge Transmitter produziert und ebenfalls erregend wirkt.

Eine weitere wachmachende Projektionsbahn zieht vom Locus coeruleus zum Hirnstamm und von dort zum Kortex, wobei hier vor allem der Neurotransmitter Noradrenalin zu finden ist. Andere hypothalamische Projektionsbahnen, die ebenfalls zum Kortex ziehen, produzieren Orexin (Hypokretin).

Wachheit wird in erster Linie durch die unspezifische Aktivität von Neuronen im Hirnstamm (Formatio reticularis) hervorgerufen, die via Hypothalamus aktivierend auf die basalen Abschnitte des Vorderhirns wirken. Neben dieser globalen, tonischen Aktivierung, die maßgeblich für die Aufrechterhaltung der Vigilanz ist, wird noch eine kurzfristige (phasische) und lokal wirkende Aktivierung unterschieden. Ohne diese ist eine konzentrierte Aufmerksamkeit und zielgerichtetes Verhalten nicht möglich. Dazu ist aber die Beteiligung anderer Hirnareale wie der Thalamus, die Basalganglien, der Gyrus cinguli sowie parietale und frontale Kortexareale notwendig.

Das Einschlafen hingegen erfolgt durch eine Hemmung der Formatio reticularis (wodurch die afferente Reizweiterleitung eingeschränkt wird) und durch den Wechsel von sympathischer zu parasympathischer Aktivität im autonomen Nervensystem (ANS).

Die Aktivität des ARAS wird des Weiteren durch zahlreiche interne und externe Rhythmusgeber beeinflusst: Informationen über die Helligkeit der Umgebung werden z. B. durch den Nucleus suprachiasmaticus geleitet, der Verbindungen sowohl zur Formatio reticularis als auch zum Hypothalamus und Thalamus hat.

Das ARAS beeinflusst auch direkt die sogenannten Pyramidenbahnen und Schleifenbahnen, die wesentlich für die Steuerung der Körpermotorik und autonomer Systeme (Atmung, Herzschlag, Verdauung) sind. Eine Aktivierung dieser Strukturen führt – über entsprechende Rückkoppelungsprozesse – zu einer generellen Hebung des Vigilanzniveaus.

2.3.2 Das autonome Nervensystem

Der menschliche Organismus ist in seiner Umwelt eingebunden und muss permanent auf diese reagieren und sich anpassen. Die Einflüsse können sowohl belastender als auch entlastender Natur sein. Diese Anpassungsleistung wird im menschlichen Körper hauptsächlich durch das autonome Nervensystem (ANS) ermöglicht. Dabei gilt: Je schneller und dynamischer dieser Anpassungsprozess funktioniert – je besser die Regulationsfähigkeit des ANS ist, desto leistungsfähiger ist der menschliche Körper. Von diesem Standpunkt aus gewinnt die Regulations- und Anpassungsfähigkeit des ANS eine zentrale Bedeutung auch bei der Steuerung der Wachheit. Das ANS reguliert das Herz-Kreislaufsystem, die Atmung, die Durchblutungs- und Blutdruckrhythmik und den Temperaturhaushalt, um nur einige der Steuerfunktionen zu nennen. Die Steuerung von diversen Körperrhythmen ist zwar größtenteils autonom, unterliegt aber zirkadianen bzw. chronobiologischen Einflüssen. Deutlich erkennbar wird dies durch die charakteristischen autonomen Veränderungen während der Schlafphasen. Durch eine gute Regulationsfähigkeit des ANS werden chronobiologische Rhythmen optimal adaptiert und im Einklang mit den Aktivitäts- und Regenerationsphasen des Organismus gebracht. Eine langfristig funktionierende Balance zwischen Aktivierung und Erholung ist die Basis für einen gesunden Organismus und einer optimalen Leistungsfähigkeit.

Das ANS ist ein weit verzweigtes System, welches durch den ganzen Organismus zieht. Anatomisch-funktionell lassen sich zwei Hauptnervenstränge oder Äste unterscheiden: der Sympathikus und der Parasympathikus. Beide bilden eine funktionelle Einheit wobei der Sympathikus eine Beschleunigung (z. B. der Herzfrequenz), der Parasympathikus eine Verlangsamung von Körperrhythmen bewirkt.

Nach W. R. Hess spielt das ANS für die allgemeine Leistungsfähigkeit eines Organismus eine wesentliche Rolle. Er unterscheidet eine vom Sympathikus abhängige ergotrope Phase, die wesentlich ist für die momentane Leistungsfähigkeit und eine vom Nervus vagus abhängige *trophotrope Phase,* in der, Energieressourcen geschaffen werden und somit für die Erhaltung der Leistungsfähigkeit besonders wichtig ist.

Stress und fehlende Regeneration (z. B. Mangel an Pausen bzw. nicht erholsamen Schlaf) wirken sich sehr schnell störend auf die autonome Regulation aus, insbesondere auf die Herzschlagfrequenz. Veränderungen der Variabilität der Herzrate (Herzratenvariabilitätsmessung [HRV]) können mittels Elektrokardiogramm gemessen und quantitativ analysiert werden (siehe dazu das ▶ Kap. 8). Dadurch sind Aussagen, nicht nur über den aktuellen Gesundheitszustand, sondern auch Prognosen auf zukünftige Gesundheitsrisiken möglich.

2.4 Wachheit – biochemisch betrachtet

Wachheit ist eine Voraussetzung für Bewusstsein und ist, wie in den vorangegangenen Kapiteln dargestellt, von der Aktivierung bestimmter Hirnareale und dem Zusammenspiel neuronaler Netzwerke abhängig. Dies ist allerdings nur dann möglich, wenn die Verfügbarkeit von biochemischen Botenstoffen, den sogenannten Neurotransmittern, gewährleistet ist. Je nach chemischer Beschaffenheit und Spezifität der synaptischen Rezeptoren können Reize gehemmt oder aktiv weitergeleitet werden.

Eine Reihe von Ursachen kann diesen Prozess stören. Dazu zählen Stoffwechselerkrankungen, degenerative Prozesse im Gehirn (etwa Demenzen) oder schwerwiegende Allgemeinerkrankungen (wie Tumore oder Autoimmunreaktionen). Störungen im Transmitterstoffwechsel sind auch mit einer der Gründe für psychische Erkrankungen (Depressionen, Ängste, Persönlichkeitsstörungen) und umgekehrt. Denn die Einnahme bestimmter Medikamente oder Drogen kann die Funktionalität der synaptischen Reizweiterleitung behindern oder sogar dauerhaft schädigen. Die Folgen reichen von Aufmerksamkeits- und Merkfähigkeitsstörungen, über Bewusstseinseintrübungen (Benommenheit, Somnolenz, Sopor) bis hin zu Lähmungen oder psychomotorischer Übererregung (Agitiertheit).

2.4.1 Neurotransmitter: Botenstoffe der Wachheit

Das wichtigste Transmittersystem im Wachzustand ist das katecholaminerge System. Für eine schnelle Kommunikation im Nervensystem sind die Aminosäure-Neurotransmitter Glutamat (erregend), GABA (hemmend) oder Glycin (hemmend) zuständig, für länger anhaltende, stimmungsmodulierende Wirkungen sind auch Amin-Transmitter wie Noradrenalin (erregend und hemmend), Serotonin (erregend und hemmend) und Dopamin (hauptsächlich erregend) verantwortlich.

Weitere Neurotransmitter der Wachheit sind Glutamat und Aspartat, die vor allem in den Pyramidenzellen vorkommen und hier erregend (exzitatorisch) wirken, d. h. Reize werden aktiv weitergeleitet. Diese machen 85 % der Neurone der Großhirnrinde aus und bilden in ihrer Gesamtheit das kortikale Efferenzsystem, denn hierüber laufen alle Impulse vom Gehirn zum Körper.

Nicht-Pyramidenzellen hingegen wirken mit ihrem Neurotransmitter Gamma-Amino-Buttersäure (GABA) hemmend (inhibitorisch).

Jeder Neurotransmitter hat ein spezifisches System für dessen Synthese, Ausschüttung, Wirkung, Abbau und Wiederaufnahme der Abbauprodukte. Hier eine Kurzbeschreibung der wichtigsten Neurotransmitter, die an der Aufrechterhaltung von Wachheit mitbeteiligt sind.

Acetylcholin (ACh) wird in allen Motoneuronen des Stammhirns und Rückenmarks synthetisiert und an der motorischen Endplatte in synaptischen Vesikeln gespeichert. Durch Exozytose (Stoffwechseltransport durch die Zellmembran) wird ACh in den synaptischen Spalt ausgeschüttet und wirkt an der neuromuskulären Endplatte der cholinergen Neuronen an zwei verschiedene Rezeptorsubtypen: am nikotinischen ACh-Rezeptor in der Skelettmuskulatur und am muscarinischen ACh-Rezeptor im Herz. Beide Rezeptortypen kommen auch im Gehirn vor. Acetylcholin wird durch das Enzym Acetylcholinesterase (AChE) zu Cholin und Essigsäure abgebaut.

Noradrenalin ist ein Katecholamin und wird aus Dopamin synthetisiert, wofür die Enzyme Tyrosin-Hydroxylase, Dopa-Decarboxylase und Dopamin-β-Hydroxylase (DBH) notwendig sind. Noradrenalin produzierende Neurone finden sich hauptsächlich im ANS (an den adrenergen Rezeptoren des Sympathikus) und im Gehirn. Hier ist der Hauptsyntheseort der Locus coeruleus. Noradrenalin wird aus dem synaptischen Spalt durch Wiederaufnahme (es werden hierbei zwei Uptake-Prozesse wirksam) entfernt und in den Vesikeln des Neurons gespeichert. Noradrenalin kann aber auch durch die Monoamin-Oxidase (MAO) und durch die Catechol-O-Methyl-Transferase (COMT) zu Vanillinmandelsäure abgebaut werden.

Dopamin gehört – wie Noradrenalin und Adrenalin – zu den erregend wirkenden Neurotransmittern und wird aus der

Aminosäure Tyrosin gewonnen. Die Synthese findet in allen dopaminergen Neuronen des Nervensystems statt, die an der Regulierung von Bewegung, Stimmung, Aufmerksamkeit und der Darmfunktion beteiligt sind. Dopamin wird, nach Depolarisation der Zellmembran eines dopaminergen Neurons in den synaptischen Spalt freigesetzt und kann zu einem von fünf Dopamin-Rezeptoren (D_1 bis D_5) diffundieren. Die Wirkung von Dopamin im synaptischen Spalt wird durch die selektive Aufnahme in die Axonterminale über Natrium-abhängige Transporter beendet. Es wird entweder erneut in Vesikel gespeichert oder enzymatisch durch die Monoamin-Oxidase (MAO) abgebaut.

Glutamat ist der wichtigste aktivierende Neurotransmitter im zentralen Nervensystem vor allem an den ionotropen NMDA-Rezeptoren (N-Methyl-D-Aspartat), den AMPA-Rezeptoren und den GluD2-Rezeptoren. Die Freisetzung von Glutamat in den synaptischen Spalt erfolgt durch Exozytose und wird durch Astrogliazellen daraus wieder entfernt. Hierbei erfolgt die Umwandlung in Glutamin. Nach Rücktransport in die Nervenzelle wird Glutamin in Glutamat synthetisiert und durch das Protein BNPI *(brain natriuretic protein)* in die synaptischen Vesikel zurücktransportiert.

Glutamat ist wichtig für die Steuerung von Bewegungen, der Weiterleitung von Sinnesreizen, beeinflusst die Hormonausschüttung der Hypophyse (HGH, ACTH) und spielt ebenfalls eine Rolle bei der Gedächtnisbildung. So ist z. B. bei Alzheimer-Patienten die Freisetzung und Aufnahme von Glutamat beeinträchtigt. Da Glutamat in einer Vielzahl von Nahrungsmittel vorkommt (Käse, Tomaten, diverse Schinkensorten), kann es bei einer Überempfindlichkeit für diese Substanz auch zu Unverträglichkeitsreaktionen kommen, bekannt unter den Namen „China-Restaurant-Syndrom" oder „Hotdog Kopfschmerzen". Glutamat gilt als der Gegenspieler des Neurotransmitters GABA.

Die Gamma-Amino-Buttersäure (GABA) ist ein hemmender Neurotransmitter und werden im Gehirn drei verschiedene GABA-Rezeptoren unterschieden: $GABA_A$-, $GABA_B$- und $GABA_C$. Diese Rezeptoren spielen vor allem bei der Behandlung von Schlafstörungen mit Benzodiazepinen eine wichtige Rolle.

Histamin ist ein biogenes Amin, das durch Decarboxylierung (Abspaltung eines Kohlenstoffdioxid-Moleküls aus einer chemischen Verbindung) der Aminosäure Histidin in basophilen Granulocyten, Mastzellen und Vesikeln histaminerger Neurone gebildet wird. Durch chemische Substanzen wird es aus den Vesikeln selektiv freigesetzt und spielt bei Schmerzreaktionen eine wichtige Rolle. Man unterscheidet vier G-Protein-gekoppelte Histaminrezeptoren: H_1, H_2, H_3 und H_4. Bei der Aktivierung des H_1-Rezeptor wird eine Allergiereaktion auslöst, bei Aktivierung des H_2-Rezeptors steigt die Herzfrequenz, eine H_3-Rezeptoraktivierung hemmt hingegen die Histaminfreisetzung. H_4-Rezeptoren sind vorwiegend im blutbildenden System vertreten. Die beiden Hauptabbauwege von Histamin sind die oxidative Desaminierung (DAO) und die Ringmethylierung durch die Histamin-N-Methlytransferase (HNMT).

Adenosin, das im basalen Vorderhirn wirkt, ist ein Schlüsselmediator der Schlafhomöostase. Nach längerem Wachzustand steigt die extrazelluläre Adenosinkonzentration und führt zu erhöhtem Schlafdruck und nachfolgendem Rebound-Schlaf (Sims 2013). Adenosin blockiert auch die Ausschüttung von aktivierenden Neurotransmittern (Dopamin, Acetylcholin, Noradrenalin). Es triggert den Nucleus praeopticus ventrolateralis im Hypothalamus, wodurch der Neurotransmitter GABA gehemmt wird. Es wird vermutet, dass der Adenosin-Regelkreis das Gehirn vor Energiemangel schützt, der vor allem während des Wachzustandes in den aktiven Gehirnarealen entstehen würde.

Kortisol wird oft als Stresshormon bezeichnet, da es aktivierend und appetitanregend wirkt. Es ist der „Gegenspieler" zum Schlafhormon Melatonin und die Kortisolausschüttung in den frühen Morgenstunden am höchsten. Dadurch wird der Organismus

2.5 · Wachheit – systemisch betrachtet

allmählich auf das Aufwachen vorbereitet. Ein zu hoher Kortisolspiegel, insbesondere vor dem Schlafengehen, wirkt wie Stress, verlängert die Einschlafzeit und hat negative Konsequenzen auf die Erholungsfunktion des Schlafs.

2.5 Wachheit – systemisch betrachtet

Der Wachheitsgrad ist entscheidend für die Intensität und Qualität von Reaktionen, die wir auf Umweltreize zeigen. Adäquates Handeln ist nur dann möglich, wenn es gelingt, die Aufmerksamkeit auf bestimmte, für den Organismus relevante Reize zu fokussieren, eine Leistung, die als selektive Aufmerksamkeit bezeichnet wird. Da das Gehirn nur auf ein bestimmtes Kontingent von Reizen innerhalb einer gegebenen Zeitspanne reagieren kann, ist die Qualität der Selektionsleistung von entscheidender Bedeutung. Bei nur wenigen irrelevanten Reizen, erhöht sich die Aufmerksamkeitsleistung für relevante Reize rascher als in Situationen mit vielen irrelevanten Informationen. Wichtig ist hierbei ein gut ausbalanciertes Aktivierungsniveau, bei dem die Wachheit nicht zu tief, aber auch nicht zu hoch liegt. Beide Zustände verringern die Qualität kognitiver Prozesse wie die selektive Aufmerksamkeit oder das Lernen bzw. Abspeichern neuer Informationen.

Allerdings können wir einen solchen, optimierten Zustand nur relativ kurz aufrechterhalten und selbst wenn viel Interessantes und vor allem Neues wahrgenommen wird, tritt bald ein Gewöhnungseffekt (Habituation) ein. Die Folgen: das Gehirn beginnt sich mit anderen Dingen zu beschäftigen, am liebsten mit sich selbst.

2.5.1 Wachheit und *resting state*

Dass das Gehirn auch im sogenannten Ruhezustand nicht zur Ruhe kommt, ist eine Tatsache, die sowohl bei Experten, als auch bei interessierten Laien immer wieder für Erstaunen sorgt. So benötigt das Gehirn auch im Leerlauf, d. h. wenn keine Aufgaben gelöst werden, sondern nur „sinniert" oder taggeträumt wird, fast genauso viel Energie wie bei konzentriertem Arbeiten. Mehr noch: das Gehirn kann nicht „nicht denken" und so werden selbst in Momenten des „an nichts Besonderes denken" immer noch Unmengen von Informationen zwischen der linken und rechten Hirnhemisphäre oder zu anderen Hirnregionen ausgetauscht. Vor allem bei Studien mit funktioneller Magnetresonanztomografie (fMRT) muss dieser Prozess der Selbstbeschäftigung berücksichtigt werden (Raichle 2001). Bereits während einer Ruhebedingung (englisch: resting state) verändern sich die vom Blutsauerstoffgehalt abhängigen Messreihen (blood oxygenation level dependent [BOLD]) in bestimmten neuronalen Netzwerken aufgrund der spontan auftretenden Hirnaktivität. Dieses sogenannte Ruhezustandsnetzwerk (default mode network [DMN]) ist nur aktiv, wenn die Gedanken freilaufen können. Bei gezielter kognitiver Beanspruchung wird dieses Netzwerk wieder deaktiviert. Das DMN umfasst einen anterioren Abschnitt, dazu zählt der mediale Teil des präfrontalen Kortex, einen posterioren Teil (Praecuneus, Gyrus cinguli, Lobus parietalis superior) sowie Teile des rechten und linken temporalen Kortex und des Hippocampus. Sichtbar wird das DMN durch fMRT-, PET- (Positronen-Emissions-Tomografie), MEG- (Magnetoenzephalografie) und EEG- (Elektroenzephalografie) Untersuchungen und wurde erstmals von Raichle et al. (2001) beschrieben.

Quantitativ erfassen lassen sich die beteiligten Regionen, wodurch auf den Grad der Aktivierung bzw. Deaktivierung des DMN geschlossen werden kann sowie die Stärke des Zusammenspiels der einzelnen Hirnregionen (Konnektivität). Damit können zahlreiche Veränderungen durch psychische und organische Erkrankungen oder persönlichkeitsbedingte Besonderheiten beschrieben werden. Während der Jugend und der

Adoleszenz nimmt die Konnektivität zwischen den anterioren und posterioren Hirnarealen deutlich zu, mit zunehmendem Alter wieder ab (Damoiseaux et al. 2008). Bei der Demenz vom Alzheimer-Typ konnten Lustig et al. (2003) ebenfalls Veränderungen feststellen, die sowohl den Grad der Aktivierung (Abnahme), als auch die Konnektivität (vermindert) betreffen.

Eine Möglichkeit, diese Veränderungen im fMRT auch optisch ansprechend zu beschreiben, basiert auf den Methoden der Grafentheorie. Mithilfe dieser Technik und parallel aufgezeichneter Polysomnografie (PSG) zur Bestimmung der Schlafstadien konnte Spoormaker et al. 2010 Veränderungen im DMN beim Einschlafen und im NREM Schlaf finden. Während des Einschlafens und im Leichtschlaf nimmt die funktionelle Konnektivität vor allem zum primären sensorischen und assoziativen Kortex zu, die zum Thalamus wird jedoch drastisch herabgesetzt. Im Tiefschlaf kommt es dann zu einer globalen Abnahme der Konnektivität im DMN, besonders zu weiter entfernten Hirnarealen sowie zum Hippocampus. Zu sehr ähnlichen Ergebnissen kamen Untersuchungen von Horovitz et al. 2008; Dimitriadis et al. 2009 und Sämann et al. 2011.

Allerdings ist die Annahme eines Ruhezustand *(resting state)* und des damit verbundenen DMN nicht ganz unumstritten. Alexa Morcom und Paul Fletcher äußerten sich hierzu sehr kritisch (Morcom und Fletcher 2007). Eine mehr oder weniger ausgeprägte Zunahme der regionalen Durchblutung oder Veränderungen im Glukosestoffwechsel bestimmter Hirnareale während oder nach einer Aufgabe reichen hierzu völlig aus. Auch die Zuordnung bestimmter Hirnareale zum DMN ist nicht schlüssig, da einige Areale (vor allem im posterioren Bereich) nicht nur während einer „Ruhebedingung", sondern auch bei der Durchführung bestimmter Tasks (Aufgaben) aktiviert werden. Und schließlich: Warum sollte das Gehirn ebenfalls rasten und nichts tun nur, weil eine Person äußerlich passiv ist?

Widersprüchlich sind auch die Konsequenzen einer Aktivierung des DMN auf der Verhaltensebene, insbesondere auf Aufmerksamkeit und Konzentration. Bedeutet eine Aktivierung des DMN (oder genauer gesagt: eine unvollständige Deaktivierung) ebenfalls eine Hemmung der motorischen Aktivitäten? Bis dato haben sich nur einige wenige fMRT-Studien mit dieser Thematik auseinandergesetzt. Mo et al. konnten 2013 zeigen, dass bereits das Öffnen oder Schließen der Augen eine Deaktivierung oder Aktivierung des DMN zur Folge haben kann. Eine andere Studiengruppe (Čeko et al. 2015) konnten bei Gesunden und Patienten mit chronischen Schmerzen zwar Schwankungen im Ausmaß der Deaktivierung des DMN bei zunehmendem Schwierigkeitsgrad im Lösen von Testaufgaben finden, die keine nennenswerten Auswirkungen auf die Arbeitsleistung hatten.

Psychologische Untersuchungen mit unterschiedlichen Testparadigmen (z. B. wurden neben der Konzentrationsleistung auch Motivation oder Emotionalität miterfasst) zeigen sehr deutlich, dass bereits eine kurzfristige Abwendung der Aufmerksamkeit von externen zu internen Stimuli (wozu das Tagträumen zählt oder einfach das Schließen der Augen), einen signifikanten Abfall in der Leistungsfähigkeit zur Folge hat. Dies geschieht selbst bei hoch motivierten Individuen (siehe dazu die Ausführungen zum *„vigilance decrement"* in den ► Kap. 1 und 7) und kann, unter ganz bestimmten Voraussetzungen (Dauer der Wachheit und dem daraus resultierenden Schlafdruck, der Tageszeit, dem Ausmaß und der Länge der kognitiven Beanspruchung usw.) zum Einschlafen führen.

Nach Ansicht einiger Forscher (z. B. von Economo) ist Schlafen eine Sicherheitsmaßnahme des Gehirns, um negative ja sogar substratschädigenden Konsequenzen zu langer Wachzeiten zu verhindern bzw. zu minimieren. Schlaf erfüllt somit eine wesentliche restaurativ-protektive Funktion. Um im Wachen fit und leistungsfähig zu sein, muss geschlafen werden!

2.6 Zusammenfassung und Ausblick

Wachheit ist nicht mit Vigilanz gleichzusetzten. Wachheit ist ein Merkmal bzw. eine Leistung des „vigilanten" Organismus, der zwar durch charakteristische biochemische und neurophysiologische Prozesse beschreibbar, nicht aber mit dem Konstrukt „Vigilanz" gleichzusetzen ist. Ein Organismus kann durchaus vigilant sein, obwohl seine Schlafdruckkurve (als Folge einer langen Wachzeit) bereits hoch ist.

Wachheit kann anhand der Verfügbarkeit von Ressourcen beschrieben werden, dazu zählen u. a. die Aktivierung bestimmter Hirnareale und neuronaler Netzwerkstrukturen, allen voran das aufsteigende retikuläre Aktivierungssystem (ARAS), die Verfügbarkeit bestimmter Neurotransmitter oder das Synchronisieren chronobiologischer Regelkreise. Wachheit ist aber kein statischer Zustand, sondern unterliegt zirkadianen Schwankungen, die neben der Aufmerksamkeits- und Konzentrationsleistung auch die Tätigkeit bestimmter Organgruppen (z. B. Verdauung, Herz-Kreislauf) und Vitalparameter (Blutdruck, Temperatur, Muskelkraft etc.) beeinflussen.

Die Ergebnisse aktueller PET- und fMRT-Untersuchungen zeigen, dass selbst in Phasen der Ruhe bzw. des „Nichtstun" das Gehirn weiterhin aktiv ist und so Energie und kognitive Ressourcen bindet. Dieser Ruhezustand der nach innen gerichteten Aufmerksamkeit sind jedoch unbedingt notwendig, um wieder aktiv und adäquat auf Anforderungen aus der Umwelt reagieren zu können.

Der Optimierung von Pausen und Rekreationsphasen kommt daher eine wichtige Rolle zu, weil dadurch Energie- und Ressourcenaufbau und ein optimales Reagieren auf Umweltreize ermöglicht wird.

Ein „Dagegenhalten um jeden Preis" vermindert nicht nur die momentane Leistungsfähigkeit, sondern kann, durch den Konsum von *vigilance-enhancers* (Substanzen, die Wachheit steigern) um Leistungstiefs zu überbrücken, auch den Erholungswert der darauffolgenden Nacht beeinträchtigen. Zu lange Wachphasen können den Organismus auf Dauer schädigen und daher teilen wir die Ansicht einiger Forscher, dass Schlaf eine protektive Maßnahme ist, um die schädlichen Auswirkungen von zu langen Wachzeiten zu verhindern.

Literatur

Bente, D. (1984). Elektroenzephalografische Vigilanzbestimmungen: Methoden und Beispiele. *Zeitschrift für EEG-EMG, 15*, 173–179.

Broca, P. P. (1861). Perte de la parole, ramollissement chronique et destruction partielle du lobe antérieur gauche du cerveau. *Bulletin de la Société Francaise d'Anthropologie. Texte N° 1: séance du 18 avril, torne 2, 2*(1), 235–238.

Brodman, K. (1909). *Vergleichende Lokalisationslehre der Großhirnrinde.* Leipzig: Barth-Verlag.

Čeko, M., Gracely, J. L., Fitzcharles, M. A., Seminowicz, D. A., Schweinhardt, P., & Bushnell, M. C. (2015). Is a responsive default mode network required for successful working memory task performance? *Journal of Neuroscience, 35*(33), 11595–11605.

Damoiseaux, J. S., Beckmann, C. F., Arigita, E. J., Barkhof, F., Scheltens, P., Stam, C. J., Smith, S. M., & Rombouts, S. A. (2008). Reduced resting-state brain activity in the „default network" in normal aging. *Cerebral Cortex, 18*(8), 1856–1864.

Dimitriadis, S. I., Laskaris, N. A., Del Rio-Portilla, Y., & Koudounis, G. C. (2009). Characterizing dynamic functional connectivity across sleep stages from EEG. *Brain Topography, 22,* 119–133.

Herrmann, W. M., Kubicki, S. K., & Röhmel, J. (1988). Vigilance classification system Development, sample values, and applications in nootropic drug research. *Zeitschrift für Gerontopsychologie und psychiatrie, 1,* 1–33.

Hess, W. R. (1933). Der Schlaf. *Klinische Wochenschrift, 12,* 129–134.

Horovitz, S. G., Fukunaga, M., de Zwart, J. A., van Gelderen, P., Fulton, S. C., Balkin, T. J., & Duyn, J. H. (2008). Low frequency BOLD fluctuations during resting wakefulness and light sleep: A simultaneous EEG-fMRI study. *Human Brain Mapp, 29,* 671–682.

Kugler, J. (1984). Vigilanz – Ihre Bestimmung im EEG. *Zeitschrift für EEG-EMG, 15,* 168–172.

Lindsley, D. B., Bowden, J. W., & Magoun, H. W. (1949). Effect upon the EEG of acute injury to the brain stem activating system. *Electroencephalography and Clinical Neurophysiology, 1*(4), 475–486.

Lo, K. C., Geddes, J. F., Daniels, R. S., & Oxford, J. S. (2003). Lack of detection of influenza genes in archived formalin-fixed, paraffin wax-embedded brain samples of encephalitis lethargica patients from 1916 to 1920. *Virchows Archives, 442*(6), 591–596.

Lustig, C., Snyder, A. Z., Bhakta, M., O'Brien, K. C., McAvoy, M., Raichle, M. E., Morris, J. C., & Buckner, R. L. (2003). Functional deactivations: Change with age and dementia of the Alzheimer type. *PNAS, 100*(24), 14504–14509.

Mo, J., Liu, Y., Huang, H., & Ding, M. (2013). Coupling between visual alpha oscillations and default mode activity. *Neuroimage, 68,* 112–118.

Morcom, A. M., & Fletcher, P. C. (2007). Does the brain have a baseline? Why we should be resting a rest. *Neuroimage, 37,* 1073–1082.

Moruzzi, G., & Magoun, H. W. (1949). Brain stem reticular formation and activation of the EEG. *Electroencephalography and Clinical Neurophysiology, 1*(4), 455–473.

Raichle, M. E., Macleod, A. M., Snyder, A. Z., Poers, W., Gusnard, D., & Shulman, G. (2001). A default mode of brain functions. *PNAS, 98*(2), 676–682.

Sämann, P. G., Wehrle, R., Hoehn, D., Spoormaker, V. I., Peters, H., Tuffy, C., Holsboer, F., & Czisch, M. (2011). Development of the brain's default mode network from wakefulness to slow wave sleep. *Cerebral Cortex, 21,* 2082–2093.

Scharfetter, Ch. (2010). *Allgemeine Psychopathologie* (6. Aufl.). Stuttgart: Thieme.

Sims, R. E., Wu, H. H., & Dale, N. (2013). Sleep-wake sensitive mechanisms of adenosine release in the basal forebrain of rodents: An in vitro study. *PLoS ONE, 8*(1), e53814. ▶ https://doi.org/10.1371/journal.pone.0053814.

Spoormaker, V. I., Schröter, M. S., Gleiser, P. M., Andrade, K. C., Dresler, M., Wehrle, R., Sämann, P. G., & Czisch, M. (2010). Development of a large-scale functional brain network during human non-rapid eye movement sleep. *Journal of Neuroscience, 30*(34), 11379–11387.

von Economo, C. (1929a). *Die Enzephalitis lethargica, ihre Nachkrankheiten und ihre Behandlung.* Wien: Urban & Schwarzenberg.

von Economo, C. (1929b). Der Schlaf als Lokalisationsproblem. In D. Sarason (Hrsg.), *Der Schlaf.* München: Lehmanns.

von Economo, C. (1930). Sleep as a problem of localization. *The Journal of Nervous and Mental Disease, 71*(3), 249–259.

Yerkes, R. M., & Dodson, J. D. (1908). The relation of strength of stimulus to rapidity of habit-formation. *Journal of Comparative Neurology and Psychology, 18,* 459–482.

Vom Wachen zum Schlaf

3.1 Der Erholungswert des Schlafes – 38

3.2 Steuerung des Schlafs – existieren Schlafzentren? – 41

3.3 Schlafinduzierende Substanzen und Schlafhormone – 42

3.4 Schlaf als zirkadianer Rhythmus – 44

3.5 Der gestörte Schlaf – 47

3.6 Zusammenfassung und Ausblick – 53

Literatur – 54

© Springer-Verlag GmbH Deutschland, ein Teil von Springer Nature 2020
G. Klösch, P. Hauschild, J. Zeitlhofer, *Ermüdung und Arbeitsfähigkeit*,
https://doi.org/10.1007/978-3-662-59139-0_3

Dass Schlaf der geistigen und körperlichen Erholung dient, ist für viele eine triviale und überflüssige Aussage. Allerdings gelingt es der empirischen Schlafforschung nur sehr langsam, genau diese Prozesse nachzuweisen. Es war bereits eine wissenschaftliche Sensation den Schlafprozess, als einen sich rhythmisch wiederholenden Ablauf von NREM- und REM-Phasen, zu beschreiben. Doch welche biochemischen und physiologischen Mechanismen diesen Prozess steuern, ist nach wie vor rätselhaft. Sind es bestimmte Schlaf-wach-Zentren, die hier eine entscheidende Rolle spielen oder doch biochemische Botenstoffe, die uns müde und wachmachen? Ebenfalls rätselhaft sind die zirkadianen Einflüsse, die z. B. in Form von Zeitgebern (wie das Licht) den Schlaf-wach-Rhythmus stabilisieren oder der Einfluss von sogenannten Uhrengenen oder genetischer Determinanten wie der Chronotyp. Im Normalfall achten wir nicht auf diese Phänomene, doch wenn sich über längere Zeit kein erholsamer Schlaf einstellt, beginnt das Martyrium der Schlaflosigkeit unter dem etwa 22 bis 25 % der Bevölkerung leiden. Davon hauptsächlich beeinträchtigt sind die Leistungsfähigkeit und das Wachsein über längere Zeitspannen hinweg: Schlaf ist daher eine wichtige Ressource auf die unsere Vigilanz zurückgreifen kann, um die Anforderungen des Alltages zu meistern.

3.1 Der Erholungswert des Schlafes

Etwa ein Drittel unseres Lebens verbringen wir im Schlaf, was jedoch nicht Zeitvergeudung, Nichtstun oder Bewusstseinsverlust bedeutet. In Wahrheit ist Schlaf ein äußerst abwechslungsreicher, aktiver Zustand, in dem sich Körper und Geist erholen. Im westlichen Kulturkreis zeigen die meisten Erwachsenen ein monophasisches Schlafmuster mit einer kontinuierlichen 16 bis 18-h Wachperiode und einer etwa 6 bis 8-h Ruhezeit (Zeitlhofer et al. 1994, 2010). Bei Neugeborenen findet sich hingegen ein polyphasischer Schlafrhythmus mit 5 bis 6 Schlafphasen, die etwa alle vier Stunden durch Wachperioden unterbrochen werden. Ab dem 6. Lebensjahr ist der Schlaf bereits in die Nacht konsolidiert und tagsüber treten gelegentlich kurze Schlafperioden auf. Ein ähnliches Muster zeigt sich wieder im höheren Erwachsenenalter, meist nach der Berentung. Warum dies so ist, lässt sich nicht genau klären. Untersuchungen aus dem Mittelalter deuten darauf hin, dass damals breite Teile der Bevölkerung in mindestens zwei Etappen geschlafen haben: einen ersten Schlaf von 4 h Dauer bis etwa 2 Uhr in der Nacht und dann eine weitere Schlafperiode ab 3 Uhr bis eine Stunde nach Sonnenaufgang (siehe dazu Ekirch 2006). Nach dem Mittagessen noch kurz zu schlafen war vor allem in den mediterranen Ländern Europas noch im vorigen Jahrhundert weit verbreitet. Dies hat sich jedoch im Zuge der fortscheitenden Industrialisierung drastisch verändert. Dementsprechend wird angenommen, dass das für westliche Industrienationen typische Schlafmuster mit einer einzigen Schlafperiode in der Nacht primär durch soziale Konventionen und durch unser Arbeitsleben bestimmt wird.

Unser Körper nutzt den Schlaf zu Regeneration und Reorganisation. So könnte kurz und bündig die Rolle des Schlafs auf einen Nenner gebracht werden. Denn der Schlaf schafft optimale Bedingungen für Zellerneuerung, aktiviert das Immunsystem, trägt zur Regulierung des Stoffwechsels bei und beugt frühzeitigen Alterungsprozessen vor. Erholsamer Schlaf ist nach Meinung einiger Autoren populärer Ratgeber (z. B. Winter 2009) ein natürliches Anti-Aging-Programm.

Der Schlaf besteht aus verschiedenen Phasen (NREM, REM), die zwar individuell unterschiedlich lang sein können, aber das Grundgerüst ist durch genetische Faktoren festgelegt. Alles andere wird durch zirkadiane Rhythmen oder durch das Maß der Beanspruchung und der Intensität der

3.1 · Der Erholungswert des Schlafes

Aktivität am Tage bestimmt. Viele Umweltfaktoren modulieren ebenfalls den Schlaf, einschließlich Stress, der allgemeine Gesundheitszustand oder die Einnahme von Vigilanz-beeinflussenden Nahrungsmittel oder Substanzen (z. B. Koffein, Nikotin, etc.).

Schlaf ist für unser Gehirn unerlässlich zur Verarbeitung und Speicherung erworbener Eindrücke oder zur Abspeicherung komplexer koordinativer Bewegungsmuster, die am Tage geübt wurden. Wenige Tage Schlafreduktion oder Schlafmangel führen bereits zu Tagesmüdigkeit, vielfältigen Befindlichkeitsstörungen und zu einer Herabsetzung der Leistungsfähigkeit. Langanhaltender Schlafmangel hat eine Vielzahl schwerwiegender Auswirkungen wie z. B. ausgeprägte Tagesmüdigkeit, einen allgemeinen Leistungsabfall, Konzentrationsschwäche, erhöhte Reizbarkeit, Unruhe, Depressivität und führt zu einer Schwächung des Immunsystems mit Infektanfälligkeit. Über mehrere Monate bestehender Schlafmangel begünstigt eine frühzeitige Alterung, aber auch körperliche Erkrankungen wie Typ II Diabetes, Übergewicht, Bluthochdruck, Herzinsuffizienz und Defizite in der Merkfähigkeit (Porkka-Heiskanen et al. 2013).

Doch was macht eigentlich den Erholungswert des Schlafes aus? Eine einfache und allgemeingültige Erklärung dazu gibt es (noch?) nicht, aber einige doch sehr hilfreiche Annahmen.

3.1.1 Schlafdauer und Schlaftiefe

Bereits seit Beginn der experimentellen Schlafforschung standen Messungen der Schlafdauer und Schlaftiefe im Zentrum der Aufmerksamkeit. Nicht zuletzt auch deshalb, weil beides relativ einfach zu beobachten und quantifizieren ist. So etwa die Schlafmenge, die sich aus der Dauer der im Bett verbrachten und tatsächlich geschlafenen Zeit ergibt. Um Aussagen über die Schlaftiefe zu bekommen, muss allerdings etwas mehr Aufwand getrieben werden. So versuchte Ernst Kohlschlütter (1837–1905) durch die Bestimmung der Weckschwelle

objektive Informationen über „*die Festigkeit des Schlafs*" (1863) zu erhalten. Er verwendete dazu akustische Reize und setzte die Intensität des Weckreizes mit der Dauer des Aufwachens in Beziehung: je kürzer die Aufwachzeit desto flacher war der Schlaf.

W. von Frey und H. Endres (1930) schlugen vor, aus diesen beiden objektiven Maßen den Erholungswert des Schlafes durch eine einfache Formel zu berechnen: Schlafdauer und Schlaftiefe ergeben die Schlafmenge als rechnerisches Produkt und diese bestimmt den Erholungswert des Schlafs. Aus dem Differenzialwert der Schlafkurve (= die Verteilung der Schlaftiefe über die Schlafzeit) lässt sich dann die Erholungsgeschwindigkeit des Schlafs bestimmen. Allerdings wurden die mathematischen Grundlagen dieser Berechnungen infolge sehr in Zweifel gezogen (siehe dazu Wöhlisch 1957), sodass Ansätze dieser Art nicht weiterverfolgt wurden.

Auch aktuelle Forschungen konnten nicht restlos klären, ob die Schlafqualität mit der Schlafdauer zusammenhängt. Die durchschnittliche, subjektive Schlafdauer beträgt in Europa laut Befragungen fünf bis neun Stunden. Individuell gibt es aber deutliche Unterschiede, denn das Schlafbedürfnis ist genetisch determiniert und daher von Mensch zu Mensch verschieden. Als Beispiele dafür werden immer wieder Albert Einstein mit einer täglichen Gesamtschlafzeit von mehr als 12 h und Napoleon mit etwa 4 h erwähnt. Die Schlafforschung spricht von Kurzschläfern, wenn die durchschnittliche Schlafdauer unter fünf Stunden liegt, Langschläfer hingegen benötigen mehr als 10 h Schlaf.

Die Schlafdauer ist deutlich altersabhängig: Jugendliche und junge Erwachsene schlafen länger als Senioren. Beim Neugeborenen findet sich typischerweise ein Muster aus mehreren, 3 bis 4 h andauernden über den Tag verteilten Schlafphasen. Im Verlauf des Kindesalters entwickelt sich dann allmählich das typische Schlafmuster von Erwachsenen: eine lange Schlafphase in der Nacht und eine lange Wachphase am Tag. Ältere Menschen verbringen meist mehr Zeit im Bett als junge Erwachsene, weil sie oft länger nachts wach im Bett liegen. Es zeigen sich auch geschlechtsspezifische Unterschiede: Frauen schlafen im Durchschnitt 30 bis 60 min länger als Männer.

Einige Studien (Kripke et al. 2002; Youngstedt und Kripke 2004) konnten zeigen, dass die Lebenserwartung durch die Schlafdauer beeinflusst wird. Am längsten leben Personen, die durchschnittlich 7 ½ h schlafen, wird kürzer oder länger geschlafen so sinkt die Lebenserwartung.

Ein untrügliches Indiz für genügend Schlaf, ist das eigene Befinden am Folgetag. Wer sich tagsüber fit und erholt fühlt, hat genug geschlafen. Wie viel Schlaf der Mensch braucht, ist nicht nur von der Schlafdauer, sondern auch von anderen Faktoren (Alter, Geschlecht, Jahreszeit usw.) abhängig. Die Mikrostruktur (oder auch Schlafarchitektur genannt) des Schlafs dürfte hierbei ebenfalls eine Rolle spielen.

3.1.2 Schlafarchitektur

Seit der Entdeckung der Elektroenzephalografie (EEG) durch Hans Berger (1873–1941) in den 1920er Jahren (Berger 1929) stehen andere physiologische Parameter zur Beschreibung des Schlafs zur Verfügung als die subjektiven Aufzeichnungen eines Schläfers oder das Erfassen der Schlaftiefe durch Weckreize. Durch die Ableitung der Hirnströme werden einzelne Schlafstadien unterschieden, die von Loomis et al. 1935 erstmals beschrieben wurden. Beinahe 20 Jahre hat es allerdings gedauert, bis Anfang der 1950er Jahre das Schlafstadium mit den raschen Augenbewegungen (*rapid eye movements* [REM]) von Eugene Aserinsky (1921–1998) und Nathaniel Kleitman (1895–1999) „entdeckt" wurde (Aserinsky und Kleitman 1953). Seither wird der Schlafprozess durch die Zustände „Wach", „Non-REM-Schlaf" (NREM) und „REM-Schlaf" beschrieben (vgl. Kleitman 1961).

Zu Beginn des Schlafs tritt zunächst der Leichtschlaf (N1) auf, danach der mitteltiefe Schlaf (N2) und daran anschließend der Tiefschlaf (N3) auf. Die Weckschwelle und auch die Körperbewegungen sind hier herabgesetzt und im EEG ist der Anteil langsamer Hirnwellen (Deltaaktivität) hoch. Der Tiefschlaf spielt eine entscheidende Rolle bei der körperlichen Erholungsfunktion des Schlafs. Studien konnten zeigen (Dijk et al. 1990), dass Schlafdruck vor allem im Tiefschlaf abgebaut wird. Dabei gilt: je länger wir am Vortag wach waren, desto mehr Tiefschlaf zeigt sich in der darauffolgenden Nacht (s. ▶ Abschn. 5.1.2.1). Die Vorteile des Tiefschlafs liegen in seiner energiesparenden Funktion, was vor allem bei Tieren mit hohem metabolischem Umsatz von Bedeutung ist.

Die Tiefschlafanteile nehmen im Alter deutlich ab, wobei Frauen von dieser Abnahme weniger betroffen sind als Männer. Dies könnte die Erklärung dafür sein, dass ältere Menschen ihren Schlaf häufig generell als wenig erholsam und oberflächlich erleben.

Nach etwa 90 bis 120 min kontinuierlichem Schlaf tritt dann die erste REM-Phase auf, die am Beginn der Nacht noch sehr kurz sein kann. Die Abfolge von NREM und REM-Schlaf wird als Schlafzyklus bezeichnet und ein Erwachsener durchläuft in einer Nacht etwa 3–5 solcher Zyklen. Über den Verlauf der Nacht gesehen verändert sich jedoch der prozentuale Anteil von NREM zu REM-Abschnitten. Sind zu Beginn der Nacht die Tiefschlafanteile noch sehr lang, so verkürzen sich diese und an ihre Stelle treten immer länger dauernde REM-Phasen. Das zyklische Auftreten von REM-Schlaf könnte dazu dienen, den schlafenden Organismus in rhythmischen Abständen zu aktivieren, um ein zu tiefes Absinken neuronaler und zentralnervöser Funktionen zu verhindern.

Zu Beginn des Lebens dominiert der REM-Schlaf (50 %) und reduziert sich im Erwachsenenalter auf ca. 20 bis 25 % der Gesamtschlafzeit. Ein Säugling schläft fast 16 h und verbringt etwa die Hälfte im REM-Schlaf. Im Erwachsenenalter beträgt die Schlafdauer zwischen sechs und acht Stunden, wovon etwa 25 % im REM-Schlaf verbracht werden. In neuen Studien wird dem REM-Schlaf auch eine gewisse Bedeutung in der Hirnentwicklung zugewiesen.

3.2 · Steuerung des Schlafs – existieren Schlafzentren?

Darüber hinaus spielt der Schlaf eine wichtige Rolle bei der Abspeicherung von Lerninhalten(Gedächtniskonsolidierung). Deklarative Lerninhalte (z. B. das Erlernen von Vokabeln oder explizitem Wissen) werden vorwiegend im Tiefschlaf, prozedurale (z. B. motorische Fertigkeiten oder implizites Wissen) vorwiegend in den REM-Schlafphasen abgespeichert. Entsprechend den Schlafphasen werden dann die Nervenverbindungen in bestimmten Hirnarealen verstärkt bzw. modifiziert. Bei vielen Tierarten tritt nur NREM-Schlaf auf und es wird vermutet, dass bei Säugetieren das Auftreten und der prozentuelle Anteil des REM-Schlafs mit der kognitiven Entwicklung und dem Gehirngewicht zusammenhängen.

3.1.3 Schlaf und körperliche Erholung

Die autonome Steuerung lebenswichtiger Funktionen wie Kreislauf und Atmung durch das ANS zeigen innerhalb einer 24-Stundenperiodik ebenfalls charakteristische Verläufe, die sich in Abhängigkeit von den Schlafstadien verändern. So schwankt der Herzschlag, Puls und Blutdruck in den REM-Phasen deutlich mehr als im NREM-Schlaf, oder je nach Schlafdauer verändern sich die Körperkerntemperatur oder die elektrodermale Aktivität. Dieser Wechsel von Aktivierung und Deaktivierung dürfte notwendig sein, um die lebensnotwendigen autonomen Steuerungssysteme zu „re-setten". Fehlen solche schlafstadienabhängigen Schwankungen etwa beim Blutdruck *(non-dipping),* so besteht aufgrund der höheren Blutdrucklast über 24 h ein erhöhtes Risiko für Hirnblutungen. Ähnliches gilt für den Wechsel von sympathikotoner zu parasympathikotoner Aktivierung des Herzens im Schlaf. Hier sollte sich ebenfalls ein deutlicher Unterschied zwischen Aktivierung (Sympathikotonus) und Entspannung (Parasympathikotonus) im NREM und REM-Schlaf zeigen, wie

auch insgesamt eine niedrigere Herzrate während der Nacht.

Schlaf spielt eine wichtige Rolle bei verschiedenen Stoffwechselvorgängen, insbesondere bei der Verdauung und beim Energiehaushalt. Dauerhafte Schlafstörungen können die Ursache überflüssiger Pfunde oder gar manifester Stoffwechselkrankheiten wie Diabetes mellitus sein. Zu diesen Ergebnissen kamen unter anderem amerikanische Wissenschaftler (Cepeda et al. 2016) bei der Analyse der Umfragedaten des National Health and Nutrition Examination Survey (NHANES). Studienteilnehmer, die weniger als 6 h pro Nacht schliefen, berichteten im Vergleich zu Personen mit längeren Schlafzeiten über deutlich mehr kardiovaskuläre Krisen und waren insgesamt weniger gesund. Es zeigte sich, dass für jede zusätzliche Stunde Schlaf ein Rückgang im Körpergewicht von $0,18 \, kg/m^2$, bezogen auf den Body Mass Index (BMI) zu beobachten war. Die Forscher schließen daraus, dass der Schlaf über das Hormonsystem ebenfalls Einfluss auf das Stoffwechselgeschehen hat. So steuert Schlaf auch indirekt den Regelkreis von Hunger und Sattheit. Verantwortlich dafür sind unter anderem die Hormone Leptin und Ghrelin. Während Leptin „Sättigung" vermittelt, steigert Ghrelin als Gegenspieler das „Hungergefühl". Gestörter oder mangelnder Schlaf kann die Konzentration des Appetitanregers Ghrelin erheblich steigern und die Leptinausschüttung herabsetzen. Die Schlussfolgerung aus den bisherigen Erkenntnissen: Viel Schlaf macht zwar nicht unbedingt schlank, aber zu wenig Schlaf kann über eine Leptin-Ghrelin-System-Dysbalance zu einer Gewichtszunahme führen.

3.2 Steuerung des Schlafs – existieren Schlafzentren?

Eine wichtige Region für die Schlafregulation ist der Nucleus preopticus ventrolateralis (ventrolateraler preoptischer Nucleus, VLPO) im Hypothalamus, der indirekte Inputs vom

Nucleus suprachiasmaticus (SCN) über den subparaventrikulären Nukleus und den dorsomedialen Nukleus erhält. Dieses Hirngebiet spielt als Initiator des Schlafs eine wichtige Rolle, indem es cholinerge, adrenerge und serotonerge Neurone im Arousal-System des Hirnstamms blockiert (Cajochen 2009). Zusätzlich blockiert es auch das histaminerge Arousal-System im posterioren Hypothalamus und cholinerge Systeme im basalen Vorderhirn. Das Hormon Hypocretin/Orexin spielt hierbei ebenfalls eine modulierende Rolle, wirkt jedoch wachheitssteigernd. Das cholinerge System im Hirnstamm dürfte aber speziell nur den REM-Schlaf beeinflussen.

Die VLPO wird vom Schlafhomöostaten durch die müdemachende Substanz Adenosin, das sich während der Wachphase allmählich aufbaut, getriggert, um den Schlaf zu initiieren. Zudem erhält die VLPO auch zirkadiane Informationen, um die optimale Zeit für den Schlaf zu gewährleisten (Cajochen 2009); mit Schlafbeginn kontrolliert ein ultradianer Oszillator in der mesopontinen Kreuzung im Hirnstamm den regelmäßigen Wechsel zwischen NREM- und REM-Schlaf.

Entsprechend dem Zwei-Prozess Modell der Schlafregulation (s. ▶ Abschn. 5.1.2.1), wird während der Wachzeit kontinuierlich Schlafdruck aufgebaut (schlafhomöostatischer Prozess S), den (Ein)-schlafzeitpunkt aber bestimmt der tageszeitabhängige Prozess C (Borbély 1984). Dieser wiederum wird über die innere Uhr bzw. dem Nucleus suprachiasmaticus gesteuert, der direkt mit den schlafinduzierenden Arealen im VLPO in Verbindung steht.

Bei der Entstehung von Schlafdruck dürfte die Substanz Adenosin eine wichtige Rolle spielen. Als Abbauprodukt des Zellstoffwechsels häuft sich dieses Nukleosid während der Wachphase allmählich im Extrazellulärraum an und macht uns müde, indem es die Ausschüttung von Dopamin, Acetylcholin und Noradrenalin blockiert. Neben dem Adenosin, wurden eine Reihe weiterer körpereigener Substanzen identifiziert, die an der Schlaf-wach-Regulation beteiligt sind.

3.3 Schlafinduzierende Substanzen und Schlafhormone

Das **Deltaschlaf-induzierendes Peptid (DSIP)** ist ein Neuropeptid, das in den 1960er und 1970er Jahren isoliert und typisiert wurde. In den daran anschließenden klinischen Studien (Graf und Kastin 1984) konnte dessen schlaffördernde Wirkung sowohl im Tierexperiment als auch beim Menschen nachgewiesen werden. Gebildet wird DSIP im Hypothalamus, Septum, Hippocampus und auch im Neokortex. Es kommt allerdings auch in den endokrinen Zellen des Magen-Darm-Traktes vor (Graf et al. 1985).

Die Funktionsweise und der Einsatz von dem DSIP ist nach wie vor Gegenstand intensiver Forschung. Diskutiert werden dessen Rolle bei der Regulation des Schlaf-wach-Rhythmus, bei der Somatotropin-Freisetzung, sowie dessen Rolle als Vermittler zwischen Gehirn und Immunsystem. Allerdings konnten schlaffördernde Effekte von DSIP bei der medikamentösen Behandlung von Schlafstörungen bisher nicht schlüssig nachgewiesen werden.

Gamma-Amino-Buttersäure (GABA) ist der häufigste inhibitorische Neurotransmitter des Gehirns. GABA wird in einem Nebenweg des Zitratzyklus aus Glutamat gebildet und erreicht mittels Exozytose den synaptischen Spalt. Es werden drei GABA-Rezeptoren ($GABA_A$, $GABA_B$ und $GABA_C$) unterschieden, die alle hemmend wirken. Nachdem GABA seine synaptische Wirkung entfaltet hat, wird es selektiv in die präsynaptischen Terminale transportiert und von Gliazellen aufgenommen.

Das **Serotonin** spielt auch bei der Regulierung des Schlaf-wach-Rhythmus eine wichtige Rolle, indem es z. B. die Ausschüttung des Schlafhormones Melatonin moduliert. Gebildet wird es vor allem während der Wachphasen im Hypothalamus (Raphé-Kernen, Nucleus suprachiasmaticus). Im Tiefschlaf und im REM-Schlaf hingegen ist die Serotoninproduktion am geringsten.

3.3 · Schlafinduzierende Substanzen und Schlafhormone

Das **Neurotensin** besteht aus 13 Aminosäuren und ist ein Neurotransmitter, der im Zentralnervensystem und im Dünndarm wirkt. Beim Menschen ist es in den Neuronen des Hypothalamus, der Amygdala, der Area praeoptica, des Nucleus accumbens konzentriert. Die biogene Wirkung ist vielfältig und reicht von Blutdrucksenkung, Erhöhung der Kapillarpermeabilität, darm- und uteruskontrahierenden Effekten bis hin zur Stimulierung von follikelstimulierenden und luteinisierenden Hormonen. Außerdem wirkt es noch hyperglykämisch (Nemeroff und Prange 1982).

Das **Orexin** wurde von zwei Forschergruppen unabhängig voneinander 1998 (de Lecea et al. 1998; Sakurai et al. 1998) systematisch beschrieben, nach Vorstudien des japanischen Physiologen Masashi Yanagisawa, der auch den Namen in Anlehnung an das altgriechische Wort „orexis" (Verlangen, Appetit) vorschlug. Nach aktuellen Forschungsergebnissen werden zwei Untergruppen, das Orexin A und B (auch Hypocretin 1 und 2 genannt) unterschieden. Es handelt sich hierbei um ein Neuropeptid-Hormon, bestehend aus 33 bzw. 28 Aminosäuren, die im Hypothalamus gebildet werden und sowohl das Essverhalten, als auch den Schlafrhythmus beeinflussen. Die Ausschüttung von Orexin wird durch seinen Gegenspieler, dem Leptin gehemmt. Orexin dürfte eine stoffwechselfördernde (katabole) Funktion haben und beeinflusst direkt oder indirekt die Körpertemperatur (Erhöhung), das Gewicht und führt zu erhöhter Aufmerksamkeit und Wachheit.

Störungen des Orexin-Stoffwechsels wurden bei der Narkolepsie gefunden. Verantwortlich dafür dürften Mutationen beim Gen des Orexin-Rezeptors-2 sein.

Das Hormon **Melatonin** wird vor allem in der Zirbeldrüse gebildet, geringe Mengen entstehen auch bei der Verdauung aus dem Neurotransmitter Serotonin. Die Ausschüttung erfolgt fast ausschließlich bei Dunkelheit und erreicht in den frühen Morgenstunden ihr höchstes Niveau. Gegen Morgen und vor allem durch Lichtexposition wird die Melatoninproduktion nachhaltig unterdrückt. Menge und Dauer der Melatoninausschüttung sind altersabhängig: Bei Kindern und Jugendlichen nach der Pubertät ist die Melatoninproduktion besonders hoch, mit zunehmenden Alter sinkt allerdings der Melatoninwert deutlich ab. Auch die Jahreszeit dürfte hierbei eine Rolle spielen und je nach Lichtverfügbarkeit ist der Melatoninspiegel unterschiedlich hoch. Hohe Melatoninwerte im Blut unterdrücken die Freisetzung von Sexualhormonen und von Endorphinen.

Melatonin fungiert als „innerer" Zeitgeber und erleichtert das Ein- und Durchschlafen. Deshalb wird es auch erfolgreich bei der Behandlung von Einschlafstörungen im Rahmen von zirkadianen Schlaf-wach-Rhythmusstörungen (Jetlag, Schichtarbeitersyndrom, Einschlafstörungen bei Senioren) eingesetzt. Aufgrund der kurzen Halbwertszeit (weniger als 60 min) muss die orale Gabe von Melatonin möglichst nahe am gewünschten Einschlafzeitpunkt liegen. Wegen der starken individuellen Unterschiede bei der Wirkungsweise des Melatonins ist der Einsatz als Schlafmittel allerdings deutlich limitiert.

Somatotropin bzw. das somatotrope Hormon (Wachstumshormon) wird vor allem in den Tiefschlafphasen produziert. Gehemmt wird die Ausschüttung durch das Kortisol, dessen Spiegel im Laufe der Nacht zunimmt und kurz vor dem Aufwachen am höchsten ist. Wegen der Koppelung der Somatotropin-Ausschüttung an den Tiefschlaf ist es sehr wichtig, dass Kinder und Jugendliche ausreichend Schlaf bekommen. Bei zu kurzem Tiefschlaf oder Verschiebungen der Schlafphasen durch verspätete Zubettgehzeiten ist dieser Prozess nachhaltig gestört.

Ein wesentliches Merkmal der genannten biochemischen Botenstoffe ist, dass ihre Freisetzung und Wirkungsdauer nicht kontinuierlich, sondern in Schüben und Phasen verläuft. Melatonin z. B. wird zwar bereits am späten

Nachmittag ausgeschüttet, doch das Maximum der Freisetzung erfolgt in der Nacht, vorausgesetzt wir halten unsere Augen geschlossen. Diese zirkadianen Schwankungen werden durch ein komplexes Regelsystem gesteuert, dessen „Mastermind" der Nucleus suprachiasmaticus ist. Diese kleine Zellstruktur im Hypothalamus integriert und steuert unter anderem auch die Freisetzung der genannten biochemischen Botenstoffe. Schlaf, wie auch der Wachzustand werden maßgeblich von zirkadianen Rhythmen bestimmt. Dazu mehr in den folgenden Kapiteln.

3.4 Schlaf als zirkadianer Rhythmus

Eine der wesentlichen Voraussetzungen für die Entstehung wiederkehrender Rhythmen ist durch die Rotationsbewegung der Erde um die eigene Achse gegeben. Dadurch entstehen der Wechsel von Tag und Nacht bzw. die unterschiedlichen Beleuchtungstageszeiten auf der Erde oder die Gezeiten. Mit großer Wahrscheinlichkeit dürften alle auf der Erde lebenden Organismen auf diesen Wechsel in irgendeiner Form reagieren. Pflanzen richten ihre Photosynthese nach der Lichtverfügbarkeit aus und selbst bei Bakterien findet die DNA-Replikationsphase in der Dunkelheit statt, um nicht durch den Einfluss schädlicher Sonnen-UV-Strahlung Erbgut-Mutationen zu riskieren. Je nach Komplexität des Organismus haben sich im Laufe der Evolution mehr oder weniger rigide biologische Uhren und Taktgebersysteme entwickelt, die an der Steuerung und zeitlichen Koordination physiologischer Prozesse wie Aktivität-Ruhe, Ernährung-Verdauung oder Fortpflanzung maßgeblich beteiligt sind.

Die Erforschung zeitlich organisierter, rhythmisch verlaufender physiologischer Prozessen ist die Domäne der Chronobiologie und der Schlaf-wach-Rhythmus beim Menschen ist dafür ein ideales Forschungsgebiet.

Doch abgesehen von einer Ausnahme, Nathaniel Kleitman, hat sich die akademische und experimentelle Schlafforschung bis in die 1960er Jahre nicht mit der Chronobiologie beschäftigt. Seither hat sich einiges grundlegend geändert und traditionelle chronobiologische Begriffe wie „zirkadianer Rhythmus" (Franz Halberg 1919–2013), „interne Oszillatoren" (Colin Pittendright 1918–1996) oder „Zeitgeber" sind aus der aktuellen Schlafforschung nicht mehr wegzudenken.

Den Begriff „Zeitgeber" hat der deutsche Biologe und Verhaltensforscher Jürgen Aschoff (1913–1998) Mitte der 1950er Jahren das erste Mal bei der Beschreibung chronobiologischer Rhythmen verwendet (Aschoff 1954). Darunter werden alle externen Reize verstanden, die in der Lage sind die internen biologischen Rhythmen eines Lebewesens an Bedingungen der Außenwelt anzupassen. Die wichtigsten Zeitgeber für den Schlaf-wach-Rhythmus sind das Licht, regelmäßige Mahlzeiten (vgl. die Fütterungszeiten bei Tieren), soziale Kontakte und die Arbeitszeiten.

Fehlen Zeitgeber, so geraten biologische Rhythmen durcheinander und der Organismus befindet sich in einem Zustand der *Desynchronisation*. Von *Chronodisruption* wird dann gesprochen, wenn die Koordination interner und peripherer Rhythmen gestört bzw. unterbrochen wird.

3.4.1 Arten von biologischen Rhythmen

Wie bereits der Name „biologischer Rhythmus" verrät, handelt es sich um einen oszillierenden Prozess, der, mathematisch gesehen, um eine Mittellinie schwingt und ein ausgeprägtes Minimum und Maximum aufweist. Je nach Verlaufsform können diese Prozesse als einfache „on-off"-Phänomene wahrgenommen werden (wie das Einschlafen und Aufwachen) oder als sich allmählich verändernde Zustände, die kontinuierlich zunehmen und nach dem Erreichen eines

Plateaus wieder abfallen (z. B. der Blutdruck, Veränderungen der Körperkerntemperatur). Ein wesentliches Merkmal ist dabei die zeitliche Abfolge der regelmäßig wiederkehrenden Schwingungsminima und -maxima. Dieser Abstand, die Periodenlänge, dient auch als grobes Unterscheidungsmerkmal für die Einteilung biologischer Rhythmen. Der Schlaf-wach-Rhythmus ist ein „typischer" **zirkadianer Rhythmus**, da die Periodenlänge etwa der Dauer von 24 h entspricht.

Neben den zirkadianen Rhythmen, existieren eine Reihe anderer biologischer Prozesse, die eine kürzere oder auch wesentlich längere Periodendauer zeigen. Sehr kurze Oszillationen bewegen sich im Sekundenbereich (wie die Depolarisationsprozesse an der Zellmembran) oder haben einen Minutenrhythmus (so das Ein- und Ausatmen). Der Herzschlag oder auch die Gehirntätigkeit (mittels EEG-bestimmt) kann eine Periodizität im Sekunden, Minuten oder Stundentakt aufweisen. Wiederholen sich Prozesse innerhalb mehrerer Stunden wird von *ultradianen Rhythmen* gesprochen (Kreislauf, Hormonausschüttung, Darmperistaltik). Auch der Wechsel der Schlafzyklen (bestehend aus einem NREM und einer REM-Phase) in einem Abstand von 90 bis 120 min oder der basic rest-activity cycle sind dafür gutes Beispiele (s. dazu ▶ Abschn. 4.2.2).

Längere Rhythmen, die über mehrere Wochen dauern wie z. B. der Menstruationszyklus, besitzen eine *infradiane* oder *zirkalunare Periodendauer*. Von *zirkannualen Rhythmen* wird gesprochen wenn sich bestimmte biologische Ereignisse innerhalb eines Jahres wiederholen (Beispiel: Reproduktionszyklus verschiedener Tierarten, die Winterdepression oder der Winterblues).

Mitgesteuert werden diese Rhythmen durch innere Oszillatoren, die wiederum durch externe Faktoren (Zeitgeber) stabilisiert werden (z. B. Lichtverfügbarkeit, Temperatur, Jahreszeiten). Eine entscheidende Rolle spielt dabei der Nucleus suprachiasmaticus.

3.4.2 Die innere Uhr

An dem Zustandekommen zirkadianer Rhythmen beim Menschen sind unzählige zelluläre Oszillatoren in allen Zellen und Geweben des Körpers mitbeteiligt (Levi und Schibler 2007; Oster et al. 2017). Wesentlich ist jedoch, dass sich die inneren (endogenen) biologischen Rhythmen mit den äußeren Bedingungen (z. B. Licht-Dunkel-Wechsel) synchronisieren. Diese Anpassung von endogenen und exogenen Rhythmen erfolgt über sogenannte Zeitgeber. Gelingt dies nicht, wird von „frei laufenden" Rhythmen gesprochen. Synchronisatoren oder Zeitgeber wirken in der Regel nicht sofort, sondern über einen bestimmten Zeitraum. Dieser „Mitnahmebereich" ermöglicht es einem Organismus, sich trotz gewisser Unregelmäßigkeiten im Auftreten von Zeitgebern, anzupassen (z. B. witterungs- oder jahreszeitlich bedingte Schwankungen in der Lichtverfügbarkeit).

Zentraler Schrittmacher für dieses „Uhrennetzwerk" ist der Nucleus suprachiasmaticus (SCN) im rostrobasalen Teil des Hypothalamus. Dieser paarige Kern besteht „nur" aus etwa 10.000 Neuronen und ist über monosynaptische Afferenzen aus dem retinohypothalamischen Trakt direkt mit der Netzhaut verbunden (Hastings et al. 2014). Spezialisierte photosensitive retinale Zellen (sogenannte retinale Ganglienzellen) können Lichtimpulse über längere Zeit hinweg integrieren und sind über Axone direkt mit dem SCN verbunden. Dem SCN nachgeschaltet sind viele „Uhren", sowohl im Gehirn als auch in den peripheren Organen, die aber in der Regel keine eigenständigen Rhythmen bilden, sondern sich mit dem SCN synchronisieren (Horovitz et al. 2008; Oster 2017). Bleiben jedoch die synchronisierenden Impulse infolge einer Zerstörung des SCN aus, dann

3.4.3 Bestimmen Uhren-Gene den Rhythmus?

Es war noch keine Sensation, als Anfang der 1970er Jahre in der Fruchtfliege (Drosophila melanogaster) ein Gen identifiziert werden konnte, das für den täglichen Aktivitätszyklus des wohl besten erforschten Lebewesens verantwortlich ist. Das Uhrengen mit den bezeichnenden Namen „period" wurde erst zum Star der Chronobiologie als es 1984 einer Forschergruppe unter der Leitung des Chronobiologen und Nobelpreisträgers Michael Young gelang dieses Gen zu klonen und die von diesem Gen produzierte Eiweißstruktur (PER genannt) zu isolieren (Bargiello und Young 1984).

In der Zwischenzeit konnte in zahlreichen Studien nachgewiesen werden, dass eine Vielzahl von Genen in ihrer Expression zirkadian reguliert werden – nach Schätzungen sind es etwa 10 % aller Gene – und, dass es auch eine Reihe weiterer Gene und Proteine gibt (PER, CRY, CLOCK, BMAL), die am Zustandekommen biologischer Rhythmen mitbeteiligt sind (Zhang et al. 2014).

Nach einer aktuellen Modellvorstellung (vgl. Partch et al. 2014) aktivieren während des Tages die zwei Proteine BMAL1 *(brain and muscle arnt-like 1)* und CLOCK *(circadian locomotor output cycles kaput)* die Freisetzung der Uhren-Gene PER *(period)* und CRY *(cryptochrome gene)*. Dadurch wird das Protein PER und CRY gebildet, die sich im Laufe des Tages in der Zelle anhäufen (wahrscheinlich auch unter Mitwirkung von Licht). Während der Dunkelphasen wandern die PER und CRY Proteine in den Zellkern und hemmen dort die Produktion von BMAL1 und CLOCK und so die Freisetzung der PER- und CRY-Gene, wodurch auch der PER und CRY-Spiegel sinkt. Unter Lichteinwirkung am nächsten Tag beginnt dann der Prozess wieder von neuem.

Uhren-Gene dürften eine zentrale Rolle bei der Regulation des Schlaf-wach-Rhythmus spielen und werfen so ein neues Licht auf die biologischen Grundlagen von Schlafquantität und –qualität. Entsprechend der genetischer Ausstattung lassen sich so chronobiologisch bedingte, unterschiedliche Reaktionstypen beschreiben, je nachdem ob die innere Uhr bzw. der Prozess der Uhren-Gen-Expression schneller oder langsamer abläuft. Vielleicht gelingt es so eines Tages mittels Gentest zu bestimmen, ob jemand eher ein Morgen- oder Abendmensch ist.

3.4.4 Chronotypen

Die Alltagsbeobachtung, dass es Menschen gibt, die eher sehr früh (sogenannte Lerchen) oder sehr spät (Eulen) aufstehen und entsprechend spät zu Bett gehen, hat sich in zahlreichen Studien bewahrheitet. Die Ursache dafür liegt in einer genetisch determinierten Eigenschaft, die als Chronotyp bezeichnet wird. Diese ändert sich aber mit dem Alter: Jugendliche und junge Erwachsene sind eher Abendmenschen (besonders junge Männer), doch mit zunehmendem Alter wandelt sich der Chronotyp vom Spättyp, über den indifferenten Typ hin zum Frühtyp.

Der Chronotyp kann entweder mithilfe von Fragebögen (Morningness-Eveningness Fragebogen [MEQ], Münchner Fragebogen zur Typisierung des Chronotyps [MCTQ]), oder durch die Messung des Beginns der Melatoninausschüttung *(dimm light melatonin onset* [DLMO]) bestimmt werden. Je nach angewendeten Verfahren werden bis zu fünf Chronotypen unterschieden: stark ausgeprägter Abendtyp, schwach ausgeprägter Abendtyp, indifferenter Typ, schwach ausgeprägter

3.5 · Der gestörte Schlaf

Morgentyp, stark ausgeprägter Morgentyp (z. B. durch den MEQ von Ostberg und Horne 1976).

Ein Umlernen von Eule zu Lerche ist nur bedingt möglich und aus extremen Eulen werden kaum Lerchen. Allerdings kann durch Training aus einem moderaten Früh- oder Abendtyp ein indifferenter Chronotyp werden. Eine nachhaltige Anpassung der Schlafzeiten an das soziale oder berufliche Umfeld ist bei extremen Chronotypen nur sehr beschränkt bis gar nicht möglich. Beim Umlernen von moderaten hinzu indifferenten Chronotypen sind lichttechnische Maßnahmen hilfreich (z. B. morgendliche Lichtexposition mit hohen Blaulichtanteil und ausreichender Beleuchtungsstärke, d. h. sehr helles blaues Licht).

3.4.5 Tagesrhythmus und „sozialer Jetlag"

Körperfunktionen haben eine Tagesperiodik, d. h., je nach Chronotyp kann das Leistungs-maximum zu unterschiedlichen Zeitpunkten liegen. Der Chronotyp beeinflusst auch die zirkadianen Rhythmen beim Menschen. Allerdings verhindert häufig das Berufs- und Freizeitverhalten und nicht der Chronotyp, dass ausreichend geschlafen wird und es baut sich im Laufe einer Arbeitswoche ein Schlafdefizit auf. Dieses Defizit wird an den Wochenenden wieder ausgeglichen, indem zu den für das jeweilige Individuum passenden Zeiten geschlafen wird (Wochenendlangschläfertum). An den Montagen muss dann das Schlafverhalten sich wieder an die „normalen" Arbeitszeiten anpassen, in der Regel mit unangenehmen Folgen für die Befindlichkeit und Leistungsfähigkeit. Der Münchner Chronobiologe Till Roenneberg prägte für dieses Phänomen die Bezeichnung *social jetlag"* (Wittmann et al. 2006), weil bereits durch nur eine Stunde weniger Schlaf sich das Schlafdefizit bis zu sieben Stunden

pro Woche aufsummieren kann (jeden Tag eine Stunde dazu). Zeitumstellungen verschärfen diese Situation noch weiter.

3.5 Der gestörte Schlaf

Hinter Schlafmangel muss nicht unbedingt eine Schlafstörung stehen: Verantwortlich dafür ist, neben „banalen" Alltagssituationen, wie eine durchzechte Nacht, eine ganze Palette von Ursachen. Diese reichen von langer Wachdauer, zu wenig Schlaf, nicht adäquater Schlaf, Abweichungen vom individuellen Ruhe– Aktivitätsrhythmus über verlängerte Arbeitszeiten, unregelmäßige Schichtarbeit bis hin zu organischen und psychischen Erkrankungen (z. B. Narkolepsie, neurodegenerative Erkrankungen, Depressionen, Angstzustände).

3.5.1 Die Diagnose „Schlafstörung"

Die Leitsymptome beim nicht erholsamen Schlaf sind häufig Ein- und/oder Durchschlafstörungen und Auswirkungen auf die Tagesbefindlichkeit wie Leistungsdefizite und Tagesschläfrigkeit. Abhängig von der Häufigkeit der Symptome, der Befindlichkeit und den psychosozialen Einschränkungen werden die Schweregrade „leicht"-, „mittel"-, „schwer" unterschieden. Die Bezeichnung „nicht erholsamer Schlaf" hat sich etabliert, weil Klagen über Schlafprobleme nicht mit einer klinischen Diagnose gleichzusetzen sind. Die mit Abstand genaueste Definition von Schlafstörungen liefert die International Classification of Sleep Disorders (ICSD-3, American Academy of Sleep Medicine 2014). In diesem Klassifikationssystem werden etwa 100 verschiedene Schlafstörungen beschrieben und nach ihrer klinischen Symptomatik in sechs Hauptgruppen unterteilt (s. Übersicht: Schlafstörungen nach der ICSD-3).

> **Übersicht**
>
> **Schlafstörungen** werden anhand der **Internationalen Klassifikation von Schlafstörungen** (International Classification of Sleep Disorders [ICSD-3] 2014) in **sechs Hauptgruppen** unterteilt, denen eine Vielzahl von Untergruppen zugeordnet sind:
>
> I. *Insomnien:* 9 Untergruppen, Schlaflosigkeit aufgrund unterschiedlicher Ursachen (z. B. psychogen versus organisch)
> II. *Hypersomnien:* 9 Untergruppen mit den Hauptsymptomen Tagesschläfrigkeit trotz langen nächtlichen Schlafzeiten, einer Reduktion der zentralnervösen Aktivierung (Wachheit, Vigilanz) und Einschlafneigung in monotonen Situationen.
> III. *Zirkadiane Schlaf-wach-Rhythmus-störungen:* 7 Untergruppen, das Hauptproblem besteht darin, dass sich der individuelle Schlafrhythmus nicht an den natürlichen Hell-Dunkel-Wechsel oder an den Rhythmus der Umgebung anpasst.
> IV. *Schlafbezogene Atmungsstörungen:* 11 Untergruppen; das zentrale Schlafapnoesyndrom ist durch Atemstillstände charakterisiert, infolge einer Störung der Atemregulation im Hirnstamm (z. B. Cheyne-Stokes-Atmung oder periodische Atmung). Bei den obstruktiven Atemstörungen kommt es im Schlaf zu einem Zusammenfallen (Kollabieren) der oberen Atemwege und entsprechend zu einem behinderten Luftfluss mit Schnarchen, Atemstillständen, Abfällen des Sauerstoffgehaltes im Blut, kurzen Weckreaktionen sowie zu einem Anstieg von Blutdruck und Pulsschlag. Beim zentralen alveolären Hypoventilationssyndrom kommt es aufgrund einer Unterempfindlichkeit der zentralen Atmungsregulation gegenüber CO_2 zu einer über Minuten anhaltenden Minderatmung.
> V. *Parasomnien:* 16 Untergruppen unerwünschter und unangemessener Verhaltensauffälligkeiten, die überwiegend aus dem Schlaf heraus auftreten (z. B. Schlaftrunkenheit, Schlafwandeln, Pavor nocturnus. Einschlafzuckungen, Sprechen im Schlaf, nächtliches Zähneknirschen u. a.)
> VI. *Schlafbezogene Bewegungsstörungen:* 14 Untergruppen; beim Restless Legs Syndrom (RLS) treten im Ruhezustand unangenehme Missempfindungen in den Beinen mit einem intensiven Bewegungsdrang auf; es können auch Arme, der Rumpf oder sogar das Gesicht betroffen sein; zeitlich tritt die Symptomatik in den Abend- und frühen Nachtstunden auf. Symptomatische Formen finden sich bei Patienten mit Niereninsuffizienz, Eisenmangel, Diabetes mellitus, Vitamin B12/Folsäure Mangel. Periodische Bewegungen der Gliedmaßen (*periodic leg movements*, PLM), der Beine oder periodische Bewegungen des Körpers treten im Schlaf in regelmäßigen Abstand von 5–90 s auf, die meist milde, teilweise aber auch heftig sein können und zu kurzen Weckreaktionen führen (Schlaffragmentation).
> VII. *Sonstige Schlafstörungen* (bei psychiatrisch, neurologischen Krankheiten)

Eine etwas andere, aber vor allem im deutschsprachigen Raum weit verbreitete Einteilung von Schlafstörungen liefert die International Statistical Classification of Diseases and Related Health Problems, 10th edition (ICD-10, Dilling et al. 2008). Je nach vermuteter

Ursache werden sogenannte psychogene (F51) und organische Schlafstörungen (G47) unterschieden. Nichtorganische Schlafstörungen (sogenannte Dyssomnien) sind primär psychogene Störungen bezüglich der Dauer, Qualität oder des Zeitpunktes des Schlafs. Die Gründe hierfür sind hauptsächlich emotionaler Natur und sollten mindestens dreimal in der Woche über einen Zeitraum von mindestens einem Monat bestehen, einen deutlichen Leidensdruck verursachen und/oder sich störend auf die alltägliche Funktionsfähigkeit z. B. durch Tagesmüdigkeit/Tagesschläfrigkeit auswirken. Dazu zählen auch Schlafstörungen, bei denen der Schlaf-wach-Rhythmus vom sozial gewünschten Schlaf-wach-Muster abweicht und sich infolgedessen Schlaflosigkeit während der Hauptschlafperiode und erhöhte Einschlafneigung während der Wachperiode einstellen (F51.2).

Beim Diagnostic and Statistical Manual of Mental Disorders (DSM-IV, Saß et al. 2003) werden – im Gegensatz zur ICD-10 – die Schlafstörungen nicht nach psychogener und organischer Ursache unterteilt, sondern danach, ob die Schlafstörung als alleinige Ursache oder die Folge eines anderen Faktors ist, beispielsweise aufgrund einer anderen psychischen Erkrankung, eines medizinischen Krankheitsfaktors oder einer Substanzeinnahme.

Primäre Schlafstörungen werden in Dyssomnien und Parasomnien unterteilt, zu denen die primäre Insomnie (Schlaflosigkeit), atmungsbedingte Schlafstörungen (sofern diese nicht durch eine andere Erkrankung oder eine Substanzeinnahme bedingt sind) und Schlafstörungen aufgrund einer Störung des zirkadianen Schlaf-wach-Rhythmus zählen. Unter die Parasomnien fallen schlafassoziierte Phänomene wie Alb- und Angstträumen, der Nachtschreck (Pavor nocturnus) oder das Schlafwandeln (Somnambulismus).

Schlafstörungen werden in erster Linie durch die klinische Anamnese sowie nichtapparative Verfahren (z. B. Schlafprotokoll, strukturierte Interviews, subjektive Skalen zur Erfassung der Müdigkeit, Schläfrigkeit) und apparative Verfahren (Polysomnografie, Herzratenvariabilitätsmessung, Aktigrafie, usw.) diagnostiziert. Für spezielle Schlafstörungen gibt es noch zusätzliche Empfehlungen für Diagnostik und Therapie.

3.5.2 Schlafstörungen mit Beeinträchtigungen der Vigilanz

Schlafstörungen, die zu Tagesschläfrigkeit mit erhöhter Einschlafneigung führen, oder sich als unwiderstehlicher Schlafdrang äußern, werden nicht selten von der Umgebung als Interessenlosigkeit oder Antriebsmangel wahrgenommen. In einer deutschen Untersuchung klagten 15 % der Befragten über Tagesmüdigkeit (Holzrichter et al. 1994). Eine präzise Anamneseerhebung ist daher unbedingt notwendig um die sogenannte „Müdigkeit" von möglichen anderen Beeinträchtigungen der Vigilanz abzugrenzen. Tagesschläfrigkeit kann zu einer schweren Beeinträchtigung der Betroffenen, zu familiären und beruflichen Problemen, aber auch zu einem erhöhten Unfallrisiko führen. Ein vermehrtes Schlafbedürfnis wird durch monotone Situationen nach Mahlzeiten und durch Aufenthalte in warmen Räumen verstärkt.

Manche Patienten nehmen die vermehrte Tagesschläfrigkeit gar nicht wahr und klagen in erster Linie über Schlaflosigkeit. Interessant ist, dass sowohl Patienten mit einer **Insomnie** (Schlaflosigkeit), als auch mit einer **Hypersomnie** (ein zu viel an Schlaf, wie z. B. bei der Narkolepsie) die Zeit zum Einschlafen länger einschätzen als sie tatsächlich ist (Chervin und Guilleminault 1996). Diese Zeitspanne kann im Schlaflabor exakt bestimmt werden und definiert sich als die Zeit zwischen dem Starten der PSG-Aufzeichnung und dem tatsächlichen Schlafbeginn.

Eine erhöhte Tagesschläfrigkeit ist fast immer die Folge von gestörtem Nachtschlaf. Einerseits führt partieller oder völliger Schlafentzug zu erhöhter Einschlafneigung, andererseits haben erkrankungsbedingte

Störungen der Schlafkontinuität und -qualität, wie etwa Schlaffragmentierung durch häufiges Erwachen, ebenfalls eine vermehrte Tagesmüdigkeit/Tagesschläfrigkeit zur Folge. Dazu zählen die **schlafbezogenen Atmungsstörungen** genauso wie das Auftreten periodischer Beinbewegungen im Schlaf oder **Störungen durch Verschiebungen im Schlafwach-Rhythmus** (etwa durch Schichtarbeit oder infolge des Jetlags). Eine ausführliche und strukturierte Schlafanamnese ist ein wesentlicher erster Schritt bei der Abklärung von Klagen über nicht erholsamen Schlaf (s. Übersicht: Gezielte Schlafanamnese).

> **Übersicht**
> Zur umfassenden Diagnose gehört eine **gezielte Schlafanamnese**
> - Fragen zu den Themen tagsüber wachzubleiben, ungewolltes Einschlafen in monotonen Situationen, nächtliches Schnarchen mit Atempausen, Schlaftrunkenheit am Morgen, unruhige Beine beim Hinlegen und nächtliche Beinzuckungen)
> - Familienanamnese
> - Anamnese von somatischen und psychiatrischen Vorerkrankungen
> - Medikamenten-, Sucht- und Genussmittelgebrauch
> - Störungen der zirkadianen Periodik (Schicht-, Nachtarbeit, Jetlag).
>
> Unterstützend können eingesetzt werden:
> - Schlaftagebuch und Selbstbeurteilungsskalen (Stanford Schläfrigkeitsskala (SSS, Hoddes et al. 1972), Epworth Schläfrigkeitsskala (ESS, Johns 1991))
> - apparative Verfahren: z. B. Multiple Schlaflatenztest (MSLT, Richardson et al. 1978), Multiple Wachbleibe Test (MWT, Mitler et al. 1982)
> - neuropsychologische Tests

Erst nach einer ausführlichen Anamnese sollte die Entscheidung für eine Ganznachtschlafpolygrafie (Ableitung von EEG-, EOG und EMG, EKG, respiratorische Signale, etc.) getroffen werden.

Klagen über Ein- und Durchschlafstörungen gehören zu den typischen Symptomen einer **Insomnie**. Entscheidend hierbei ist aber die Dauer der Beschwerden, die mindestens ein Monat lang mehrmals pro Woche auftreten müssen. Neben dem nicht erholsamen Nachtschlaf ist auch die Tagesbefindlichkeit beeinträchtigt und neben Aufmerksamkeits- und Konzentrationsschwierigkeiten klagen Betroffene auch über Müdigkeit und Schläfrigkeitsepisoden tagsüber. Komorbide Symptome einer anderen körperlichen oder psychischen Erkrankung müssen allerdings bei einer primären Insomnie ausgeschlossen werden. Nach einer Metastudie von Ohayon (2002) leiden etwa 10 % der Erwachsenen in den westlichen Industrieländern unter den Symptomen einer chronischen Insomnie. Zahlen für Deutschland lassen vermuten, dass rund 70 % der Befragten (n = 8000; Altersgruppe 18 bis 79 Jahre) öfter oder immer wieder an Insomnie-Symptomen leiden (Schlack et al. 2013).

Neben einer *primären Insomnie* wird noch die *sekundäre* bzw. *symptomatische Insomnie* unterschieden, die dann diagnostiziert wird wenn auch andere Erkrankungen vorliegen oder der Verdacht eines Substanzmissbrauches gegeben ist.

Als Behandlungsstrategie bei Insomnien hat sich die Kombination aus medikamentöser Therapie und verhaltenstherapeutischen Interventionstechniken (auch als kognitiv-behaviorale Therapie bezeichnet) als besonders effektiv herausgestellt (Morin et al. 1999).

Schlafbezogene Atmungsstörungen sind relativ häufig und dazu zählen die obstruktive Schlafapnoe (OSA: fehlender Atemstrom bei erhaltenen Atemexkursionen) und die zentrale Schlafapnoe (ZSA: es fehlen sowohl Atemstrom als auch Atemexkursionen), beide assoziiert mit einem deutlichen Abfall in der

3.5 · Der gestörte Schlaf

Sauerstoffsättigung. Diese Atemaussetzer (Apnoe) treten wiederholt während des Schlafes auf und sind in der Regel im REM-Stadium am stärksten ausgeprägt. Die Prävalenz der verschiedenen Schlafapnoe-Formen wird von 1 bis 5 % angegeben. Die Atemstörungen während des Schlafes führen zu einer Schlaffragmentierung (verursacht durch kurze Aufwachreaktionen), Sauerstoffmangel und damit zu erhöhter Tagesschläfrigkeit. Durch die häufigen Aufwachreaktionen (auch Arousals genannt) wird kein Tiefschlaf erreicht und infolge dessen der Schlafdruck nicht adäquat abgebaut. Weitere Symptome sind eine Abnahme der intellektuellen Leistungsfähigkeit, Depressionen, ein generell unruhiger Schlaf, charakterisiert durch unzählige Atempausen, exzessivem Schnarchen, Hypoxie-bedingte (durch Sauerstoffmangel verursachte) morgendliche Kopfschmerzen sowie Nacken-, Schulter-, Kreuz- und Rückenschmerzen. Unbehandelt kann die Schlafapnoe auch zu Impotenz führen. Zentrale Schlafapnoen können asymptomatisch sein oder auch der Grund für Schlafstörungen mit gelegentlichen nächtlichen Erstickungsanfällen sein.

Männer sind vor dem 50. Lebensjahr häufiger von Schlafapnoen betroffen als Frauen und ältere Personen wiederum häufiger als jüngere. Beim obstruktiven Schlafapnoesyndrom (OSAS) können kardiovaskuläre Folgeerkrankungen (arterielle und pulmonale Hypertonie, kardiale Arrhythmien, plötzlicher nächtlicher Herztod) auftreten. Es gibt epidemiologische Hinweise, dass das Schlafapnoesyndrom alleine einen Risikofaktor für Schlaganfälle (insbesondere für den nächtlichen ischämischen Insult) und die Entwicklung einer Multiinfarktdemenz darstellt (Palomäki et al. 1992). Dieser Zusammenhang könnte dadurch erklärt werden, dass Apnoen eine Verringerung des zerebralen Blutflusses verursachen und so Hypoxien hervorrufen können, aber auch zu kardialen Arrhythmien und damit Embolien führen. Zentrale Schlafapnoen haben entweder eine ungeklärte Ursache oder können bei einer Reihe von Erkrankungen, wie dem zentralen alveolären Hypoventilationssyndrom (angeboren oder erworben), Störungen des autonomen Nervensystems (Diabetes mellitus, Shy-Drager-Syndrom), Myopathien (Maltase Defizienz Myopathie, Myotone Dystrophie), aber auch bei durch links kardiale Insuffizienz hervorgerufener Cheyne-Stokes-Atmung vorkommen.

Beim *upper airways resistance syndrome* (UARS), das nicht im ICSD-3 erwähnt wird, kommt es durch eine Erhöhung des Strömungswiderstandes im Bereich der oberen Luftwege zu wiederholten kurzen Aufwachreaktionen *(arousals)* und damit zur Schlaffragmentierung und erhöhter Tagesschläfrigkeit, ohne dass Apnoen oder Hypopnoen vorliegen müssen.

Therapeutisch wird neben einer Beseitigung prädisponierender Faktoren (Alkoholkonsum, Übergewicht, Erkrankungen im HNO-Bereich) und Behandlung der Grundkrankheit eine Beatmungstherapie mit nasalem CPAP (kontinuierlicher nächtliche Überdruckbeatmung) bzw. BiBAP *(biphasic positive airway pressure)* durchgeführt, wodurch es zu einer Normalisierung des Schlafprofils und zu einer Besserung der Begleitsymptomatik kommt. Bei geringer Compliance oder bei einer ineffektiven Therapie (z. B. infolge einer schlecht sitzenden Gesichtsmaske) bleibt die Symptomatik der Erkrankung bestehen und der Patient ist nach wie vor gefährdet jederzeit einzuschlafen und aufgrund des geringen Erholungswertes des Nachtschlafes treten tagsüber Vigilanzschwankungen auf.

Von der **Narkolepsie** (Schlafanfälle und Schlaflähmungen) sind etwa einer von 2000 Menschen betroffen, wobei die Erkrankung meist im jungen Erwachsenenalter beginnt. Männer und Frauen sind gleich häufig betroffen, der Verlauf der Erkrankung ist lebenslang. Die Ursache steht noch nicht fest; in manchen Populationen kommt die Erkrankung häufiger vor und es gibt Hinweise für eine genetische Veranlagung.

Bei 98 % der Patienten zeigt sich eine positive Reaktion auf die HLA DRB1*1501 und

HLA DQB1*0602 Allele (humanes Leukozyten Antigen System [HLA]). Allerdings ist dieser Gentest in seiner Aussagekraft begrenzt, weil etwa 25 bis 35 % der Normalbevölkerung ebenfalls auf diese Allele positiv sind, ohne dass sich hier jemals Anzeichen einer Narkolepsie nachweisen lassen. Manchmal steht aber auch eine andere Erkrankung oder ein Unfall mit einem Schädel-Hirn-Trauma am Beginn dieser Schlafstörung.

Die Kardinalsymptome sind Einschlafattacken (mindestens einmal pro Tag während mindestens drei Monaten), sowie Kataplexien (plötzlicher Verlust des Muskeltonus bei erhaltenem Bewusstsein, oft durch Unerwartetes ausgelöst). Kataplexien treten bei etwa 80 bis 90 % der Narkolepsie-Patienten auf. Die Schlafanfälle am Tage dauern meist nur ein paar Minuten, selten länger, können aber mehrmals pro Tag auftreten. Betroffene sind daher nicht in der Lage über längere Zeiträume hinweg ihre Aufmerksamkeit, Konzentration und Wachheit auf einem hohen Niveau zu halten. Die Vermutung, dass es sich bei der Narkolepsie auch um eine Erkrankung der Schlaf-wach-Regulation und somit auch der Steuerung der Vigilanz handeln kann, wurde durch die Entdeckung des Orexin/Hypokretin-Regelkreises bestätigt (Lin et al. 1999; Siegel 1999; Pollmächer et al. 2007). Wie Studien an narkoleptischen Hunden zeigten, findet sich im Gehirn eine deutlich geringere Orexinkonzentration als bei gesunden Tieren (Nishino et al. 2000).

Weitere Symptome der Narkolepsie sind Halluzinationen, sowohl beim Einschlafen (hypnagog) oder beim Aufwachen (hypnopomp). Obwohl der Nachtschlaf mitunter unauffällig ist, treten häufig eine verkürzte REM-Latenz auf oder sogenannte sleep-onset REM-Perioden bereits kurz nach dem Einschlafen (etwa nach 10 bis 15 min).

Auch wenn die Erkrankung bis dato nicht geheilt werden kann, gibt es einige Behandlungsmöglichkeiten, wie z. B. die Einnahme von Medikamenten gegen die Tageschläfrigkeit und dem Verlust der Muskelspannung. Schlafhygienische Maßnahmen wie das Einhalten regelmäßiger Schlafzeiten sowohl in der Nacht als auch während des Tages, das Achten auf eine gesunde Ernährung, das Vermeidung von Übergewicht, sowie körperliches Training an frischer Luft können das Auftreten von Schlafattacken am Tage deutlich reduzieren.

Unregelmäßige Zubettgeh- und Arbeitszeiten, Schichtarbeit oder häufiger Zeitzonenwechsel stehen oft am Beginn einer **zirkadianen Schlaf-wach-Rhythmusstörung**. Besorgniserregend ist allerdings der wachsende Anteil von Jugendlichen und jungen Erwachsenen, die aufgrund ihres Lifestyles die Schlafdauer extrem verkürzen oder weit in den Tag hinein verschieben. Ein Ausschlafen an den Wochenenden hilft gelegentlich, aber ist auf Dauer gesehen nicht mehr ausreichend um das wachsende Schlafdefizit auszugleichen. Von einer zirkadianen Schlaf-wach-Rhythmusstörung wird dann gesprochen, wenn es zu einer andauernden Fehlanpassung (Desynchronisation) des endogenen Schlafrhythmus mit dem exogenen Tag-Nacht-Zyklus kommt und die Betroffenen selbst dann nicht mehr nachts schlafen können, wenn das gewünscht wird (vgl. Thorpy 2012).

Diese Störungsbilder werden nach der ICD-10 mit G47.2 (Syndrom der verzögerten Schlafphasen, unregelmäßiger Schlaf-wach-Rhythmus) oder F51.2 (nichtorganische Störung des Schlaf-wach-Rhythmus) codiert. Nach der ICSD-3 werden 7 Untergruppen unterschieden.

Zunächst die *verzögerte* und die *vorverlagerte Schlafphasen-Störung*, deren Charakteristikum zu frühe (z. B. vor 20.00 Uhr) oder zu späte (nach 2.00 Uhr in der Früh) Schlafzeiten sind. Dieser Mangel an Synchronizität zwischen individuellen und umgebungsbedingten Schlafzeiten muss über mehrere Wochen bestehen, gepaart mit Perioden der Schlaflosigkeit und übermäßigem Schlafbedürfnis (Hypersomnie), sowie einer erhöhten Müdigkeit/Schläfrigkeit am Tage.

Des Weiteren werden die *Schichtarbeit-Störung* und die *Jetlag-Störung* angeführt, die in der Regel nicht durch endogene Prozesse, sondern ausschließlich die Folge von unregelmäßigen und nächtlichen Arbeitszeiten oder durch den Lifestyle bedingt sind. Die Entkoppelung interner und externer Rhythmen wird als vorübergehend angenommen und sollte sich nach Änderungen im Lifestyle oder der Arbeitsverhältnisse wieder normalisieren. Die Erfahrung zeigt allerdings, dass dies nicht immer der Fall ist und eine aktive Re-Rhythmisierung des Schlaf-wach-Prozesses notwendig ist.

Bei der *irregulären Schlaf-wach-Rhythmusstörung* und bei der *nicht-24-h-Rhythmusstörung* dürften endogene Prozesse dafür verantwortlich sein, dass die Schlafzeiten nicht mit den Dunkelzeiten synchron laufen können. Beide Störungsbilder können z. B. bei Blinden vorkommen, oder bei Personen mit neurodegenerativen Erkrankungen. Beide Krankheitsbilder führen zu Klagen über Schlaflosigkeit während der Nacht und zu Schlafepisoden am Tage und einer insgesamt herabgesetzten Vigilanz.

Zirkadiane Schlaf-wach-Rhythmusstörungen können aber auch bei einer Reihe psychiatrischer und neurologischer Krankheitsbilder auftreten, die nach der ICSD-3 als *Nichtanderorts klassifizierte Schlaf-wach-Rhythmusstörung* diagnostiziert werden. Dazu zählen Kopfschmerzen, Infektionen und entzündliche Erkrankungen des Gehirns, Demenz, demyelinisierende Erkrankungen, Tumorerkrankungen, Depressionen, Manien, Persönlichkeitsstörungen und Erkrankungen des schizophrenen Formenkreises.

Auch im Zuge des Alterungsprozesses und hier insbesondere bei Degenerationen der zirkadianen Steuerungszentren (Nucleus suprachiasmaticus, Epiphyse, Hypothalamus) bei Demenzen oder bei der Alzheimererkrankung kann es ebenfalls zu kürzeren Schlafzeiten in der Nacht und vermehrten Schlafzeiten tagsüber kommen (Vitiello et al. 1992).

Personen mit zirkadianen Schlaf-wach-Rhythmusstörungen konsumieren häufig im Übermaß koffeinhaltige Substanzen oder entwickeln eine Substanzabhängigkeit zu Alkohol, Schlafmitteln, Stimulanzien und Drogen (vor allem *legal highs* und Amphetamine).

3.6 Zusammenfassung und Ausblick

Nicht erholsamer Schlaf und Schlafstörungen gelten als die Hauptursachen von Schläfrigkeit/Müdigkeit am Tage oder Beeinträchtigung der Vigilanz. Doch darüber hinaus erfüllt ausreichender Schlaf eine Reihe wichtiger Funktionen, sei es bei der Zellerneuerung, der Immunkompetenz, der Gedächtniskonsolidierung oder für die emotionale Stabilität und der Stressverarbeitung. Diese Vielfalt an Funktionen hat das, teilweise aus der Antike stammende Bild vom Schlaf als Ruhezustand oder gar todesähnliches Geschehen gründlich verändert. Schlaf ist ein aktiver Prozess und ähnlich wie der Wachzustand auch einem Rhythmus von Aktivierung und Desaktivierung unterworfen. Erholsam und erfrischend ist der Schlaf dann, wenn zumindest mindestens 5 bis 6 h ungestört geschlafen wurde und sich in der Schlafarchitektur ein rhythmischer Wechsel von NREM- und REM-Schlafabschnitten nachweisen lässt. Im NREM-Schlaf im ersten und zweiten Schlafdrittel tritt vor allem Tiefschlaf auf, der für den Abbau von Schlafdruck wichtig ist. Je länger jedoch geschlafen wird, desto länger werden die REM-Phasen, die wahrscheinlich der emotionalen und psychischen Erholung dienen.

Nicht erholsamer Schlaf kann sich chronifizieren, zu Schlafstörungen und anderen psychischen oder körperlichen Funktionsstörungen führen. Allerdings sind nicht immer nur Lifestyle oder unregelmäßige Arbeitszeiten und Nachtarbeit alleinige Ursache für gestörten Schlaf. Eine Reihe von organischen Erkrankungen oder Störungen in der Physiologie des Schlafs können auch der Grund für ungenügenden Schlaf sein. Der Diagnostik und Therapie von Schlafstörungen kommt daher eine wichtige Rolle bei der Fahndung nach den Ursachen für Leistungsdefizite und Beeinträchtigungen der Arbeitsfähigkeit zu.

Grundlegend für unsere Betrachtungen ist jedoch die Rolle des Schlafs für die Aufrechterhaltung der Vigilanz, die durch Schlafmangel (fast) immer massiv beeinträchtigt ist. Wachheit als Ressource steht nur dann zur Verfügung, wenn Schlafdruck durch ausreichenden Schlaf abgebaut wurde. Schlaf trägt daher wesentlich zur Aufrechterhaltung unserer Leistungsfähigkeit bei, und unterstützt die Rolle der Vigilanz als Ressourcenmanager. Ausreichender Schlaf mit guter Schlafqualität ist die einzige natürliche Ressource, die nachhaltig und effizient eine körperliche Erholung ermöglicht und ermöglicht so ein vitales und gesundes Leben.

Literatur

American Academy of Sleep Medicine (2014). Diagnostic and coding manual, 3rd edition. International classification of sleep disorders. American Academy of Sleep Medicine, Wechester, Illinoi.

Aschoff, J. (1954). Zeitgeber der tierischen Tagesperiodik. *Die Naturwissenschaften, 41*(3), 49–56.

Aserinsky, A., & Kleitman, E. (1953). Regularly occurring periods of eye motility, and concomitant phenomena, during sleep. *Science, 118*(3062), 273–274.

Bargiello, T. A., & Young, M. W. (1984). Molecular genetics of a biological clock in Drosophila. *PNAS, 81*(7), 2142–2146.

Berger, H. (1929). Das Elektrenkephalogramm des Menschen. *Nova Acta Leopoldina, 6*(38), 173–309.

Borbély, A. A. (1984). *Das Geheimnis des Schlafs.* Stuttgart: Deutsche Verlags-Anstalt GmbH.

Cajochen, C. (2009). Schlafregulation. *Somnologie, 13,* 64–71. ▶ https://doi.org/10.1007/s11818-009-04-7.

Cepeda, M. S., Stang, P., Blacketer, C., Kent, J., & Wittenberg, G. M. (2016). Clinical relevance of sleep duration: Results from a cross-sectional analysis using NHANES. *Journal of Clinical Sleep Medicine, 12*(6), 813–819.

Chervin, R. D., & Guilleminault, C. (1996). Overestimation of sleep latency by patients with hypersomnia. *Sleep, 19,* 94–100.

De Lecea, L., Kilduff, T. S., Peyron, C., Gao, X., Foye, P. E., Danielson, P. E., Fukuhara, C., Battenberg, E. L., Gautvik, V. T., Bartlett, F. S. I. I., Frankel, W. N.,

van den Pol, A. N., Bloom, F. E., Gautvik, K. M., & Sutcliffe, J. G. (1998). The hypocretins: Hypothalamus-specific peptides with neuroexitatory activity. *PNAS, 95,* 322–327.

Dijk, D. J., Brunner, D. P., & Borbély, A. A. (1990). Time course of EEG power density during long sleep in humans. *American Journal of Psychophysiology, 258,* 650–551.

Dilling, H. W., Mombout, W., & Schmidt, M. H. (Hrsg.). (2008). *ICD-10: Internationale Klassifikation psychischer Störungen.* Bern: Huber Verlag.

Ekirch, R. (2006). *In der Stunde der Nacht. Eine Geschichte der Dunkelheit.* Bergisch Gladbach: Lübbe Verlagsgruppe.

Endres, G., & Frey, W. (1930). Über Schlaftiefe und Schlafmenge. *Zeitschrift für Biologie, 90*(1), 70–80.

Graf, M., & Kastin, A. (1984). Delta-sleep-inducing peptide (DSIP): A review. *Neuroscience and Biobehavioral Reviews, 8*(1), 83–93.

Graf, M., Kastin, A., & Schoenenberger, G. (1985). Delta-sleep-inducing peptide and two of its analogs reduce nocturnal increase of n-acetyltransferase activity in rat pineal gland. *Journal of Neurochemistry, 44*(2), 629–632. ▶ https://doi.org/10.1111/j.1471-4159.1985.tb05458.x.

Hastings, M. H., Brancaccio, M., & Maywood, E. S. (2014). Circadian pacemaking in cells and circuits of the suprachiasmatic nucleus. *Journal of Neuroendocrinology, 26*(1), 2–10. ▶ https://doi.org/10.1111/jne.12125.

Hoddes, E., Dement, W. C., & Zarcone, V. (1972). The development and use of the Stanford Sleepiness Scale (SSS). *Psychophysiology, 9,* 150.

Holzrichter, S., Hajak, G., Schlaf, G., Westenhöfer, J., Rodenbeck, A., Pudel, V., & Rüther, E. (1994). Wie schlafen die Deutschen – eine Repräsentativumfrage. *Wiener Medizinische Wochenschrift* (Sonderheft), 62–73.

Horne, J. A., & Ostberg, O. (1976). A self-assessment questionnaire to determine morningness-eveningness in human circadian rhythms. *International Journal of Chronobiology, 4*(2), 97–110.

Horovitz, S. G., Fukunaga, M., de Zwart, J. A., van Gelderen, P., Fulton, S. C., Balkin, T. J., & Duyn, J. H. (2008). Low frequency BOLD fluctuations during resting wakefulness and light sleep: A simultaneous EEG-fMRI study. *Human Brain Mapping, 29,* 671–682.

Johns, M. W. (1991). A new method for measuring daytime sleepiness: The Epworth sleepiness scale. *Sleep, 14*(6), 540–545.

Kleitman, N. (1961). The nature of dreaming. In G. Wolstenholme & M. O'Conno (Hrsg.), *The nature of sleep* (S. 349–364). London: Churchill.

Kohlschütter, E. O. H. (1863). Messung der Festigkeit des Schlafes. *Zeitschrift für rationelle Medicin, 3*(17), 209–253.

Literatur

Kripke, D. F., Garfinkel, L., Wingard, D. L., Klauber, M. R., & Marler, M. R. (2002). Mortality associated with sleep duration and insomnia. *Archives of General Psychiatry, 59*(2), 131–136.

Levi, F., & Schibler, U. (2007). Circadian rhythms: Mechanisms and therapeutic implications. *Annual Review of Pharmacology and Toxicology, 47,* 593–628.

Lin, L., Faraco, J., Li, R., Kadotani, H., Rogers, W., Lin, X., Qiu, X., de Jong, P. J., Nishino, S., & Mignot, E. (1999). The REM sleep disorder canine narcolepsy is caused by a mutation in the hypocretin (Orexin) receptor 2 gene. *Cell, 98,* 365–376.

Loomis, A. L., Harvey, N., & Hobart, G. (1935). Potential rhythms of the cerebral cortex during sleep. *Science, 81,* 597–598.

Mitler, M. M., Gujavarty, K. S., & Bowman, C. P. (1982). Maintenance of Wakefulness Test: A polysomnographic technique for evaluating treatment efficacy in patients with excessive somnolence. *Electroencephalography and Clinical Neurophysiology, 53,* 658–661.

Morin, C. M., Hauri, P. J., Espie, C. A., Spielman, A., Buysse, D. J., & Bootzin, R. R. (1999). Nonpharmacologic treatment of chronic insomnia. An American Academy of Sleep Medicine Review. *Sleep, 22,* 1134–1156.

Nemeroff, Ch B, & Prange, A. J. (1982). *Neurotensin, a brain and gastrointestinal peptide.* New York: Annals of the New York Academy of Sciences.

Nishino, S., Ripley, B., Overeem, S., Lammers, G. J., & Mignot, E. (2000). Hypocretin (orexin) deficiency in human narcolepsy. *Lancet, 355,* 39–40.

Ohayon, M. M. (2002). Epidemiology of insomnia: What we know and what we still need to learn. *Sleep Medicine Reviews, 6*(2), 97–111.

Oster, H. (2017). Biologische Uhren in der Koordination zentraler und peripherer physiologischer Prozesse. *Journal für Neurologie, Neurochirurgie und Psychiatrie, 18*(2), 43–47.

Oster, H., Challet, E., Ott, V., Arvat, E., de Kloet, E. R., Dijk, D. J., Lightman, S., Vgontzas, A., & van Cauter, E. (2017). The functional and clinical significance of the 24-hour rhythm of circulating glucocorticoids. *Endocrine Reviews, 38*(1), 3–45.

Palomäki, H., Partinen, M., Erkinjuntti, T., & Kaste, M. (1992). Snoring, sleep apnea syndrome, and stroke. *Neurology, 42*(6), 15–82.

Partch, C. L., Green, C. B., & Takahashi, J. S. (2014). Molecular architecture of the mammalian circadian clock. *Trends in Cell Biology, 24*(2), 90–99.

Pollmächer, Th. (2007). Pathophysiologie und Genetik – von der HLA-Typisierung und vom Orexin-Defizit zu den Symptomen und den metabolischen Veränderungen. In G. Mayer & Th Pollmächer (Hrsg.), *Narkolepsie – Neue Chancen in Diagnostik & Therapie* (S. 16–27). Stuttgart: Georg Thieme Verlag.

Porkka-Heiskanen, T., Zitting, K. M., & Wigren, H. K. (2013). Sleep, its regulation and possible mechanisms of sleep disturbances. *Acta Physiologica, 208,* 311–328.

Richardson, G. S., Carskadon, M. A., Flagg, W., van den Hoed, J., Dement, W. C., & Mitler, M. (1978). Excessive daytime sleepiness in man: Multiple sleep latency measurement in narcoleptic and control subjects. *Electroencephalography and Clinical Neurophysiology, 45,* 621–637.

Sakurai, T., Amemiya, A., Ishii, M., Matsuzaki, I., Chemelli, R. M., Tanaka, H., Williams, S. C., Richardson, J. A., Kozlowski, G. P., Wilson, S., Arch, J. R., Buckingham, R. E., Haynes, A. C., Carr, S. A., Annan, R. S., McNulty, D. E., Liu, W. S., Terrett, J. A., Elshourbagy, N. A., Bergsma, D. J., & Yanagisawa, M. (1998). Orexins and orexin receptors: A family of hypothalamic neuropeptides and G protein-coupled receptors that regulate feeding behavior. *Cell, 92,* 573–585.

Saß, H., Wittchen, H. U., Zaudig, M., & Houben, I. (2003). *DSM-IV-TR: Diagnostisches und Statistisches Manual Psychischer Störungen – Textrevision.* Göttingen: Hogrefe.

Schlack, R., Hapke, U., Maske, U., Busch, M. A., & Cohrs, S. (2013). Häufigkeit und Verteilung von Schlafproblemen und Insomnie in der deutschen Erwachsenenbevölkerung. *Bundesgesundheitsblatt, 56,* 740–748.

Siegel, J. (1999). Narcolepsy: A key role for hypocretins (Orexins). *Cell, 98*(4), 409–412.

Thorpy, M. J. (2012). Classification of sleep disorders. *Neurotherapeutics, 9*(4), 687–701.

Vitiello, M. V., Bliwise, D. L., & Prinz, P. N. (1992). Sleep in Alzheimer's disease and the sundown syndrome. *Neurology, 42*(6), 83–94.

Winter, A. (2009). *Anti-Aging: Warum es so einfach ist, jung zu bleiben.* Murnau: Mankau Verlag.

Wittmann, M., Dinich, J., Merrow, M., & Roenneberg, T. (2006). Social jetlag: Mis-alignment of biological and social time. *Chronobiology International, 23*(1–2), 497–509.

Wöhlisch, E. (1957). Der Schlaftiefenverlauf und sein Erholungsäquivalent. *Klinische Wochenschrift, 35*(9), 480–485.

Youngstedt, S. D., & Kripke, D. (2004). Long sleep and mortality: Rationale for sleep restriction. *Sleep Medicine Reviews, 8,* 159–174.

Zhang, R., Lahens, N. F., Balance, H. I., Hughes, M. E., & Hogenesch, J. B. (2014). A circadian gene expression atlas in mammals: Implications for biology and medicine. *PNAS, 111*(45), 16219–16224. ▶ https://doi.org/10.1073/pnas.1408886111.

Zeitlhofer, J., Rieder, A., Kapfhammer, G., Bolitschek, J., Skrobal, A., Holzinger, B., Lechner, H., Saletu, B., & Kunze, M. (1994). Zur Epidemiologie von

Schlafstörungen in Österreich. *Wiener Klinische Wochenschrift, 106,* 86–88.

Zeitlhofer, J., Seidel, S., Klösch, G., Moser, D., Anderer, P., Saletu, B., Bolitschek, J., Popovic, R., Lehofer, M., Mallin, W., Fugger, B., Holzinger, B., Kerbl, R.,

Saletu, A., Machatschke, I. H., Pavelka, R., & Högl, B. (2010). Sleep habits and sleep complaints in Austria: Current self-reported data on sleep behavior, sleep disturbances and their treatment. *Acta Neurologica Scandinavica, 122*(6), 398–403.

Hell wach und immer bereit – die 24/7 Mentalität

4.1 Die 24/7 – Gesellschaft – 58

4.2 Arbeitsleistung und zirkadianer Rhythmus – 67

4.3 Gibt es ein Zuviel an Vigilanz? – 70

4.4 Zusammenfassung und Ausblick – 74

Literatur – 75

© Springer-Verlag GmbH Deutschland, ein Teil von Springer Nature 2020
G. Klösch, P. Hauschild, J. Zeitlhofer, *Ermüdung und Arbeitsfähigkeit*,
https://doi.org/10.1007/978-3-662-59139-0_4

„Schlafen kann ich, wenn ich tot bin!" Der deutsche Filmemacher Rainer Werner Fassbinder sollte des Öfteren diesen Satz als seine Arbeitsmaxime bezeichnet haben und war damit seiner Zeit voraus. Politiker und Zukunftsvisionäre sprechen gerne von einer Gesellschaft 4.0, die es gilt nicht zu verschlafen. *Wer jetzt schläft, wacht morgen in Armut auf,* so die Schreckensvision digitaler Zukunftsplaner. Doch die 24/7 Mentalität des „rund um die Uhr verfügbar sein" ignoriert fundamentale biologische Grundsätze und die menschlichen Bedürfnisse nach Erholung, Ruhe und ausreichendem Schlaf. Beispiele wie Schichtarbeit, Jetlag und das Phänomen Sekundenschlaf veranschaulichen mit aller Deutlichkeit die gesundheitlichen Risiken, die sich daraus entwickeln. Nachtarbeit und Jetlag entkoppeln chronobiologische Rhythmen von äußeren, natürlichen Zeitzyklen (z. B. Hell- Dunkelwechsel). Über Jahre entstehen so schwerwiegende gesundheitliche Risiken. Die Folgen, wie Müdigkeit und Erschöpfung wirken anfänglich harmlos: Dagegen hilft eine Tasse starker Kaffee und wenn die Beschwerden stärker werden, dann gibt es ja die Wachmacher Angebote aus dem Internet. Stimulantien und Amphetamine schaffen hypervigilante Zustände und steigern nicht die Leistungsfähigkeit, wie Beispiele von Krankheitsbildern mit der Kernsymptomatik Hypervigilanz zeigen. Um fit und leistungsfähig zu sein, helfen einfache und natürliche Dinge: ausreichender Schlaf und eine effiziente Pausengestaltung.

4.1 Die 24/7 – Gesellschaft

Jeder dritte Erwerbstätige klagt darüber öfter nicht einschlafen zu können, weil das Denken an die Arbeit ihn daran hindert. Darüber grübeln was noch zu tun ist, was nicht erledigt wurde und wie der nächste Tag durchgestanden werden kann, ist für viele zur vertrauten Begleitmusik des Einschlafens geworden. Verschärft wird diese Situation durch die bereits in mehreren EU-Ländern eingeführte Verlängerung der Tageshöchstarbeitszeit auf 12 h und einer zunehmenden Arbeitsverdichtung (steigende Arbeitslast infolge von Personalabbau). Kein Wunder, dass immer weniger Zeit bleibt sich zu entspannen, erholen, an etwas Anderes zu denken und so mangelt es auch an Zeit zum Schlafen. Die stetige Zunahme an Schicht- und Nachtarbeit, der Jetlag als ständiger Begleiter von Managern international tätiger Unternehmen oder der Autofahrerhorror „Sekundenschlaf" sind nur einige der sichtbaren Zeichen einer Gesellschaft, die rund um die Uhr verfügbar sein will (Moore-Ede 1993). Nicht das mehr an Arbeit bereitet uns Probleme, sondern ein falsch verstandenes Zeitmanagement, dass sich hinter der 24/7 Mentalität verbirgt (Spork 2014). Das führt dazu, dass nicht der natürliche Rhythmus von Tag-Nacht und Hell-Dunkel unser Leben bestimmen, sondern das marktwirtschaftliche Denken in Kategorien von Angebot und Nachfrage (Crary 2014). In Zeiten der Konjunktur und vollen Auftragsbücher bleibt kaum Zeit zum Schlafen; das kann ja nachgeholt werden, wenn es wieder weniger zu tun gibt, so die Meinung vieler. Dabei wird außer Acht gelassen, dass Schlaf essentiell ist, um leistungsfähig zu sein oder dass unsere Arbeitsleistung tageszeitlichen (zirkadianen) Schwankungen unterliegt. Ermüdung und Erschöpfung werden nicht mehr als natürliche Warnsignale wahrgenommen, sondern gelten als störende, unerwünschte Zustände, die mit koffeinhaltigen Getränken und Aufputschmittel zu bekämpfen sind. Eine erhöhte Erregbarkeit (Hypervigilanz) gilt als ein Zustand der besonderen Leistungsfähigkeit und die daraus resultierenden chronischen Müdigkeits- und Erschöpfungszustände sind eine lukrative Einnahmequelle für Anbieter von Energydrinks, Kaffeeprodukten und *vigilance-enhancern.* Bei näherem Hinsehen wird deutlich, dass nicht ein Zuviel an Arbeit uns krankmacht, sondern

4.1 · Die 24/7 – Gesellschaft

das Arbeiten zum „falschen" Zeitpunkt. Bei Beachtung grundlegender chronobiologischer Prinzipien, gäbe es weniger Klagen über nicht erholsamen Schlaf und wir würden uns auch ausgeruhter und fitter tagsüber fühlen. Eines dieser Prinzipien ist das Einhalten regelmäßiger Schlaf- und Arbeitszeiten.

4.1.1 Arbeiten zum „falschen" Zeitpunkt

Viele Klagen über nicht erholsamen Schlaf haben eines gemeinsam: Schlaf und Müdigkeit kommen zum falschen Zeitpunkt. Das Einschlafen gelingt im Bett nicht, obwohl es vor dem Fernsehen bestens klappt, es wird zu früh oder zu spät aufgewacht, nicht lange genug geschlafen oder der Schlaf stellt sich justament immer dann ein, wenn es arbeitsbedingt einfach nicht passt. Einer der Gründe für das falsche Schlaftiming liegt in der fehlenden Synchronisation des Schlaf-wach-Rhythmus mit den Umgebungsbedingungen (insbesondere mit dem terrestrischen Hell-Dunkelwechsel). Diese Fehlanpassung kann die Folge unregelmäßiger Arbeitszeiten sein (Schichtarbeit, häufiger Zeitzonenwechsel) oder Lifestyle bedingte Ursachen haben. Historisch betrachtet ist das Arbeiten und Schlafen zum falschen Zeitpunkt das Resultat eines Prozesses, der durch drei Entwicklungen beeinflusst wurde.

Mit der **Erfindung der Glühlampe** und deren Perfektionierung durch Thomas Alva Edison wurde die Elektrobeleuchtung ab Ende des 19 Jhd. zu einer günstigen und überall einsetzbaren Lichtquelle. Damit wurde das Arbeiten während der Nacht – in Fabriken und im privaten Umfeld – ohne großen finanziellen Aufwand möglich, eine wesentliche Voraussetzung für die Verbreitung der Schichtarbeit. Fast zeitgleich mit dem Siegeszug der Glühlampe und der zunehmenden Industrialisierung lässt sich ein weiterer Trend beobachten: das allmähliche „Aus" für den Mittagsschlaf (typisch für ein biphasisches Schlafmuster) und die Verlagerung der Schlafzeiten in die Nacht.

Die Koppelung der Schlafzeiten an ein **Zeitschema, dass nicht mehr durch den natürlichen Hell- Dunkelrhythmus bestimmt wird,** sondern von der Zeitökonomie wirtschaftlicher Produktionszyklen abhängt, bewirkte Veränderungen, die unsere Schlafkultur auch heute noch prägen (s. Kinzler 2011). Das Arbeiten in der Nacht ist kein Epiphänomen der Industrialisierung. Bereits im antiken Rom war es unter Intellektuellen üblich, nächtliche Denkarbeit, die „lucubratio" (lat. sitzen, arbeiten bei Lampenlicht), zu leisten. Allerdings war das Arbeiten in der Nacht eingebettet in eine wesentlich flexiblere Verteilung der Schlafzeiten und es wurde nach den klimatischen Gegebenheiten und den Jahreszeiten geschlafen. Die Menschen gingen relativ früh zu Bett (etwa um 20.00 Uhr), standen aber bereits um 4.00 Uhr am Morgen wieder auf. Dazu gab es Mittagsschlafzeiten von etwa einer Stunde sowie zahlreiche, über den Tag verteilte Nickerchen. Dieses Schema dürfte den biologischen Schlaf- und Ruhebedürfnissen des Menschen sehr entsprochen haben, denn es war über Jahrhunderte hinweg das typische Schlafmuster der Europäer.

Gleichzeitig mit der „Konsolidierung des Schlafs in die Nacht" (Wolf-Meyer 2012) im Zuge der Industrialisierung Europas, änderte sich das Schlafverhalten hin zu einem **monophasischen Schlafmuster** (s. ▶ Abschn. 9.2.2). Seit Mitte des 19. Jhd. wurde es üblich, den 24 h Tag in ein 3×8 Stunden-Schema zu unterteilen: 8 h Arbeit, 8 h Freizeit und 8 h Zeit zum Schlafen. Diese vordergründig pragmatische Aufteilung zwingt und komprimiert den Schlaf in ein vordefiniertes Zeitfenster. Die wilde und unberechenbare Naturkraft Schlaf, die einem zu jeder Tageszeit überwältigen kann, wird nun gezähmt und zu einer kalkulierbaren Konstante. Schlafen wird damit aber zu einer „Alles-oder-Nichts" Angelegenheit: Wer in dem vordefinierten

8 h Zeitfenster keinen Schlaf findet, hat keine Möglichkeit mehr, das versäumte Schlafpensum tagsüber nachzuholen. Auch Störungen während der Schlafenszeit sind folgenschwerer als bei einem bi- oder polyphasischen Schlafmuster.

Im Lichte dieser drei Faktoren (günstige Beleuchtung, Loslösung des Schlafbedürfnisses vom natürlichen Hell- Dunkelwechsel, monophasisches Schlafmuster) entpuppt sich die Vorstellung einer „rund um die Uhr" wachen und jederzeit bereiten Gesellschaft als den Versuch, die Biologie des Menschen nach Belieben zu manipulieren. Nachtarbeit ist aber keine Tätigkeit, die der *Conditio humana* entspricht, sondern eine ökonomisch-kulturelle Konvention. Menschen sind biologisch denkbar schlecht für das Arbeiten im Dunkeln ausgestattet und besitzen kein Sensorium um sich bei Finsternis zu orientieren. Begriffe wie Nacht, Dunkelheit, Finsternis sind emotional negativ besetzt und werden seit jeher mit Angst, Gefahr, Bedrohung, Verbrechen oder dem Bösen assoziiert.

Dunkelheit wird vom menschlichen Organismus als Signal verstanden, um zu schlafen, ein Prozess, der Wachheit aktiv unterdrückt. Das imperative „Du sollst jetzt schlafen!" ist während nächtlicher Wachheit immer präsent und beeinflusst die Fähigkeit, wach zu bleiben und damit die Arbeitsleistung. So gesehen ist die nächtliche Arbeitsleistung vom Gelingen des *individuellen Anpassungsprozesses an widrige Umweltbedingungen* abhängig. Dieser Vorgang ist vigilanzgesteuert. Das Arbeiten zu einem – biologisch gesehen- falschen Zeitpunkt, kostet deutlich mehr Energie und Ressourcen als das Arbeiten während des Tages. Daraus ergeben sich eine Reihe von Risiken (rasche Ermüdbarkeit) und Konsequenzen (Zunahme von Fehlern), die zwar reduziert, aber nicht restlos ausgeschaltet werden können. Taghelles Licht fördert zwar die Wachheit, aber auch hier zeigt sich: Licht zum falschen Zeitpunkt bringt nicht nur Nutzen, sondern kann auch schaden.

4.1.2 Licht: Fluch oder Segen?

Licht ist einer der effizientesten Zeitgeber um zirkadiane Rhythmen zu steuern bzw. mit dem terrestrischen Hell- Dunkelwechsel zu synchronisieren. Russel Foster und David Berson konnten mit ihren Teams in akribischer Forschungsarbeit im Laufe der letzten 25 Jahren nachweisen, dass eine Gruppe von Ganglienzellen in der Netzhaut (Retina) darauf spezialisiert sind Hell-Dunkelinformationen direkt an den Nucleus suprachiasmaticus (eine Struktur im Hypothalamus, die alle Zeitinformationen des Organismus synchronisiert) weiter zu leiten (Berson et al. 2002). Die retinalen Ganglienzellen sind auch mit der Zirbeldrüse verbunden. Über dieses Organ wird das Hormon Melatonin ausgeschüttet, das maßgeblich an der Steuerung des Schlafprozesses mitbeteiligt ist. Licht unterdrückt die Freisetzung dieses Hormons. Der wichtigste neuronale Botenstoff in diesem System ist das Melanopsin. Fehlt dieses Protein, kann ein Organismus seine 24 h Tagesrhythmen (insbesondere den Schlaf-wach-Rhythmus) wesentlich schlechter an die bestehenden Lichtverhältnisse anpassen. Dies ist z. B. bei Blinden der Fall, die aufgrund einer Durchtrennung des Tractus opticus keine Lichtinformationen an den supraciasmatischen Nukleus weiterleiten können.

Anhand dieses kleine Ausfluges in die Welt der Neurophysiologie wird deutlich, wie wichtig Licht für den menschlichen Organismus ist. Es ist daher nicht verwunderlich, dass sich dafür im Laufe der Evolution ein eigenes Informationsnetzwerk herausbildete. Dabei spielt die Zusammensetzung des Lichtspektrums ebenfalls eine Rolle. Vor allem blauwelliges Licht (mit einer Wellenlänge von 470–490 nm) begünstigt die Freisetzung von Melanopsin (s. Überblick bei Foster 2005), gelb- und rotwelliges Licht zeigen deutlich geringere Effekte. Mithilfe dieser Informationen gelingt es unserer inneren Uhr zu unterscheiden, ob es Tag (viel blauwelliges Licht) oder Abend ist (mehr gelb und rotwelliges Licht). Moderne Beleuchtungssysteme haben einen hohen blauwelligen Lichtanteil und ändern in der Regel auch ihr Lichtspektrum im Laufe des Tages nicht. So wird dem Körper permanent signalisiert, dass es Tag ist und entsprechend effizient wird auch die Produktion des Schlafhormons Melatonin unterdrückt. Der Zusammenhang zwischen jahrelanger nächtlicher Lichtexposition (durch Nachtarbeit oder großstädtischen Umgebungslicht), chronischer Melatonin Unterdrückung und dem Risiko an verschieden Krebsarten zu erkranken (vor allem Brustkrebs) hat in den letzten Jahren an Evidenz gewonnen (aktuell dazu: Rybnikova und Portnov 2018). Entsprechende Empfehlungen vonseiten der Weltgesundheitsorganisation (WHO) zur Reduzierung der nächtlichen Lichtexposition mit blauwelligem Licht sind in Ausarbeitung.

4.1.3 Schicht- und Nachtarbeit

Die gesetzlichen Definitionen von Schichtarbeit sind komplex und entsprechend lange hat es im EU-Raum gebraucht, bis hier eine einheitliche Definition gefunden wurde. Erst dadurch war es möglich. die einzelnen Länder bezüglich ihrem Anteil an Schichtarbeit zu vergleichen. Im langjährigen Durchschnitt sind rund 18,3 % der im EU-Wirtschaftsraum Beschäftigten als Schichtarbeiter zu bezeichnen. Deutschland liegt mit 2,7 Prozentpunkte darunter, Österreich liegt etwas höher als der EU-Durchschnitt und Kroatien hat mit mehr als 38 % fast sechsmal so viele Schichtarbeiter als Frankreich mit nur etwa 6,8 % (Eurostat 2018, ▶ http://appsso.eurostat.ec.europa.eu/nui/show.do?dataset=lfsa_ewpshi&lang=de [Zugriff: August 2018]). Im Vergleich zu 2010 zeigt sich im EU-Raum ein geringer, aber kontinuierlicher Anstieg der im Schichtdienst Tätigen um etwa 0,1 %

pro Jahr und alles deutet darauf hin, dass in absehbarer Zeit noch mehr Erwerbstätige in der Nacht arbeiten werden. Was allerdings bei den Statistiken kaum Berücksichtigung findet, ist die steigende Zahl der sogenannten atypisch Beschäftigten (Teilzeitkräfte, Leiharbeiter) und die selbstständig Erwerbstätigen. Vermutlich ist hier der Anteil der regelmäßig in der Nacht Tätigen höher als im EU-Durchschnitt.

Nach gängigen Definitionen wird unter Schichtarbeit entweder eine Beschäftigungsform mit wechselnden Arbeitszeiten (Wechselschicht) oder das Arbeiten zu Zeiten verstanden, die von einer Normalarbeitszeit (z. B. 8.00 bis 16.00 Uhr) deutlich abweichen (Dauerspätschicht, Dauernachtschicht). Wechselschichten mit zwei achtstündigen Arbeitsperioden (Zwei-Schicht-Systeme, mit einer Frühschicht von 6.00 bis 14.00 Uhr und einer Spätschicht von 14.00 bis 22.00 Uhr) oder drei Perioden (Drei-Schicht-System) mit einer Nachtschicht (22.00 bis 6.00 Uhr), sind die am häufigsten anzutreffenden Schichtsysteme. Neben der Schichtfolge sind die Anzahl der Schichtdienste und die Regelmäßigkeit der Schichtfolgen innerhalb eines bestimmten Zeitraumes entscheidend, wobei ein häufiger Schichtsystemwechsel bei unregelmäßigen Schichtfolgen die meisten gesundheitlichen Probleme verursacht. Egal in welcher Form: Nachtarbeit stellt eine beträchtliche Belastung für den Organismus dar, weswegen eine breite Palette von Kompensationen (finanzielle Anreize, Zusatzurlaube, Kurzpausen, Zeitguthaben oder spezielle Gesundheitsvorsorgemaßnahmen) zur Verhinderung oder Milderung der negativen Auswirkungen angeboten werden.

4.1.3.1 Auswirkungen von Schichtarbeit

Das Arbeiten zu unterschiedlichen Tag- und Nachtzeiten führt zu einer Desynchronisation zwischen der endogenen zirkadianen

Rhythmik und den äußeren Zeitgebern, was zu Schlafstörungen vergleichbar dem Jetlag bei Langstreckenflügen führen kann (Chronodisruption). Eine Anpassung der inneren Uhr an die Erfordernisse der Schichtarbeit ist nur bedingt möglich, da die äußeren Zeitgeber, entgegen einer Jetlag hervorrufenden Fernreise, erhalten bleiben (Angerer und Petru 2010). Schlafstörungen und Müdigkeit/Schläfrigkeit am Tage sind die mit häufigsten Probleme bei Schichtarbeit. Nach dem im ▶ Abschn. 5.1.2.1 beschriebenen Zwei-Prozess Modell der Schlafregulation (Borbély 1982), wird die Schlaftiefe über einen homöostatischen Prozess gesteuert, der allerdings auch von zirkadianen Einflüssen mitbestimmt wird (z. B den Verlauf der Körperkerntemperatur). Das ist mit einer der Gründe warum Schlafzeiten während des Tages wesentlich kürzer und weniger erholsam sind als in der Nacht (s. Übersicht: Auswirkungen und gesundheitlichen Risiken von Schichtarbeit). Der Tagschlaf wird aufgrund von Lärm- und Lichteinwirkungen öfter durch Wachperioden unterbrochen und das Wiedereinschlafen ist ebenfalls beeinträchtigt, sodass die Schlafzeiten im Durchschnitt <5 h betragen. Wer länger schlafen will, kann versuchen, tagsüber weitere Schlafpausen von 90 bis 120 min einzuplanen, soll am Abend aber zur gewohnten Zeit ins Bett gehen. Während der Wachzeiten möglichst viel Licht zu tanken, hilft gegen Müdigkeit, ebenso moderate körperliche Aktivität (es muss kein Leistungssport sein).

Mit zunehmendem Alter (>50 Jahre) wird Schichtarbeit weniger gut vertragen und mehr Zeit ist notwendig um sich zu erholen (Moline et al. 1992; Blok und Looze 2011). Benötigen junge Schichtarbeiter im Durchschnitt 1–2 Tage um sich wieder an den normalen 24-Stundenrhythmus anzupassen, so sind es ab dem 5. Lebensjahrzehnt 3–4 Tage (s. Übersicht: Auswirkungen und gesundheitliche Risiken von Schichtarbeit).

> **Übersicht**
> Die **Auswirkungen und gesundheitlichen Risiken von Schichtarbeit** lassen sich wie folgt zusammenfassen
> - Schichtarbeit findet meist in Zeiten statt, in denen der menschliche Organismus auf „Schlafen" eingestellt ist
> - Während der Nachtstunden ist die Aufmerksamkeit, Konzentration und die allgemeine Leistungsfähigkeit beeinträchtigt, vor allem zwischen 3.00 und 5.00 Uhr am Morgen.
> - Schichtarbeiter versuchen während einer Zeit zu schlafen, in der ihr Organismus auf Wachsein eingestellt ist und entsprechend kurz fallen die Schlafperioden aus. Die Folgen sind chronische Schlafdefizite, Tagesmüdigkeit und Tageschläfrigkeit.
> - Durch die fehlende Synchronisation zwischen den internen biologischen Rhythmen mit dem äußeren Hell-Dunkelwechsel kommt es zudem zu einer *Chronodisruption*
> - Chronodisruption ist der eigentliche Grund für eine Reihe von Erkrankungen infolge langjähriger Schichtarbeit; dazu zählen Schlafstörungen, ein erhöhtes Unfallrisiko, chronische Gewichtszunahme und Adipositas, Diabetes Typ-II, Herzerkrankungen, sowie Verdauungsprobleme und ein erhöhtes Risiko für Brust-, Prostata- und kolorektale Krebserkrankungen.

Nicht einberechnet sind die individuelle Vulnerabilität gegenüber Schlafmangel, der Chronotyp (Morgen- oder Abendmensch), die private Lebenssituation (Kleinkinder, Familie, Nebenjobs), der Livestyle und das Vorliegen psychischer und somatischer Krankheiten.

4.1 · Die 24/7 – Gesellschaft

Diese zusätzlichen Faktoren können die Auswirkungen von Schichtarbeit wesentlich verstärken. Das Arbeiten in der Nacht erhöht auch das Risiko von Arbeitsunfällen insbesondere beim Nachhauseweg nach einem Nachtdienst.

4.1.4 Das Jetlag-Syndrom

Schlaf-wach-Rhythmusstörungen aufgrund von Flügen über mehrere Zeitzonen hinweg (transmeridiane Flüge) werden als Jetlag-Störung nach der internationalen Klassifikation der Schlafstörungen (ICSD-3, AASM [American Academy of Sleep Medicine] 2014) diagnostiziert (s. ▶ Abschn. 3.5.2). Dabei handelt es sich um eine transiente Störung, charakterisiert durch Ein- und Durchschlafstörungen, Schläfrigkeit tagsüber, einer verminderten körperlichen und kognitiven Leistungsfähigkeit, Stimmungsschwankungen und diverser somatischer Beschwerden, meist mit gastrointestinaler Symptomatik. Die Ursache ist, ähnlich wie beim Schichtarbeitersyndrom, eine Desynchronisation zwischen dem externen Hell- Dunkelwechsel und den endogenen zirkadianen Rhythmen, insbesondere dem Schlaf-wach-Zyklus. Weitere Gemeinsamkeiten mit der Schichtarbeit sind die stetige Zunahme von Betroffenen und dass beide aus dem modernen Leben nicht mehr wegzudenken sind. In Zeiten, als Fernreisen ausschließlich mit Schiffen möglich waren, gab es keinen Jetlag. Die langsame Reisegeschwindigkeit an Bord eines Schiffes sorgte dafür, dass der Reisende genügend Zeit hatte sich an eine neue Zeitzone anzupassen. Das Ausmaß (Intensität und Dauer) der Jetlag-Störung hängt hauptsächlich von der Anzahl der überquerten Zeitzonen ab (s. Übersicht: Auswirkungen der Jetlag-Beschwerden). Allerdings beeinflussen die Flugrichtung (West- oder Ost Flug), das Alter und individuelle Faktoren ebenfalls den Schweregrad der Symptomatik. Schätzungen gehen davon aus, dass pro Stunde Zeitverschiebung mit etwa einem Tag Anpassungszeit zu rechnen ist.

> **Übersicht**
> Die **Auswirkungen der Jetlag-Beschwerden** (Jetlag-Störung) hängen von der Anzahl der überflogenen Zeitzonen ab, eine **Anpassung an die neue Zeitzone** ist daher nicht immer sinnvoll.
>
> — Bei *kurzen Reisen* (Aufenthaltszeit am Zielort < 3 Tage) sollte keine Anpassung des individuellen Schlaf-wach-Rhythmus an den Hell-Dunkelzyklus des Zielortes stattfinden. Hier ist es sinnvoll im Zeitschema des Abflugortes zu bleiben. Kurze Schlafpausen (Powernaps) und Koffein können gegen die Müdigkeit eingesetzt werden, eventuell hilft auch Melatonin oder bei schweren Einschlafproblemen ein Schlafmittel mit kurzer Halbwertszeit. Wichtige Termine sollten aber so gelegt werden, dass sie während des biologischen Tages stattfinden.
>
> — Bei *Reisen bis zu 5 Tagen* Aufenthaltszeit sollte eine Teilanpassung erfolgen, d. h. die Schlafzeiten sollten noch innerhalb des biologischen Schlaffensters liegen. Dadurch wird die Rückanpassung erleichtert. Eine gezielte Lichtexposition kann helfen, das individuelle Schlaffenster noch eine Zeitlang stabil zu halten.
>
> — Bei *Reisen, die länger als 5 Tage* dauern empfiehlt es sich, den Schlaf-wach-Rhythmus möglichst rasch und vollständig an das Zeitschema des Zielortes anzupassen. Dabei ist die gezielte Lichtexposition einer der wichtigsten Adaptationsmechanismen. Melatonin (bzw. ein Melatoninrezeptorantagonist) kann ebenfalls eingesetzt werden, allerdings zeigen sich bei der Wirksamkeit große individuelle Unterschiede.

Die Maßnahmen zur Minderung der Jetlag-Symptome konzentrieren sich auf drei Ansätze. Zunächst kann versucht werden, bereits *vor Antritt der Reise* seinen *individuellen Schlaf-wach-Rhythmus an den Zielort anzupassen.* Zu empfehlen ist diese Methode vor allem bei Ostflügen. Bereits eine Woche vor dem Abflug werden die Schlafzeiten täglich sukzessive vorverlagert und es wird immer früher ins Bett gegangen (etwa 30 min). Damit das Aufstehen (mit Wecker) zu einem ungewöhnlich frühen Zeitpunkt leichter fällt, ist eine zusätzliche morgendliche Lichtexposition (z. B. Morgenspaziergang, Lichtlampe) hilfreich. Der *gezielte Einsatz von Licht* ist eine sehr effektive Methode, um den individuellen Schlaf-wach-Rhythmus an ein neues Zeitschema anzupassen. Mithilfe von Phasenresponsekurven lassen sich die Taktgeschwindigkeit der inneren Uhr darstellen und Verschiebungen in Richtung schnellerer oder langsamerer Taktfrequenz planen. Licht am Morgen beschleunigt die innere Uhr, Licht am Abend hingegen verlangsamt sie. Bei Westflügen bewirkt die Applikation von Licht zu einer Zeit, die dem subjektiven biologischen Abend entspricht, eine Phasenverzögerung (= eine Verlängerung des subjektiven Tages). Licht am subjektiven Morgen hingegen verursacht eine Phasenvorverlagerung (= eine Verkürzung des subjektiven Tages). Bei einem Ost Flug ist die Reihenfolge genau umgekehrt: Lichtexposition am subjektiven Morgen und Vermeidung von Licht am subjektiven Abend beschleunigen die Anpassung an das neue Zeitschema.

Die dritte Möglichkeit ist die *Einnahme von Melatonin* (s. ► Abschn. 4.3). Obwohl der Nutzen von Melatonin bei der Behandlung des Jetlags kontrovers diskutiert wird (Buscemi et al. 2004), konnten einige Studien die Wirksamkeit von Dosierungen zwischen 0,5–5 mg nachweisen (Herxheimer und Petrie 2002; Herxheimer 2014). Die unterschiedlichen Studienergebnisse lassen sich z. T. dadurch erklären, dass weniger die Dosis als vielmehr der Zeitpunkt und die Regelmäßigkeit der Melatonin-Einnahme die Wirkung

bestimmen. Noch effizienter ist allerdings die Kombination von Melatonin mit Licht (Morgenthaler et al. 2007).

Andere Therapieansätze zur Verbesserung des Schlafs (gezieltes Bewegungstraining, spezielle Diäten und Ernährungsvorschriften, chiropraktische Ansätze) wurden nur in einigen wenigen Studien untersucht, sodass dazu keine zuverlässigen Aussagen getroffen werden können (Bin et al. 2019). Hypnotika und andere schlaffördernde Substanzen zeigen nicht immer den gewünschten Erfolg, weil Schlafmittel in der Regel nicht die zirkadianen Steuerungszentren beeinflussen. Gegen Tagesmüdigkeit und Tagesschläfrigkeit helfen Stimulantien (Modafinil, Armodafinil), allerdings wirkt Koffein (vor allem bei Gesunden) genauso gut. Aus diesem Grund empfiehlt die American Academy of Sleep Medicine (AASM) bei Jetlag-Müdigkeit zunächst es mit starken Kaffee zu versuchen und erst bei persistierender Symptomatik auf Psychopharmaka zurückzugreifen (Morgenthaler et al. 2007).

Jetlag-Beschwerden (Jetlag-Störung) wie kognitive Beeinträchtigungen, Aufmerksamkeits- und Konzentrationsstörungen, Vigilanz- und Stimmungsschwankungen wurden noch kaum untersucht (Weingarten und Collop 2013). Die Meinung ist, dass mit einer Verbesserung der Schlafqualität auch diese Beschwerden verschwinden. Eine methodische Schwäche vieler Studien ist allerdings das Nichtunterscheiden zwischen einer reisebedingten Ermüdung bzw. Erschöpfung *(travel fatigue)* und der Jetlag Symptomatik. Das ist mit einer der Gründe, warum Jetlag-Studien oftmals sehr widersprüchliche Ergebnisse liefern (Bin et al. 2019).

4.1.5 Unfallursache „Sekundenschlaf"

Das moderne Leben wäre ohne Mobilität nicht denkbar und es gehört zum Alltag, räumliche Distanzen zu überwinden: von der Wohnung zur Arbeit, zu Einkaufszentren oder zu Kultur- und Freizeiteinrichtungen. Der Großteil dieser

4.1 · Die 24/7 – Gesellschaft

Wege wird mit dem Privatfahrzeug zurückgelegt. Laut Statistik waren im Jahre 2017 in der Schweiz 4,5 Mio., in Österreich 4,7 Mio., in Deutschland 45,1 Mio., und in ganz Europa rund 252 Mio. PKWs gemeldet (Quelle: ▶ https://de.statista.com/ [Zugriff: 12/2018]). In der Statistik nicht berücksichtigt sind einspurige Fahrzeuge, Fahrräder oder die rasant ansteigende Zahl an E-Skootern. Der Prozentsatz der Nutzer öffentlicher Verkehrsmittel steigt zwar stetig, dennoch stützt sich die individuelle Mobilität vorwiegend auf das Privatfahrzeug, mit spürbaren Folgen: Die Verkehrsdichte nimmt ständig zu. Vor allem zu den Stoßzeiten ist das Verkehrsaufkommen in Ballungsräumen enorm angewachsen. Die hohe Verkehrsdichte erfordert ein hohes Maß an Aufmerksamkeit. In solchen Momenten sehnen sich viele nach einer ungehinderten, entspannten Fahrt auf einer Autobahn. Ein Trugschluss, wie sich immer wieder zeigt, denn die Monotonie einer Autobahnfahrt ist eine der Ursachen für den Sekundenschlaf (plötzliches Einschlafen am Steuer).

Verkehrsunfälle infolge von Schläfrigkeit sind eine der häufigsten Risikofaktoren im Straßenverkehr. Nach Meinungen von Verkehrsexperten ist Übermüdung, neben einer überhöhten Geschwindigkeit, Alkohol oder Drogen die dritthäufigste Unfallursache. Schätzungen gehen davon aus, dass bis zu 20 % aller Verkehrsunfälle mit erhöhter Schläfrigkeit in Verbindung stehen (Åkerstedt 2000; Craft 2009). Allerdings existieren verlässliche Statistiken über müdigkeitsbedingte Unfälle nicht, da es sehr schwierig ist, Sekundenschlaf als alleinige Unfallursache eindeutig nachzuweisen (Li et al. 2018; Radun und Radun 2009). Oft scheitert die Ursachenforschung bereits bei der Frage ob „lediglich" Übermüdung oder das Einschlafen am Steuer (Sekundenschlaf) der Grund für den Unfall war. Leider gibt es dazu sehr wenige systematische Studien, sodass Sekundenschlaf als Unfallursache in erster Linie von der langjährigen Erfahrung der ermittelnden Personen abhängt (s. Übersicht: Die häufigsten Gründe

für Schläfrigkeit am Steuer). Unfallstatistiken zeigen, dass zwischen 1.00 und 6.00 Uhr am Morgen das Einschlafen am Steuer öfter vorkommt, ebenso bei Fahrten am frühen Nachmittag. Frontalzusammenstöße mit Hindernissen oder Gegenständen am Straßenrand sowie das Überschlagen eines Autos ohne Fremdeinwirkung sind ebenfalls typisch für schläfrigkeitsbedingte Unfälle.

Sekundenschlaf ist die Folge eines übermüdeten Fahrzeuglenkers und tritt nicht plötzlich auf, wie manche Autofahrer meinen (Reyner und Horne 1998). Typische Vorzeichen sind schwere Augenlider, brennende Augen, häufiges Blinzeln, Gähnen, „mit den Gedanken ganz wo anders sein", Konzentrationsschwierigkeiten, Frösteln, nicht die Spur halten können. Übermüdung hat viele Gründe, wobei Schlafmangel, ein gestörter Schlaf oder Schichtarbeit an erster Stelle stehen. Meist wird übersehen, dass ein bequemes Fahrzeug oder Autositz, die Monotonie einer langen Autofahrt, sogar das regelmäßige Schaukeln des Autos ebenfalls einschläfernd wirken können. Selten führt aber nur ein Faktor zu einem Sekundenschlafereignis und Betroffene berichten immer wieder über das Zusammentreffen mehrerer Risikofaktoren.

> **Übersicht**
> Die häufigsten **Gründe** für **Schläfrigkeit am Steuer:**
> - Schlafmangel: Schlafzeiten <4 h und Wachzeiten von mehr als 14 h führen bereits zu Aufmerksamkeits- und Leistungsdefiziten; über 18 h zeigen sich Beeinträchtigungen vergleichbar mit einem Blutalkoholspiegel von 0.5 Promille
> - lange Autofahrten ohne ausreichende Pausen: Autofahrer, die nicht gewohnt sind, lange Strecken zu fahren, ermüden rascher und benötigen öfter Pausen (spätestens nach 2 h Fahrzeit)

- das Losfahren am frühen Morgen (vor der üblichen Aufstehzeit), Nachtfahrten, Fahrten am frühen Nachmittag (Grund: zirkadian bedingtes Leistungstief) oder Autofahrten nach einem Nachtdienst erhöhen das Ermüdungsrisiko
- Autofahrer mit chronischen Schlafstörungen; gefährdet sind Personen mit schlafbezogenen Atmungsstörungen (Schlafapnoe: 2,5-fach erhöhtes Risiko), Narkolepsie, idiopathischer Hypersomnie oder Schlaf-wach-Rhythmusstörungen
- Autofahrer, die regelmäßig Medikamente einnehmen; zahlreiche Medikamente machen müde und verringern die Aufmerksamkeits- und Konzentrationsleistung
- Alkoholkonsum und/oder Drogen, vor allem in Kombination mit Schlafmangel

4.1.5.1 Schläfrigkeit am Steuer: Präventionsmaßnahmen

Maßnahmen zur Verhinderung schläfrigkeitsbedingter Verkehrsunfälle konzentrieren sich im Wesentlichen auf drei Bereiche.

1. Die erste, und wahrscheinlich wirkungsvollste Strategie, richtet sich direkt an den Fahrzeuglenker und betont dessen **Eigenverantwortlichkeit.** Gefordert wird verantwortungsbewusstes Handeln, das dazu führt, sich bei Müdigkeit erst gar nicht ans Steuer eines Fahrzeuges zu setzten oder das Einplanen von kurzen Schlafpausen (Powernaps). Informationskampagnen, die sich u. a. auf das Erkennen von Müdigkeitszeichen richten:
   - „Turboschlaf" – Initiative aus der Schweiz (▶ www.turboschlaf.ch),
   - die Aktion „Vorsicht Sekundenschlaf" des Deutschen Verkehrssicherheitsrats (SVR) (▶ www.dvr.de/download/

   vorsicht-sekundenschlafinformationsmaterial.pdf),
   - die „Take a Rest/Mach mal Pause" Aktion des Österreichischen Verkehrssicherheitsfonds in Zusammenarbeit mit dem Bundesministerium für Verkehr, Innovation und Technologie (BMVIT) aus dem Jahre 2013 (▶ https://www.bmvit.gv.at/verkehr/strasse/sicherheit/fonds/vsf/downloads/23_takearest.pdf),
   - die Initiative „*Wake-Up Bus*" der European Sleep Research Society (▶ www.esrs.eu), eine 2013 europaweit durchgeführte Informationskampagne. Im Rahmen dieser Kampagne wurde auch eine Befragung in 19 EU-Ländern über Schläfrigkeit am Steuer durchgeführt (Gonçalves et al. 2015).

   Eine wichtige Zielgruppe von Aufklärungskampagnen sind Personen mit einer bereits bekannten gesundheitlichen Beeinträchtigung, die zu einer Tagesschläfrigkeit führt (Schlafapnoe, Narkolepsie, Epilepsien, Myasthenie usw.).

2. **Kein Fahren zu Zeiten mit einem erhöhten Unfallrisiko** (am frühen Nachmittag oder zwischen 2.00 und 4.00 Uhr in der Früh). Die Aufmerksamkeits-Konzentrationsleistung ist gerade zu diesen Tageszeiten stark vermindert und gegen diese, zirkadian bedingten Leistungseinbußen (*„time-of-day"*- Effekte) hilft weder jahrzehntelange Fahrpraxis noch ein spezielles Fahrtraining. Ein weiteres Risiko sind die Auswirkungen langer Autofahrten auf die Fahrleistung. Ermüdung kann entweder die direkte Folge langer und anstrengender Autofahrten sein (*„time-on-duty"*- Effekte), langer Wachperioden (>16 h), oder das Resultat monotoner Fahrbedingungen (*fatigue due to monotony*). Dem möglichst frühen Erkennen von Schläfrigkeitsanzeichen, sowohl in der Eigen- als auch Fremdwahrnehmung kommt eine

wichtige, präventive Rolle zu. Steuerungsmaßnahmen zielen können auch darauf abzielen bei längeren Strecken von vornherein auf das Privatfahrzeug zu verzichten und öffentliche Verkehrsmittel zu benützen (z. B. durch günstige Bahntickets).

3. Durch technische Überwachung der Fahrleistung (z. B. Lenkbewegungen, Fahrgeschwindigkeit) wird der Fahrzeuglenker gewarnt oder in das Fahrgeschehen eingegriffen. Solche **Warn- und Fahrerassistenzsysteme** werden mittlerweile von nahezu allen namhaften Autoherstellern serienmäßig angeboten und entsprechend vielfältig sind die dabei verwendeten technischen Methoden und Algorithmen (s. ▶ Kap. 11). Wie effizient oder zuverlässig diese Müdigkeitswarner sind oder worin sich die Fahrermüdigkeitserkennung verschiedener Hersteller voneinander unterscheiden lässt sich nur schwer überprüfen. Neben dem Einsatz von Fahrerassistenzsystemen zur Müdigkeitserfassung können auch Systeme außerhalb des Fahrzeuges, wie das Anbringen von „Rumpelstreifen" am Fahrbahnrand dazu beitragen, müdigkeitsbedingte Unfälle zu verhindern. Prinzipiell könnten Fahrzeuge auch via Straßeninfrastruktur (Sensoren in der Fahrbahn oder am Straßenrand), durch Videokameras, mithilfe von Drohnen oder mittels Nano- und Picosatelliten überwacht und zur Detektion müdigkeitsbedingten Fahrverhalten herangezogen werden. Das hätte den Vorteil alle auf der Straße befindlichen Fahrzeuge, unabhängig von deren technischem Ausstattungsgrad, überwachen zu können. Dazu gibt es aber im Augenblick keine Initiativen, weder zur Planung noch zur Evaluierung entsprechender Technologien. Aktuelle Trends weisen in eine andere Richtung: Nahezu alle namhaften Autohersteller investieren in die Entwicklung selbstfahrender Fahrzeuge, eine Technologie, die maßgeblich unsere Mobilität der Zukunft bestimmen wird (s. ▶ Kap. 11).

4.2 Arbeitsleistung und zirkadianer Rhythmus

Die bisher genannten drei Beispiele (Schichtarbeit, Jetlag, Sekundenschlaf) machen deutlich, wo die Grenzen der permanenten Verfügbarkeit liegen, wie sie z. B. eine 24/7 Mentalität propagiert. Ein Arbeiten rund um die Uhr ist physiologisch nicht möglich und bedarf entsprechender Anpassungen unter Berücksichtigung zirkadianer Prozesse. Der Schlaf-wach-Rhythmus bestimmt den groben Rahmen, wie sich Aktivität und Ruhe in einem 24 h Zeitfenster verteilen. Während der Wachheit ist unsere Aufmerksamkeits- und Konzentrationsleistung nicht immer konstant hoch, sondern unterliegt Schwankungen, unabhängig von der Beanspruchung. Viele kennen wahrscheinlich das Leistungshoch um etwa 11.00 am Vormittag oder das mittägliche Leistungstief ab etwa 13.00 Uhr. Schwankungen in der Wachheit werden als Ermüdung wahrgenommen und verlangen nach einer kurzen Pause. Eine Pausengestaltung, die zirkadiane Schwankungen berücksichtigt, ist besonders effizient, garantiert optimale Erholung und steigert die Arbeitsleistung (s. ▶ Abschn. 9.4). Werden Ermüdungssignale über längere Zeit ignoriert, führt dies zu Erschöpfungszuständen, die sich auch chronifizieren können (s. ▶ Kap. 6).

4.2.1 Der feine Unterschied: Belastung oder Beanspruchung

Ermüdung in Kombination mit Erschöpfungszuständen ist eine Extremsituation, die dem „normalen" Ermüden gegenübergestellt werden muss. Denn Ermüdung ist ein natürlicher Prozess, der sich als Folge einer Beanspruchung einstellt und einen Organismus vor Schaden bewahrt, wenn eine Leistungsgrenze erreicht wurde. Eine zu starke und dauerhafte Belastung, egal ob kognitiv oder physiologisch, kann irreversible Schäden z. B. an der Muskulatur verursachen, oder ein Individuum dadurch gefährden, indem durch Aufmerksamkeits- und Konzentrationsdefizite die Gefahr von Verletzungen durch Unfälle zunimmt. Belastungen oder Anforderungen sind wiederum notwendig um leistungsfähig zu sein, bzw. seine Leistungsfähigkeit nicht zu verlieren.

In diesem Zusammenhang soll kurz auf das *Belastungs- und Beanspruchungskonzept* wie es ursprünglich von Rohmert u. Rutenfranz (Rohmert 1984) formuliert wurde, eingegangen werden. Danach wird unter *Belastung die Gesamtheit aller erfassbaren Einflüsse definiert,* die von außen auf einen Menschen zukommen und auf ihn einwirken. Die individuellen Reaktionsweisen bzw. welche Auswirkungen Belastungen auf eine Person zeigen, werden unter dem Begriff *Beanspruchung* zusammengefasst (siehe dazu auch ► Abschn. 7.2). Wie sehr Belastungen einen Menschen beanspruchen hängt in erster Linie von seinen Voraussetzungen (Wissen, Können, Fertigkeiten, etc.) und der aktuellen Fitness ab (ist jemand ausgeschlafen, motiviert, konzentriert usw.). Bei Erreichen der individuellen Belastungsgrenze, wird zunächst entschieden, ob weiter gearbeitet wird oder nicht. Dieser Prozess wird häufig nicht bewusst wahrgenommen, sondern äußert sich z. B. in Form von Lust- Unlustgefühlen. Dadurch lassen sich zusätzliche Leistungsressourcen mobilisieren, können aber bei einem ungünstigen Belastungs-Beanspruchungsverhältnis zur völligen Erschöpfung und zum Abbruch einer Tätigkeit führen. Die individuellen kognitiven Strategien, die diesen

Entscheidungsmoment begleiten, gilt es im Rahmen präventiver Maßnahmen z. B. bei der Burnout-Prophylaxe bewusst zu machen und anzusprechen. Persönlichkeitsmerkmale wie übermäßiger Perfektionismus, Altruismus, oder selbstschädigende Attributionsstile (z. B. Erfolge werden nicht den eigenen Fähigkeiten zugeschrieben, Misserfolge sehr wohl), sind Gründe für eine Überbeanspruchung, die in Folge zu chronischen Gesundheitsschäden führen kann (Schlafmangel, Burnout, Erschöpfungszustände).

Belastungen lassen sich durch vier Merkmale beschreiben:
1. den Belastungskomponenten (Aufgabenart, Arbeitssituation, usw.)
2. den Belastungsarten (konditionell, informatorisch, etc.)
3. der Belastungshöhe (z. B. Intensität, Dauer) und durch
4. die zeitliche Abfolge der Belastung (simultan, sukzessiv).

Teilbelastungen lassen sich durch geeignete Testverfahren messen und die Ergebnisse in Form von Belastungsprofilen bildhaft darstellen. Daraus ergibt sich die individuelle *Teilbeanspruchung,* die durch personenbezogene Merkmale wie das *Anspruchsniveau,* die *Handlungskompetenz* sowie *persönliche* und *soziale Ressourcen* ergänzt werden kann.

Damit eine beanspruchende Arbeitsbedingung nicht zu einer großen Belastung wird, müssen regelmäßige Pausen eingeplant werden. Die Dauer und der Abstand zwischen den Pausen sollte nicht beliebig sein, sondern sich nach Kriterien wie dem Anforderungsniveau und chronobiologischen Überlegungen richten. Eine Möglichkeit zur effizienten Pausenplanung ist die Berücksichtigung des *basic rest-activity cyles* (basaler Ruhe-Aktivitätszyklus [BRAC]), ein ultradianer Rhythmus, der sowohl im Schlaf als auch während der Wachheit für optimale Erholung sorgt.

4.2.2 Basic rest-activity cycle

Die Entdeckung des REM-Schlafs durch Eugene Aserinsky und Nathaniel Kleitman (Aserinsky und Kleitman 1953), beflügelte nicht nur die Traumforschung (eine Zeitlang galt die These, dass nur im REM-Schlaf geträumt wird), sondern auch die Schlaf-wach-Rhythmusforschung. Bereits in den 1930er Jahren untersuchte Kleitman mit großem Interesse biologische Vorgänge und deren Veränderungen im Schlaf (Temperatur, Herzschlag, Atemfrequenz). Die Frequenz des Ein- und Ausatmens ist einfach zu bestimmen, zeigt aber charakteristische Veränderungen, je nachdem ob jemand schläft oder wach ist. Die Ableitung von Hirnströmen liefert zwar wesentlich mehr Informationen über den Schlafprozess, dennoch ist u. a. bei klinischen Fragestellungen die Kombination mit anderen Biosignalen wie Elektrokardiogramm, Muskelspannung oder der Atemfrequenz aussagekräftiger. Im Rahmen eines Dissertationsprojektes über den Verlauf von Augenbewegungen im Schlaf bei Kindern konnte Aserinsky (im Schlaflabor von Kleitman) beobachten, dass es Schlafphasen mit langsam rollenden und raschen Augenbewegungen gibt. Dieses Schlafstadium, von den Entdeckern als *rapid eye movement sleep* (REM) bezeichnet, zeigt während der Nacht eine typische Verlaufsform. Ungefähr 90 min (± 20 min) nach Schlafbeginn tritt die erste REM-Phase auf, die meist nur sehr kurz ist (1–2 min). Zirka 90 min später folgt die nächste REM-Perioden, die bereits deutlich länger ist. Dieser Trend setzt sich fort, sodass am Ende der Nacht REM-Phasen 45 min und länger dauern können. Der rhythmisch wiederkehrende Wechsel von non REM-(NREM) und REM-Schlaf faszinierte Kleitman sehr und er stellte sich die Frage, ob nicht auch im Wachen eine ähnliche Rhythmik besteht. Bereits im Zusammenhang mit Studien zur Veränderungen der Atemfrequenz

im Schlaf hatte Kleitman von einem *basic rest-activity cycle (BRAC)* gesprochen (Kleitman 1963). Der 90 (± 20) – Minuten Wechsel von NREM- zu REM-Schlaf entsprach genau dieser Vorstellung. Im Juli 1982 publizierte Kleitman eine Zusammenfassung aller Studien, die sich seit der Entdeckung des REM-Schlafs mit dem Thema BRAC als einen fundamentalen ultradianen (kürzer als ein Tag) biologischen Rhythmus beschäftigt haben (Kleitman 1982). Sein Resümee: Die überwiegende Mehrheit der Studienergebnisse unterstützen seine These von einem 90 min basalen Ruhe-Aktivitätszyklus. So konnten Okawa und Mitarbeiter Vigilanzschwankungen mit einer Periode von 90–120 min im EEG nachweisen (Okawa et al. 1981). Orr und sein Team fanden ähnliche rhythmisch wiederkehrende Schwankungen in der Herzrate (Orr et al. 1976). Andere Studien zeigten wiederum, dass die Aufmerksamkeit– und Konzentrationsleistung ebenfalls einem 90 min Rhythmus folgen (Hayashi et al. 1994).

Die zahlreichen Einzelbefunden der BRAC-Forschung decken sich mit der Alltagserfahrung, dass die Arbeitsleistung nicht stundenlang gleich hoch ist, sondern nach einer bestimmten Zeit nachlässt. Nach dem 90 min basalen Ruhe-Aktivitätszyklus (BRAC) ist es sinnvoll den Arbeitsprozess in 90 Minuten-Blöcke einzuteilen und mit einer 20 min Pause abzuschließen. Damit eine solche Planung phasengerecht gelingt, wäre ein Tool hilfreich, dass in der Lage ist, den aktuellen Ruhe-Aktivitätszyklus anzuzeigen. Es wurden immer wieder Versuche unternommen, den BRAC-Verlauf mithilfe kontinuierlicher Biosignalaufzeichnungen grafisch darzustellen, mit allerdings nur mäßigen Erfolg. 24 h EEG-Aufzeichnungen sind in der Regel zu Artefakt behaftet um rhythmische Frequenz- oder Amplitudenveränderungen grafisch darzustellen. Kontinuierliche Bewegungsmessungen (aktigrafische Aufzeichnungen) sind zwar weniger störanfällig, jedoch sehr

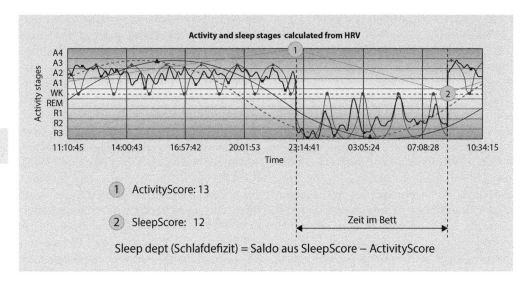

● **Abb. 4.1** Extraktion des *basic rest-activity cycles* (BRAC) aus seiner 24-stündigen kontinuierlichen Herzratenvariabilitätsmessung (HRV-Messung). Die hellgraue, sinusförmige Linie stellt den hypothetisch berechneten BRAC dar, die schwarze, unregelmäßige Linie repräsentiert den aus der HRV-Messung berechneten beobachteten BRAC. Aus dieser Darstellung lässt sich die Fähigkeit des Individuums erfassen, sich an die Anforderungen der Umwelt anzupassen, bzw. eigene Ressourcen durch Entspannung und Erholung wiederaufzubauen (Regulationsfähigkeit des autonomen Nervensystems [ANS]) (Mit freundlicher Genehmigung HeartBalance Innovations GmbH)

stark situationsabhängig und nur in einem geringen Maß durch interne Rhythmen gesteuert. Versuche den Ruhe-Aktivitätszyklus in 24 h Herzratenvariabilitätsmessungen (HRV) abzubilden sind vielversprechend und vor allem relativ einfach durchzuführen (s. ● Abb. 4.1). Dargestellt ist der empirisch gemessene Ruhe-Aktivitätszyklus (schwarze, unregelmäßige Linie) und der hypothetische Verlauf mit einer Periodenlänge von ca. 90–120 min (hellgraue, sinusförmige Linie). Abweichungen vom idealtypischen Kurvenverlauf sind die Folge individueller Aktivitäten und körperlicher Belastungen sowie Reizen aus der Umwelt (Hauschild 2017).

Neben dem Aktivitäts-Ruhezyklus wurde noch andere ultradiane Rhythmen mit Periodenlängen unter 90 min und über 240 min beschrieben (Hayashi et al. 1994; Kaiser 2013). Allerdings steht deren empirische Überprüfung noch aus, wie auch generell der Nachweis ultradianer Rhythmen methodisch sehr schwierig ist. Neben robusten Langzeitmessungen sind auch komplexe mathematische Berechnungen erforderlich. Dennoch ist es sinnvoll, die Ergebnisse der BRAC-Forschung in dem Arbeitsprozess zu integrieren und ultradiane Rhythmen auch beim Ermüdungsrisikomanagement zu berücksichtigen.

4.3 Gibt es ein Zuviel an Vigilanz?

Zustände erhöhter Wachheit oder Aufmerksamkeit werden als Hypervigilanz bezeichnet und können durch den Konsum aktivierender Substanzen hervorgerufen werden, infolge

4.3 · Gibt es ein Zuviel an Vigilanz?

von Erkrankungen auftreten, aber auch eine persönlichkeitsimmanente Trait-Eigenschaft sein. Als *traits* werden alle stabilen Persönlichkeitsmerkmale bezeichnet, im Gegensatz zu *state*-Eigenschaften, die situativ bedingt sind. Hypervigilante Persönlichkeiten sind ständig auf der Suche nach Neuem, sind leicht durch Außenreize ablenkbar, zeigen mitunter ein ausgeprägtes Kontrollbedürfnis und sind körpermotorisch sehr aktiv. Diese Merkmalszuschreibungen können sich noch weitgehend innerhalb des normalen Spektrums von Persönlichkeitseigenschaften bewegen und imponieren als unangepasstes Verhalten erst unter bestimmten situativen Bedingungen wie z. B. hohem Stress oder emotional belastenden Situationen. Obwohl empirisch noch nicht eindeutig nachgewiesen, gelten Persönlichkeitseigenschaften wie das ständige Durchsuchen der Umgebung nach möglichen Gefahren oder die Tendenz alles auf sich zu beziehen als prädisponierend um eine Angst- und Paniksymptomatik zu entwickeln.

Hypervigilante Verhaltensweisen wie angespannt sein, innere Unruhe und Getriebenheit sind auf physiologischer Ebene die Folgen einer erhöhten zentralnervösen Erregbarkeit *(arousability)*, die sich bis zu einer Hyperarousabilität *(hyper arousabilty)* steigern können. Diese Symptomkombination gilt als wesentlicher Vulnerabilitätsfaktor beim Entstehen von psychischen Störungen wie Ängsten (Eysenck 1997), Depressionen (Henry et al. 2012) oder Schlafstörungen (Trudel-Fitzgerald et al. 2017; Fernandez-Mendoza et al. 2014). Klinisch auffällige hypervigilante Zustände äußern sich durch ein erhöhtes Angstniveau, ständiger Unruhe, überschießender Schreckhaftigkeit, einem unspezifischen Gefühl von Panik und permanentem Bedroht seins. Begleitende körperliche Symptome sind ein erhöhter Herzschlag, Hyperventilation, vermehrtes Schwitzen und Zittern.

Ängstliche Personen neigen dazu, in neuen oder ungewohnten Situationen mit erhöhter Aufmerksamkeit auf jede Kleinigkeit zu achten, die sich in der Umgebung oder in ihrem Inneren abspielen. Dieses antizipieren von möglicher Gefahren ist Folge einer selektiven Aufmerksamkeit, die wie ein Filter funktioniert und nur Beängstigendes wahrnimmt und selbst Nebensächlichem große Bedeutung beimisst. Daraus entwickeln sich Unkonzentriertheit, leichte Ablenkbarkeit oder ausgeprägtes Vermeidungsverhalten (vgl. Hypervigilanz-Vermeidungs-Hypothese bei Phobien von Mogg et al. 1997). Dieser Prozess blockiert kognitive Ressourcen und führt zu raschem Ermüden und körperlicher Erschöpfung. Ein oft gewählter Weg um aus dieser Situation herauszukommen ist der Konsum von Alkohol unter dessen Wirkung sich die Ängste und die erhöhte Selbstaufmerksamkeit verringern.

Basierend auf den skizzierten Pathomechanismen der Hypervigilanz wurden eine Reihe von therapeutischen Konzepten entwickelt, deren gemeinsames Ziel es ist, den Wahrnehmungsreizen aus der Umwelt und dem Körper mit mehr Gelassenheit und innerer Ruhe zu begegnen, wie dies zum Beispiel im Rahmen von Achtsamkeitstrainings (Mindfullness-Training) geschieht.

4.3.1 Hypervigilanz als Folge von Erkrankungen

Das Symptom Hypervigilanz tritt häufig bei **Angststörungen** auf. Charakteristisches Merkmal sind das Auftreten von Angstreaktionen ohne das Vorliegen realer bzw. nachvollziehbarer äußerer Bedrohungen (s. Definition: Kriterien einer Angststörung). Bei den **Phobien** hingegen fungieren bestimmte Objekte, Situationen oder Lebewesen als Angstauslöser. Klassifiziert werden diese Krankheitsbilder nach der ICD-10 (Dilling et al. 2008) unter F40 bzw. F41.

> **Definition**
>
> Die wesentlichen **Kriterien einer Angststörung:**
> - die Angst ist der Situation nicht angemessen und dauert deutlich länger an,
> - sie ist durch die Betroffenen weder erklärbar, beeinflussbar noch zu bewältigen und
> - die Symptome beeinträchtigen erheblich das Alltagsleben und die Sozialkontakte.
> - Von Angststörungen und Phobien abzugrenzen sind *Panikstörungen,* bei denen Gefühle der Angst plötzlich und meist zeitlich begrenzt auftreten. Begleitet werden die Beschwerden von:
> - vegetativ-somatischen Symptomen wie Atemnot, Herzrasen, Kurzatmigkeit, Schweißausbrüchen, Zittern, Schwindel und Übelkeit
> - mitunter können sich auch Depersonalisations- (Verlust des Kontaktes mit sich selbst wie das Gefühl „neben mir zu stehen") oder
> - Derealisationsgefühle („alles wirkt fremd") einstellen oder
> - Zwangsgedanken wie „gleich sterbe ich" oder „jeden Moment geht die Bombe hoch" auftreten.
>
> Diese Zustände müssen wiederholt vorkommen um als Panikstörung diagnostiziert zu werden und sollten auch eine Verhaltensänderung bei dem Betroffenen (im Sinne eines Vermeidungsverhaltens) bewirken. Panikzustände können sich auch während des Schlafs oder in entspannten Situationen einstellen oder durch Medikamente (z. B. beim raschen Absetzen von Benzodiazepinen mit kurzer Halbwertszeit, Antisympathotonika, Antiarrhythmika) und vor allem durch Drogen (Alkohol, LSD, Kokain usw.) ausgelöst werden.

Hypervigilanz zählt zu den drei Kernsymptomen der **posttraumatischen Belastungsstörung** (PTBS, F43.1 nach ICD-10). Neben dem Wiedererleben des traumatisierenden Erlebnisses in Form von Flashbacks oder Albträumen und einem ausgeprägten Vermeidungsverhalten gegenüber allen Trauma-relevanten Reizen, ist das hypervigilante Verhalten ein wesentlicher Faktor, der Energie bindet und Patienten nicht zur Ruhe kommen lässt. Auslöser für eine PTBS ist ein stark belastendes Lebensereignis, das von dem Betroffenen nicht verarbeitet wurde und sich infolge zu einem traumatisierenden Ereignis verdichtet (Sack 2004). Dabei dürften prädisponierende Faktoren (vgl. Waszczuk et al. 2018), dysfunktionale kognitive Verarbeitungsmuster (z. B. Horowitz et al. 1979) oder Störungen bei der Einspeicherung und beim Abruf von Gedächtnisinhalten eine wichtige Rolle spielen (Izquierdo et al. 2016).

Die wohl bekannteste Hypervigilanzstörung ist die **Aufmerksamkeitsdefizit-/ Hyperaktivitätsstörung (ADHS),** die nach der ICD-10 als „Hyperkinetische Störung" (F90) kodiert wird. Ende der 1950er Jahren war das Symptombild eines hyperaktiven Schulkindes, das nicht ruhig sitzen kann, unaufmerksam ist und nur über eine ungenügende Impulssteuerung verfügt, noch ein Kuriosum und kam nur gelegentlich vor. Seitdem hat sich das Bild drastisch geändert und, ausgehend von den USA, hat sich die ADHS zu einer der häufigsten Diagnosen des Kinder- und Jugendalters entwickelt. Die weltweiten Prävalenzraten liegen zwischen 5,29 % (Polanczyk et al. 2007) und bis zu 7,1 % (Willcutt 2012). Warum es zu einer so großen, geradezu epidemischen Zunahme an ADHS-Diagnosen weltweit kam, ist Gegenstand zahlreicher Untersuchungen und Spekulationen (z. B. Smith 2017). Das Krankheitsbild ist in der Medizingeschichte nicht neu und über Jahrtausende bereits bekannt. Symptombeschreibungen eines hyperaktiven Kindes finden sich sogar schon in der Bibel bei Isaac's

4.3 · Gibt es ein Zuviel an Vigilanz?

Sohn Esau (vgl. Martinez-Badia und Martinez-Raga 2015) und vielen ist auch die Figur „Zappelphilipp" des Deutschen Psychiaters und Kinderbuchautors Heinrich Hoffmann bekannt, der die Familiendynamik rund um einen hyperaktiven Buben in einer Bilderserie sehr eindrucksvoll dargestellt hat. Was jedoch in den letzten Jahren dazukam, ist die Ausweitung der Diagnose auch auf Erwachsene. Allerdings dürfte sich die Merkmalsausprägung einiger Symptome in Abhängigkeit vom Alter verändern wie z. B. Impulsivität und motorische Unruhe (Callahan und Plamondon 2018). Ein dysfunktionales Belohnungssystem mit Beeinträchtigungen der sogenannten „Ausführungsfunktionen" (= planen, organisieren von Handlungen) und Störungen bei der Aufrechterhaltung der Vigilanz sind einige der wesentlichen neurophysiologischen Funktionsstörungen bei der ADHS.

4.3.2 Hypervigilanz durch Suchtmittel und Drogen

Der Gedanke, sich durch Substanzen in einen Zustand besonderer Leistungsfähigkeit zu versetzen, beflügelt nicht nur die Fantasie von Leistungssportlern, Militärs und Workaholics. Jugendliche, Studenten und Personen aus der Kunst- und Kulturszene sind ebenfalls empfänglich für Getränke und Substanzen, die versprechen, jemanden wacher, konzentrierter und leistungsfähiger zu machen oder Symptome der Müdigkeit beseitigen. Das **Naturprodukt Kaffee** in höheren Dosen konsumiert (> 1000 mg pro Tag) erhöht nicht die Leistungsfähigkeit, sondern verursacht Unruhe, Zittern, Nervosität, Übererregtheit und steigert die körperliche und psychische Anspannung (Hypervigilanz). Dieser Zustand hat Ähnlichkeit mit dem hypervigilanten Verhalten von ängstlichen Personen, bindet Energieressourcen und engt letztendlich die Wahrnehmung ein.

Die Liste der **künstlichen Substanzen,** die uns leistungsfähiger machen, wird immer länger und neben den klassischen Substanzgruppen wie Amphetaminen und Stimulantien kommen laufend neue Präparate auf den Markt, größtenteils verbotene Dopingmittel. Amphetamine, wie das Pervitin wurden bereits von der Deutschen Wehrmacht im 2. Weltkrieg eingesetzt und unter den Bezeichnungen „StuKa-Tablette" oder „Panzerschokolade" – zumindest in den ersten Kriegsjahren – in großen Mengen an Soldaten verteilt. Die starken Nebenwirkungen (Herz-Kreislaufprobleme bis hin zum Herzstillstand) und vor allem das erhebliche Suchtpotential waren die Gründe, dass die Verteilung von Pervitin rasch wiedereingestellt wurde. Dennoch wird die Suche nach vigilanzsteigernden Substanzen *(vigilance enhancer)* weiterhin maßgeblich vom Militär mitfinanziert. Das zeigt auch die Entwicklungsgeschichte des Präparates Modafinil (ein Alpha-Sympathomimetikum), ein mittlerweile sehr weit verbreitetes Stimulans. Entsprechend groß ist die Zahl der Studien zu diesem Wirkstoff (eine Übersicht dazu bei Kim 2012; Murillo-Rodriguez et al. 2018), der neben der wachmachenden Wirkung auch Effekte eines *neuro enhancers* haben soll.

Amphetamine wie das Methylphenidat (Handelsname Ritalin™) und das Stimulans Modafinil (Handelsname Modasomil™, Provigil™, Vigil™, Alertec™) sind rezeptpflichtige Substanzen, die in erster Linie bei der Behandlung von Patienten mit Tagesschläfrigkeit (Narkolepsie, Schlafapnoe) eingesetzt werden. Unter ärztlicher Begleitung ist die Verwendung dieser Präparate sinnvoll und effizient. Dennoch wird Modafinil immer wieder „off label" (ohne ärztliche Verschreibung) verwendet, meist um die Auswirkungen von Lifestyle-bedingten chronischen Schlafmangel zu beheben oder um arbeitsbedingt über längere Zeitperioden hinweg wach zu bleiben (Micoulaud-Franchi et al. 2014). Wesentlich problematischer ist allerdings der Konsum von illegalen (Party-) Drogen wie Kokain, Ecstasy oder die Metamphetamine Crystal Meth und das schon seit den 1940er Jahren in großen Mengen hergestellte Pervitin.

Substanzen, die einen hypervigilanten Zustand herbeiführen, fördern nicht die Leistungsfähigkeit, sondern versetzen den Organismus in einen Zustand erhöhter Erregung, vergleichbar mit einer Gefahrensituation. Das Mehr an Wachheit geht allerdings auf Kosten anderer Teilleistungen. Die Wahrnehmungsbreite wird eingeschränkt und die ganze Aufmerksamkeit richtet sich meist auf Unwesentliches. Die Übererregung führt zu raschen, unreflektierten Reaktionen und die kognitive Flexibilität ist ebenfalls eingeschränkt. Die Zustände ähneln sehr den Hypervigilanz-Symptomen bei Angst- Panikstörungen, PTBS und ADHS. Der Griff zu Substanzen, die einem Wachheit versprechen aber den Organismus in einen Ausnahmezustand versetzen, ist der falsche Weg um seine Vigilanz und Arbeitsleistung zu verbessern. Dazu gibt es andere Möglichkeiten wie z. B. ausreichender Schlaf und eine effiziente Pausengestaltung (s. ▶ Kap. 9).

4.4 Zusammenfassung und Ausblick

Eine 24 h Gesellschaft mit dem Bestreben rund um die Uhr *online* und verfügbar zu sein, darf die Biologie des Menschen nicht ignorieren. Das gilt insbesondere für die Arbeitswelt. Wer chronobiologische Prinzipien missachtet oder Schlafenszeiten sukzessive reduziert, schafft Bedingungen, die neben einem erhöhten Unfallrisiko auch das Entstehen von schweren Krankheiten begünstigt. Die Problematik der 24/7-Mentalität lässt sich anhand dreier, exemplarisch herausgegriffener Beispiele des modernen Lebens – Schichtarbeit, Jetlag und Sekundenschlaf – gut erkennen: Chronobiologisch betrachtet liegt das Grundproblem

in einem falschen Timing, verursacht durch eine zirkadiane Fehlanpassung (falsche Tageszeit, falscher Ort, falscher Rhythmus). Über Jahrtausende hat der menschliche Organismus gelernt seine internen biologischen Rhythmen mit externen Zyklen (z. B. Hell-Dunkelwechsel) zu synchronisieren. Die Entkoppelung dieser Prozesse hat eine rasche Ermüdbarkeit, Leistungsdefizite, Fehlhandlungen und Erschöpfungszustände zur Folge. Wird dieser Zustand über Jahre aufrechterhalten, entstehen schwerwiegende gesundheitliche Probleme. Gegenmaßnahmen sind erforderlich, die unter Einbeziehung chronobiologischer und schlafphysiologischer Fakten die gesundheitlichen Risiken minimieren. Ein intelligentes Lichtmanagement ist eine Möglichkeit hier entgegenzuwirken, das strategische Planen von Arbeitspausen unter Berücksichtigung ultradiane Rhythmen (z. B. dem *basic rest-activity cycle*), eine weitere. Arbeitspausen wirken gegen Ermüdung und Überlastung, stärken die Wachheit, steigern die Arbeitsleistung und sind eine effiziente Prophylaxe gegen Burnout und chronische Erschöpfungszustände.

Der Versuch mithilfe von Suchmitteln und Drogen seine Leistungsfähigkeit und Vigilanz zu steigern ist der falsche Weg. Hypervigilante Zustände treten bei Angst- und Panikerkrankungen, beim PTBS und bei der ADHS auf. Sie verursachen keine Leistungssteigerung, sondern engen die Wahrnehmung ein, fokussieren die Aufmerksamkeit auf unwesentliche Details und führen aufgrund einer physischen und psychischen Übererregung zu chronischer Ermüdung und Erschöpfung.

Dass wir im Laufe des Tages ermüden ist eine *conditio sine qua non* der Wachheit und der Biologie des menschlichen Organismus. Dies als Mangel, Defizit oder krank zu bezeichnen ist Unsinn. Müdigkeit ist ein Körpersignal, dass den Organismus vor Überlastung und Erschöpfung schützt. Dazu mehr im ▶ Kap. 6.

Literatur

Åkerstedt, T. (2000). Consensus statement: fatigue and accidents in transport operations. *Journal of Sleep Research, 9*(4), 395.

American Academy of Sleep Medicine. (2014). *Diagnostic and coding manual, 3rd edition. International classification of sleep disorders*. Wechester: American Academy of Sleep Medicine.

Angerer, P., & Petru, R. (2010). Schichtarbeit in der modernen Industriegesellschaft und gesundheitliche Folgen. *Somnologie, 14,* 88–97. ► https://doi.org/10.1007/s11818-010-0462-0.

Aserinsky, A., & Kleitman, E. (1953). Regularly occurring periods of eye motility, and concomitant phenomena, during sleep. *Science, 118*(3062), 273–274.

Berson, D. M., Dunn, F. A., & Takao, M. (2002). Phototransduction by retinal ganglion cells that set the circadian clock. *Science, 8*(295/5557), 1070–1073.

Bin, Y. S., Postnova, S., & Cistulli, P. (2019). What works for jetlag? A systematic review of non-pharmacological interventions. *Sleep Medicine Reviews, 43,* 47–59.

Blok, M. M., & de Looze, M. P. (2011). What is the evidence for less shift work tolerance in older workers? *Ergonomics, 1*(54), 221–232. ► https://doi.org/10.1080/00140139.2010.548876.

Borbély, A. A. (1982). A two-process model of sleep regulation. *Hum Neurobiol, 1,* 195–204.

Buscemi, N., Vandermeer, B., Pandya, R., Hooten, N., Tjosvold, I., Hartling, L., Baker, G., Vohra, S., & Klassen, T. (2004). *Melatonin for treatment of sleep disorders. Evidence Report/Technology Assessment No. 108 (prepared by the University of Alberta Evidence-based Practice Center, under Contract No. 290-02-0023). AHRQ Publication No. 05-E002-2.* Rockville: Agency for Healthcare Research and Quality.

Callahan, B. L., & Plamondon, A. (2018). Examining the validity of the ADHD concept in adults and older adults. *CNS Spectrums, 24,* 1–8. ► https://doi.org/10.1017/S1092852918001190.

Craft, R. (2009). Fatigue in trucks and cars: large truck crash causation study. In *International Conference on Fatigue Management in Transport Operations. A Framework for Progress*. US Department for Transportation, Boston, MA.

Crary, J. (2014). *24/7 – Schlaflos im Spätkapitalismus*. Berlin: Klaus Wagenbach Verlag.

Dilling, H. W., Mombout, W., & Schmidt, M. H. (Hrsg.). (2008). *ICD-10: Internationale Klassifikation psychischer Störungen*. Bern: Huber Verlag.

Eysenck, M. W. (1997). *Anxiety and cognition. An unified theory*. Hove: Psychology Press.

Fernandez-Mendoza, J., Shaffer, M. L., Olavarrieta-Bernardino, S., Vgontzas, A. N., Calhoun, S. L., Bixler, E. O., & Vela-Bueno, A. (2014). Cognitive-emotional hyperarousal in the offspring of parents vulnerable to insomnia: A nuclear family study. *Journal of Sleep Research, 23*(5), 489–498. ► https://doi.org/10.11111/jsr.12168.

Foster, R. G. (2005). Bright blue times. *Nature, 433*(7027), 698–699.

Gonçalves, M., Amici, R., Lucas, R., Åkerstedt, T., Cirignotta, F., Horne, J., Léger, D., McNicholas, W. T., Partinen, M., Téran-Santos, J., Peigneux, P., Grote, L., & National Representatives as Study Collaborators. (2015). Sleepiness at the wheel across Europe: A survey of 19 countries. *Journal of Sleep Research, 24*(3), 242–253.

Hauschild, PR. (2017). *Unterscheidung von psychischen Störungen durch psycho-physiologische Parameter des autonomen Nervensystems*. Dissertationsarbeit für Psychotherapie an der SFU Wien.

Hayashi, M., Sato, K., & Hori, T. (1994). Ultradian rhythms in task performance, self-evaluation, and EEG activity. *Perceptual and Motor Skills, 79*(2), 791–800.

Henry, C., Phillips Leibenluft, E., M`Bailara, K., Houenou, J., &Leboyer, M. (2012). Emotional dysfunction as a marker of bipolar disorders. *Frontiers in Bioscience (Elite Ed), 4,* 2722–2730. (PMCID: PMC3927326).

Herxheimer, A. (2014). Jet lag. *BMJ Clinical Evidence, 29,* pii2303.

Herxheimer, A., & Petrie, K. J. (2002). Melatonin for the prevention and treatment of jet lag. *The Cochrane Database of Systematic Reviews, 2,* CD001520.

Horowitz, M. J., Wilner, N., & Alvarez, W. (1979). Impact of event scale: A measure of subjective stress. *Psychosomatic Medicine, 41*(3), 209–218.

Izquierdo, I., Furini, C. R. G., & Myskiw, J. C. (2016). Fear memory. *Physiological Reviews, 96*(2), 695–750. ► https://doi.org/10.1152/physrev.00018.2015.

Kaiser, D. (2013). Infralow frequencies and ultradian rhythms. *Seminars in Pediatric Neurology, 20*(4), 242–250. ► https://doi.org/10.1016/j.spen.2013.10.005.

Kim, D. (2012). Practical use and risk of modafinil, a novel waking drug. *Environmental Health and Toxicology, 27,* e2012007. ► https://doi.org/10.5620/eht.2012.27.e2012007.

Kinzler, S. (2011). *Das Joch des Schlafs. Der Schlafdiskurs im bürgerlichen Zeitalter*. Köln: Böhlau.

Kleitman, N. (1963). *Sleep and Wakefulness*. Chicago: The University of Chicago Press (Midway Reprint 1962) (Erstveröffentlichung 1939).

Kleitman, N. (1982). Basic rest-activity cycle – 22 years later. *Sleep, 5*(4), 311–317.

Lie, Y., Yamamoto, T., & Zhang, G. (2018). Understanding factors associated with misclassification of fatigue-related accidents in police records. *Journal of Safety Research, 64,* 155–162. ► https://doi.org/10.1016/j.jsr.2017.12.002.

Martinez-Baida, J., & Martinez-Raga, J. (2015). Who says this is a modern disorder? The early history of attention deficit hyperactivity disorder. *World Journal of Psychiatry, 5*(4), 379–386. ► https://doi.org/10.5498/wjp.v5.i4.379.

Michoulaud-Franchi, J. A., Maggregor, A., & Fond, G. (2014). A preliminary study on cognitive enhancer consumption behaviors and motives of French medicine and pharmacology students. *European Review for Medical and Pharmacological Sciences, 18,* 1875–1878.

Mogg, K., Bradley, B. P., De Bono, J., & Painter, M. (1997). Time course of attentional bias for threat information in non-clinical anxiety. *Behaviour Research and Therapy, 35*(4), 297–303.

Moline, M. N., Pollak, C. P., Momk, Th, Lester, L. S., Wagner, D. R., Zendell, S. M., Graeber, R. C., Salter, C. A., & Hirsch, E. (1992). Age-related differences in recovery from simulated jet lag. *Sleep, 15*(1), 28–40.

Moore-Ede, M. (1993). *The twenty four hour society. Understanding human limits in a world that never stops.* Boston: Addison-Wesley Publishing Company.

Morgenthaler, T. I., Lee-Chiong, T., Alessi, C., Friedman, L., Aurora, R. N., & Boehlecke, B. (2007). Practice parameters for the clinical evaluation and treatment of circadian rhythm sleep disorders. An American Academy of Sleep Medicine report. *Sleep, 30*(11), 1445–1459.

Murillo-Rodriguez, E., Barciela, V. A., Barbosa Rocha, N., Budde, H., & Machado, S. (2018). An overview of the clinical uses, pharmacology, and safety of modafinil. *ACS Chemical Neuroscience, 9*(2), 151–158. ► https://doi.org/10.1021/acschemneuro.7b00374.

Okawa, M., Matousek, M., Nueth, A. L., & Peterson, I. (1981). Changes of daytime vigilance in normal humans. *Electroencephalography and Clinical Neurophysiology, 52,* 17.

Orr, W. C., Hoffmann, H. J., & Hegge, F. W. (1976). The assessment of time-dependent changes in human performance. *Chronobiologica, 3,* 293–309.

Polanczyk, G., de Lima, M. S., Horta, B. L., Biedermann, J., & Rohde, L. A. (2007). The worldwide prevalence of ADHD: A systematic review and metaregression analysis. *American Journal of Psychiatry, 164*(6), 942–948.

Radun, I., & Radun, J. E. (2009). Convicted of fatigued driving: Who, why and how? *Accident Analysis and Prevention, 41,* 869–875.

Reyner, L. A., & Horne, J. A. (1998). Falling asleep whilst driving: Are drivers aware of prior sleep? *International Journal of Legal Medicine, 111,* 120–123.

Rohmert, W. (1984). Das Belastungs-Beanspruchungs-Konzept. *Zeitschrift für Arbeitswissenschaft, 38*(4), 193–200.

Rybnikova, N., & Portnov, B. A. (2018). Population-level study links short-wavelength nighttime illumination with breast cancer incidence in a major metropolitan area. *Chronobiology International, 35*(9), 1198–1208. ► https://doi.org/10.1080/07420528.2018.1466802.

Sack, M. (2004). Diagnostische und klinische Aspekte der komplexen posttraumatischen Belastungsstörung. *Nervenarzt, 75*(5), 451–459. ► https://doi.org/10.1007/s00115-003-1612-4.

Smith, M. (2017). Hyperactive around the world? The history of ADHD in global perspective. *Social History of Medicine, 30*(4), 767–787.

Spork, P. (2014). *Wake up! Aufbruch in eine ausgeschlafene Gesellschaft.* München: Hanser.

Trudel-Fitzgerald, C., Savard, J., Slim, L. M., Roy, R. C., Flett, G. L., Hewitt, P. L., & Ivers, H. (2017). The relationship of perfectionism with psychological symptoms in cancer patients and the contributing role of hyperarousability and coping. *Psychology & Health, 32*(4), 381–401. ► https://doi.org/10.1080/08870446.2016.1273354.

Waszczuk, M. A., Li, K., Ruggero, C., Clouston, S. A. P., Luft, B., & Kotov, R. (2018). Maladaptive personality traits and 10-year course of psychiatric and medical symptoms and functional impairment following trauma. *Annals of Behavioral Medicine, 52*(8), 697–712. ► https://doi.org/10.1093/abm/kax030.

Weingarten, J. A., & Collop, N. A. (2013). Effects of sleep deprivation and jet lag. *Chest, 144*(4), 1394–1401.

Willcutt, E. (2012). The prevalence of DSM-IV attention-deficit/hyperactivity disorder: A meta analytic review. *Neurotherapeutics, 9*(3), 490–499. ► https://doi.org/10.1007/s13311-012-0135-8.

Wolf-Meyer, M. (2012). *The slumbering masses. Sleep, medicine and modern American life. A Quadrant Book.* Minneapolis: University of Minnesota.

Wenn die Wachheit schwindet: Ermüdung

5.1 Was ist Ermüdung? – 78

5.2 Müdigkeit und Schläfrigkeit infolge von Schlafstörungen – 85

5.3 Zusammenfassung und Ausblick – 88

Literatur – 88

© Springer-Verlag GmbH Deutschland, ein Teil von Springer Nature 2020
G. Klösch, P. Hauschild, J. Zeitlhofer, *Ermüdung und Arbeitsfähigkeit*,
https://doi.org/10.1007/978-3-662-59139-0_5

Ermüdung ist ein normaler Prozess und tritt infolge von langen Wachzeiten (> 15 h) rhythmisch wiederkehrend auf. Aus dem Blickwinkel der Schlafforschung sind Phänomene wie Schläfrigkeit, Müdigkeit, Erschöpfung komplexe physiologische Vorgänge, die größtenteils noch unbekannt sind. Um die mannigfaltigen Wechselwirkungen zwischen *Wachsein (Vigilanz) – Ermüdung – Schlaf* zu verstehen wurden eine Reihe theoretischer Modelle vorgeschlagen, von denen zwei in diesem Kapitel genauer dargestellt werden. Der Wert solcher Modelle im Rahmen des Ermüdungsrisikomanagements liegt vor allem darin, dass die Entstehung und der Zeitverlauf von Ermüdungsprozessen „nachgestellt" werden kann. Vor allem aber dienen solche Modelle dazu, jene Zeitpunkte vorherzusagen, ab wann bei einer bestimmten Tätigkeit mit einem erhöhten müdigkeitsbedingten Unfallrisiko zu rechnen ist. Soweit darf es im täglichen Leben aber gar nicht erst kommen und unter Berücksichtigung chronobiologischer Grundsätze (zirkadianer und ultradianer Rhythmen) lassen sich Müdigkeit am Steuer oder am Arbeitsplatz erfolgreich behandeln. Rasche Ermüdbarkeit kann auch die Folge von verschiedenen Krankheitsbildern sein, die es gilt zu erkennen und entsprechend zu therapieren. Die wichtigsten Schlafstörungen die zu einer erhöhten Tagesmüdigkeit führen können, werden kurz dargestellt und auf die notwendigen diagnostischen Untersuchungsmethoden hingewiesen.

5.1 Was ist Ermüdung?

In seinem Buch „*24/7 – Schlaflos im Spätkapitalismus*" (deutsche Übersetzung 2014) vertritt der amerikanische Kunsttheoretiker und Essayist Jonathan Crary die These, dass der heutige Schlafmangel Symptom eines beschleunigten Lebens ist, dass in erster Linie durch den Rhythmus kapitalistischer Produktions- und Konsumationszyklen bestimmt wird (Crary 2014). Das ständige Aktivsein lässt uns keine Zeit mehr zum Innehalten, Verweilen oder zum Schlafen. Letztendlich will eine dauerwache Gesellschaft keinen Schlaf und das bedeutet so Crary, auch das Ende einer menschlichen Welt. Doch für den Schlaf- und Vigilanzforscher sind Übermüdung und Erschöpfung weniger der Ausdruck gesellschaftlicher Prozesse, sondern das Ergebnis komplexer physiologischer Vorgänge. Klagen über Tagesmüdigkeit bzw. über Schwierigkeiten, wach zu bleiben, sind weit verbreitet. Laut Umfragen sind davon etwa 10 bis 25 % (Durchschnitt: 16 %) der Normalbevölkerung betroffen. Eine repräsentative Befragung der Österreicher/-innen im Jahre 2007 ergab, dass 20,2 % damit kämpfte, in monotonen Situationen wach zu bleiben und 11,5 % nickten dabei ungewollt ein (Falkenstetter et al. 2010). Ähnliche Zahlen zur Tagesmüdigkeit existieren auch für Deutschland: Laut DAK-Gesundheitsreport 2017 sind rund 19 % der Befragten während des Tages müde. Dass Müdigkeit ein Zeichen unserer Zeit ist, lässt sich auch indirekt an Hand der jährlich steigenden Zahlen des Pro-Kopf Kaffeeverbrauches ablesen, was in fast allen europäischen Ländern zu beobachten ist. Die Gründe für den hohen Prozentsatz übermüdeter Mitmenschen sind vielfältig und reichen von chronischem Schlafmangel, über lange und ungünstige Arbeitszeiten (Schlagwort: Nachtarbeit) bis hin zu einschlaffördernden Arbeitsbedingungen (abgedunkelte Räume, monotone, sitzende Tätigkeit) bei gleichzeitig hoher Arbeitsverdichtung und Stressbelastung. Die Allgemeinermüdung ist aber ein natürlicher Prozess, der einerseits von der Dauer der Wachheit abhängt, andererseits von dem Ausmaß einer vorhergehenden Beanspruchung bzw. Belastung mit verursacht wird. Schwankungen in der Aufmerksamkeit und Konzentration unterliegen tageszeitlich (zirkadian) bedingten Faktoren (s. BRAC, ▶ Abschn. 4.2.2) und werden durch den Verlauf der Körperkerntemperatur oder der Lichtverfügbarkeit mitbestimmt. Ermüdung äußert sich ganz allgemein in einer Herabsetzung der körperlichen und kognitiven

5.1 · Was ist Ermüdung?

Funktions- und Leistungsfähigkeit und vermindert die Fähigkeit eines Organsystems oder des gesamten Organismus adäquat auf Umgebungsreize bzw. auf Anforderungen zu reagieren. Weitere Anzeichen sind eine Verlangsamung der Bewegungsabläufe, eine Verschlechterung der Koordinationsleistung, eine Verminderung der Aufmerksamkeit und Konzentration, ein Ansteigen der Fehlerhäufigkeit, sowie Gefühle der Lustlosigkeit und diffuse körperliche Missempfindungen.

Entsprechend den müdigkeitsbedingten Leistungsdefiziten lässt sich Müdigkeit weiter unterteilen: bei *physischer Ermüdung* stellt sich aufgrund einer intensiven Beanspruchung einzelner Muskelgruppen eine verminderte Muskelkraft ein, die entweder lokal begrenzte Muskelgruppen oder große Teile des Körpers betreffen kann. Die *mentale oder psychische Ermüdung* hat ihre Ursache in einer verminderten zentralnervösen Aktivierung und Steuerung jener Hirnareale, die für die Verarbeitung und Koordination sensomotorischer Fertigkeiten zuständig sind und kann auch ohne körperliche bzw. muskuläre Ermüdung auftreten. Neben den Schwierigkeiten bei der Koordination und Kontrolle motorischer (vor allem feinmotorischer) Fähigkeiten, sind es vor allem die schlechte Laune und eine verminderte Stresstoleranz, die charakteristisch ist. Generell zeigt sich eine psychische Ermüdung immer vor einer physischen Erschöpfung, sodass sich durch motivationale Strategien die körperliche Leistungsfähigkeit – wenn auch nur kurzfristig – verbessern lässt. Ein anderer, *biochemischer Grund für Ermüdungserscheinungen* ist die generelle Verlangsamung in der Verarbeitung und Weiterleitung sensorischer Inputs durch hemmende Prozesse, die sich z. B. infolge einer Anreicherung von chemischen Abbauprodukten im extrazellulären Milieu (wie z. B. dem Adenosin) einstellen.

Neben internen bestehen auch externe Ermüdungsfaktoren, die als *Arbeitsermüdung* bezeichnet werden. Dazu zählen alle Faktoren, die zu einer Leistungsverminderung führen (Monotonie, besondere Belastungen wie Hitze, Lärm, langes ruhiges Sitzen, Alkohol oder Hunger). Die Arbeitsermüdung stellt einen zusätzlichen Risikofaktor dar und ist beim Ermüdungsrisikomanagement (*fatigue risk management* [FRM]) entsprechend zu evaluieren (s. ▶ Kap. 10).

Um den Verlauf von Ermüdungsprozessen im Arbeitsumfeld besser zu verstehen, wurde eine Reihe von einfachen Modellen vorgeschlagen, die vor allem in der Sportmedizin Verwendung fanden. So z. B. das Ermüdungsmodell von Danko und dessen Weiterentwicklung durch Martin, das zwischen latenter/lokaler (überwindbar, keine Leistungsbegrenzung) und manifester/komplexer Ermüdung (unüberwindbar mit Leistungsbegrenzung) unterscheidet (Martin 1987). Allerdings sind die im FRM verwendeten Modelle wesentlich komplexer und berücksichtigen neben situativen auch tageszeitliche Einflussfaktoren (s. ▶ Kap. 10).

Ermüdungserscheinungen sind reversible Phänomene und werden durch ausreichend lange Erholungsphasen wieder ausgeglichen. Tritt Ermüdung bereits wenige Stunden nach dem morgendlichen Aufwachen oder kurz nach einer Erholungsphase wieder auf, so liegt eine erhöhte Tagesschläfrigkeit vor, die nicht ursächlich Folge einer akuten Beanspruchung sein kann. Ein beeinträchtigter Nachtschlaf kann durch nächtliche Bewegungsstörungen, Schmerzen im Schlaf oder andere körperliche Erkrankungen (Schilddrüsenunterfunktion, Zuckerkrankheit, Infekte etc.) verursacht sein. Chronische Schlafstörungen verursachen meist eine Tagesschläfrigkeit und nicht nur Müdigkeit. Oft ist eine erhöhte Ermüdbarkeit die Folge einer Medikamenteneinnahme (z. B. sedierende Substanzgruppen) oder von psychischen Erkrankungen.

Müdigkeit (*tiredness*) muss klar von Schläfrigkeit (*drowsiness* oder auch *sleepiness*) unterschieden werden. Tagesschläfrigkeit (*excessive daytime sleepiness* [EDS]) geht mit einer erhöhten Einschlafneigung in schlaffördernden Situationen einher und lässt sich objektiv mithilfe des Multiplen Schlaflatenztest (MSLT) oder des multiplen Wachbleibetests (MWT) feststellen. Schläfrigkeit kann durch körperliche Tätigkeiten oder in beanspruchenden Situationen verschwinden, tritt aber in monotonen Situationen umso stärker wieder auf (Monotonie-Intoleranz). Der Grund für Tagesschläfrigkeit ist ein vermehrter physiologischer Schlafdruck, der im Schlaf der vorangegangenen Nacht nicht abgebaut wurde (siehe dazu auch das Zwei-Prozess Modell). Gegen Schläfrigkeit hilft letztendlich kein Aufputschmittel, sondern nur eine entsprechend lange Schlafpause (>120 min).

Das Ausmaß an subjektiv empfundener Schläfrigkeit dürfte allerdings von mehreren anderen Dimensionen des Erlebens mitgeprägt sein wie dem Grad an körperlicher Erschöpfung, Empfindungen von Energie- und Antriebslosigkeit oder durch eine dysphorische und depressive Gemütslage. Einige Autoren sind daher der Meinung, dass es mehrere Formen von Schläfrigkeit gibt, je nachdem wie lange vorher geschlafen wurde (Horne 1988a).

Müdigkeit hingegen äußert sich durch Energie- und Kraftlosigkeit, führt aber nicht unbedingt zum Einschlafen, selbst in Situationen, die dazu einladen. Müdigkeit wird durch körperliche Tätigkeiten noch verstärkt, kann aber bereits durch kurze Pausen oder Ruhephasen (<30 min) abgebaut werden. Es ist daher diagnostisch unbedingt notwendig, diese beiden Begriffe, die nicht nur in der Alltagssprache, sondern auch in der wissenschaftlichen Literatur häufig synonym verwendet werden, voneinander klar zu unterscheiden. Schläfrigkeits- und Müdigkeitserscheinungen sind auch von Zuständen der allgemeinen Erschöpfung oder des Unwohlseins mit Ermüdung zu unterscheiden. Laut ICD-10 (Dilling et al. 2008) sind diese Zustände durch einen allgemeinen körperlichen Abbau mit Asthenie, Lethargie, Müdigkeit und Schwäche (chronisch, nervös etc.) charakterisiert und werden als R53 codiert. Darunter fallen jedoch nicht Zeichen von Ermüdung bei eindeutig nachweisbaren Primärursachen bzw. -erkrankungen wie z. B. im Zuge einer Kriegsneurose, Neurasthenie, Schwangerschaft, übermäßiger Anstrengung oder aufgrund großer Hitze und Witterungsumbildungen.

5.1.1 Physiologische Mechanismen der Ermüdung

Der französische Psychologe und Behaviorist Henri Lous Charles Piéron (1881–1964) konnte in einer Reihe von Experimenten eindrucksvoll zeigen (Legendre und Piéron 1910), dass die Injektion von Rückenmarksflüssigkeit schlafdeprivierter Hunde in ausgeruhten Tieren ebenfalls zum Einschlafen führte. Dies veranlasste ihn zur Annahme, dass eine noch unbekannte Substanz, der er den Namen „Hypnotoxin" gab, sich im Wachen im Organismus ansammelt und ab einer bestimmten Konzentration ermüdend wirkt und sogar Schlaf verursachen kann. Diese Vorstellung war an und für sich nichts Neues; bereits Hippokrates von Kos (460-370 v. Chr.) erklärte das Einschlafen durch somnogene Substanzen (=Stoffe, die einen im Wachen müde machen) und der deutsche Bakteriologe Wolfgang Weichardt (1875–1945) extrahierte aus dem Muskelpresssaft übermüdeter Tiere ein Eiweißspaltprodukt, das sogenannte „Kenotoxin" (Weichardt 1910). Experimente dieser Art galten als Indiz dafür, dass Ermüdung und infolge das Einschlafen durch ein Toxin bzw. durch biochemische Prozesse verursacht wird. Somit war bereits zu Beginn des 20. Jahrhunderts die **biochemische Theorie der Ermüdung** empirisch sehr gut abgesichert.

Die Vorstellung von müde machenden Substanzen lässt sich auch gut mit metabolischen Prozessen kombinieren, die aus der Perspektive der Energieverfügbarkeit und -bereitstellung Phänomene wie Schlaf und Ermüdung zu erklären versuchen. Im Zentrum dieser Überlegungen steht neuer-

5.1 · Was ist Ermüdung?

dings der Adenosin-Stoffwechsel (vgl. Pork-ka-Heiskanen et al. 2013), der in Form des Adenosintriphosphats (ATP), den universellen Energielieferant auf zellulärer Ebene darstellt. Joel H. Benington und Craig Heller formulierten 1995 eine energiespezifische Schlafhypothese, die davon ausgeht, dass Schlaf dazu dient, die im Wachen verbrauchten Energieressourcen wiederaufzubauen (Benington und Heller 1995). Müdigkeit und Schlaf ist demnach u. a. die Folge von zellulärem Glykogenmangel und einem Überschuss von Adenosin, das vor allem durch Anbindung an die A1 Rezeptoren (α1-Adrenozeptoren) hemmend auf das katecholaminerge Transmittersystem wirkt. Durch Koffein (ein Adenosinantagonist) wird diese Wirkung kurzfristig aufgehoben.

So konsistent die Argumente der „biochemischen Theorie der Ermüdung" auch sind; es lassen sich dadurch nicht schlüssig z. B. die tageszeitlichen Schwankungen von Müdigkeit oder der Aufmerksamkeits- und Konzentrationsleistung erklären oder wieso es Kurzschläfern gelingt bereits nach sechs Stunden Schlaf ihre Energiespeicher aufzuladen, Langschläfer dafür aber mehr als 10 h benötigen.

5.1.2 Empirische Modellvorstellungen der Ermüdung

Neben den bereits skizzierten biochemischen Erklärungsversuchen für das Entstehen von Müdigkeit, existieren zahlreiche andere Modelle, die das Phänomen Wachen und Schlafen von einem umfassenderen Blickwinkel aus zu erklären versuchen. Die Palette der Erklärungsansätze ist vielfältig und neben physiologischen, psychologischen oder evolutionären Perspektiven existieren auch eine Vielzahl mathematischer Modelle (einen Überblick dazu bei Booth und Behn 2014). Trotz seiner konzeptuellen Schwächen hat sich das Zwei-Prozess Modell der Schlafregulierung von

Alexander Borbély (Borbély 1982; Daan et al. 1984) als das robusteste und durch eine Fülle von Studien als das bis dato am besten empirisch abgesicherte Konzept behaupten können.

5.1.2.1 Das Zwei-Prozess Modell der Schlafregulation

Basierend auf den empirischen Befunden seiner Zeit postulierte Alexander Borbély und eine Reihe namhafter Forscher (u. a. Serge Daan, Domien Beersma, Peter Achermann, Irene Tobler), dass der Schlaf-wach-Rhythmus von zwei voneinander unabhängigen Prozessen gesteuert wird (Borbély 1982). Zunächst durch einen „schlafhomöostatischen" **Prozess S,** der während der Wachzeit Schlafdruck aufbaut (repräsentiert durch eine Zunahme der Theta-Aktivität im EEG), um dann durch Schlaf abgebaut zu werden. Ein physiologischer Marker des Schlafdruckes ist der Tiefschlaf-Anteil (Delta-Aktivität) im NREM-Schlaf, der umso größer ist, je länger die vorangegangene Wachzeit war. Dieser Vorgang ist soweit auch kompatibel mit der biochemischen Vorstellung somnogener Substanzen und deren Abbau im Schlaf. Daneben existiert ein zweiter, von zirkadianen Zeitgebern kontrollierter **Prozess C.** Gesteuert wird dieser Vorgang vor allem durch den Nucleus suprachiasmaticus (SCN) und zeigt sich auf physiologischer Ebene u. a. durch die sinusförmigen Verläufe der Melatonin-Ausschüttung und der Körperkerntemperatur.

Da die Prozesse S und C durch unterschiedliche Strukturen gesteuert werden, sind sie weitgehend voneinander unabhängig. Dies konnte zwar in zahlreichen Studien bewiesen werden (einen Überblick dazu in Borbély et al. 2016), allerdings mehren sich die Befunde, dass die Prozesse S und C sich sehr wohl gegenseitig beeinflussen.

In Tierstudien konnte gezeigt werden, dass der Zeitpunkt des Schlafbeginns hauptsächlich durch den Schlafdruck bestimmt wird und nicht durch die Tageszeit. Ein hoher Schlafdruck dürfte demnach den Einfluss zirkadianer Zeitgeber abschwächen bzw. deren

Amplitude modulieren. Ein weiteres Indiz für die enge Verknüpfung der Prozesse C und S liefern Studien, die den Zusammenhang zwischen dem Schlaf-wach-Rhythmus und metabolischen Prozessen erforschen. So lassen sich Tiere, die habituell entweder nacht- oder tagaktiv sind, lediglich durch das Ändern der Fütterungszeiten umprogrammieren und können so dauerhaft ihr Aktivitäts-Ruheprofil verändern. Da die Nahrungsaufnahme u. a. auch die Körperkerntemperatur beeinflusst, wirken regelmäßige Fütterungszeiten und das Fasten als Zeitgeber und beeinflussen so über den Prozess C auch den Schlaf-wach-Rhythmus.

Auch die Rolle des SCN als zentraler Zeitgeber des Prozesses C dürfte so nicht stimmen. Versuchstiere bei denen der SCN zerstört wurde zeigen nach einiger Zeit wieder regelmäßige biologische Rhythmen, weil auch periphere Zeitgeber die Steuerung des Schlaf-wach-Rhythmus oder die Nahrungsaufnahme übernehmen können. Die Funktion des SCN dürfte daher weniger die eines Taktgebers, sondern vielmehr die eines zeitlichen Koordinators von internen mit externen Zeitimpulsen sein und der Schlaf-wach-Rhythmus wird wahrscheinlich auch von bisher unbekannten Oszillatoren außerhalb des SCN mit kontrolliert.

Nicht ganz einfach ist es anhand des Zwei-Prozess Modells Wachheit und in weiterer Folge auch Vigilanz zu erklären. Die Annahme, Wachheit als den reziproken Wert des Schlafdruckes aufzufassen, hat sich als nicht richtig herausgestellt. Schlafdruck wie auch Wachheit sind zunächst keine globalen Phänomene, sondern zeigen zeitliche und räumliche (bezogen auf kortikale Prozesse) Verteilungsmuster. Studien der letzten Jahre konnten zeigen, dass sich im Schlaf die Deltawellen (die Indikatoren von Tiefschlaf) am Kortex topografisch unterschiedlich verteilen. Es stellte sich heraus, dass gerade jene Hirnregionen mit einem hohen Anteil an Delta-Aktivität im Wachen besonders beansprucht wurden. Chiara Cirelli und Giulio Tononi gehen davon aus, dass Schlaf in erster Linie dazu dient, jene Nervenzellverbindungen zu reorganisieren, die im Wachen besonders aktiv waren, mit dem Ziel deren Funktionalität wieder herzstellen (Cirelli und Tononi 2017). Dieser Prozess wird von den beiden Autoren als neuronale Plastizität bezeichnet und Schlaf gilt somit eindeutig als ein lokales und nicht globales Geschehen. Ein Indikator für diesen Reorganisationsprozess sind die langsamen Deltawellen im EEG, ein Indiz, dass zwar für das Zwei-Prozess Modell spricht, nicht jedoch die Annahme, Schlaf sei ein lokales Phänomen. Ähnliches sollte im Übrigen auch für den Prozess C gelten: Laut den Physiologen Marcos Frank und Rafael Cantera beeinflussen zirkadiane Prozesse ebenfalls die Zell-Plastizität jener Strukturen, die an der Generierung biologischer Rhythmen beteiligt sind (Frank und Cantera 2014).

Ein gravierender Nachteil des Zwei-Prozess Modells liegt jedoch darin, dass es nicht geeignet ist, das Ausmaß und den Verlauf von Ermüdungsprozessen zu bestimmen bzw. vorherzusagen. Diese Schwäche ist in der konzeptuellen Ausrichtung des Modells begründet, die sich lediglich auf die Entstehung von Schlafdruck und dessen Abbau konzentriert. Um mit dem Zwei-Prozess Modell Vorhersagen über Ermüdungsvorgänge bzw. von Wachheit treffen zu können, müssen dem Modell weitere Annahmen hinzugefügt werden, so die Studienergebnisse von Torbjörn Åkerstedt und Mitarbeiter (Åkerstedt und Folkard 1995, 1997). Mithilfe eines dritten Faktors, einem **Prozess W** (=Wach), versuchten die Autoren Müdigkeitsphänomene wie z. B. „Schlaftrunkenheit", die nach dem Aufwachen auftreten kann, zu untersuchen **(Drei-Prozess-Modell)**. Nach dem Zwei-Prozess Modell sind Zustände wie das „Nicht in die Gänge kommen" nach längeren Schlafphasen nicht erklärbar: Aufgrund des Schlafdruckabbaus müsste sich ein Schläfer am Morgen erholt und erfrischt fühlen und nicht müde oder gar schläfrig. Trotz einer Vielzahl von Versuchen gelang es den Autoren allerdings nicht mithilfe ihres Drei-Prozess Modells das Ausmaß an

Wachheit und Ermüdungsphänomene wie z. B. die Schlaftrunkenheit vorherzusagen. Weitere Annahmen waren notwendig, und neben ultradianen Rhythmen wurden eine Reihe zusätzlicher Faktoren (wie Arbeits-/ Schlafpausen) in das Drei-Prozess Modell eingebaut. Dennoch konnte bis dato kein allgemeingültiges prädiktives Modell von Müdigkeitsverläufen erstellt werden, sodass weitere Studien notwendig sind (z. B. Ingre et al. 2014).

Eines wurde jedoch durch die Studien mit dem Drei-Prozess Modell klar: Fluktuationen in der Vigilanz und das Entstehen von Schläfrigkeit/Müdigkeit können mit den Zwei-Prozess Modell ohne weiteren Faktoren (sei es ein Prozess „W" oder andere Komponenten) nicht genau beschrieben werden. Die Frage ist nur: Um welche Faktoren handelt es sich hierbei und gibt es Alternativen zu dem Zwei-Prozess Modell?

5.1.2.2 Schlaftore und „forbidden zone for sleep"

Auf die Frage, was denn genau Schläfrigkeit sei, hatte der britische Schlafforscher Jim Horne bereits 1988 gemeint, dass, neben einer Abnahme in der Aufmerksamkeit (oder der Wachheit) und den Defiziten in der allgemeinen Leistungsfähigkeit (kognitiv wie auch körperlich) es auch zu messbaren kortikalen Veränderungen kommen muss (Horne 1988b). Zu den bereits bekannten Deaktivierungsprozessen in subkortikalen Strukturen, müssten auch Veränderungen in kortikalen, insbesondere in den präfrontalen Arealen, zu finden sein. Diese Annahme wurde zwischenzeitlich in mehreren fMRI-Studien bestätigt (z. B. Poudel et al. 2014; Tomasi et al. 2009). Die Beteiligung dieser Hirnareale an Ermüdungsprozessen erklärt auch, warum sich bei Müdigkeit/ Schläfrigkeit immer wieder starke kognitiv-emotionale Reaktionen zeigen. Einige Forscher (z. B. Schaefer 1971) sprechen daher von „Stimmungsmüdigkeit" und wollen damit unterstreichen, dass Ermüdung nur in seltenen Fällen ausschließlich die Folge exzessiver körperlicher Anstrengungen ist. Wie im ▶ Abschn. 6.1.1 genauer ausgeführt, ist die Unterscheidung zwischen „zentraler" und „peripherer" Ermüdung insofern auch sinnvoll, da wahrscheinlich die emotionale Grundstimmung (in Verbindung mit motivationalen Prozessen) und deren Auswirkungen auf das Vegetativum das Ausmaß von Ermüdungsprozessen maßgeblich mit beeinflussen.

Ein charakteristisches Merkmal dieses Vorganges ist die Fokusverlagerung kognitiver Prozesse von außen nach innen. Das „Beschäftigt sein mit sich selbst" bindet Ressourcen, begünstigt das Auftreten von Tagträumen) (bzw. das sogenannte *mind wandering* und beeinträchtigt die (nach außen gerichtete) Aufmerksamkeit. Monotone oder generell reizarme Situationen verstärken diesen Prozess (z. B. Thomson et al. 2015). Die Fragen, die sich hier aufdrängen: Wird so auch das Einschlafen erleichtert? Und: Ist „müde sein" gleich bedeutend mit „einschlafen können"? Dass dies nicht der Fall ist, konnte in zahlreichen Studien eindeutig gezeigt werden: Unsere Einschlafneigung hängt von einer Reihe anderer Faktoren ab und nicht nur vom Ausmaß des (subjektiven) Müdigkeits- oder Schläfrigkeitsgefühls (siehe dazu Trimmel et al. 2018), wie die folgenden Studien eindrucksvoll zeigten.

Der israelische Schlafforscher Perez Lavie führte Anfang der 1980er Jahre eine Reihe von Studien mit schlafdeprivierten Versuchspersonen durch um die Auswirkungen von ultrakurzen Schlafzyklen (z. B. 13 min Wach, sieben Minuten Schlaf) zu untersuchen (Lavie 1986). Dabei zeigte sich eine bi-modale Verteilung in der Bereitschaft einzuschlafen: Dies gelang am besten zwischen 13.00 und 15.00 Uhr am frühen Nachmittag und gegen Mitternacht. Dazwischen schwankte die Einschlafbereitschaft trotz vorangegangener Schlafdeprivation sehr stark und war am geringsten zwischen 20.00 und 22.00 Uhr. Aufgrund dieser Befunde sprach

Lavie von **Schlaftoren,** die sich öffnen und wieder schließen und einer **forbidden zone for sleep**, in der, trotz hohem Schlafdruck das Einschlafen nur sehr schwer gelingt. Vergleichbare Resultate fanden sich auch in anderen Untersuchungen, so z. B. die Studie von Bes et al. (1996), die noch ein weiteres interessantes Detail aufzeigte. Nicht nur die Einschlafbereitschaft unterliegt tageszeitlichen Schwankungen, sondern auch das Auftreten von REM-Schlafepisoden. Die Zeitspanne zwischen dem Einschlafzeitpunkt und dem Auftreten einer REM-Phase (auch REM-Latenz genannt) war in den Morgenstunden am kürzesten, verlängerte sich aber danach kontinuierlich bis etwa 13.00. In den nächsten zwei Stunden verkürzte sich die REM-Latenz wieder deutlich. Nach 18.00 Uhr benötigten die Testschläfer sehr lange um in eine REM-Schlafphase zu kommen und erst ab Mitternacht kam es abermals zu einer Trendumkehr in Richtung kürzerer REM-Latenz. Diese Befunde sprechen nicht nur für eine mögliche zirkadiane Steuerung des REM-Schlafes, sondern könnten auch das Auftreten von Tagtraumepisoden bzw. *mind wandering* – Phänomenen erklären. Da das *mind wandering* als einer der Gründe für Leistungsschwankungen in Vigilanztests *(vigilance decrements)* gelten, sind diese Befunde für die Vigilanzforschung von besonderem Interesse. Schwankungen in der Einschlafwahrscheinlichkeit lassen vermuten, dass die Aufmerksamkeits- und Konzentrationsleistung von zirkadianen Steuerungsmechanismen mit beeinflusst wird und dass sich im Laufe des Tages auch unabhängig von der Arbeitsbelastung Perioden mit erhöhter und verminderter Leistungsfähigkeit zeigen. Solche sogenannten *time-of-day* Effekte lassen sich bei sportlichen Aktivitäten nachweisen (z. B. Zarrouk et al. 2012), werden aber bei der Optimierung von Trainingsprogrammen viel zu wenig beachtet.

5.1.2.3 Das Vier-Prozess Modell der Schlaf-wach-Regulation

Die Einschlafneigung ist nicht nur ein rein physiologischer Prozess, sondern wird maßgeblich von situativen und kontextspezifischen Faktoren mitbestimmt. Zu diesem Schluss kommt der australische „Schläfrigkeitsforscher" Murray W. Jones und kreierte für dieses Potpourri an Einflüssen den Begriff „Somifizität" *(somnificity).*

Genauer betrachtet hängt das **Ausmaß an Schläfrigkeit von drei voneinander unabhängigen Prozessen** ab: Zunächst von der physiologischen Fähigkeit „*Schlaf herbeiführen zu können"*. Diese sogenannte allgemeine Einschlaffähigkeit *(average sleep propensity* [ASP]) wird durch verschiedene Schlafstörungen (z. B. Schlafapnoen, Restless legs Syndrom, Narkolepsie) modifiziert und kann zu einer exzessiven Tagesschläfrigkeit führen. Die allgemeine Einschlaffähigkeit ist durch Tests nicht direkt messbar, wohl aber das erhöhte Schlafbedürfnis tagsüber. Als zweite Einflussgröße gelten alle *situativen Faktoren* wie monotone Arbeitsbedingungen, die Lichtverhältnisse am Arbeitsplatz oder der Lärmpegel etc., sowie die Art der Beschäftigung (manuelle oder geistige Tätigkeiten, sitzend oder stehende Aktivitäten). Dieser Faktor lässt sich relativ leicht quantifizieren, im Gegensatz zur dritten Einflussgröße, der *individuellen Reaktion* auf diese umgebungs- und situationsbedingten Merkmale. Denn ein warmer, ruhiger Arbeitsplatz wirkt auf manche Arbeitnehmer einschlaffördernd, andere wiederum können nur in einer stillen, wohltemperierten Umgebung konzentriert arbeiten. So entsteht ein kompliziertes Wechselspiel zwischen subjektiven und situationsspezifischen Faktoren, die in Summe die Wahrscheinlichkeit angeben unter bestimmten Umweltbedingungen einschlafen zu können *(situational sleep propensity* [SSP]). Dieser Prozess kann in der Regel nicht oder nur annäherungsweise objektiv oder subjektiv gemessen werden (Johns 1998, 2002, 2010).

5.2 · Müdigkeit und Schläfrigkeit infolge von Schlafstörungen

Das „*Einschlafen können*" stellt Johns der Fähigkeit „*Wach zu bleiben*" gegenüber, eine Annahme, die sich auf aktuelle neurophysiologische Studien stützt. Angenommen werden zwei funktionelle Systeme, ein schlafspezifisches und ein wachmachendes, die aber nicht durch klar abgrenzbare Hirnareale lokalisierbar sind. Sie bilden Netzwerke, die aktivierende oder hemmende Neurotransmitter produzieren. Schläfrigkeit oder genauer, die Fähigkeit einzuschlafen hängt daher von einer Verschiebung der Kräfteverhältnisse (oder des Aktivierungsgrades) in diesen Netzwerken ab.

Johns schlägt daher ein **Vier-Prozess Modell der Schlafregulation** vor: Neben den *zwei primären Komponenten* (Schlaf- und Wachregulation), die neuronale und zirkadiane Prozesse repräsentieren, werden noch *zwei weitere, sogenannte sekundäre Komponenten* angenommen, die einerseits die Umwelteinflüsse, andererseits das individuelle Verhalten repräsentieren. Der Ausprägungsgrad der vier Prozesse ist individuell unterschiedlich und wird sowohl durch situative Merkmale (State-Merkmale) als auch durch Persönlichkeitseigenschaften (Trait-Merkmale) beeinflusst (Johns 2002). Das Vier-Prozess Modell von Johns berücksichtigt, neben aktuellen neurophysiologischen Konzepten der Schlaf- Wachregulation (z. B. die Adenosinhypothese) auch situative und persönlichkeitsspezifische Merkmale, wodurch sich dieses Modell sehr gut für die Bestimmung müdigkeitsbedingter Risiken im Rahmen eines Ermüdungsrisikomanagements eignet.

5.1.2.4 Zirkadiane Schwankungen der Wachheit

Mackworth konnte bereits beobachten, dass bei Testungen der Daueraufmerksamkeit selbst hoch motivierten Testpersonen nach etwa 30 min mehr Fehler passieren. Ein Effekt, der sich in zahlreichen Studien als sehr robust herausgestellt hat *(vigilance decrement)*. Bei komplexen und mehr fordernden Testaufgaben finden sich diese Leistungsdefizite bereits viel früher

(Washburn und Putney 2001). Die beobachteten Schwankungen hängen allerdings nur bedingt vom Schwierigkeitsgrad der Testaufgaben ab. Eine genauere Analyse zeigte periodisch auftretende Häufungen in der Fehleranzahl bereits im Abstand von 1 bis 2 min (Mittelwert: 1,5 min), unabhängig vom Schwierigkeitsgrad der Aufgabe oder individuellen Leistungsunterschieden (Aue et al. 2009; Smith et al. 2003). Mit großer Wahrscheinlichkeit sind dafür ultradiane Zeitgeberstrukturen verantwortlich, die auch zahlreiche andere physiologische Prozesse rhythmisch steuern (Herzschlag, Atmung, Hormonausschüttung). Inwiefern diese sehr kurzen Rhythmen auch von längeren Zyklen wie der basale Ruhe-Aktivitätszyklus (*basic rest-activity cycle*, s. ▶ Abschn. 4.2.2) mit einer Periodenlänge von 90–120 min überlagert oder synchronisiert werden, ist nicht geklärt.

Zirkadian bedingte Schwankungen in der kognitiven Leistungsfähigkeit und in der Wachheit konnten in zahlreichen Studien nachgewiesen werden, vor allem der Leistungspeak in der Zeit von 9.00–11.00 Uhr hat sich als besonders robustes Merkmal herausgestellt (z. B. Riley et al. 2017). Kürzere Zyklen, wie der BRAC als Orientierungshilfe für eine effiziente Planung von Trainingsprogrammen und Arbeitspausen haben sich ebenfalls bewährt (e.g. Kleitman 1982; Klein 1979) und dürften eine ideale Prophylaxe gegen Überarbeitung, Ermüdung und vor allen Erschöpfungszuständen sein.

5.2 Müdigkeit und Schläfrigkeit infolge von Schlafstörungen

Störungen in der Regelung der Schlaf-wach-Homöostase sind mit einer der Gründe warum der Schlaf seine Erholungsfunktion, sowohl auf psychischer wie auch auf physiologischer Ebene nicht erfüllen kann. In Verbindung mit anderen, sehr spezifischen Erkrankungen ergibt sich dann das vielfältige Bild von Schlafstörungen, die im ▶ Kap. 3 im Überblick dargestellt sind.

Eine übermäßige Tagesschläfrigkeit (*excessive daytime sleepiness* [EDS]) tritt dann auf, wenn der Schlaf seine physiologische und psychisch/kognitive Erholungsfunktion nicht erfüllen kann (Meier Ewert 1989). Mögliche Ursachen dafür sind eine Unterbrechung der Schlafkontinuität durch andere Funktionsstörungen (z. B. in der zentralen Regulation der Atmung oder der Motorik), oder eine funktionelle oder substanzielle Dysfunktion in den an der Schlaf-wach-Regulation beteiligten Hirnstrukturen. Betroffen davon sind Patienten mit **schlafbezogenen Atmungsstörungen,** insbesondere dem obstruktiven Schlafapnoe Syndrom (OSAS). Aufgrund eines Sistierens der Atmung (zentral oder peripher = obstruktiv) kommt es zu einem Sauerstoffmangel und infolge zu Not-Weckreaktionen, die den Nachtschlaf fragmentieren und so das Erreichen von Tiefschlaf verhindern; der Schlafdruck kann nicht abgebaut werden kann – es folgt eine vermehrte Einschlafneigung tagsüber. Eine ähnliche Situation liegt bei Patienten mit **periodischen Gliedmaßenbewegungen** (meist in Form von periodischen Beinbewegungen) vor, allerdings verursachen hier eine mangelnde Unterdrückung spinalmotorischer Reflexe (sowohl *top down* als auch *bottom up*) zentrale Arousals, die ebenfalls den Tiefschlaf unterbrechen. Eine exzessive Tagesschläfrigkeit tritt auch bei den **Hypersomnie** auf, und dass trotz ausreichend langer nächtlicher Schlafzeiten. Diese zeigt sich bereits kurz nach dem morgendlichen Erwachen und tritt in Form von längeren Schlafepisoden mehrmals tagsüber auf. Häufig gestaltet sich bereits das Aufwachen als schwierig und es treten verlängerte Übergangszeiten mit Symptomen von Schlaftrunkenheit bis zum völligen Wachwerden auf; Der Betroffene kann gewohnte, automatisierte Handlungen durchführen, ohne wirklich wach und ansprechbar zu sein. Die idiopathische Hypersomnie, auch mitunter als idiopathische ZNS-Hypersomnie oder NREM-Narkolepsie bezeichnet, ist nach dem Schlafapnoe-Syndrom und der Narkolepsie die dritthäufigste Ursache

für eine erhöhte Tagesschläfrigkeit. Bei der **Narkolepsie** liegt die Ursache für den nicht erholsamen Nachtschlaf und den imperativen Einschlafattacken tagsüber wahrscheinlich in einer dysfunktionalen Steuerung der Schlaf-wach-Regulation (insbesondere des Orexin/Hypokretin Regelkreises).

Als Diagnoseinstrumente zur Objektivierung der Tagesschläfrigkeit haben sich der multiple Schlaflatenztest (MSLT, s. Kap. 8), sowie die Verwendung von subjektiven und objektiven Diagnoseverfahren (s. ▶ Kap. 7 und 8) etabliert. Für das Vorliegen einer Tagesschläfrigkeit sprechen im MSLT verkürzte Einschlafzeiten (<10 min), ohne dass jedoch sogenannte *sleep onset* REM-Perioden auftreten (=bereits kurz nach dem Einschlafen tritt REM-Schlaf auf), ein Phänomen, das fast ausschließlich nur bei der Narkolepsie zu beobachten ist.

Aufgrund der hohen Wahrscheinlichkeit von Einschlafattacken am Tage (zu diesen zählt auch der Sekundenschlaf) ist die Gefahr der Selbst- und Fremdgefährdung bei Schlafstörungen mit EDS sehr groß und es müssen entsprechende therapeutische Maßnahmen gesetzt werden. Durch eine effiziente Therapie z. B. der **obstruktiven Schlafapnoe** mit einer nächtlichen Überdruckbeatmung (*continuous positive airway preassure* [CPAP]) oder mit einer Kombination von Stimulantien bzw. aktivierenden Antidepressiva bei der Narkolepsie können die Symptome verschwinden, wenn auch nur im Sinne einer Symptombehandlung.

Eine vermehrte **Tagesmüdigkeit** tritt bei nahezu allen Schlafproblemen auf, führt aber – und das ist der wesentliche diagnostische Unterschied zur **Tagesschläfrigkeit** – nicht zwangsläufig zum Einschlafen am Tage. Die Ursachen für die Tagesmüdigkeit liegen u. a. darin, dass der Schlaf seine psychische Erholungsfunktion nicht erfüllt, weil zu kurz (weniger als 4–5 h), zu unregelmäßig, zu lang oder auch zu unterschiedlichen Tages- und Nachtzeiten geschlafen wird. Ein verkürzter oder durch lange Wachphasen beeinträchtigter Nachtschlaf kann trotzdem ausreichen, um den im Wachen akkumulierten Schlafdruck abzubauen, vorausgesetzt die Tiefschlaf-

5.2 · Müdigkeit und Schläfrigkeit infolge von Schlafstörungen

perioden sind ausreichend lang. Schlafhomöostatische Prozesse und eine unvollständige Hemmung des kortikalen Arousalsystems durch schlafregulierende Strukturen (z. B. der ventralen lateralen präoptischen Region) und deren Neurotransmitter (GABA und Galanin), dürften beim Entstehen der Tagesmüdigkeit ebenfalls eine Rolle spielen (Saper et al. 2001).

Das Gefühl müde und unausgeschlafen zu sein, ist meist die Folge von Ein- und Durchschlafproblemen bzw. das Resultat langer nächtlicher Wachphasen und davon Betroffene fühlen sich deswegen erschöpft und in ihrer Leistungsfähigkeit beeinträchtigt. Dazu zählen fast ausnahmslos alle **Formen der Insomnie**, gelegentlich auch geborene Kurzschläfer, Personen mit Parasomnien, Restless legs Syndrom und mit zirkadianer Schlaf-wach-Rhythmusstörung. Andere Krankheitsbilder, vor allem psychischer Genese (Angst, Depression), müssen als mögliche Verursacher von Tagesmüdigkeit ausgeschlossen werden. Durch eine effiziente Therapie sollte sich der Nachtschlaf und der Tagessymptomatik bessern bzw. dauerhaft verschwinden. Ermüdung in Kombination mit Erschöpfung tritt in der Regel dann auf, wenn der Schlaf seine Erholungsfunktion nicht erfüllt.

Von diesen grundlegenden Überlegungen zur Entstehung von Müdigkeit und Schläfrigkeit müssen pathologische Zustände mit Beeinträchtigungen der Wachheit unterschieden werden, die neben einer exzessiven Tagesschläfrigkeit auch Zustände geistiger und körperlicher Erschöpfung miteinschließen. Auf sprachlicher Ebene ist es oft schwierig mit Betroffenen (Klienten, Patienten, Arbeitnehmer), diese Zustände sprachlich klar voneinander abzugrenzen, sodass eine genaue Diagnose manchmal nur mit hohem apparativem Zusatzaufwand möglich ist (zu den Messverfahren s. ▶ Kap. 8). Um in der Kommunikation mit Betroffenen eine Verständigung zu erreichen, ohne komplexe wissenschaftliche Modelle erklären zu müssen, hat sich als Kommunikationskonzept ein einfaches Organogramm bewährt (s. ◘ Abb. 5.1). Den beiden Zuständen „Wach" und „Schlaf" sind die Begriffen „Müdigkeit", „Schläfrigkeit", „Erschöpfung" so zugeordnet, dass die begrifflichen und konzeptuellen Unterschiede nachvollziehbarer werden.

Wer sich mit Vigilanz auseinandersetzt muss bei Klagen wie „chronisch müde sein", oder „Erschöpfung" immer zuerst klären, ob es sich um Störungen der Wachheit oder um eine Störung der Schlafphysiologie handelt. Das vorgeschlagene Organogramm kann dabei eine erste Orientierungshilfe sein (s. ◘ Abb. 5.1).

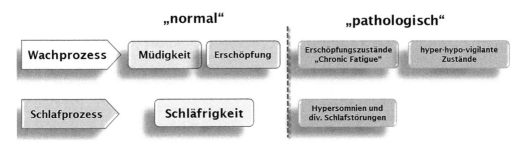

◘ **Abb. 5.1** **Organogramm** zur begrifflichen Zuordnung von „Müdigkeit", „Schläfrigkeit", „Erschöpfung" zu den Zuständen **Wach** und **Schlaf.** Schwankungen in der Wachheit werden als *Müdigkeit* bezeichnet. Müdigkeit kann z. B: durch Kaffee oder eine effiziente Pausengestaltung reduziert werden. Geschieht dies sehr selten, entsteht *Erschöpfung* (sowohl geistig, kognitiv als auch körperlich). *Schläfrigkeit* hingegen ist dem Schlafprozess zugeordnet, entsteht durch *Schlafdruck* und kann nur durch Schlaf abgebaut werden. Entsprechend dieser Aufteilung sind Krankheitsbilder wie das Chronische Erschöpfungssyndrom eher eine „Wachheitsstörung", eine Hypersomnie hingegen eine typische „Schlafstörung"

5.3 Zusammenfassung und Ausblick

Betroffene beschreiben häufig die Folgen eines nicht erholsamen oder gestörten Nachtschlafs mit Begriffen wie: „schläfrig", „müde" und „erschöpft sein". Diese Begriffe werden im alltäglichen Gebrauch mitunter synonym verwendet, adressieren aber in der Vigilanzdiagnostik unterschiedliche Aspekte des Schlafs bzw. der Schlafqualität. Nach unserem Verständnis manifestiert sich die Erholungsfunktion des Schlafs auf drei Ebenen: auf der psychisch-kognitiven Ebene (Perzeption, Kognition), der emotional/psychosozialen Ebene (Stressverarbeitung) und auf der Ebene der physischen Leistungsfähigkeit (Kondition, Muskelkraft). „Müde sein" beschreibt Beeinträchtigungen auf der emotional/psychosoziale und psychisch/kognitiven Ebene, „erschöpft sein" (synonym: kraftlos, aufgebraucht, leer, aufgezehrt) bezieht sich auf Merkmale der physischen Leistungsfähigkeit.

„Erholt", „erfrischt", „ausgeruht", „voller Tatendrang zu sein", sind typische Merkmale von guter Schlafqualität, so zumindest im Erleben. Die Physiologie des Schlafs beruht auf Prozessen, die nicht immer ihre Entsprechungen auf subjektiver Ebene haben. Das Vier-Prozess Modell von Johns versucht dieses komplexe Wechselspiel auch theoretisch abzubilden, indem es das individuelle Reagieren auf die Umgebungsbedingungen in den Vordergrund stellt. So wird der „Fähigkeit müde zu werden" um einschlafen zu können, die „Fähigkeit wach zu sein" gegenübergestellt. Da sich diese beiden Prozesse gegenseitig beeinflussen (im Sinne eines Fließgleichgewichtes) lassen sich damit tageszeitliche Schwankungen der Vigilanz besser erklären als mithilfe des Zwei-Prozess Modells von Borbély. Im Gegensatz zum Zwei-Prozess Modell fehlt dem Vier-Prozess Modell aber noch die empirische Untermauerung. Mithilfe beider Modelle lassen sich aber effiziente therapeutische Ansätze zur Behandlung von Schlafstörungen entwickeln.

Ermüdung ist ein natürlicher Prozess, der mit der Länge der Wachheit zunimmt, aber kein linearer Prozess ist (siehe Zwei-Prozess Modell). Tageszeitliche Schwankungen in der Wachheit werden als Müdigkeit wahrgenommen und zeigen sich vor allem am Vormittag und frühen Nachmittag. Durch ein geschicktes Pausenmanagement lassen sich diese Leistungstiefs gut kompensieren, wie generell die Beachtung zirkadian bedingter Schwankungen in der kognitiven Leistungsfähigkeit (z. B. der Aktivitäts-Ruherhythmus) die Arbeitseffizienz steigern kann.

Im Rahmen des Ermüdungsrisikomanagements wird es mitunter notwendig sein, müdigkeitsbedingte Risikofaktoren auch subjektiv und objektiv zu erfassen. Entsprechend den theoretischen Modellvorstellungen von Ermüdung wird die Auswahl geeigneter Messverfahren unterschiedlich ausfallen. Welche grundsätzlichen Fragestellungen und messtheoretischen Ansätze hierbei zu berücksichtigen sind, wird in den ▶ Kap. 7 und 8 behandelt.

Literatur

Åkerstedt, T., & Folkard, S. (1995). Validation of the S and C components of the three-process model of alertness regulation. *Sleep, 18*(1), 1–6.

Åkerstedt, T., & Folkard, S. (1997). The three-process model of alertness and its extension to performance, sleep latency, and sleep length. *Chronobiology International, 14*(2), 115–123.

Aue, W. R., Arruda, J. E., Kass, S. J., & Stanny, C. J. (2009). Cyclic variation in sustained human performance. *Brain and Cognition, 71*, 336–344.

Benington, J. H., & Heller, H. C. (1995). Restoration of brain energy metabolism as the function of sleep. *Progress in Neurobiology, 45*, 347–360.

Bes, F. W., Jobert, M., Müller, C., & Schulz, H. (1996). The diurnal distribution of sleep propensity: Experimental data about the interaction of the propensities for slow-wave sleep and REM sleep. *Journal of Sleep Research, 5*, 90–98.

Booth, V., & Behn, D. B. (2014). Physiologically-based modeling of sleep-wake regulatory networks. *Mathematical Biosciences, 250*, 54–68. ▶ https://doi.org/10.1016/j.mbs.2014.01.012.

Borbély, A. A. (1982). A two-process model of sleep regulation. *Human Neurobiology, 1*, 195–204.

Borbély, A. A., Daan, S., Wirz-Justice, A., & Deboer, T. (2016). The two-process model of sleep

Literatur

regulation: A reappraisal. *Journal of Sleep Research, 25*, 131–143. ▶ https://doi.org/10.1111/jsr.12371.

Cirelli, C., & Tononi, G. (2017). The sleeping brain. Cerebellum cer-07-17.

Crary, J. (2014). *24/7 – Schlaflos im Spätkapitalismus* (2. Aufl.). Berlin: Wagenbach Verlag.

Daan, S., Beersma, D. G., & Borbély, A. A. (1984). Timing of human sleep: Recovery process gated by a circadian pacemaker. *American Journal of Physiology, 246*(2 Pt 2), R161–R183.

Dilling, H. W., Mombout, W., & Schmidt, M. H. (Hrsg.). (2008). *ICD-10: Internationale Klassifikation psychischer Störungen.* Bern: Huber Verlag.

Falkenstetter, T., Frauscher, B., Anderer, P., Bolitschek, P., Fugger, B., Holzinger, B., Kerbl, R., Klösch, G., Lehhofer, M., Mallin, W., Moser, D., Pavelka, R., Popovic, R., Saletu, B., Zeitlhofer, J., & Högl, B. (2010). Erhöhte Tagesschläfrigkeit in Österreich. *Prävalenz und Risikofaktoren. Somnologie, 14*, 15–22. ▶ https://doi.org/10.1007/s11818-010-0451-3.

Frank, M. G., & Cantera, R. (2014). Sleep, clocks, and synaptic plasticity. *Trends in Neurosciences, 37*(9), 491–501. ▶ https://doi.org/10.1016/j.tins.2014.06.005.

Horne, J. A. (1988a). *Why we sleep: The functions of sleep in humans and other mammals.* Oxford: Oxford University Press.

Horne, J. A. (1988b). Sleep loss and „divergent" thinking ability. *Sleep, 11*(6), 528–536.

Ingre, M., Van Leeuwen, W., Klement, T., Chr, Ullvetter, St, Hough, Kecklund, G., Karlsson, D., & Åkerstedt, T. (2014). Validation and extending the three process model of alertness in airline operators. *PLoS One, 9*(10), e108679. ▶ https://doi.org/10.1371/journal.pone.0108679.

Johns, M. W. (1998). Rethinking the assessment of sleepiness. *Sleep Medicine Reviews, 2*, 3–15.

Johns, M. W. (2002). Sleep propensity varies with behavior and the situation in which it is measured: The concept of somnificity. *Journal Sleep Research, 11*(1), 61–67.

Johns, M. W. (2010). A new perspective on sleepiness. *Sleep and Biological Rhythms, 8*, 170–179. ▶ https://doi.org/10.1111/j.1479-8425.2010.00450.x.

Klein, R. (1979). Rhythms in human performance: 1,5-hour oscillations in cognitive style. *Science, 204*, 1326–1327.

Kleitman, N. (1982). Basic Rest-Activity Cycle – 22 years later. *Sleep, 5*(4), 311–317.

Lavie, P. (1986). Ultrashort sleep-waking schedule. III. „Gates" and „forbidden zone" for sleep. *Electroencephalography and Clinical Neurophysiology, 63*(5), 414–425.

Legendre, R., & Piéron, H. (1910). Résultats de diverse injections de liquids d'animaux insomniques. *Bulletins National du Muséum d'Histoire Naturelle, 16*(6), 343–346.

Martin, D. (1987). Ermüdung als Steuergröße im Training. Eine theoretische Betrachtung des Phänomens und Untersuchungsergebnisse. *Sportwissenschaft, 17*(4), 378–393.

Meier Ewert, K. (1989). *Tagesschläfrigkeit. Ursachen: Differentialdiagnose, Therapie.* Weinheim: Edition Medizin.

Porkka-Heiskanen, T., Zitting, K. M., & Wigren, H. K. (2013). Sleep, its regulation and possible mechanisms of sleep disturbances. *Acta Physiologica, 208*, 311–328. ▶ https://doi.org/10.1111/apha.12134.

Poudel, G. R., Innes, C. R. H., Bones, P. J., Watts, R., & Jones, R. (2014). Losing the struggle to stay awake: divergent thalamic and cortical activity during microsleep. *Human Brain Mapping, 35*, 257–269. ▶ https://doi.org/10.1002/hbm.22178.

Riley, E., Estermann, M., Fortenbaugh, F. C., & DeGtis, J. (2017). Time-of-day variation in sustained attentional control. *Chronobiology International, 34*(7), 993–1001. ▶ https://doi.org/10.1080/07420528.2017.1308951.

Saper, C. B., Chou, T. C., & Scammell, T. E. (2001). The sleep switch: Hypothalamic control of sleep and wakefulness. *Trends in Neurosciences, 24*, 726–731.

Schaefer, H. (1971). Ermüdung und Müdigkeit. In W. Baust (Hrsg.), *Ermüdung, Schlaf und Traum* (S. 11–44). Frankfurt a. M.: Fischer.

Smith, K., Valentino, D., & Arruda, J. (2003). Rhythmic oscillations in the performance of a sustained attention task. *Journal of Clinical and Experimental Neuropsychology, 24*, 828–839.

Thomson, D. R., Besner, D., & Smilek, D. (2015). A resource-control account of sustained attention: Evidence from mind-wandering and vigilance paradigms. *Perspectives on Psychological Science, 10*(1), 82–96. ▶ https://doi.org/10.1177/1745691614556681.

Tomasi, D., Wang, R. L., Telang, F., Boronikolas, V., Jayne, M. C., Wang, G. J., Fowler, J. S., & Volkow, N. D. (2009). Impairment of attentional networks after 1 night of sleep deprivation. *Cerebral Cortex, 19*(1), 233–240. ▶ https://doi.org/10.1093/cercor/bhn073.

Trimmel, K., Zebrowska, M., Böck, M., Stefanic, A., Mayer, D., Klösch, G., Auff, E., & Seidel, S. (2018). Wanted: A better cut-off value for the Epworth Sleepiness Scale. *Wiener Klinische Wochenschrift, 130*(9–10), 349–355. ▶ https://doi.org/10.1007/sDD508-D17-1308-6.

Washburn, D., & Putney, R. (2001). Attention and task difficulty: When is performance facilitated? *Learning and Motivation, 32*, 36–47.

Weichardt, W. (1910). *Über Ermüdungsstoffe.* Stuttgart: Enke.

Zarrouk, N., Chtourou, H., Rebai, H., Hammouda, O., Souissi, N., Dogui, M., & Hug, F. (2012). Time of day effects on repeated sprint ability. *International Journal of Sports Medicine, 33*, 975–980.

Wenn Belastungen zum Dauerzustand werden: Erschöpfung

6.1   Was ist Erschöpfung? – 92

6.2   Erschöpfung als Folge von Erkrankungen – 95

6.3   Zusammenfassung und Ausblick – 105

       Literatur – 105

© Springer-Verlag GmbH Deutschland, ein Teil von Springer Nature 2020
G. Klösch, P. Hauschild, J. Zeitlhofer, *Ermüdung und Arbeitsfähigkeit*,
https://doi.org/10.1007/978-3-662-59139-0_6

Eine Reihe von pathologischen Prozessen (u. a. Krebs, Traumen, chronische organische Erkrankungen) können sowohl Ermüdung als auch Erschöpfung hervorrufen. In diesem Kapitel findet sich dazu ein Überblick mit Kurzbeschreibungen der wichtigsten Krankheitsbilder, die Erschöpfungszustände hervorrufen können (Chronisches Erschöpfungssyndrom, Burnout-Syndrom). Beispiele sollen den Unterschied zwischen Ermüdung, Schläfrigkeit und Erschöpfung verdeutlichen. Dies ist notwendig, da sich hinter den alltagssprachlich oft synonym verwendeten Begriffen unterschiedliche physiologische Prozesse abspielen, deren Unkenntnis eine effiziente Diagnostik und Therapie verhindern. Anzeichen von Erschöpfung sind immer ein Hinweis darauf, dass über Leistungsgrenzen hinaus weitergearbeitet oder weitertrainiert wird und es an den notwendigen Erholungs- und Arbeitspausen fehlt. Eine strategische Planung von Arbeitspausen unter Berücksichtigung ultradianer biologischer Rhythmen (z. B. des basalen Ruhe-Aktivitätszyklus) ist eine effiziente Methode um Erschöpfungszustände zu vermeiden und die Arbeitsleistung zu verbessern.

6.1 Was ist Erschöpfung?

Ein Zustand der Erschöpfung und Energielosigkeit als Folge exzessiver geistiger und körperlicher Anstrengung ist ein „normaler" zeitlich begrenzter und reversibler Prozess. Erschöpfung führt generell zu einer verminderten Leistungsfähigkeit, die Ursachen können intensive Stressbelastungen in Beruf oder Privatleben, exzessive sportliche bzw. körperliche Aktivitäten, Jetlag oder lange Phasen von Nachtarbeit mit zu wenig Schlaf sein. Erschöpfungszustände werden meist durch mehrere Faktoren auslöst. In Kombination mit anderen Krankheitssymptomen, einer chronischen Anfälligkeit für Infektionskrankheiten und Problemen mit dem Magen-Darm-Trakt binden sie Energieressourcen. Antriebslosigkeit mit einer über Wochen anhaltenden Leistungsminderung oder Belastungsgefühl bei geringen geistigen oder körperlichen Anstrengungen, sind charakteristische Symptome des chronischen Erschöpfungssyndroms.

Erschöpfungszustände nehmen einen wichtigen Bereich in der schlafmedizinischen Diagnostik ein: Betroffene leiden unter chronischer Antriebslosigkeit, fühlen sich zugleich angespannt, ruhelos und können trotz massiver Müdigkeit nicht schlafen. Diese Mischung aus Hyper- und Hypo-Erregbarkeit (Arousabilität) lässt vermuten, dass bei Erschöpfungszuständen eine Dysregulation auch in jenen kortikalen Gebieten vorliegen kann, die an der Steuerung der Vigilanz mit beteiligt sind. Die Vergleichbarkeit von Forschungsergebnissen auf diesem Gebiet wird jedoch durch die Verwendung uneinheitlicher Begriffe zur Beschreibung von Zuständen wie müde, schläfrig, erschöpft, ausgebrannt sein und deren englischen Pendants *fatigue, tiredness, sleepiness, exhaustedness* erschwert. Darunter leidet nicht nur die Forschung, sondern auch die Kommunikation zwischen Arzt und Patient. Um sich als Arzt oder Patient Klarheit zu verschaffen, hier ein paar Unterscheidungsmerkmale:

Damit jemand müde ist, muss er nicht vorher erschöpft sein; Ermüdung und Erschöpfung können aber zur selben Zeit auftreten. Im Gegensatz zur Müdigkeit oder Schläfrigkeit dauern Erschöpfungszustände länger an, andauernde Schwankungen sprechen eindeutig für eine Übermüdung. In diesen Perioden kann es zu kurzfristigen kognitiven Blackouts kommen (d. h. der Kontakt zur Umwelt, zum „Hier und Jetzt" geht verloren). Solche Phänomene treten meist nur bei großer Schläfrigkeit auf und sind nicht typisch für Erschöpfungszustände. Während Arbeitspausen oder Ruhephasen verbessern sich jedoch Erschöpfungszustände, die Schläfrigkeit hingegen nimmt in monotonen,

6.1 · Was ist Erschöpfung?

reizarmen Situationen zu. Erschöpfungszustände sind somit eindeutig von Müdigkeit und Schläfrigkeit zu unterscheiden und sind auch nicht die ursächliche Folge von gestörtem Nachtschlaf (wie es Schläfrigkeit und Müdigkeit sind), sondern ein Alarmzeichen des Körpers, wenn die Grenzen der physischen und psychischen Leistungsfähigkeit markant überschritten wurden.

Diagnostisch/anamnestisch sind psychophysiologische Zustandsbeschreibungen wie Ermüdung, Erschöpfung, Entkräftung, Abgeschlagenheit oder Mattigkeit von der Tagesmüdigkeit und Tagesschläfrigkeit zu unterscheiden. Letztere geht mit einer erhöhten Einschlafneigung während des Tages einher, ein Merkmal, dass sich bei der Tagesmüdigkeit nicht findet. Tagesschläfrigkeit liegt vor allem dann vor, wenn Störungen in der Schlafphysiologie vorliegen, d. h. der Schlafprozess erfüllt nicht seine Funktion den Schlafdruck abzubauen. Bei einer Reihe neurologischer und psychiatrischer Krankheitsbilder können auch Hirngebiete mitbetroffen sein, die auch an der Schlaf-wach-Regulation beteiligt sind, wie z. B. der Hypothalamus, Thalamus oder die Pons. Hier die anatomisch-strukturelle Trennlinie zwischen Regionen der Schlaf-wach-Regulation und jenen Arealen zu ziehen, die verantwortlich sind für Leistungen wie z. B. die Sprachproduktion, Aufmerksamkeits- und Konzentrationsleistungen usw. ist sehr schwierig. Denn, Ausfälle in einem bestimmten Hirnareal, können zwar unterschiedliche Funktionen betreffen, aber ähnliche subjektive Zustandsbeschreibungen hervorrufen. Die Beschreibung „erschöpft zu sein" kann tatsächlich den Zustand meinen, den jeder nach einem anstrengenden Arbeitstag kennt; es kann aber auch physiologisch etwas Anderes bedeuten, obwohl es sich introspektiv wie „erschöpft sein" anfühlt. Um hier anamnestische Klarheit zu verschaffen und, zumindest funktionell die Komplexität von Erschöpfungszuständen erklären zu können, sind verschiedene Erklärungsmodelle für Erschöpfungszustände in Verwendung (s. Kap. 12).

6.1.1 Klassifizierungsversuche von Erschöpfungszuständen

Eine relativ einfache Einteilung von Erschöpfungszuständen ist die Zuordnung zu Auslösern. Dem liegt die Beobachtung zugrunde, dass zahlreiche Krankheiten wiederkehrende Episoden mit Erschöpfung hervorrufen (s. ▶ Abschn. 6.2), sei es ursächlich (z. B. Multiple Sklerose), aufgrund einer ausgeprägten Kachexie (z. B. bei Krebserkrankungen) oder als Teil der Symptomatik (z. B. chronisches Erschöpfungssyndrom). Dazu zählt auch die Unterteilung in „normale" und „pathologische bzw. chronische" Erschöpfungszustände. Unter normal werden hier akute, kurzfristige und passagere Erschöpfungszustände verstanden, die auf eine eindeutige Ursache (Auslöser) zurückzuführen sind, rasch beginnen aber nur von kurzer Dauer sind und in der Regel durch Pausen bzw. Erholungsphasen beendet werden. Die Lebensqualität und andere Aktivitäten des Alltages sind von diesen Erschöpfungszuständen nicht betroffen. Chronische Erschöpfungszustände hingegen haben meist keine bekannten Auslöser und sind multifaktoriell determiniert, werden durch Erholungspausen nicht beeinflusst und wirken sich deutlich negativ auf andere Lebensbereiche aus. Betroffene fühlen sich aufgrund der Erschöpfungszustände auch in ihrer Lebensqualität nachhaltig beeinträchtig.

Zur Differenzierung von Erschöpfungszuständen aufgrund ihrer Auswirkungen auf die physische und psychologisch-kognitive Leistungsfähigkeit fehlen objektive Methoden, sowohl was die Quantifizierung der Intensität als auch das Ausmaß eines Erschöpfungszustandes betrifft; es werden stattdessen fast ausschließlich Fragebögen verwendet. Allerdings können die Ergebnisse solcher Testungen wie z. B. der Erschöpfungsgrad bzw. deren Auswirkungen auf die körperliche und kognitive Leistungsfähigkeit nur im Vergleich zu Normdaten von Gesunden interpretiert werden. Differenzierungen von Erschöpfungszuständen zwischen verschiedenen Krankheitsbildern sind so nicht möglich, erste Versuche mithilfe der Herzratenvariabilitätsmessung hier Unterscheidungen vorzunehmen sind vielversprechend (Hauschild 2017).

Dem testpsychologischen Ansatz sehr ähnlich sind Modelle, die zwischen *physiologischer* (Beeinträchtigung der Muskelkraft, etc.) und *psychologischer Erschöpfung* (geringe Motivation, flache Emotionalität) unterscheiden. Diese *dichotomen Modelle der Erschöpfungszustände* sind weit verbreitet und haben den Vorteil untereinander gut kombinierbar zu sein. Auch lässt sich ihre „scheinbare" Gültigkeit anhand von Einzelbeobachtungen anekdotisch leicht beweisen. Die Vorstellung einer physiologischen und psychologischen Erschöpfung lassen sich auch sehr gut mit der in der Neurologie

gebräuchlichen Einteilung in periphere, zentrale Erschöpfung (*peripheral- central fatigue,* s. Tab. 6.1) ergänzen. Unbefriedigend an den dichotomen Klassifizierungsversuchen ist jedoch, dass sie weder die Entstehung noch die pathophysiologischen Zusammenhänge von Erschöpfungsprozessen erklären, sondern lediglich die Art und das Ausmaß der Beeinträchtigungen beschreiben. Damit werden zwar die „Hardware-" Defekte transparent gemacht, nicht jedoch die „Software" untersucht. Die an Erschöpfungsprozessen beteiligten funktionellen Strukturen und deren systemische Verbindungen bleiben somit unbekannt und mögliche Beziehungen mit anderen Prozessen wie z. B. der Stressverarbeitung, der Schlaf-wach-Regulation und der Vigilanz unberücksichtigt.

◘ Tab. 6.1 Die wesentlichsten Merkmale der peripheren und zentralen Erschöpfung

Erschöpfungstyp	Merkmale	Klinische Symptome	Biochemische Marker	Krankheitsbilder (Auswahl)
Periphere Erschöpfung (peripheral fatigue)	Schwierigkeiten in der Aktivierung von Muskelgruppen um motorische Aktivitäten auszuführen (dazu ist meist eine „maximale Willensanstrengung" notwendig)	Muskelschwäche Muskelhypotonie Geringe Muskelkraft und Ausdauer	Interleukin 6 Acetylcholin ATP TNF-Alpha CPK	Myopathien Mitochondriopathie Muskeldystrophien Myasthenie
Zentrale Erschöpfung (central fatigue)	Schwierigkeiten die Aufmerksamkeit und Konzentration über einen längeren Zeitraum aufrecht zu erhalten; dies zeigt sich sowohl bei kognitiven als auch motorischen Aufgabenstellungen (schließt auch periphere Erschöpfungszeichen mit ein)	Kognitive Defizite Hirnschädigungen (Läsionen) Hirnatrophien Schlafstörungen Autonome Regulationsstörungen	Cytokine (Interferon-Alpha) Orexin (Hypokretin) Melatonin HPA-Achse (CRH, AVP, ACTH, Kortisol)	Multiple Sklerose Amyotrophe Lateralsklerose Enzephalitis, SHT Multisystematrophie Morbus Parkinson Chronisches Erschöpfungssyndrom Schlafstörungen mit exzessiver Tagesschläfrigkeit

6.2 Erschöpfung als Folge von Erkrankungen

In der Sportmedizin, und neuerdings auch in der Neurologie (s. Chaudhuri und Behan 2000, 2004; Mathis und Hatzinger 2011), hat sich die Unterscheidung zwischen zentraler (=mental, geistig) und peripherer/physischer (=die Muskulatur betreffend) Erschöpfung etabliert. Das hat teilweise historische Gründe, denn ein Großteil der Untersuchungen zu muskulären Ermüdungsprozessen *(muscle fatigue)* verwendete bereits früh diese Unterteilung. Die Bezeichnung *fatigue* (der Begriff kommt ursprünglich aus dem Französischen hat aber im lateinischen *fatigatio* seinen Ursprung) wurde im anglo-amerikanischen Kontext immer schon im Sinne einer *tiredness* (Müdigkeit) und einer *fatigueness* (Erschöpfung) oder *exhaustedness* (völlige körperliche Erschöpfung) verwendet. Im Laufe der letzten Jahrzehnte hat sich seine Bedeutung jedoch mehr in Richtung *tiredness* (=Müdigkeit) verschoben. Fatigue ist daher nicht zur Gänze mit der deutsche Bezeichnung „Erschöpfung" gleichzusetzen, denn *fatigue* wird häufig auch im Zusammenhang mit „schläfrig", „ermüden", „ermatten", „schlapp" oder „erschöpft sein" verwendet. Erschwerend kommt noch hinzu, dass im aktuellen klinischen Sprachgebrauch unter *fatigue* auch die Antriebs- und Energielosigkeit infolge einer Depression verstanden wird. Einige Forschergruppen verwenden deshalb im Zusammenhang mit Depressionen den Begriff *residual fatigue* um hier eine genauere Unterscheidung zu ermöglichen (Fava et al. 2014).

Da Ermüdung und Erschöpfung auch zusammen auftreten können und es dadurch zu Überschneidungen kommt, ist eine eindeutige kausale Zuordnung der einzelnen Symptome für den Kliniker wie für den Patienten oft nicht möglich. Das Problem stellt für den Patienten eine große Belastung dar, diagnostisch objektiv kaum zu messen und auf sprachlicher Ebene schwer zuzuordnen. Der Begriff Erschöpfung (oder „fatigue") sollte ausschließlich für *eine anhaltende Beschwerde des subjektiv wahrgenommenen physischen oder kognitiven Erschöpftseins, das überproportional zur tatsächlichen Beanspruchung ist* verwendet werden.

Eine diagnostische Abklärung von Ermüdungs- und Erschöpfungszuständen sollte sich an folgenden Schritten orientieren:

In einem ersten Schritt muss geklärt werden, welche Beschwerden der Patient hat und was er genau darunter versteht. Der subjektive Leidensdruck kann z. B. mit der Schweregrad-Skala (Fatigue Severity Scale [FSS]) erfasst und zusätzlich mit einer Schläfrigkeitsskala (z. B. Epworth Schläfrigkeitsskala [ESS]) ergänzt werden. Eine Herzratenvariabilitätsmessung kann hier wichtige zusätzliche Informationen über die Erholungsfähigkeit des autonomen Nervensystems liefern.

Von Bedeutung ist ebenfalls die Erfassung möglicher Auslöser, die Dauer und Merkmale der Erschöpfungszustände, deren Stabilität (tages- oder jahreszeitliche Schwankungen) und unter welchen Bedingungen die Symptome stärker oder schwächer werden (s. Übersicht: Die diagnostische Abklärung von Erschöpfungszuständen). Zeigen sich ausgeprägte Symptomschwankungen mit Phasen spontaner Besserung, so dürften eher psychische Faktoren im Vordergrund stehen. Erschöpfungszustände, die bereits nach kurzen Phasen der Beanspruchung auftreten, können durch eine Reihe körperlicher und psychischer Erkrankungen (mit-)verursacht werden und sind daher anamnestisch (und wenn möglich auch apparativ) sorgfältig abzuklären. Dabei spielen Begleitsymptome eine wichtige Rolle. Diese können sich akut einstellen wie Atemnot, Schwitzen, Schmerzen, Fieber, Schwellungen der Lymphnoten, Übelkeit, Erbrechen oder Verdauungsstörungen, oder chronischer Natur sein. Zu erfassen sind auch berufliche oder private Belastungen, andauernde Schlafstörungen, eine Langzeit-Medikamenteneinnahme oder ernährungs- und stoffwechselbedingte Faktoren.

> **Übersicht**
>
> Die **diagnostische Abklärung von Erschöpfungszuständen: die wichtigsten Fragen und Untersuchungen.**
>
> - Seit wann existieren die Symptome (Beginn, Auslöser, Dauer)?
> - Genaue Beschreibung der Symptome.
> - Vorerkrankungen (mit Muskelschwäche)?
> - Ähnliche Erkrankungsbilder und Symptome der Erschöpfung in der Familie?
> - Weitere Beschwerden (Fieber, Atemnot, Schmerzen in Muskeln, Gelenken, Schwellungen der Lymphknoten)?
> - Übelkeit, Erbrechen, Durchfälle?
> - Ist der Nachtschlaf gestört? Einschlafneigung tagsüber, vermehrte Tagesschläfrigkeit?
> - Besondere Belastungen im Privat- und Berufsleben?
> - Körpergewicht (stabil, Zu- oder Abnahme), Ernährungsgewohnheiten?
> - Rauch- und Trinkgewohnheiten (Flüssigkeitsmenge pro Tag, Alkohol, Rauchen, Kaffee)?
> - Medikamenteneinnahme, Drogenkonsum?
>
> Folgende Fragebögen können die Anamnese ergänzen:
> Schlafqualität: Pittsburgh Schlafqualitäts-Index (PSQI): Gesamtsore ≤ 5 (gute Schlafqualität)
> Tagesschläfrigkeit: Epworth Schläfrigkeitsfragebogen (ESS): Gesamtsore < 10 (unauffällig)
> Erschöpfungsgrad: Fatigue Severity Scale (FSS): Werte $> 4 =$ erhöhte Müdigkeit
> Neben einer körperlichen Untersuchung sollten folgende Laborwerte bestimmt werden:
> Blutbild, Blutsenkung, Nieren- und Leberwerte, Blutzucker, CRP, Elektrolyte (Magnesium, Kalium, Kalzium), Eisen, Ferritin, Vitamin B_{12}, Schilddrüsenhormone, Folsäure, Urinstatus
> Weitere Untersuchungen: Herzratenvariabilitätsmessung, Blutdruckmessung, Thorax-Röntgen

Die diagnostische Abklärung von Erschöpfungszuständen sollte auf alle Fälle eine ausführliche Schlafanamnese mit einschließen. Neben Fragen zu den Schlafgewohnheiten (auch zu den frühkindlichen und der Adoleszenz) wie z. B. den Zubettgeh- und Aufstehzeiten, der Schlafdauer und -qualität, oder Fragen zum Chronotyp (Abend- oder Morgenmensch), dürfen auch gezielte Fragen nicht fehlen, um Schlafstörungen (Schnarchen, starkes Schwitzen, Reden, Zähneknirschen in der Nacht, usw.) und die Tagesbefindlichkeit (Schlaftrunkenheit nach dem Aufstehen, Nickerchen tagsüber, Befindlichkeit, Stimmung, Leistungsschwankungen, usw.) zu erfassen. Mitunter ist es schwierig abzuklären, inwiefern Ermüdungs- und Erschöpfungsprozesse durch die primäre Erkrankung oder durch den gestörten Nachtschlaf (vielleicht ebenfalls eine Folge der primären Erkrankung) hervorgerufen werden. Mit der Behandlung einer psychischen Primärerkrankung verbessern sich zwangsläufig nicht immer auch die Schlafprobleme, weshalb ein Schlafproblem immer als ein eigenständiges Krankheitsbild therapiert werden sollte.

Aus internistischer Sicht können Erschöpfung, Müdigkeit, Schläfrigkeit u. a. bei Eisen- oder Vitaminmangel, bei einer Schilddrüsenüber- oder -unterfunktion auftreten oder sich auch im Zusammenhang mit Infektionen, Niereninsuffizienz, gestörten metabolischen Prozessen, Herzerkrankungen, einer arteriellen Hypertonie oder mit Tumorerkrankungen einstellen.

6.2 · Erschöpfung als Folge von Erkrankungen

6.2.1 Erschöpfung infolge internistischer Erkrankungen

Viele bakterielle Infekte sind mit Müdigkeit, Abgeschlagenheit, Fieber und schmerzhafte Beschwerden in den betroffenen Organen verbunden. Diese Symptome finden sich auch bei viralen Erkrankungen wie z. B. infolge einer Erkältung oder Grippe und begünstigt durch eine eingeschränkte Immunabwehr können auch „Mischinfektion" bzw. „Superinfektion" auftreten. Chronische Ermüdungs- und Erschöpfungszustände können auch im Alltagsleben z. B. im Menstruationszyklus oder während der Schwangerschaft auftreten.

Blutarmut bezeichnet einen Mangel an roten Blutkörperchen (Erythrozyten) oder rotem Blutfarbstoff (Hämoglobin). Damit einhergehende Symptome sind ständige Müdigkeit und Blässe, Leistungs- und Konzentrationsschwäche, Schwindel, verstärktes Kältegefühl, Kurzatmigkeit, Atemnot, und mitunter auch ein beschleunigter Herzschlag (Herzrasen). Ursache für eine eisenmangelbedingte Anämie können Blutungen im Magen-Darm-Trakt bei Magengeschwüren und Tumoren (Dickdarm- und Magenkrebs) sein. Weitere Ursachen sind eine mangelnde Eisen-Resorptionsfähigkeit sowie Infektionen und Parasitenbefall. Schließlich kann Blutarmut bei Nierenerkrankungen, Erkrankungen des Knochenmarkes, Folsäure und Vitamin B_{12}- Mangel und auch als Folge einer ausschließlich vegetarischen oder veganen Ernährung vorkommen. Laut WHO ist Eisenmangel aktuell weltweit die häufigste Mangelerkrankung und die Ursache bei etwa 80 % der Fälle von Anämie. In Europa beträgt die Prävalenz für Eisenmangel bei Jugendlichen zwischen 7–10 % (Dupont 2017). Da ein Eisendefizit auch eine wesentliche Rolle bei der Entstehung des Restless legs Syndrom und motorischer Hyperaktivität (z. B. im Rahmen einer Aufmerksamkeitsdefizit-/Hyperaktivitätsstörung) spielt, sind diese Zahlen besonders alarmierend.

Störungen des Hormonhaushalts: Eine der häufigsten Störungen ist die Schilddrüsenunterfunktion (Hypothyreose), die schleichend mit Symptomen der Abgeschlagenheit, Antriebslosigkeit und Erschöpfung beginnt und erst sehr spät erkannt wird. Eine Hypothyreose kann auch angeboren sein (sehr selten) als Folge einer fehlenden oder missgebildeten Schilddrüse. Meist entsteht eine Hypothyreose erst im Laufe des Lebens durch äußere Einwirkungen (z. B. eine Schilddrüsenunterfunktion bei einer chronischen Schilddrüsenentzündung, einer Autoimmunreaktion oder nach einer Schilddrüsenoperation). Eine weitere, in Europa sehr seltene Ursache einer Schilddrüsenunterfunktion ist ein Jodmangel in der Nahrung und im Trinkwasser.

Rheumatoide Arthritis (RA): Bei dieser Erkrankung ist Müdigkeit und Erschöpfung eine zentrale Beschwerde der Betroffenen (Prävalenz: 42 %) und wird durch den Schweregrad der Krankheit verschlimmert. Eine Studie von van Hoogmoed und Mitarbeiter zeigte, dass bei chronisch unbehandelten Schlafstörungen häufig Müdigkeit und Erschöpfung bei RA auftraten (van Hoogmoed et al. 2010).

Körperliche Erschöpfung in Kombination mit Ängstlichkeit sind Risikofaktoren, die den *Therapieerfolg nach einem Schlaganfall* negativ beeinflussen. Studien konnten zeigen (z. B. Rafael et al. 2014), dass neben einer Depression, vor allem die vitale Erschöpfung z. B. mit dem Maastrichter Fragebogen (Maastricht Questionnaire [MQ], Appels et al. 1987) gemessen, sowohl bei der Entstehung eines Schlaganfalls als auch während der Rehabilitation eine wichtige Rolle spielen.

6.2.1.1 Erschöpfung bei Krebserkrankungen

Das häufigste Krebs- und Krebstherapie-assoziierte Symptom stellt die krebsbedingte Erschöpfung dar (oder Tumor-bedingte Dauererschöpfung, *cancer related fatigue* [CRF]). Die *CRF-Symptomatik* reicht von schneller Erschöpfbarkeit, über „müde und kraftlos sein" bis hin zu Antriebs- und

Interessenlosigkeit, verbunden mit Konzentrations- und Merkfähigkeitsstörungen (vgl. Wu und McSweeney 2004). Da auch Schlafstörungen bei Krebserkrankungen sehr häufig sind (Berger et al. 2017), sind Erschöpfungszustände, verursacht durch chronischen Schlafmangel sehr schwer von müdigkeits- und schläfrigkeitsbedingten Symptomen zu unterscheiden. Diese Erschöpfungszustände können auch durch vergebliche Bemühungen gegen die krankheitsbedingten energieraubenden körperlichen Prozesse bedingt sein. Neben den psychischen Belastungen leidet etwa die Hälfte an Krebspatienten auch unter einem massiven Verlust der Muskelmasse (auch infolge einer Chemotherapie), wodurch jede Form von motorischer Beanspruchung als sehr belastend erlebt wird (Coletti 2018). Laut einer Studie von Gutenbrunner und Mitarbeiter. (Gutenbrunner et al. 2010) liegt die Prävalenz für CRF während adjuvanter Therapie bei 70–92 % und während krankheitsfreier Intervalle immer noch bei 20–36 % (nach 1 bis 8 Jahren). Eine Krebs-bedingte Erschöpfung kann zu jedem Zeitpunkt auftreten und bereits schon vor der Diagnosestellung bestehen, tritt aber vermehrt während einer Chemo- oder Strahlentherapie auf. Trotz starker individueller Ausprägungen dürfte eine CRF umso länger andauern, je stärker die Beschwerden während der Behandlungsphase waren. Betroffene fühlen sich durch eine Krebs-bedingte Erschöpfung sehr stark in ihrer Lebensqualität beeinträchtigt.

Ob auch die Art der Krebserkrankung einen Einfluss auf die Auftrittswahrscheinlichkeit und die Intensität einer Krebs-bedingten Erschöpfung hat, ist nicht bewiesen. In einer prospektiven Studie (Valko et al. 2015) wurden bei 65 Glioblastom-Patienten (besonders aggressiver Hirntumor) postoperativ in zahlreichen Parametern (u. a. Müdigkeit, Schläfrigkeit, Schlafenszeiten, Stimmung usw.) mit 130 alters- und geschlechtsangepassten gesunden Kontrollen verglichen. Die Ergebnisse zeigten, dass Glioblastom-Patienten häufig schon zu Beginn der Erkrankung unter großer Müdigkeit litten, was nahelegt, dass die Symptome nicht durch Radio- oder Chemotherapie verursacht werden. Klagen über Müdigkeit waren bei den Glioblastom-Patienten (vor allem bei den weiblichen) häufiger als bei den gesunden Kontrollen (48 % gegenüber 11 %; p<0,001), nicht jedoch die Zahl an Beschwerden über Schläfrigkeit (22 % gegenüber 19 %; p=0,43).

Als *Ursachen für eine Krebs-bedingte Erschöpfung* werden eine Reihe von Möglichkeiten diskutiert: Neben dysregulativen inflammatorischen Prozessen, Veränderungen in hypothalamischen oder serotonergen Regelkreisen werden auch Störungen im zirkadianen Schlaf-wach-Rhythmus oder in der Melatonin-Sekretion vermutet.

Bei den *therapeutischen Maßnahmen* haben in Einzelfällen moderate sportliche Aktivitäten (Kraft- und Ausdauertraining), sowie medikamentöse Therapieansätze mit Psychostimulantien und Antidepressiva Verbesserungen gebracht. Über den Einsatz von Phytotherapeutika (Ginseng und Guarana) konnte bis dato keine eindeutige Empfehlung gegeben werden. Da es insgesamt nur wenige Therapieangebote gibt (kognitiv-behaviorale Methoden, psychosoziale Interventionen), wären multimodale Rehabilitationsmaßnahmen aufgrund des gehäuften chronischen Verlaufs und der Komplexität der Beschwerden wünschenswert.

6.2.2 Erschöpfung bei Erkrankungen des zentralen Nervensystems

Neurologisch betrachtet manifestiert sich Erschöpfung entweder als „periphere Erschöpfung" *(periperal fatigue)* wie z. B. bei Muskelerkrankungen (generell), Myopathien und bei der Myasthenie, und oder als „zentrale/kortikale/mentale" Erschöpfung *(central fatigue)* z. B. bei einer Enzephalitis, der Multiplen Sklerose (MS), beim Morbus Parkinson und eventuell auch als Folge von Schlafstörungen. 90 % der MS-Patienten berichten, mindestens unter leichten Ausprägungen eines Erschöpfungssyndroms

6.2 · Erschöpfung als Folge von Erkrankungen

(dauerhaftes Gefühl der Erschöpfung mit Antriebslosigkeit und Tagesmüdigkeit) zu leiden, dass als sehr belastend erlebt wird. Deutlich ausgeprägter ist diese Symptomatik beim chronischen Erschöpfungssyndrom, das sowohl diagnostisch als auch therapeutisch sehr aufwendig und vielschichtig ist (s. Tab. 6.1).

6.2.2.1 Chronisches Erschöpfungssyndrom

Das *chronisches Erschöpfungssyndrom* (*chronic fatigue syndrome* [CFS] oder myalgische Enzephalomyelitis [ME], ICD-10: G93.3) ist ein komplexes, schwer zu fassendes Krankheitsbild, in dessen Zentrum eine lang anhaltende Erschöpfung steht und um das sich eine Vielzahl unterschiedlicher Zusatzsymptome wie Schlafstörungen, eine allgemeine Immunschwäche und Hals- oder Muskelschmerzen gruppieren (ICD-10, Dilling et al. 2008). Die signifikante Müdigkeit und das erhöhte Ruhebedürfnis beruhen auf dem Gefühl, keine Kraftreserven mehr zu haben, was sich bereits bei geringer Anstrengung und Belastung einstellt. Dieser Zustand lässt sich am ehesten mit Erschöpfung *(fatigue)* charakterisieren und bedeutet mehr als nur müde oder körperlich erschöpft zu sein. Die Ursachen dafür bleiben oft unklar und nach der ICD-10 wird *fatigue* bei diesem Krankheitsbild nur dann als zentrales Symptom angesehen, wenn alle andere Faktoren wie z. B. ein Unwohlsein, das mit Ermüdung einhergeht (ICD-10: R53) oder die Neurasthenie (ICD-10: F48) ausgeschlossen werden können.

Symptomatik des chronischen Erschöpfungssyndroms: Da die Komorbiditätsrate bei diesem Krankheitsbild sehr hoch ist, allen voran die Depression oder eine mögliche Burnout-Störung, sind zusätzliche Diagnosekriterien notwendig (die allerdings die einzelnen Symptome unterschiedlich gewichten). Neben den Kriterien vom Centers for Disease Control and Prevention (CDC) von 1994 (Prins et al. 2006), existieren die kanadischen Kriterien (Canadian Consensus Criteria, CCC; Carruthers et al. 2003) und die Internationalen Konsensus-Kriterien (International Consensus Criteria [ICC], Carruthers et al. 2011), in denen die Bezeichnung myalgische Enzephalomyelitis (ME) als für das Krankheitsbild zutreffender vorgeschlagen wurde. Laut ICC sprechen fünf Kardinalsymptome für das Vorliegen eines chronischen Erschöpfungssyndroms: muskuloskelettale Schmerzen bei rascher Ermüdbarkeit (F1), neurokognitive Probleme (F2), inflammatorische Prozesse (F3), Schlafstörungen und Müdigkeit (F4), sowie Stimmungsschwankungen (F5). Allerdings wurde auf das Chronizitätskriterium (Krankheitsdauer von mehr als sechs Monaten) verzichtet, was nicht von allen Experten als sinnvoll erachtet wird.

Ätiologie des chronischen Erschöpfungssyndroms: Für das Entstehen eines chronischen Erschöpfungssyndroms dürfte in erster Linie eine langanhaltende Stressbelastung mit einer Beeinträchtigung des Immunsystems verantwortlich sein. Chronischer Stress führt zu erhöhten Zytokinwerten (IL-6, TNF-Alpha) und pro-inflammatorischen Reaktionen. In weiterer Folge zeigen sich metabolische Veränderungen bis hin zum metabolischen Syndrom und einer Reihe anderer neuroendokrinen Störungen, die u. a. auch zu Störungen in der HPA-Achse führen. Dies dürfte mit einer der Gründe für den nicht erholsamen Schlaf sein. Infektionen unterschiedlichster Genese gelten als einer der primären Auslösefaktoren und die meisten Patienten berichten über eine Grippe-ähnliche Erkrankung im Vorfeld eines CFS/ME. Häufig sind es Infektionen mit Herpesviren. Bei 35 bis 90 % der Betroffenen finden sich Reizdarmsymptome (Haussteiner-Wiehle und Henningsen 2014) und in aktuellen Studien mit bildgebenden Verfahren zeigten sich eine Reihe hirnmetabolische Anomalien (z. B. Nagy-Szakal et al.

2018). Weitere Veränderungen betreffen die Schmerzverarbeitung (angenommen wird eine zentrale Überempfindlichkeit gegenüber Schmerzen) und Klagen über kognitive Beeinträchtigungen, die sich jedoch nicht immer bei neurologischen Testungen nachweisen lassen. Für genetische Risikofaktoren konnten bislang keine Hinweise gefunden werden, ebenso für vermeintliche prädispositive oder exponierende Faktoren. Weder eine multiple chemische Sensibilität (*multiple chemical sensitivity* [MCS]), ein *sick building syndrome* (SBS), noch eine Hypersensibilität gegenüber elektromagnetischen Feldern (*electromagnetic fields hypersensitivity* [EHS]) dürften bei der Entstehung des CFS/ME von Bedeutung sein (de Luca et al. 2011).

Je nach den verwendeten Definitionskriterien des CFS/ME finden sich in der Literatur unterschiedliche Prävalenzraten. Meist werden Werte genannt, die sich auf die älteren CDC-Kriterien beziehen. Danach wird eine Prävalenz von 3,28 % (Selbstangaben) versus 0,76 % basierend auf ärztlich erfasster Symptomatik angegeben (Meeus et al. 2014), wobei Frauen doppelt so häufig betroffen sind als Männer (Prins et al. 2006). Die Unterschiede in den Prävalenzzahlen spiegeln eine der Grundproblematiken des CFS/ME wieder: Ärzte neigen dazu das CFS/ME als primär psychiatrische Störung wahrzunehmen, Patienten verstehen ihre Symptome als in erster Linie biologisch bedingt. Im Zentrum der Beschwerden stehen die rasche und extreme Müdigkeit bzw. Ermüdbarkeit, chronische Schmerzen und kognitive Beeinträchtigungen sowie die Beschwerden über einen gestörten Nachtschlaf ein.

Schlaf und Chronisches Erschöpfungssyndrom: Neben Ein- und Durchschlafproblemen wird der Schlaf insgesamt als oberflächlich, nicht erholsam (geringe Schlafqualität) und teilweise sogar als überlang wahrgenommen. Betroffene versuchen mitunter durch lange Bettliegezeiten mehr Schlaf zu bekommen oder sie sind zu erschöpft, um aufzustehen (Cambras et al. 2018). In schlafpolygrafischen Untersuchungen konnten jedoch im Vergleich zu Schlafgesunden keine spezifischen makro- und mikrostrukturelle Schlafveränderungen festgestellt werden (Jackson und Bruck 2012; Mariman et al. 2013). Rezente Untersuchungen zeigen aber, dass neben den subjektiven Beschwerden einer Insomnie in mehr als 50 % der untersuchten CFS/ME-Patienten schlafbezogene Atmungsstörungen, ein Restless legs Syndrom oder periodische Beinbewegungen im Schlaf festgestellt werden konnte (Pajediene et al. 2018). Auch mehren sich Hinweise, dass bei CFS/ME-Patienten eine autonome Dysregulation im Schlaf vorliegt, wie EKG-Untersuchungen und Herzratenvariabilitätsanalysen (HRV-Analysen) vermuten lassen (Jackson und Bruck 2012; Cvejic et al. 2017; Orjatsalo et al. 2018). Da autonome Funktionen (Atmung, Herzschlag, Blutdruck und Körpertemperatur) und deren zirkadiane Schwankungen durch den Nucleus suprachiasmaticus mitreguliert werden, könnten einige der CFS/ME-Symptome (insbesondere die schnelle Ermüdbarkeit und der nicht erholsame Nachtschlaf) auch aufgrund einer Dysbalance chronobiologischer Steuerungsmechanismen erklärt werden (z. B. Tryon et al. 2004). Ein Indikator dafür kann der untypische zirkadiane Verlauf der Körperkerntemperatur sein. Bereits 1996 konnte Williams und Mitarbeiter bei den untersuchten CFS/ME eine Dissoziation zwischen Körperkerntemperatur und der nächtlichen Melatoninausschüttung nachweisen (Williams et al. 1996), wobei aber nicht geklärt werden konnte, ob dies sekundär (Livestyle bedingt) oder primär durch die Erkrankung hervorgerufen wurde. Weitere Evidenz dazu bei Cambras et al. (2018), wobei sich bei dieser Studie auch krankheitsbedingte Veränderungen in der zirkadianen Regulation der motorischen Aktivität und der Körpertemperatur fanden. Gesunde zeigen eine deutliche Abnahme der motorischen Aktivität in den Stunden nach 12.00 Uhr mittags (das sogenannte Mittagstief) und ein deutlicher Aktivitätsanstieg am frühen Nachmittag, parallel mit einem Anstieg in der Körperkerntemperatur, Schwankungen, die CFS/ME Patienten nicht hatten.

Therapieansätze beim Chronischen Erschöpfungssyndrom: Als Therapieoptionen beim CFS/ME gelten Antidepressiva (bei Ko-Morbidität mit verschiedenen Depressionsformen), sowie eine an das Symptombild angepasste kognitiv behaviorale Verhaltenstherapie (Nijs et al. 2012). Der Einsatz eines moderaten Bewegungstrainings hat noch die beste Evidenz die *fatigue* bei CFS/ME zu verringern (Larun et al. 2016). Komplementäre oder alternativmedizinische Therapien haben sich, zumindest bei der Schmerzbehandlung als wenig effizient herausgestellt (Alraek et al. 2011).

6.2.2.2 Erschöpfung bei Multipler Sklerose

Zwischen 53 und 92 % der Patienten mit Multipler Sklerose (MS) klagen über Erschöpfung und Müdigkeit, wobei die Dauer und Ausprägung unterschiedlich sein kann. In einer Umfrage der Österreichischen MS-Gesellschaft an 1000 Patienten (Rücklaufquote der Fragebögen: 53,3 %) gaben etwa die Hälfte der Befragten an, leicht bis stark depressiv zu sein bzw. unter gestörtem Schlaf und Tagesschläfrigkeit zu leiden. Eine genauere Datenanalyse zeigte, dass eine depressive Stimmung die Lebensqualität am meisten beeinflusst, gefolgt vom Behinderungsgrad, der Müdigkeit und einer reduzierten Schlafqualität (Lobentanz et al. 2004). Inwiefern die Erschöpfung und Müdigkeit als eigenständiges Symptom der MS oder als Konsequenz einer depressiven Symptomatik zu sehen ist, wird in der Literatur seit langem kontrovers diskutiert (Zimmermann und Hohlfeld 1999). Der gestörte Nachtschlaf im Zusammenhang mit *fatigue* oder Tagesmüdigkeit ist bei MS noch weitgehend ungeklärt (siehe Review von Newland et al. 2016). In aktuellen Studien zeigt sich allerdings ein deutlicher Zusammenhang zwischen dem Ausmaß an ZNS-Läsionen (im posterioren Bereich der Corona radiata) und der Stärke der *fatigue* (z. B. Altermatt et al. 2018). Es dürfte daher die körperliche Erschöpfbarkeit bei MS-Patienten nicht die kausale Folge eines gestörten Nachtschlafs

sein, sondern im Sinne einer „zentralen Erschöpfung" auch durch ZNS-Läsionen mit verursacht sein. Bereits bei der Planung zur Ausführung motorischer Aktivitäten könnte es bereits zu Funktionsstörungen zwischen kortikalen, subkortikalen und spinalen Verbindungsbahnen (Chaudhuri und Behan 2004) kommen. In Kombination mit anderen, sekundären Faktoren wie Schlafstörungen oder Medikamentennebenwirkungen ergibt sich dann das Gesamtbild der MS-Fatigue.

Studien zum zirkadianen Verlauf der *fatigue* ergaben, dass die subjektiven Beschwerden vor allem bei ausgeprägter MS-Symptomatik am Abend zunehmen (Vetrugno et al. 2007). Ein weiteres Indiz für eine Mitbeteiligung zirkadianer Zeitgeber an der Genese von Ermüdung und Erschöpfung bei der MS sind das vermehrte Auftreten einer zirkadianen Schlaf-wach-Rhythmusstörung und das gute Ansprechen der Patienten auf Melatonin (Adamczyk-Sowa et al. 2014). Chronotherapeutische Maßnahmen und eine individuell angepasste effiziente Pausengestaltung sind in der Regel wirksamer als das Einlegen eines längeren Schläfchens. Andere Verhaltensstrategien wie das Vermeiden großer Hitze und eine energieeffiziente Gestaltung des Tagesablaufes (Sauter et al. 2008) sind ebenfalls effiziente nichtmedikamentöse Therapieansätze bei der Behandlung von MS-spezifischen Ermüdungs- und Erschöpfungszuständen.

6.2.2.3 Erschöpfung beim Morbus Parkinson

Durch die Verlangsamung und Verminderung der Beweglichkeit fühlen sich Patienten mit Morbus Parkinson häufig erschöpft, müde und abgeschlagen, wodurch es ihnen schwerfällt, Aufgaben des täglichen Lebens in kurzer Zeit zu erledigen. Das morgendliche Aufstehen und Anziehen ist für die Betroffenen bereits eine Herausforderung, die mit großen Anstrengungen verbunden ist. Darüber hinaus verhindern die typischen Parkinson-Beschwerden, wie Tremor und muskuläre Steifigkeit ein müheloses und ermüdungsfreies Funktionieren der Körpermotorik. Die Anspannung und das ständige Zittern führen schnell zur Ermüdung der Muskeln (im Sinne einer peripheren Erschöpfung) und Betroffene sind rasch körperlich erschöpft.

Körperliche Erschöpfungszustände in Kombination mit gestörtem Nachtschlaf sind weitere häufig geäußerte Beschwerden bei Patienten mit Morbus Parkinson und verringern die Lebensqualität sowie die Fähigkeit Alltagsaktivitäten durchzuführen beträchtlich (Skorvanek et al. 2018). Parkinson-Patienten klagen sowohl über Ein- als auch Durchschlafstörungen oder Insomnie als Folge häufiger und verlängerter nächtlicher Wachphasen. Weitere Gründe für nicht erholsamen Nachtschlaf sind Blasenprobleme oder das Nachlassen der Wirksamkeit von Parkinson-Medikamenten. Der sich so kumulierende Schlafmangel führt zu einer vermehrten Tagesschläfrigkeit und die Betroffenen laufen Gefahr in stillen und monotonen Situationen einzuschlafen, wie z. B. bei längeren Autofahrten auf Autobahnen. In Kombination mit den Symptomen einer peripheren Erschöpfung, Depressionen und Ängsten zählen die Schlafstörungen als ein weiterer Grund für die Erschöpfungszustände beim Morbus Parkinson.

6.2.2.4 Erschöpfung infolge eines milden Schädelhirntraumas

Nach einer Meta-Analyse von 21 Studien (Mathias und Alvaro 2012) ist nach einem Schädel-Hirn-Trauma (SHT) – unabhängig von der Art oder dem Schweregrad – der Schlaf oft gestört: 50 % der SHT-Patienten litten an nicht erholsamem Schlaf und 25–29 % hatten eine diagnostizierte Schlafstörung (Insomnie, Hypersomnie, Apnoe). Diese Prozentsätze sind deutlich höher als vergleichbare Zahlen in der Allgemeinbevölkerung. Die untersuchten Patienten hatten auch zwei bis vier Mal häufiger Probleme mit dem Ein- und Durchschlafen,

zeigten eine geringe Schlafeffizienz, litten unter Albträumen, Schlafwandeln und übermäßiger Tagesschläfrigkeit. Doch die beim SHT häufig auftretenden Erschöpfungszustände sind nicht die Folge von Schlafstörungen: Eine weitere Meta-Analyse (Raikes et al. 2018) fand Zusammenhänge zwischen neuropsychiatrischen Symptomen (Depressionen, Schlafstörungen, kognitiven Beeinträchtigungen, Erschöpfungszuständen) und einer gestörten Integrität der weißen Substanz im Gehirn. Nach einem leichten Schädelhirntrauma traten gehäuft dann Erschöpfungszustände, Depressionen und eine verminderte Schlafqualität auf, wenn Veränderungen der weißen Substanz in jenen Hirnarealen nachweisbar waren, die neben der Regulation von Emotionalität und kognitiven Fähigkeiten, auch an der Schlaf-wach-Steuerung beteiligt sind (Capsula interna, anteriorer Teil der Corona radiata, Corona radiata thalami, fronto-okzipitales Fasciculum). Diese Daten bestätigen ältere Untersuchungen, die bei Patienten mit einem milden SHT ebenfalls Störungen in Transmittersystemen der Schlaf-wach-Regulation fanden, insbesondere im Orexin/Hypokretin System sowie Schädigungen der wach-aktivierenden Neurone aus dem Hypothalamus (Baumann et al. 2009).

Läsionen einzelner neuronaler Faserbündel sind häufige Folgen eines milden Schädel-Hirn-Traumas und nicht, wie ursprünglich angenommen, eine besonders fatale Sonderform (Blumbergs et al. 1994). Diffuse axonale Verletzungen (*diffuse axonal injury* [DAI]) oder Scherverletzungen entstehen, wenn ein Kopf auf eine weiche, gepolsterte Flächen aufprallt, sodass die Kraft des Aufpralles großflächig und gleichmäßig auf das gesamte Hirnvolumen verteilt wird. Dabei kann es zu Scher- Rotations- und Beschleunigungsbewegungen kommen, die dazu führen, dass sich Hirnstrukturen gegeneinander verschieben. Die so entstehenden Scherkräfte verursachen auf mikro- und makroskopischer Ebene sichtbare Zellver-

6.2 · Erschöpfung als Folge von Erkrankungen

letzungen und axonale Schädigungen. Axonenablösungen sind aber nicht auf die Zeit des Unfalles beschränkt und können noch Stunden oder Wochen später stattfinden (Wallersche Degeneration). Vermutlich werden einige der Spätfolgen eines SHT wie z. B. Müdigkeit, Erschöpfung und Schlafstörungen durch diese axonale Schädigungen hervorgerufen, insbesondere durch Läsionen im Bereich des Hypothalamus. Rasche Ermüdbarkeit, Müdigkeit, Muskelschwäche und eine allgemeine Leistungsabnahme sind auch typische Beschwerdebilder, wenn sich infolge eines SHT eine Hypophyseninsuffizienz mit Hormonstörungen herausbildet (Hypocortisolismus, Hypothyreoidismus).

6.2.3 Erschöpfung bei Depressionen und anderen psychischen Erkrankungen

Depressionen sind eine der häufigsten und kostenintensivsten Erkrankungen weltweit; allein für die USA wurden Prävalenzraten von etwa 9,5 % ermittelt (Kessler et al. 2005). Obwohl die Anzahl und der Ausprägungsgrad von Begleitsymptomen der Depression wie z. B. Minderung von Schlaf, Appetit oder Sexualität, Aufmerksamkeits- und Konzentrationsstörungen individuell sehr unterschiedlich ausfallen kann, sind Erschöpfungszustände die am häufigsten genannten und zudem noch als äußerst belastend eingestuften Komorbiditäten der Depression. Die begleitenden körperlichen Beschwerden hängen mit dem Schweregrad der Depression zusammen und treten oft sogar in den Vordergrund wie z. B. starke Schmerzzustände, Schlafstörungen, Magen-Darmbeschwerden oder auch Schwindelsymptome. Wie bereits erwähnt, umfasst das Spektrum der erschöpfungsbedingten Symptome zahlreiche für die Depression typische Merkmale und auch die zugrunde liegenden Pathomechanismen dürften sehr ähnlich sein. Allerdings bilden sich Erschöpfungszustände

nur sehr langsam zurück und verbessern sich nicht, selbst unter erfolgreicher antidepressiver Therapie (McClintock et al. 2011). Experten sprechen deswegen auch von einer *residual fatigue,* die, je stärker sie auftritt, den Langzeiterfolg einer antidepressiven Therapie verringert und sich dadurch auch die Behandlungskosten drastisch erhöhen (Robinson et al. 2015).

Eine Kombination von Erschöpfung und Depression sind, neben Bluthochdruck, Diabetes oder eine Hypercholesterinämie ein weiterer Risikofaktor für kardiovaskuläre Folgeerkrankungen (vgl. McGowan et al. 2004). Deshalb fordern die Autoren der Studie, dass in Zukunft den Auswirkungen von Erschöpfungszuständen auf die Herzleistung, auch unabhängig vom Einfluss einer Depression, mehr Aufmerksamkeit geschenkt werden muss.

6.2.3.1 Das Burnout Syndrom

Obwohl vermutet wird, dass die charakteristischen Merkmale des Burnouts sehr alt sind und nach Meinung einiger Experten sich bereits im Alten Testament zu finden sind (Burisch 2014), hat sich die medizinische Fachwelt erst in den letzten 50 Jahren intensiver mit diesem komplexen Krankheitsbild beschäftigt. Der Begriff „Burnout" (deutsch: „Ausgebrannt sein") wurde in den 1970er Jahren von den Psychologinnen Christina Maslach und Susan Jackson erstmalig verwendet (andere Quellen nennen hier Herbert J. Freudenberger (1974) als *Erstbeschreiber; siehe* Kaschka et al. 2011), *um einen Zustand der (unerklärlichen) Unfähigkeit zu charakterisieren, eigene Arbeiten und Aufgaben zu erledigen oder diese zügig und zufriedenstellend abzuschließen* (Maslach und Jackson 1981). Trotz aller Bemühungen ist Burnout nach wie vor weder eine ICD-10 Diagnose noch im DSM-IV gelistet. Der Grund dafür ist, dass es noch immer keine einheitlichen Burnout-Diagnosekriterien gibt und die Symptombeschreibungen mehr als arbeitspsychologisches Konstrukt aufgefasst werden können als ein eigenständiges medizinisches Krankheitsbild (Brand und Holsboer-Trachsler 2010). Entsprechend ungenau sind die kolportierten Prävalenzraten und je nach Berufsgruppe werden Zahlen zwischen 10 und 50 % genannt. Bezogen auf die Gesamtbevölkerung Deutschlands ergibt das eine Lebenszeitprävalenz von etwa 4,2 %. Unterschiede zwischen den Geschlechtern wurden dabei nicht gefunden.

Ätiologie des Burnout-Syndroms: Da multifaktorielle Ursachen für das Entstehen eines Burnout-Syndroms angenommen werden, gelten meist nur deskriptive Merkmale, die generell als eine Dysbalance zwischen äußeren Anforderungen und persönlichen Möglichkeiten aufgefasst werden können. Modulierende Faktoren sind hierbei *Persönlichkeitsmerkmale* (z. B. hoher Perfektionismus-Anspruch; übertriebenes Helferbedürfnis, hohe Neurotizismus-Werte, geringer Selbstwert, ungünstige Coping-Strategien), der *soziale Status* (alleine lebende Personen gelten als gefährdeter) und *ungünstige Arbeitsbedingungen* (sowohl Unter- als auch Überforderung, geringer Rückhalt und Unterstützung seitens der Arbeitskollegen, etc.), ohne ausreichender Arbeitspausen. Burnout ist dabei der Endzustand eines schleichenden Prozesses, gekennzeichnet durch nicht adäquate Coping-Strategien (Tendenz zu sozialem Rückzug, Vermeidung, Resignation, Gedankenkreisen, Selbstmitleid, Substanzmissbrauch) und Ressourcenverlust (z. B. Diskrepanzen zwischen dem Erkennen realer Möglichkeiten und deren Umsetzbarkeit). Meist sind Betroffene anfänglich hoch motiviert und mit viel Enthusiasmus bei der Arbeit, der sich zu einem Überengagement, gepaart mit Hyperaktivität, chronischer Müdigkeit und dem sukzessiven Nichtbeachten eigener Bedürfnisse steigert. Im weiteren Verlauf stellen sich dann die ersten Erschöpfungssymptome, wie eine verringerte kognitive und emotionale Belastbarkeit, ein. Verlust an geistiger Flexibilität und Kreativität sowie diffuse somatische Beschwerden, allen voran ein gestörter Nachtschlaf und ein verändertes Ess- und Sexualverhalten. Der Endzustand ist geprägt durch Gefühle der völligen Erschöpfung, emotionaler Hilflosigkeit, und einer Lebenseinstellung, dominiert von Sinn- und Auswegslosigkeit. Entgegen den in der Literatur sehr plausibel geschilderten Kausalitäten in der Entstehung eines Burnout-Syndroms gibt es bis dato keine wissenschaftliche Evidenz dafür, dass bestimmte Persönlichkeitsmerkmale oder situative Bedingungen zwangsläufig zu einem Burnout führen müssen (im Sinne einer Wenn-Dann Beziehung). Auch ist eine diagnostische Abgrenzung zur Depression schwierig, da viele Burnout-Symptome auch charakteristische Merkmale einer depressiven Erkrankung zeigen (Hauschild 2017).

Schlafstörungen bei Burnout: Ungünstige Arbeitsbedingungen (vor allem unregelmäßige Arbeitszeiten mit gelegentlichen Überstunden, die bis spät in die Nacht reichen) und geringem Gestaltungsspielraum (sogenannte *high demand and low control-* Situationen), können das Auftreten von nicht erholsamen Schlaf begünstigen, müssen aber nicht zwangsläufig auch zu einem Burnout führen. Umgekehrt, begünstigen Schlafstörungen wie Ein- und Durchschlafstörungen oder andere Merkmale einer Insomnie (z. B. nicht abschalten können, Grübeln, leichte Weckbarkeit) das Entstehen und Persistieren einer Burnout-Problematik. Dazu kommen weitere Symptome wie eine erhöhte Tagesmüdigkeit, Aufmerksamkeits- und Konzentrationsschwierigkeiten sowie die Unfähigkeit auf irgendeine Art und Weise zur Ruhe zu kommen. Wie bei einer Reihe anderer Krankheitsbilder mit Erschöpfungssymptomatik (z. B. Chronischen Erschöpfungssyndrom) ist auch beim Burnout-Syndrom unklar, welche Rolle der gestörte Nachtschlaf beim Entstehen einer Erschöpfungsproblematik spielt. Es bleibt zu vermuten, dass auch beim Entstehen des Burnouts der gestörte Nachtschlaf nur eine aggravierende, aber nicht die primäre Rolle beim Herausbilden der Erschöpfungszustände spielt.

Therapieansätze beim Burnout-Syndrom: Bei der Behandlung des Burnouts haben sich multimodale Ansätze bewährt, die sich auf das Erlernen günstiger Coping-Strategien konzentrieren, Verbesserungen in der Arbeitswelt zu erreichen versuchen und sich mit psychotherapeutischen Methoden den „ungünstigen" Persönlichkeitsmerkmalen auseinandersetzen. Ein eindimensionales therapeutisches Vorgehen hat sich als wenig erfolgreich erwiesen (Lalouschek 2011).

6.3 Zusammenfassung und Ausblick

Klagen über Müdigkeit und Erschöpfung sind so alltäglich geworden, dass sie fast schon als „normale" Begleiterscheinungen unseres Lebensstils angesehen werden. Entsprechend vielfältig sind die Gründe oder Ratschläge was dagegen unternommen werden soll: Die Palette reicht von Nährstoffmangel, Vitaminsubstitution, Allergien und Nahrungsmittelunverträglichkeiten über diverse chronische Erkrankungen bis hin zu Schlafmangel, Stress und Burnout Risiko. Ein wesentlicher erster Schritt ist sich Klarheit zu verschaffen, worum es bei dem Beschwerdebild „Ermüdung und Erschöpfung" eigentlich geht. Der Fokus sollte zunächst auf dem Schlaf-wach-Rhythmus liegen um chronischen Schlafmangel oder unregelmäßige Schlafzeiten als Ursache für rasches Ermüden und Erschöpfungszustände auszuschließen. Die schlafmedizinische Praxis zeigt, dass es mitunter sehr schwierig ist, in der Anamnese Begriffe wie Erschöpfung, Müdigkeit, Schläfrigkeit von depressiven Symptomen zu unterscheiden, weil Betroffene häufig unterschiedliche Beschwerdebilder mit denselben Worten beschreiben. Das in ► Kap. 5 vorgeschlagene Organogramm kann hier eine kommunikative Orientierungshilfe sein (s. Abb. 5.1). Ermüdung ist ein natürlicher Prozess und muss von der Tagesschläfrigkeit einerseits und von Erschöpfungszuständen andererseits unterschieden werden. Erschöpfungszustände haben in der Regel einen deutlichen emotionalen motivationalen Hintergrund, der das Müdigkeitsempfinden stärker prägt als eine dahinterliegende körperliche Erschöpfung. Bei Erschöpfungszuständen infolge einer Erkrankung ist dies anders: hier stehen die somatischen Auswirkungen im Vordergrund. Der Begriff Erschöpfung sollte daher immer nur im Zusammenhang mit Beschwerden verwendet werden, bei denen die subjektive Wahrnehmung des Erschöpftseins größer ist als es die tatsächliche Beanspruchung vermuten lässt.

Im klinischen Setting ist eine Unterscheidung in periphere und zentrale Erschöpfung hilfreich, bei der Evaluation von müdigkeitsbedingten Risiken im Arbeitsprozess sind solche dichotomen Modelle allerdings wenig zielführend. Hier müssen neben der physiologischen und der psychischen Ebene auch die Belastung durch den Arbeitsprozess wie auch die Umgebungsbedingungen mitberücksichtigt werden. Eine effiziente Pausengestaltung mit vorzeitiger Planung von kurzen Arbeitsunterbrechungen spielt eine wichtige Rolle bei der Vermeidung von Erschöpfungszuständen. Dabei kommt es nicht zu sehr auf die Länge der Pausen an, sondern auf die Anzahl: mehrere kürzere Pausen (<10 min) sind effizienter als eine lange Arbeitsunterbrechung.

Literatur

Adamczyk-Sowa, M., Pierzchala, K., Sowa, P., Polaniak, R., Kulka, M., & Hartel, M. (2014). Influence of melatonin supplementation on serum antioxidative properties and impact of the quality of live in multiple sclerosis patients. *Journal of Physiology and Pharmacology, 65*(4), 543–550.

Alraek, T., Lee, M. S., Choi, T. Y., Cao, H., & Liu, J. (2011). Complementary and alternative medicine for patients with chronic fatigue syndrome: a systematic review. *BMC Complementary and Alternative Medicine, 11*, 87. ► https://doi.org/10.1186/1472-6882-11-87.

Altermatt, A., Gaetano, L., Magon, S., Häring, D. A., Tomic, D., Wuerfel, J., Radue, E. W., Kappos L., & Sprenger, T. (2018). Clinical correlations of brain lesion localization in multiple sclerosis: Voxel-based analysis of a large clinical trial dataset. *Brain Topography.* ► https://doi.org/10.10007/s10548-018-0652-9.

Appels, A., Höppener, P., & Mulder, P. (1987). A questionnaire to assess premonitory symptoms of myocardial infarction. *International Journal of Cardiology, 17*(1), 15–24.

Baumann, C. R., Bassetti, C. L., Valko, P. O., Haybaeck, J., Keller, M., Clark, E., Stocker, R., Tolnay, M., & Scammell, T. E. (2009). Loss of hypocretin (orexin) neurons with traumatic brain injury. *Annals of Neurology, 66*(4), 555–559. ► https://doi.org/10.1002/ana.21836.

Berger, M., Matthews, E. E., & Kenkel, A. M. (2017). Management of sleep-wake disturbances comorbid with cancer. *Oncology, 31*(8), 610–617.

Blumbergs, P. C., Scott, G., Manavis, J., Wainwright, H., Simpson, D. A., & McLean, A. J. (1994). Staining of amyloid precursor protein to study axonal damage in mild head injury. *Lancet, 344*, 489–502.

Brand, S., & Holsboer-Trachsler, E. (2010). Das Burnout Syndrom – eine Übersicht. *Therapeutische Rundschau, 67*(11), 561–565. ► https://doi.org/10.1024/0040-5930/a000095.

Burisch, M. (2014). *Das Burnout Syndrom* (5. Aufl.). Heidelberg: Springer Verlag.

Cambras, T., Castro-Marrero, J., Zaragoza, M. C., Diez-Noguera, A., & Alegre, J. (2018). Circadian rhythm abnormalities and autonomic dysfunctions in patients with chronic fatigue syndrome/myalgic encephalomyelitis. *PLoS ONE, 13*(6), E0198106. ► https://doi.org/10.1371/journal.pone.0198106.

Carruthers, B. M., Jain, A. K., de Meirleir, K. L., Peterson, D. L., Klimas, N. G., Lerner, A. M., Bested, A. C., Flor-Henry, P., Joshi, P., Powels, A. C. P., Sherkey, J. A., & van de Sande, M. I. (2003). Myalgic Encephalomyelitis/Chronic Fatigue Syndrome: Clinical working case definition, diagnostic and treatment protocol. *Journal of Chronic Fatigue Syndrome, 11*(1), 7–36.

Carruthers, B. M., van de Sande, M. I., de Meirleir, K. L., Klimas, N. G., Broderick, G., Mitchell, T., Staines, D., Powles, A. C., Speight, N., Vallings, R., Bateman, L., Baumgartner-Austrheim, B., Bell, D. S., Carlo-Stella, N., Chia, J., Darragh, A., Jo, D., Lewis, D., Light, A. R., Marshall-Gradisbik, S., Mena, I., Mikovits, J. A., Miwa, K., Murovska, M., Pall, M. L., & Stevens, S. (2011). Myalgic encephalomyelitis: International Consensus Criteria. *Journal of Internal Medicine, 270*(4), 327–338. ► https://doi.org/10.1111/j.1365-2796.2011.

Chaudhuri, A., & Behan, P. O. (2000). Fatigue and basal ganglia. *Journal of the Neurological Sciences, 179*, 34–42.

Chaudhuri, A., & Behan, P. O. (2004). Fatigue in neurological disorders. *Lancet, 363*(9413), 978–988.

Coletti, D. (2018). Chemotherapy-induced muscle wasting: An update. *European Journal of Translational Myology, 28*(2), 7587. ► https://doi.org/10.4081/ejtm.2018.7587.

Cvejic, E., Sandler, C. X., Keech, A., Barry, B. K., Lloyd, A. R., & Vollmer-Conna, U. (2017). Autonomic nervous system function, activity patterns, and sleep after physical or cognitive challenge in people with chronic fatigue syndrome. *Journal of Psychosomatic Research, 103*, 91–94. ► https://doi.org/10.1016/j.jpsychores.2017.10.010.

De Luca, C., Raskovic, D., Pacifico, V., Thai, J. C., & Korkina, L. (2011). The search for reliable biomarkers of disease in multiple chemical sensitivity and other environmental intolerances. *International Journal of Environmental Research and Public Health, 8*(7), 2770–2797.

Dilling, H. W., Mombout, W., & Schmidt, M. H. (Hrsg.). (2008). *ICD-10: Internationale Klassifikation psychischer Störungen*. Bern: Huber.

Dupont, C. (2017). Prevalence of iron deficiency. *Archives de Pédiatrie, 24*(5S), 5S45–5S48. ► https://doi.org/10.1016/S0929-693X(17)24009-3.

Fava, M., Ball, S., Nelson, J. C., Sparks, J., Konechnik, T., Classi, P., Dube, S., & Thase, M. E. (2014). Clinical relevance of fatigue as a residual symptom in major depressive disorder. *Depression and Anxiety, 31*(3), 250–257. ► https://doi.org/10.1002/da.22199.

Freudenberger, H. (1974). Staff burn-out. *Journal of Social Issues, 30*, 159–165.

Gutenbrunner, C., Girke, M., Dimeo, F., Matthes, H., & Kröz, M. (2010). Das Cancer Fatigue Syndrom – Eine Übersicht. (The cancer fatigue syndrome – An overview). *Physikalische Medizin, Rehabilitationsmedizin, Kurortmedizin, 20*(2), 86–91, ► https://doi.org/10.1055/s-0029-1241854.

Hauschild, P. R. (2017). Unterscheidung von psychischen Störungen durch psychophysiologische Parameter des autonomen Nervensystems. Dissertation, Sigmund Freud PrivatUniversität, Wien.

Haussteiner-Wiehle, C., & Henningsen, P. (2014). Irritable bowel syndrome: Relation with functional, mental, and somatoform disorders. *World Journal of Gastroenterology, 20*, 6024–6030. ► https://doi.org/10.3748/wjg.v20.i20.6024.

Jackson, MI, & Bruck, D. (2012). Sleep abnormalities in chronic fatigue syndrome/myalgic encephalomyelitis: A review. *Journal of Clinical Sleep Medicine, 8*(6), 719–728.

Kaschka, W. P., Korczak, D., & Broich, K. (2011). Burnout: A fashionable diagnosis. *Deutsches Arzteblatt International, 108*(46), 781–787.

Kessler, R. C., Chiu, W. T., Demler, O., Merikangas, K. R., & Walters, E. E. (2005). Prevalence, severity, and comorbidity of 12-month DSM-IV disorders in the National Comorbidity Survey Replication (NCS-R). *Archives of General Psychiatry, 62*(6), 617–627. ► https://doi.org/10.1001/archpsyc.62.6.617.

Literatur

Lalouschek, W. (2011). *Burnout Manual: Für Klinik und Praxis*. Wien: Verlagshaus der Ärzte.

Larun, L., Odgaard-Jensen, J., Price, J., & Brurber, K. G. (2016). An abridged version of the Cochrane review of exercise therapy for chronic fatigue syndrome. *European Journal of Physical and Rehabilitation Medicine, 52*(2), 244–252.

Lobentanz, I. S., Asenbaum, S., Vass, K., Sauter, C., Klösch, G., Kollegger, H., Kristoferitsch, W., & Zeitlhofer, J. (2004). Factors influencing quality of life in multiple sclerosis patients: Disability, depressive mood, fatigue and sleep quality. *Acta Neurologica Scandinavica, 110,* 6–13.

Mariman, A. N., Vogelaers, D. P., Tobback, E., Delesie, L. M., Hanoulle, I. P., & Pevernagie, D. A. (2013). Sleep in the chronic fatigue syndrome. *Sleep Medicine Reviews, 17*(3), 193–199.

Maslach, C., & Jackson, S. E. (1981). The measurement of experienced burnout. *Journal of Occupational Behaviour, 2,* 99–113.

Mathias, J. L., & Alvaro, P. K. (2012). Prevalence of sleep disturbances, disorders, and problems following traumatic brain injury: A meta-analysis. *Sleep Medicine, 13*(7), 898–905. ▶ https://doi.org/10.1016/j.sleep.2012.04.006.

Mathis, J., & Hatzinger, M. (2011). Praktische Diagnostik bei Müdigkeit/Schläfrigkeit. *Schweizer Archiv für Neurologie und Psychiatrie, 162*(8), 300–309.

McClintock, S. M., Husain, M. M., Wisniewski, S. R., Nierenberg, A. A., Steward, J. W., Trivedi, H., Cook, I., Morris, D., Warden, D., & Rush, A. J. (2011). Residual symptoms in depressed outpatients who respond by 50 % but do not remit to antidepressant medication. *Journal of Clinical Psychopharmacology, 31*(2), 180–186. ▶ https://doi.org/10.1097/JCP.0b013e31820ebd2c.

McGowan, L., Dickens, C., Percival, C., Douglas, J., Tomenson, B., & Creed, F. (2004). The relationship between vital exhaustion, depression and comorbid illnesses in patients following first myocardial infarction. *Psychosomatic Research, 57*(2), 183–188.

Meeus, M., Ickmans, K., Struyf, F., Kos, D., Lambrecht, L., Willekens, B., Cras, P., & Nijs, J. (2014). What is in a name? Comparison diagnostic criteria for chronic fatigue syndrome with or without fibromyalgia. *Clinical Rheumatology, 35*(1), 191–203. ▶ https://doi.org/10.1007/s10067-014-2793-x.

Nagy-Szakal, D., Barupal, D. K., Lee, B., Che, X., Williams, B. L., Kahn, E., Ukaigwe, J. E., Baterman, L., Klimas, N. G., Komaroff, A. L., Levine, S., Montoya, J. G., Peterson, D. L., Levin, B., Hornig, M., Fiehn, O., & Lipkin, W. I. (2018). Insights into myalgic encephalomyelitis/chronic fatigue syndrome phenotypes through comprehensive metabolomics. *Scientific Reports, 8,* 10056. ▶ https://doi.org/10.1038/s41598-018-28477-9.

Newland, P., Starkweather, A., & Sorenson, M. (2016). Central fatigue in multiple sclerosis: A review of the literature. *Journal of Spinal Cord Medicine, 39*(4), 386–399. ▶ https://doi.org/10.1080/10790268.2016.1168587.

Nijs, J., Crombez, G., Meeus, M., Knoop, H., Damme, S. V., Cauwenbergh, V., & Bleijenberg, G. (2012). Pain in patients with chronic fatigue syndrome: Time for specific pain treatment? *Pain Physician, 15*(5), E677–686.

Orjatsalo, M., Alakuijala, A., & Partinen, M. (2018). Autonomic nervous system functioning related to nocturnal sleep in patients with chronic fatigue syndrome compared to tired controls. *Journal of Clinical Sleep Medicine, 14*(2), 163–171. ▶ https://doi.org/10.5664/jcsm.6924.

Pajediene, E., Bileviciute-Ljungar, I., & Friberg, D. (2018). Sleep patterns among patients with chronic fatigue: A polysomnography-based study. *The Clinical Respiratory Journal, 12*(4), 1389–1397. ▶ https://doi.org/10.1111/crj.12667.

Prins, J. B., van der Meer, J. W., & Bleijenberg, G. (2006). Chronic fatigue syndrome. *Lancet, 367*(9507), 346–355.

Rafael, B., Simon, A., Drótos, G., & Balog, P. (2014). Vital exhaustion and anxiety are related to subjective quality of life in patients with acute myocardial infarct before cardiac rehabilitation. *Journal of Clinical Nursing, 19–20,* 2864–2873. ▶ https://doi.org/10.1111/jocn.12563.

Raikes, A. C., Bajaj, S., Dailey, N. S., Smith, R. S., Alkozei, A., Satterfield, B. C., & Killgore, D. S. (2018). Diffusion tensor imaging (DTI) correlates of self-reported sleep quality and depression following mild traumatic brain injury. *Frontiers in Neurology, 9,* 468. ▶ https://doi.org/10.3389/fneur.2018.00468.

Robinson, R. L., Stephenson, J. J., Dennehy, E. B., Grabner, M., Faries, D., Palli, S. R., & Swindle, R. W. (2015). The importance of unresolved fatigue in depression: Costs and comorbidities. *Psychosomatics, 56,* 274–285.

Sauter, C., Zebenholzer, K., Hisakawa, J., Zeitlhofer, J., & Vass, K. (2008). A longitudinal study on effects of a six week course for energy conservation for multiple sclerosis patients. *Multiple Sclerosis Journal, 14*(4), 500–505. ▶ https://doi.org/10.1177/1352458507084649.

Skorvanek, M., Martinez-Martin, P., Kovacs, N., Zezula, I., Rodriguez-Violante, M., Corvol, J. C., Taba, P., Seppi, K., Levin, O., Schrag, A., Aviles-Olmos, I., Alvarez-Sanchez, M., Arakaki, T., Aschermann, Z., Benchetrit, E., Benoit, C., Bergareche-Yarza, A., Cervantes-Arriaga, A., Chade, A., Cormier, F., Datieva, V., Gallagher, D. A., Garretto, N., Gdovinova, Z., Gershanik, Q., Grofik, M., Han, V., Kadastik-Eerme, L., Kurtis, M. M., Mangone, G., Martinez-Castrillo, J. C., Mendoza-Rodriguez, A., Minar, M., Moore,

H. P., Muldmaa, M., Mueller, C., Pinter, B., Poewe, W., Rallmann, K., Reiter, E., Rodriguez-Blazquez, C., Singer, C., Valkovic, P., Goetz, C. G., & Stebbins, G. T. (2018). Relationship between the MDS-UPDRS and quality of life: A large multicenter study of 3206 patients. *Parkinsonism and Related Disorders, 52*, 83–89. ► https://doi.org/10.1016/j.parkreldis.2018.03.027.

Tryon, W. W., Jason, L., Frankenberry, E., & Torres-Harding, S. (2004). Chronic fatigue syndrome impairs circadian rhythm of activity level. *Physiology & Behavior, 82*(5), 849–853. ► https://doi.org/10.1016/j.physbeh.2004.07.005.

Valko, P. O., Siddique, A., Linsenmeier, C., Zaugg, K., Held, U., & Hofer, S. (2015). Prevalence and predictors of fatigue in glioblastoma: A prospective study. *Neuro-Oncology, 17*(2), 274–281. ► https://doi.org/10.1093/neuonc/nou127.

van Hoogmoed, D., Fransen, J., Bleijenberg, G., & van Riel, P. (2010). Physical and psychological correlates of severe fatigue in rheumatoid arthritis. *Rheumatology, 49*(7), 1294–1302. ► https://doi.org/10.1093/rheumatology/keq043.

Vetrugno, R., Stecchi, S., Scandellari, C., Pierangeli, G., Sabattini, L., D'Angelo, R., Provini, F., Plazzi, G., Cortelli, P., & Montagna, P. (2007). Sleep-wake and body core temperature rhythms in multiple sclerosis with fatigue. *Clinical Neurophysiology, 118*(1), 228–234.

Williams, G., Pirmohamed, J., Minors, D., Waterhouse, J., Buchan, I., Arendt, J., & Edwards, R. H. (1996). Dissociation of body-temperature and melatonin secretion circadian rhythms in patients with chronic fatigue syndrome. *Clinical Physiology, 16*, 327–337.

Wu, H. S., & McSweeney, M. (2004). Assessing fatigue in persons with cancer: An instrument development and testing study. *Cancer, 101*(7), 1685–1695.

Zimmermann, C., & Hohlfeld, R. (1999). Fatigue bei multipler Sklerose ,Fatigue in multiple sclerosis'. *Der Nervenarzt, 70*(6), 566–574.

Vigilanzmessung – grundlegende Überlegungen

7.1 Vigilanz als Gegenstand wissenschaftlicher Untersuchungen – 110

7.2 Vigilanzmessung – wissenschaftliche Kriterien – 112

7.3 Vigilanzmessung – das Eisberg-Modell – 114

7.4 Kriterien für die praktische Anwendung – 116

7.5 Zusammenfassung und Ausblick – 119

Literatur – 120

© Springer-Verlag GmbH Deutschland, ein Teil von Springer Nature 2020
G. Klösch, P. Hauschild, J. Zeitlhofer, *Ermüdung und Arbeitsfähigkeit*,
https://doi.org/10.1007/978-3-662-59139-0_7

Vigilanz ist ein Konstrukt, das nicht direkt gemessen werden kann, beeinflusst aber eine Vielzahl messbarer Faktoren (Aufmerksamkeit, Konzentrationsleistung, Wachheit). Überlegungen darüber, was mit einem Vigilanztest erfasst werden soll, sind essenziell und vermindern falsche Schlussfolgerungen. Das Eisberg-Modell der Vigilanzmessmethoden kann hierbei eine wichtige Entscheidungshilfe sein. Die Spitze des Eisberges bilden das beobachtbare, spontane Verhalten, das subjektive Befinden und objektiv messbare Leistungsmerkmale. Die restlichen 80 %, – dazu zählen physiologische Vorgänge wie Veränderungen in den Hirnströmen, des Herzschlages oder der Atmung – bleiben ohne geeignete Messgeräte unsichtbar. Inwiefern auch die Testdauer bzw. beanspruchungs- oder belastungsspezifische Aspekte miterfasst werden sollen, sind weitere grundsätzliche Vorentscheidungen. Die Interpretation der Messergebnisse erfordert ebenfalls besondere Sorgfalt, denn diese müssen mit anderen Faktoren wie dem individuellen Schlafbedürfnis, chronobiologischen Einflüssen (tageszeitliche Schwankungen in der Aufmerksamkeit) und situativen Aspekten (Arbeitsbelastung, Messzeitpunkt usw.) in Beziehung gesetzt werden.

7.1 Vigilanz als Gegenstand wissenschaftlicher Untersuchungen

Wenn im Folgenden immer wieder die Rede davon ist mit welchen Instrumentarium vigilanzassoziierte Prozesse gemessen werden können, soll es zunächst um die Frage gehen, ob es überhaupt möglich ist, physiologische Repräsentanten der Vigilanz zu identifizieren und erst in einem nächsten Schritt ob diese auch adäquat gemessen werden können. Physiologische Vorgänge wie der Blutdruck, die Schweißproduktion oder Veränderungen in der Hautleitfähigkeit,

die gleichzeitig mit Schwankungen in der Konzentrationsleistung auftreten können, können nicht a priori als neurophysiologische Korrelate vigilanzspezifischer Prozesse angenommen werden. Daher muss zunächst geklärt werden, ob solche Entsprechungen aufgrund theoretischer Modellvorstellungen überhaupt zulässig sind. Wie in den ▶ Kap. 1, 8 und 12 dargestellt und diskutiert, haben sich die Ableitung von Hirnströmen, die Herzratenvariabilitätsmessung (HRV) und eine Reihe kognitiver Leistungstests besonders bewährt Schwankungen in der Wachheit zur erfassen. Die zeitliche Zuordnung dieser physiologischen und kognitiven Prozesse zu vigilanzassoziierten Vorgängen spielt jedoch eine wesentliche Rolle: So können sich Anzeichen von Ermüdung im beobachtbaren Verhalten bzw. im subjektiven Erleben erst viel später zeigen, während Messungen der Hirnströme bereits eindeutige Hinweise für eine herabgesetzte Wachheit liefern. Tests können somit eine Person „objektiv" als müder erscheinen lassen als sie sich zur selben Zeit subjektiv erlebt, wodurch eine Situation geschaffen wird, in der einer vermeintlich objektiv richtigen Messung eine falsche subjektive Einschätzung gegenüberstehen. Was sich hier jedoch zeigt, sind die unterschiedlichen Zeitverläufe vigilanzspezifischer Veränderungen auf physiologischer und psychischer Ebene und nicht die Richtigkeit subjektiver oder objektiver Messmethoden.

Daraus ergibt sich noch eine weitere Problematik: Vigilanz – als ein theoretisches Konstrukt – kann im Sinne des Philosophen Rudolf Carnap (1891–1970) nicht unmittelbar beobachtet werden und bedarf eines speziellen Validierungskonzeptes (Carnap 1960). Allgemein formuliert bedeutet Messen die Zuordnung von Zahlen zu Objekten oder Ereignissen und dafür existieren Gütekriterien, die sichern sollen, dass Messergebnisse vergleichbar und statistisch auswertbar sind (s. Definition: Drei Hauptkriterien von Messmethoden).

7.1 · Vigilanz als Gegenstand wissenschaftlicher Untersuchungen

> **Definition**
>
> In der klassischen Mess- bzw. Testtheorie müssen **Messmethoden drei Hauptkriterien** erfüllen:
>
> - *Objektivität* (ein Messergebnis muss unabhängig vom Testanwender sein),
> - *Reliabilität* (beschreibt den Grad der Genauigkeit mit dem ein Testverfahren ein Merkmal erfasst) und
> - *Validität* (versucht zu klären, ob ein spezieller Test auch tatsächlich das misst, was er zu messen vorgibt).
>
> Darüber hinaus existieren weitere Kriterien wie die Ökonomie eines Messverfahrens oder die Normier- und Vergleichbarkeit von Untersuchungsergebnissen sowie deren Nützlichkeit in der alltäglichen Praxis.

Zahlreiche Vigilanztests erfüllen jedoch nicht alle Gütekriterien, insbesondere das Validitätskriterium bereitet Schwierigkeiten, vor allem dann, wenn die Messung nicht das Phänomen selbst erfasst (Vigilanz im engeren Sinn), sondern dessen (theorieabhängiges) Korrelat (Wachheit, Müdigkeit, Schläfrigkeit). In diesem Fall kann sich der Grad der Validität lediglich auf die Abbildung des Ereignisses oder Merkmales beziehen, nicht jedoch auf das Merkmal selbst. Um Missverständnissen vorzubeugen muss bei der kritischen Auseinandersetzung über die Validität von Vigilanzmessmethoden immer darauf geachtet werden, ob das Konstrukt Vigilanz selbst (s. ▶ Kap. 1) oder die Zuverlässigkeit eines Messverfahrens im Mittelpunkt der Diskussion stehen.

Bei der Testung des Wachheitsgrades oder des Aufmerksamkeitsniveaus kommen häufig langandauernde und an Reizen arme Tests zur Anwendung, mit dem Ziel, den Ermüdungs- oder Erschöpfungsgrad zu bestimmen (auch als *vigilance decrement* bezeichnet) und streng genommen nicht den Grad der Wachheit oder der Wachsamkeit. Daher werden Ergebnisse von Vigilanzmessungen immer wieder kontrovers diskutiert und ausgelegt und es ist nicht immer klar, ob Schwankungen der Wachheit durch eine physiologisch bedingte Schläfrigkeit oder durch eine monotone Testsituation verursacht werden.

Schläfrigkeit als Schwankungen der Wachheit zu bezeichnen, wirft ein semantisches und ein methodisches Problem auf. Semantisch betrachtet impliziert die assoziative Nähe der Begriffe „Schläfrigkeit" oder „Müdigkeit" ein Kontinuum, das empirisch nicht zu bestätigen ist (siehe dazu auch die Diskussion zu Müdigkeit und Schläfrigkeit im ▶ Kap. 5). In methodischer Hinsicht muss eindeutig zwischen Schläfrigkeit, Einschlafneigung sowie Schwankungen in der Wachheit (die hier als Müdigkeit verstanden wird) unterschieden werden. Zahlreiche Verfahren zur Schläfrigkeitsmessung erfassen streng genommen nicht das Ausmaß an Schläfrigkeit, sondern die Fähigkeit, innerhalb eines bestimmten Zeitfensters und Settings einschlafen zu können (vgl. dazu Johns 1991).

Neben diesem grundsätzlichen Problem der Vigilanzmessung müssen noch eine Reihe weiterer Faktoren berücksichtigt werden. Studien zur Schläfrigkeit im Straßenverkehr werden aufgrund pragmatischer Gründe wie der Kostenökonomie und der Sicherheit der (Versuchs)-Person fast ausschließlich in Fahrsimulatoren durchgeführt und nicht unter realistischen Fahrbedingungen. In einem direkten Vergleich zwischen Nachtfahrten auf einer Autobahn und im Fahrsimulator konnte eine Forschergruppe unter der Leitung von Torbjörn Åkerstedt zeigen, dass Testfahrten in Fahrsimulatoren deutlich ermüdender sind als nächtliche Autobahnfahrten (Hallviq et al. 2013). Ergebnisse aus Fahrstudien unter Laborbedingungen sind nicht uneingeschränkt auf reale Fahrsituationen übertragbar. Messungen der Müdigkeit, Schläfrigkeit oder Aufmerksamkeit im Rahmen eines Ermüdungsrisikomanagements (*fatigue risk managements* [FRM]) sollen möglichst unter Realbedingungen vorgenommen, Laborergebnissen unter realen Bedingungen verifiziert werden.

7.2 Vigilanzmessung – wissenschaftliche Kriterien

Bei der Planung und Durchführung von Vigilanzuntersuchungen sind in Anlehnung an Jürgen Friedrichs (1982) drei Ebenen zu unterscheiden. Die erste Ebene wird als der *Entdeckungszusammenhang* bezeichnet und lässt sich durch die Frage *„Was soll erforscht werden?"* charakterisieren. Auf der nächsten Ebene ist der entsprechende Sachverhalt durch ein *„Wie und Wodurch?"* zu klären, der *Begründungszusammenhang*. Die dritte Ebene klärt den *Verwertungs- und Wirkungszusammenhang*. Hier geht es um die Frage: *„Was wird mit den Ergebnissen geschehen?"* bzw. *„Wem nützen die Ergebnisse"*.

Bei Vigilanzmessungen spielen drei weiteren Bedingungen eine Rolle: die Zeit, die eine Person bereits gearbeitet hat (*time-on-duty* oder *duty-time*), die Dauer eines Tests (*time-on-task*) sowie die Tageszeit zu der eine Testung stattfindet (*time-of-day*). Unter der *time-on-duty* oder *duty-time* werden Effekte, die im Zusammenhang mit der Arbeitsbelastung vor einer Testung subsumiert (Arbeitspausen, Anzahl der geleisteten Arbeitsstunden usw.). Vigilanzmessungen bei Ärzten nach einem Notfall zeigen aufgrund des erhöhten Stress- und Arousalpegels andere Ergebnisse als während eines ereignislosen Nachtdienstes (vgl. die Studie von Frey et al. 2002).

Die Dauer einer Messung *(time-on-task)* beeinflusst ebenfalls das Messergebnis. Nach dem Testparadigma von Mackworth müssen Vigilanztests mindestens 1,5 h andauern, um valide Ergebnisse zu gewährleisten. Die Tests sollten möglichst monoton sein, unterbrochen nur durch seltene und wahrnehmungsschwache Zielreize, auf die schnellstmöglich reagiert werden muss. Ein typisches Beispiel dafür ist der Mackworth Uhrentest (Mackworth 1948, 1950) bzw. die adaptierte Version, der SIESTA sustained attention test (Sauter et al. 2013). Dieser Testtyp kommt vor allem bei der Differenzialdiagnose der Tagesschläfrigkeit/Tagesmüdigkeit (z. B. bei Schlafapnoe-Patienten) zum Einsatz (Sauter et al. 2000). Im nicht klinischen Setting sind langandauernde Tests allerdings nur begrenzt einsetzbar und werden meist durch kürzere Tests wie dem Psychomotorischen Vigilanztest (*Psychomotor vigilance test* [PVT], Dinges und Powell 1985) ersetzt.

Time-of-day Effekte können individuell sehr unterschiedlich ausgeprägt sein und werden vom Chronotyp (Enright und Refinetti 2017) und auch Alter mitbestimmt. So zeigen Jugendliche ein späteres Leistungsmaximum (Carskadon 2005) als ältere Personen. Werden allerdings diese individuellen Präferenzen bei Testungen mitberücksichtigt, so zeigen sich in kognitiven Tests signifikant weniger Leistungsunterschiede zwischen jüngeren und älteren Testpersonen (Intons-Peterson et al. 1999). Durch die Tageszeit mitbestimmten Effekte werden hauptsächlich durch zirkadiane (Körperkerntemperatur, Lichtverfügbarkeit, usw.) und schlafhomöostatische Prozesse (Schlafdruck und vorangegangene Wachheit) hervorgerufen.

Im Rahmen des Ermüdungsrisikomanagements können noch weitere grundsätzliche Aspekte hinzukommen wie die Frage, was eine Untersuchung primär erfassen soll: auf die Quantifizierung müde machender Umgebungsbedingungen (den Belastungen) oder auf individuelle Merkmale der Ermüdbarkeit (der Beanspruchung)? Als besonders hilfreich hat sich hier ein „Vier-Felder-Schema" erwiesen (◘ Tab. 7.1). Entsprechend diesem Schema ist bei Vigilanz spezifischen Fragestellungen zunächst zu klären, ob Belastungs- oder Beanspruchungsaspekte untersucht werden sollen (s. ▶ Abschn. 4.2). Je nachdem ob bei einer Erhebung entweder die Belastung oder die Beanspruchung im Vordergrund stehen, kommen unterschiedliche Untersuchungsinstrumente zum Einsatz.

Unter *Belastung* wird die Gesamtheit aller erfassbaren Einflüsse verstanden, die von *außen* auf den Menschen physisch und/oder psychisch einwirken (Norm EN ISO 10075). Bei einem Fluglotsen zum Beispiel

7.2 · Vigilanzmessung – wissenschaftliche Kriterien

◻ Tab. 7.1 Vier-Felder Schema zur Erhebung vigilanzspezifischer Einflussfaktoren. Erklärungen dazu im Text

Ziel der Untersuchung	Erhebungsmethode	
	„objektive" Messung	„subjektive" Messung
Belastung Erfassung arbeitsspezifischer und/oder umweltbedingter Verhältnisse	*Beobachtung* Fremdbeobachtung/ Bewertung durch Experten	*Fragebogen* Die betroffenen Personen beurteilen die Situation
Beanspruchung Erfassung der individuellen Verhaltensebene	*Messung* Messung der Beanspruchung durch psycho-physiologische Methoden	*Fragebogen* Die Betroffenen beurteilen ihre Empfindungen und Wahrnehmungen

wird die Vigilanz maßgeblich von der Dauer seiner Überwachungstätigkeit am Monitor und den Gesprächen mit Piloten beeinflusst. Dabei spielen auch die Lichtverhältnisse, die Umgebungstemperatur oder der Lärm, sowie die Anzahl der gleichzeitig zu überwachenden Flugzeuge eine wesentliche Rolle. Diese Umgebungsbedingungen beeinflussen die Vigilanz und tragen ebenfalls zur Ermüdung und Erschöpfung bei.

Beanspruchung hingegen bedeutet die unmittelbare Auswirkung des Arbeitsplatzes (bzw. der Arbeitsorganisation) auf die Arbeitsleistung eines Individuums (Norm EN ISO 10075). Beanspruchung wird somit immer personenbezogen bzw. individuell verstanden und es können gleiche Umweltbedingungen wie etwa kühle oder warme Temperaturen von einem Arbeitnehmer als erfrischend, von einem anderen jedoch als störend und unangenehm wahrgenommen werden. Weitere individuelle Faktoren sind das Geschlecht, Alter oder der Chronotyp (Morgen- Abendmensch), die infolge zu individuell sehr unterschiedlichen Beanspruchungsprofilen führen können.

Entsprechend der Wechselwirkungen zwischen Belastung und Beanspruchung kann es zu Beeinträchtigungen in der Arbeitsleistung bis hin zu gesundheitlichen Schädigungen kommen. Diese Effekte werden als *Fehlbeanspruchung* bezeichnet. So führt eine intensive, vor allem aber eine regelmäßige Überforderung am Arbeitsplatz zunächst zu Aufmerksamkeits- und Wachheitsproblemen, infolge aber zu chronischen Konzentrations- und sogar Gleichgewichtsstörungen. Umweltauswirkungen können vergleichsweise einfach durch diverse standardisierte Messverfahren objektiv abgebildet werden (z. B. Temperatur, Lärm und Licht), die Messbarkeit der Beanspruchung bzw. Fehlbeanspruchung eines Individuums gestaltet sich hingegen wesentlich schwieriger.

7.2.1 Subjektive und objektive Messverfahren

Grundsächlich werden zwei Arten von Messungen unterschieden: sogenannte *objektive* und *subjektive* Tests. Als objektiv gelten Messverfahren, die unabhängig von menschlichen Einflüssen immer die gleichen Messergebnisse liefern. Als *scheinbar objektive Messungen* werden Verfahren bezeichnet, die gleichzeitig körperliche und psychische Komponente abbilden. Beispielsweise erfasst eine EKG-Aufzeichnung (Elektrokardiogramm [EKG]) sowohl physiologische (= Messung der Herzfrequenz) als auch psychische Aspekte (= Faktoren der Herzfrequenzvariabilität). Subjektive Messverfahren geben zwar in erster Linie die aktuelle Einschätzung oder das momentane Befinden des Befragten wieder, werden aber auch von situativen Bedingungen

(Messzeitpunkt, Einzel- oder Gruppenbefragung, Dauer der vorangegangenen Wachheit vor der Untersuchung, Tages- oder Jahreszeit) und persönlichen Faktoren (z. B. generelle Einstellung, Motivation, Persönlichkeit) mit beeinflusst. Je nach dem Setting und dem Verwertungs- und Wirkungszusammenhang zeigen sich Präferenzen für die Verwendung von subjektiven oder objektiven Verfahren zur Messung vigilanzassoziierter Faktoren. Im klinischen Setting werden häufig Fragebögen und subjektive Beurteilungsskalen verwendet, in der Arbeitswelt hingegen (bei Fragen zur Steigerung der Produktivität oder der Sicherheit am Arbeitsplatz) sowie bei militärischen Operationen kommen hauptsächlich objektive Verfahren zur Anwendung.

Auch unterscheiden sich die Settings in Bezug auf die zu untersuchenden Fragestellungen. So werden im Rahmen von klinischen Untersuchungen in erster Linie Merkmale wie exzessive Schläfrigkeit, pathologische Erschöpfungszustände oder die Auswirkungen von Erkrankungen auf die Vigilanz untersucht, teilweise unter Zuhilfenahme aufwendiger Diagnostikmaßnahmen wie dem Multiplen Schlaflatenztest (MSLT, Richardson et al. 1978) oder dem Multiplen Wachbleibetest (MWT, Mitler et al. 1982). Solche Verfahren sind im Arbeitsprozess in der Regel nicht durchführbar, weshalb auf einfachere und praktikablere Messmethoden wie computergestützte Tests (z. B. Psychomotorischer Vigilanztest [PVT]) oder Einmalmessverfahren (z. B. Pupillometrie, Yoss 1970) zurückgegriffen wird.

Im Rahmen schlafmedizinischer Grundlagenforschung finden sich meist nur moderate bis geringe Übereinstimmung zwischen subjektiven und objektiven Messungen (etwa bei der Schlafeffizienz, der Einschlafdauer oder den Wachperioden während der Nacht), vor allem bei Patientenpopulationen mit Schlafstörungen (Aili et al. 2017; Bianchi et al. 2013). Dies lässt sich nur teilweise durch die Verwendung unterschiedlicher Messmethoden (z. B. Polysomnografie, Aktigrafie, Schlaftagebuchaufzeichnungen) oder den erfassten Parametern (Schlafeffizienz, Gesamtschlafzeit etc.) erklären. Denn, bei sorgfältiger Auswahl der Fragebögen zur Beurteilung der Schläfrigkeit und der objektiven Messmethode (z. B. Reaktionszeitmessungen) können deutlich höhere Übereinstimmungen gefunden werden, wie eine Studie von Horne und Burley (2010) zeigen konnte. Mit einer der Gründe für die geringe Übereinstimmung zwischen objektiven und subjektiven Verfahren ist sicherlich auch in der mangelnden Motivation und Bereitschaft zur Mitarbeit zu finden (konventionelle Vigilanztests sind monoton und dauern meist sehr lang).

Aufgrund eines fehlenden theoretischen Rahmens empfiehlt es sich vigilanzassoziierte Prozesse immer sowohl mit objektiven als auch subjektiven Verfahren zu erheben, da nicht gesichert ist, ob beide Methoden ein- und dasselbe messen. Im Gegenteil: Es besteht Grund zur Annahme, dass mit beiden Methoden unterschiedliche Aspekte ein- und desselben Phänomens (Vigilanz) erfasst werden.

7.3 Vigilanzmessung – das Eisberg-Modell

Vigilanz als theoretisches Konstrukt kann nicht unmittelbar beobachtet werden; messbar sind jedoch die Auswirkungen von Vigilanzschwankungen auf das subjektive Empfinden und die Leistungsfähigkeit. Seit der erstmaligen Verwendung des Begriffs Vigilanz durch den englischen Neurologen Henry Head (1923) wurde das Konstrukt Vigilanz mehrmals umdefiniert und je nach methodischer Ausrichtung orientierten sich die Erklärungsansätze mehr auf die Leistungs- oder die Erlebensebene bzw. auf die begleitenden physiologischen Veränderungen. Diese Entwicklung führte zu sehr unterschiedlichen Auffassungen von Vigilanz und infolge zur Entwicklung von Messverfahren, die meist nur Teilaspekte des Gesamtspektrums Vigilanz erfassen. Dadurch wird die Vergleichbarkeit von

7.3 · Vigilanzmessung – das Eisberg-Modell

Vigilanzuntersuchungen erschwert, wie das folgende Beispiel zeigt: Die Tätigkeit eines Fluglotsen oder eines Piloten gehört zu den sogenannten *high-risk* Jobs. Dazu zählen alle Tätigkeiten, die mit einem erheblichen wirtschaftlichen und gesundheitlichen Risiko verbunden sind und entsprechend ein hohes Maß an Aufmerksamkeit und Konzentration erfordern. Soll die Vigilanz eines Fluglotsen gemessen werden, gerät man schnell in eine langwierige Diskussion um die Frage, welche Merkmale oder Verhaltensweisen die Vigilanz am besten repräsentieren und wie diese objektiv gemessen werden sollen. Head (1923) definierte Vigilanz als die Fähigkeit eines Organismus adäquat auf Umweltreize zu reagieren und hatte damit das Überleben des Organismus im Blickfeld. Mackworth (1948, 1950) wiederum verstand unter Vigilanz die Fähigkeit in monotone Situationen möglichst rasch auf einen sehr schwachen Reiz zu reagieren und bezog sich vor allem auf monotone Überwachungssituationen (im Sinne der Daueraufmerksamkeit und des sogenannten *vigilance decrement*). Dieter Bente (1977, 1984) hingegen fasste Vigilanz als eine neuronale/zentralnervöse Aktivität auf, die durch EEG-Messungen (Elektroenzephalografie, EEG) erfasst und sogenannten Vigilanzstadien zuzuordnen ist. Man könnte hier noch weitere Konzepte aufzählen – doch die Kernfrage bleibt immer die Gleiche: Wie zeigt sich Vigilanz im Verhalten oder auf physiologischer Ebene, wie wird sie erfasst und wie lassen sich die Ergebnisse interpretieren bzw. verallgemeinern?

Durch das Eisberg-Modell lassen sich die komplexen Zusammenhänge zwischen einer spezifischen Fragestellung und den verschiedenen Untersuchungsansätzen zur Messung vigilanzassoziierter Prozesse besser veranschaulichen. Eisberg-Modelle werden in der Psychologie häufig verwendet um z. B. die Wechselwirkungen zwischen bewussten und unbewussten Persönlichkeitsmerkmalen darzustellen, wie etwa im Strukturmodell des psychischen Apparates von Sigmund Freud oder dem Modell von Ruch und Zimbardo

(1974). In dem von uns vorgeschlagenem Eisberg-Modell unterscheiden wir ebenfalls zwischen einem sichtbaren (Verhaltensebene) und einem unsichtbaren Bereich, der nur teilweise (subjektives Erleben) oder überhaupt nicht bzw. nur durch physiologische Messungen „sichtbar" gemacht werden kann. Wir nehmen an, dass dieser unsichtbare Bereich, einen Großteil des Phänomens Vigilanz repräsentiert. Trotzdem können mit geeigneten Messverfahren hinreichend genaue Aussagen über das dem Verhalten zugrunde liegende Vigilanzniveau getroffen werden. Wir unterscheiden drei Zugangsebenen, von denen die dritte, die physiologische Ebene, sich zur Gänze nur indirekt (in Form physiologischer Parameter) beobachten lässt (s. ◘ Abb. 7.1). Die beiden anderen Ebenen lassen sich direkt messen oder beschreiben. Entsprechend den zugrunde liegenden theoretischen Annahmen können den drei Ebenen auch typische Messmethoden zugeordnet werden (dazu mehr im ▶ Kap. 8).

Die drei Ebenen des Eisberg-Modells zur Bestimmung vigilanzassoziierter Prozesse:
1. Ebene: Verhaltensbeobachtung, subjektives Erleben, Introspektion (Messinstrumente: Fragebögen, Verhaltensbeobachtung mittels Videometrie)
2. Ebene: Aufmerksamkeit, Konzentration, Reaktionsgeschwindigkeit (Leistungserfassung mithilfe psychologischer Tests)
3. Ebene: Physiologische Ebene (Messung physiologischer Parameter mittels EEG, EVOP, VEP, EKG, HRV usw.).

Mit dem Eisberg-Modell lassen sich Untersuchungen kategorisieren und bewerten z. B. indem sie sich auf nur eine Ebene oder auf mögliche Wechselwirkungen zwischen den Ebenen konzentrieren. Im klinischen Setting genügt mitunter der Einsatz einfacher Fragebögen wie die Epworth Schläfrigkeitsskala (Johns 1991) um die Einschlafneigung eines Patienten einzuschätzen. Beim Ermüdungsrisikomanagement sind in der Regel mindestens zwei, wenn nicht sogar alle drei Ebenen zu berücksichtigen. Neben der Identifizierung

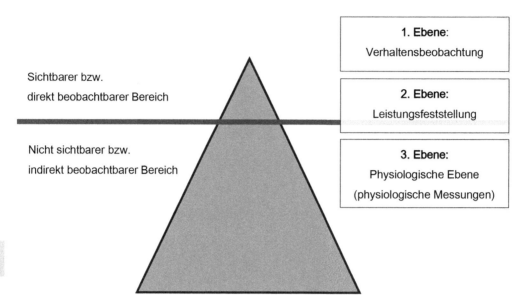

Abb. 7.1 Eisberg-Modell. Verfahren zur Messung vigilanzassoziierter Prozesse können anhand des Eisberg-Modells zu drei Ebenen zugeordnet werden, die entweder mit direkt beobachtbaren (Verhaltensebene) oder nicht sichtbaren Prozessen (physiologische Ebene) assoziiert sind

müdigkeitsbedingter Risiken im Arbeitsprozess sollen auch Vorhersagen über Ermüdungsprozesse und den damit verbundenen Gefährdungen während längerer Arbeitseinsätze (insbesondere im Laufe einer Nacht) möglich sein. Dies geschieht meist durch das Definieren expliziter und impliziter Variablen. Explizite Variable sind Ausprägungen eines Merkmalskriteriums, die eindeutig kommuniziert bzw. gemessen werden können. Typische Beispiele dafür sind die Anzahl der Herzschläge, der Blutdruck oder die Anzahl der Fehler während eines Vigilanztests. Explizite Variablen können auch – abhängig von der Forschungsfrage – qualitative Urteile wie die Befindlichkeit oder der Belastungsgrad sein. Implizite Variablen sind im Gegensatz dazu nicht unmittelbar messbar, wie z. B. die Distanzierungs- oder Erholungsfähigkeit eines Organismus: Sich erholt und erfrischt zu fühlen ist das Resultat guten Schlafs und einer funktionierenden autonomen Regulation, die dem willentlichen Einfluss und dem bewussten Erleben nicht zugänglich ist.

Daher kann die Variable „Schlafqualität" bzw. die Frage nach *„Wie erholt fühlen Sie sich morgens?"* nur als eine implizite Variable aufgefasst werden. Die Erholungsfähigkeit des Schlafes beruht auf einem nicht unmittelbar messbaren körperlichen Prozess. Dieses Beispiel soll veranschaulichen, dass Rückschlüsse anhand des beobachteten Veraltens (z. B. sich erholt fühlen) auf zugrunde liegende physiologische Prozesse (Erholungsfunktion des Schlafes) – wenn überhaupt – nur mithilfe einer Reihe zusätzlicher Messungen (z. B. mittels Polysomnografie) möglich sind. Solche multimodalen Messanordnungen liefern zwar eine Fülle von Daten, deren Interpretation ist jedoch äußerst schwierig.

7.4 Kriterien für die praktische Anwendung

Die Zuordnung eines beobachtbaren psychophysiologischen Bildes wie Ermüdung oder Verlangsamung zu einem zugrunde liegenden realen Zustand (z. B. das Auftreten

7.4 · Kriterien für die praktische Anwendung

▣ Tab. 7.2 Vigilanz-Diagnosematrix zur raschen Beurteilung von Messergebnissen. Auf dieselbe Art lässt sich auch eine Vigilanz-Prognosematrix erstellen. Weitere Erklärungen dazu im Text

Untersuchungsgegenstand: Der menschliche Organismus	Messmethode	
	Müdigkeit wird messtechnisch erkannt	Müdigkeit wird messtechnisch nicht erkannt
Organismus ist müde	Müdigkeit existiert, und wird „gemessen"	Müdigkeit existiert, wird aber nicht „gemessen"
Organismus ist nicht müde	Müdigkeit existiert nicht, wird aber „gemessen"	Müdigkeit existiert nicht und wird auch nicht „gemessen"

von Theta-Wellen oder der Deaktivierung bestimmter kortikaler Areale) ist in der klinischen Diagnostik mithilfe des EEGs oder bildgebender Verfahren (Positronen-Emissions-Tomografie [PET]; funktionelle Magnetresonanztomografie [fMRT]) einigermaßen valide durchzuführen. Um auch mit einfachen Mitteln eine Diagnostik im Rahmen einer Vigilanzmessung mittels Fragebogens oder einfacher psychophysiologischer Messungen (motorische Aktivität, EKG, HRV) zu ermöglichen, stellt die Vigilanz-Diagnosematrix eine Möglichkeit dar, relativ rasch zu gültigen Aussagen zu kommen.

Die Vigilanz-Diagnosematrix (▣ Tab. 7.2) geht von zwei Ausgangssituationen aus: Erstens, ein Organismus ist müde oder nicht müde und zweitens: Für die Erfassung von Müdigkeit existiert eine valide Messmethode. Dadurch ergeben sich vier Aussagemöglichkeiten, wobei zwei Kombinationen (grau unterlegt) von besonderer Bedeutung sind. Ein Organismus ist zwar müde, das Messinstrument erfasst dies jedoch nicht (Fehler 1. Art) oder: Die Müdigkeit wird fälschlicherweise gemessen, obwohl der Organismus nicht müde ist (Fehler 2. Art).

Auf dieselbe Art lässt sich auch eine Vigilanz-Prognosematrix konstruieren wobei hier die Spalten „Messmethode" z. B. durch „Person" (Person ist sich ihrer Müdigkeit bewusst bzw. nicht bewusst) ersetzt wird. Damit lassen sich mit relativ einfachen Mitteln Aussagen über die Risiken von Müdig-

keit, Konzentrationsstörungen oder einer Einschlafneigung treffen.

Mithilfe der Vigilanz-Diagnosematrix ist es relativ einfach für eine spezielle Fragestellung eine geeignete Messmethode zu finden und deren Aussagewert zu bestimmen. Allerdings müssen bei der Interpretation von Messergebnissen auch eine Vielzahl von Faktoren berücksichtigt werden, die sich vorerst nicht anhand der Diagnosematrix identifizieren lassen. Dies betrifft sowohl die Ebene des zu untersuchenden Objektes (hier eine Person) als auch die der Messmethode.

7.4.1 Der Untersuchungsgegenstand Mensch

Bei Vigilanzmessungen am Menschen spielt eine Vielzahl von Faktoren eine Rolle, die meist nicht Ziel einer Testung sind, trotzdem das Messergebnis entscheidend beeinflussen können. Dazu zählen personenspezifische oder individuelle Faktoren wie State- und Trait-Eigenschaften der Persönlichkeit oder personenspezifische Vulnerabilitäten. Unter dem Begriff Vulnerabilität werden alle Faktoren zusammengefasst, die sich aufgrund biografischer (erworbener) oder prädispositiver (genetisch bestimmter) Risiken ergeben. Nicht jeder reagiert in gleicher Weise auf ein Schlafdefizit und bei Müdigkeit und Schläfrigkeit zeigen sich mitunter sehr unterschiedliche Reaktionsmuster. Hierbei spielen bereits bestehende Erkrankungen (z. B. eine Schlafstörung) eine wesentliche Rolle. Es gibt allerdings erste Hinweise dafür, dass Testpersonen mit längeren PER3-Sequenzen (PER3 ist ein sogenanntes „Uhrengen", dass möglicherweise auch die Schlaflänge beeinflusst) unter Schlafentzug mehr leiden als andere und mehr Auslassungsfehler im PVT zeigen als Personen mit kurzen PER3- Sequenzen (Maire et al. 2014). Weitere Hinweise auf trait-spezifische Schlafparameter fand die Arbeitsgruppe um Hans PA Van Dongen, die in einer Reihe von Experimenten zeigen konnte, dass Prozesse der Schlafhomöostase und zirkadiane Faktoren (s. ▶ Abschn. 5.1.2.1) individuell unterschiedlich ausgeprägt sind, sodass mathematische Modelle zur Risikovorhersage entsprechend angepasst werden müssen (Van Dongen et al. 2012).

Persönlichkeitsmerkmale wie Extraversion oder Introvertiertheit dürften kaum die Vigilanz beeinflussen, motivationale Faktoren wie persönliches Engagement oder individuelle Bewältigungsstrategien hingegen sehr wohl (Shaw et al. 2010).

7.4.2 Müssen Vigilanztests monoton und langweilig sein?

Die Entwicklung von Radar-Überwachungssystemen im Zweiten Weltkrieg verlangte nach Personal, dass in der Lage war, in abgedunkelten Räumen über Stunden an einem Röhrenbildschirm Flugbewegungen (repräsentiert als kleine hell blinkende Punkte) zu beobachten. Um geeignetes Personal zu finden, wurden Psychologen beauftragt entsprechende apparative Tests zu entwickeln. Ein sehr erfolgreiches Testverfahren wurde von dem Psychologen Norman H. Mackworth (1917–2005) in den 1940er Jahren entwickelt, indem er mehr oder weniger die Situation in einem Radarüberwachungsraum als Vigilanztest nachbaute. Der Mackworth Uhrentest simulierte eine höchst monotone Bedingung: Auf einem dunklen Display waren

kleine Lämpchen kreisförmig wie auf einem Ziffernblatt angeordnet, die im Uhrzeigersinn nacheinander im Abstand von einer Sekunde aufleuchteten. Die Testperson hatte die Aufgabe möglichst rasch zu reagieren, wenn ein Lämpchen „ausfiel" und eine Position übersprungen wurde. Dies geschah in einem Intervall von 0,75 bis 10 min, insgesamt zwölfmal innerhalb einer halben Stunde, sodass das Verhältnis Signalreiz zu Nicht-Signalreiz 1:150 betrug. Insgesamt dauerte der „Uhrentest" zwei Stunden und unter diesen Bedingungen war es so gut wie unmöglich seine Aufmerksamkeit auf einem gleichmäßigen hohen Niveau zu halten. Entsprechend eindeutig fielen auch die Ergebnisse der umfangreichen Testserien aus: Waren die Testpersonen noch während der ersten halben Stunde in der Lage, etwa 85 % der Signalreize richtig zu erkennen, so sank die Detektionsrate in der zweiten halben Stunde auf etwa 73 % ab. Dieser Effekt wurde von Mackworth als *vigilance decrement"* (Schwankungen in der Daueraufmerksamkeit) bezeichnet (Mackworth 1948).

Basierend auf den Ergebnissen des Uhrentests definierte Mackworth den Begriff Vigilanz neu als die Fähigkeit einer Versuchsperson über einen längeren Zeitraum hinweg, unter reizarmen Bedingungen auf seltene und schwache Reize möglichst rasch zu reagieren. Schwankungen in der Aufmerksamkeit – sogenannte *vigilance decrements* – wurden so in Form von Auslassungsfehlern (Reize wurden nicht wahrgenommen) und verlängerter Reaktionszeiten messbar. Schwankungen in der Vigilanz wurden zum Gegenstand intensiver Forschung und generierte eine Vielzahl von Erklärungsversuchen (s. Was messen Vigilanztests eigentlich?). Rückblickend lassen sich grundsätzlich zwei Erklärungsansätze unterscheiden: Einige Forscher sind der Meinung, dass sich die Schwankungen in der Daueraufmerksamkeit in erster Linie durch Langeweile oder kognitive Unterbeschäftigung bzw. dem *mind wandering* erklären lassen (Cheyne et al. 2009). Eine andere Gruppe vertritt die Auffassung, dass Fehler aufgrund

7.5 · Zusammenfassung und Ausblick

geistiger Erschöpfung und kognitiver Überbeanspruchung passieren, weil vigilanzspezifischer Testaufgaben zahlreiche kognitive Ressourcen benötigen (z. B. Matthews et al. 2014). Ein Testsetting, das über längere Zeitabschnitte ohne kurze „Erholungspausen" eine gleichbleibende Aufmerksamkeitsleistung fordert, führt unweigerlich zu Aufmerksamkeitsdefiziten, so das Kernargument dieses Erklärungsansatzes. Unterstützt wird dieses Erklärungsmodell durch aktuelle Studien mit bildgebenden Verfahren, die bei Test zur Vigilanzbestimmungen signifikante Deaktivierungen in jenen kortikalen Arealen fanden, die bei der Aufrechterhaltung der Vigilanz eine wichtige Rolle spielen: der anteriore Teil des Cingulums, der rechte präfrontale Kortex, Teile des parietalen Kortex und der Thalamus (Lim et al. 2010). Nach diesen Ergebnissen müssen Vigilanztests nicht, wie ursprünglich von Mackworth gefordert, lange dauern und unter monotonen Bedingungen stattfinden. Vigilanzspezifische Effekte können auch durch kurze und abwechslungsreiche Testaufgaben überprüft werden; wichtig ist nur, dass die Tests eine Vielzahl kognitiver Ressourcen in Anspruch nehmen.

Unabhängig von den bisher skizzierten zwei Erklärungsmodellen zum *vigilance decrement* wurden noch zahlreiche andere psycho-physiologische Faktoren gefunden, die während einer Vigilanztestung auftreten können. Der Wunsch nach einfachen und vor allem „objektiven" Messverfahren ist angesichts der Vielzahl von psychologischen Effekten nur zu verständlich. Allerdings haben objektive Tests ebenfalls Limitierungen, wie im ▶ Kap. 8 nachzulesen ist.

> **Was messen Vigilanztests eigentlich?**
> Die Ergebnisse von Aufmerksamkeits- und Konzentrationstests zur Bestimmung der Vigilanz werden durch eine Reihe von kognitiven Prozessen beeinflusst, die streng genommen nichts mit „Vigilanz" zu tun haben. Hier eine kleine Auswahl:

> - Gedankenlosigkeit – tritt vor allem bei automatisierten Verhaltensweisen auftritt (Robertson et al. 1997)
> - Habituationseffekte – verändern die Reiz-Wahrnehmungsschwelle und schwache Reize werden nicht mehr wahrgenommen (z. B. Ariga und Lleras 2011)
> - das „Gedanken wandern oder kreisen lassen" (*mind-wandering*, Thomson et al. 2014) – besonders in reizarmen, monotonen Situationen driften die Gedanken ab und man beginnt sich mit anderen Dingen gedanklich zu beschäftigen
> - das Ausmaß des Eingebunden-seins in eine Testsituation – ein Phänomen, dass vor allem bei Testungen in Fahrtsimulatoren auftritt. Testpersonen werden unaufmerksam, weil es „um nichts geht" und sie von den Konsequenzen eines Fehlers nicht betroffen sind (s. Pop et al. 2012),

> Die Liste der möglichen Einflussfaktoren lässt sich mühelos fortsetzten (s. Warm et al. 2008). Was aber bereits bei dieser Auswahl deutlich wird, ist die Komplexität und die Fülle von möglichen Einflussfaktoren, die bei einer Vigilanzmessung wirksam sein können.

7.5 Zusammenfassung und Ausblick

Die aktuelle Wirtschaftssituation und die Anforderungen, die das Berufsleben an den Menschen stellen, sind geprägt von immer mehr Belastung, Zeitdruck und dadurch bedingter Fehlbeanspruchung, Übermüdung und Erschöpfung. Die Steigerungsrate von Muskel-Skelett-Erkrankungen, psychischen Störungen und Ermüdungs- und Erschöpfungszuständen ist beträchtlich wie auch die damit verbundenen Kosten für Unternehmen und Volkswirtschaft. Der Bedarf nach aussagekräftigen Verfahren, die sowohl die aktuelle psychische Belastbarkeit als auch dessen zukünftigen Verlauf vorhersagen lassen, ist dementsprechend groß. Einen zentralen Stellenwert nehmen dabei Verfahren ein, die auch in der Lage sind vigilanzassoziierte Prozesse valide abzubilden.

Die Planung, Durchführung und Auswertung von Vigilanzmessungen stellt hohe Ansprüche und erfordert Genauigkeit und Umsicht. Neben einer klaren Fragestellung und einer exakten Planung der Messung müssen noch eine Reihe von vigilanzspezifischer Faktoren berücksichtigt werden. Neben *time-on-task-, time-on-duty- oder time-of-day-* Effekten spielen Merkmale wie der Chronotyp oder die individuelle Vulnerabilität (z. B. auf Schlafentzug oder Toleranz gegenüber Müdigkeit und Schläfrigkeit) ebenfalls eine wichtige Rolle. Ein nicht unwesentlicher *time-on-duty-* oder *time-of-day-* Effekt, der oft übersehen wird, sind die Anzahl und Dauer von Arbeitspausen oder der Konsum aufputschender Substanzen (Koffein, Teein oder die Bestandteile von Energydrinks) vor einer Testung. Auch sollte bei Vigilanzmessungen immer die Nacht davor mittels Schlaftagebuch und/oder Aktigrafie (Bewegungsmessung mittels Sensors am Handgelenk) erfasst werden, um Unregelmäßigkeiten im Schlaf-wach-Rhythmus zu erkennen.

Bei der Auswahl der Messmethode und der Tests (subjektiv oder objektiv) sollte nicht ein Entweder-oder-, sondern das Sowohl-als-auch-Prinzip gelten. Vigilanzspezifische Veränderungen äußern sich subjektiv wie objektiv und daher ist beides zu erfassen.

Eine Fehlbeanspruchung des Menschen hat neben Einschränkungen in der Leistungsfähigkeit auch Auswirkungen auf die Gesamtgesundheit und birgt das Risiko der Herausbildung von psychischen und physischen Erschöpfungszuständen. Die Grenzen zwischen steigender Anforderung, dem Streben nach immer besseren Leistungen und Burnout sind fließend und benötigen speziell bei stetig steigenden Herausforderungen – nicht nur in der Wirtschaft, sondern auch im Leistungssport – ein Frühwarnsystem, um kritische Abweichungen von physiologischen Gesundheitszustand möglichst zeitnah zu erkennen. Einige der in diesem und im ► Kap. 8 beschriebenen Messverfahren können als Basis für ein solches System dienen (s. ► Kap. 12).

Literatur

Aili, K., Åström-Paulsson, S., Stoetzer, U., Svartengren, M., & Hillert, L. (2017). Reliability of actigraphy and subjective sleep measurements in adults: The design of sleep assessments. *Journal of Clinical Sleep Medicine, 13*(1), 39–47. ► https://doi.org/10.5664/jcsm.6384.

Ariga, A., & Lleras, A. (2011). Brief and rare mental „breaks" keep you focused: Deactivation and reactivation of task goals preempt vigilance decrements. *Cognition, 118,* 439–443.

Bente, D. (1977). Vigilanz: Psychophysiologische Aspekte. *Verhandlungen der Deutschen Gesellschaft Innere Medizin, 83,* 945–952.

Bente, D. (1984). Elekroenzephalografische Vigilanzbestimmungen: Methoden und Beispiele. *Zeitschrift für Elektroenzephalographie, Elektromyographie und verwandte Gebiete, 15,* 173–179.

Bianchi, M. T., Williams, K. L., McKinney, S., & Ellenbogen, J. M. (2013). The subjective-objective mismatch in sleep perception among those with insomnia and sleep apnea. *Journal of Sleep Research, 22*(5), 557–568. ► https://doi.org/10.1111/jsr.12046.

Carnap, R. (1960). *Einführung in die symbolische Logik* (2. Aufl.). Wien: Springer.

Carskadon, M. A. (2005). Sleep and circadian rhythms in children and adolescents: Relevance for athletic performance of young people. *Clinics Sports Medicine, 24*(2), 319–328.

Cheyne, J. A., Solman, G. J. F., Carriere, J. S. A., & Smilek, D. (2009). Anatomy of an error: A bidirectional state model of task engagement/disengagement and attention-related errors. *Cognition, 111,* 98–113.

Dinges, D. F., & Powell, J. W. (1985). Microcomputer analyses of performance on a portable, simple visual RT task during sustained operations.

Literatur

Behavior Research Methods, Instruments, Computers, 17(6), 652–655. ► https://doi.org/10.3758/BF03200977.

Enright, T., & Refinetti, R. (2017). Chronotype, class times, and academic achievement of university students. Chronobiology International, 34(4), 445–450. ► https://doi.org/10.1080/07420528.2017.1281287.

Frey, R., Decker, K., Reinfried, L., Klösch, G., Saletu, B., Anderer, P., Semlitsch, H., Seidler, D., & Laggner, A. N. (2002). Effect of rest on physicians' performance in an emergency department, objectified by electroencephalographic analyses and psychometric tests. Critical Care Medicine, 30(10), 2322–2329.

Friedrichs, J. (1982). Methoden empirischer Sozialforschung (10. Aufl.). Opladen: Westdeutscher Verlag.

Hallviq, D., Anund, A., Fors, C., Kecklund, G., Karlsson, J. G., Wahde, M., & Åkerstedt, T. (2013). Sleepy driving on the real road and in the simulator – A comparison. Accident Analysis and Prevention, 50, 44–50. ► https://doi.org/10.1016/j.aap.2012.09.033.

Head, H. (1923). The conception of nervous and mental energy. (ii.) Vigilance; a physiological state of the nervous system. British Journal of Psychology, 14, 126–147.

Horne, J. A., & Burley, C. V. (2010). We know when we are sleepy: Subjective versus objective measurements of moderate sleepiness in healthy adults. Biological Psychology, 83(3), 266–268. ► https://doi.org/10.1016/j.biopsycho.2009.12.011.

Intons-Peterson, M. J., Rocchi, P., West, T., McLellan, K., & Hackney, A. (1999). Age, testing at preferred or nonpreferred times (testing optimality), and false memory. The Journal of Experimental Psychology: Learning, Memory, and Cognition, 25(1), 23–40.

Johns, M. W. (1991). A new method for measuring daytime sleepiness: The epworth sleepiness scale. Sleep, 14(6), 540–545.

Lim, J., Wu, W., Wang, J., Detre, J. A., Dinges, D. F., & Rao, H. (2010). Imaging brain fatigue from sustained mental workload: An ASL perfusion study of the time-on-task effect. Neuroimage, 49, 3425–3426.

Mackworth, N. H. (1948). The breakdown of vigilance during prolonged visual search. Quarterly Journal of Experimental Psychology, 1, 6–21.

Mackworth N. H. (1950). Researches on the measurements of human performance. Special Report Series, No. 268, Medical Research Council, London.

Maire, M., Reichert, C., Gabel, V., Viola, A. U., Krebs, J., Strobel, W., Landolt, H. P., Bachmann, V., Cajochen, Ch., & Schmidt, C. (2014). Time-on-task decrement in vigilance is modulated by inter-individual vulnerability to homeostatic sleep pressure manipulation. Frontiers in Behavioral Neuroscience, 8, 59. ► https://doi.org/10.3389/fnbeh.2014.00059.

Matthews, G., Warm, J. S., Shaw, T. H., & Finomore, V. S. (2014). Predicting battlefield vigilance: A multivariate approach to assessment of attentional resources. Ergonomics, 57(6), 856–875. ► https://doi.org/10.1080/00140139.2014.899630.

Mitler, M. M., Gujavarty, K. S., & Bowman, C. P. (1982). Maintenance of Wakefulness Test: A polysomnographic technique for evaluating treatment efficacy in patients with excessive somnolence. Electroencephalography and Clinical Neurophysiology, 53, 658–661.

Pop, V. L., Stearman, E. J., Kazi, S., & Durso, F. T. (2012). Using engagement to negate vigilance decrements in the NextGen environment. International Journal of Human-Computer Interaction, 28, 99–106.

Richardson, G. S., Carskadon, M. A., Flagg, W., van den Hoed, J., Dement, W. C., & Mitler, M. (1978). Excessive daytime sleepiness in man: Multiple sleep latency measurement in narcoleptic and control subjects. Electroencephalography and Clinical Neurophysiology, 45, 621–637.

Robertson, I. H., Manly, T., Andrade, J., Baddeley, B. T., & Yiend, J. (1997). „Oops!": Performance correlates of everyday attentional failures in traumatic brain injured and normal subjects. Neuropsychologia, 35, 747–758.

Ruch, F. L., & Zimbardo, P. G. (1974). Lehrbuch der Psychologie. Eine Einführung für Studenten der Psychologie, Medizin und Pädagogik. Berlin: Springer.

Sauter, C., Asenbaum, S., Popovic, R., Bauer, H., Lamm, C., Klösch, G., & Zeitlhofer, J. (2000). Excessive daytime sleepiness in patients suffering from different levels of obstructive sleep apnoea syndrome. Journal of Sleep Research, 9(3), 293–301.

Sauter, C., Danker-Hopfe, H., Loretz, E., Zeitlhofer, J., Geisler, P., & Popp, R. (2013). The assessment of vigilance: Normative data on the Siesta sustained attention test. Sleep Medicine, 14(6), 542–548.

Shaw, T. H., Matthews, G., Warm, J. S., Finomore, V. S., Silverman, P. T., & Jr, Costa. (2010). Individual differences in vigilance: Personality, ability and state of stress. Journal of Research in Personality, 44, 297–308. ► https://doi.org/10.1016/j.Jrp.2010.02.007.

Thomson, D. R., Smilek, D., & Besner, D. (2014). On the link between mind wandering and task performance over time. Consciousness and Cognition, 27, 14–26.

Van Dongen, H. P. A., Bender, A. M., & Dinges, D. (2012). Systematic individual differences in sleep homeostatic and circadian rhythm contributions to neurobehavioral impairment during sleep deprivation. *Accident Analysis and Prevention, 45*(Suppl), 11–16. ▶ https://doi.org/10.1016/j.aap.2011.09.018.

Warm, J. S., Parasuraman, R., & Matthews, G. (2008). Vigilance requires hard mental work and is stressful. *Human Factor, 50*(3), 433–441. ▶ https://doi.org/10.1518/001872008X312152.

Yoss, R. E. (1970). The inheritance of diurnal sleepiness as measured by pupillography. *Mayo Clinic Proceedings, 45*(6), 426–437.

Messverfahren zur Erfassung vigilanzassoziierter Prozesse

8.1 Erste Ebene: Verhaltensbeobachtung – 124

8.2 Zweite Ebene: Subjektive Wahrnehmung – 131

8.3 Dritte Ebene: Erfassung physiologischer Parameter – 134

8.4 Zusammenfassung und Ausblick – 145

Literatur – 147

© Springer-Verlag GmbH Deutschland, ein Teil von Springer Nature 2020
G. Klösch, P. Hauschild, J. Zeitlhofer, *Ermüdung und Arbeitsfähigkeit*,
https://doi.org/10.1007/978-3-662-59139-0_8

Dieses Kapitel gibt einen groben Überblick über die verschiedenen Messmethoden zur Erfassung vigilanzabhängiger Prozesse. Die Darstellung orientiert sich am Eisberg-Modell der Vigilanzmessmethoden, zu dem sich im ▶ Kap. 7 einige weiterführende methodische Überlegungen finden. Grundsätzlich geht es darum, der „traditionelle" Gegenüberstellung von subjektiven und objektiven Verfahren und einer damit impliziten Bewertung von wenig vertrauenswürdig (= subjektiv), vertrauenswürdig (= objektiv) entgegen zu wirken. Die Spitze des Eisberg-Modells (erste Ebene) bilden Verfahren, die sich hauptsächlich auf die Beschreibung und Quantifizierung von beobachtbaren Verhaltensweisen konzentrieren. Der zweiten Ebene sind alle Verfahren zur Erfassung der subjektiven Einschätzungen von Wachheit, Müdigkeit und Schläfrigkeit zugeordnet und der dritten Ebene alle Messverfahren zur Erfassung physiologischer Prozesse. Diese Verfahren gelten gemeinhin als „objektiv" und vertrauenswürdiger als die Verfahren der 1. und 2. Ebene. Strategien zur Optimierung von Schlafen und Wachen, wie z. B. das vigilanzbasierte Schlaf-wach-Management, werden aber in Zukunft vermehrt Smartphones und andere digitale Endgeräte zur Beurteilung der Schlafphysiologie verwenden. Dadurch ergeben sich neue Möglichkeiten zur Optimierung der individuellen Erholungs- und Leistungsfähigkeit.

8.1 Erste Ebene: Verhaltensbeobachtung

Systematische Beobachtungen schläfrigkeitsassoziierter Verhaltensweisen (Gähnen, schwere oder geschlossene Augenlider, usw.) waren lange Zeit die einzige Möglichkeit Ermüdungsphänomene „objektiv" darzustellen. Diese erfolgen in Form von „in vivo" oder „in situ" Verhaltensbeobachtungen unter Verwendung zusätzlicher Hilfstechniken wie Fotografien oder Videoaufzeichnungen.

Ziel dieses Zuganges ist es, zunächst alle Verhaltensweisen zu beschreiben, die charakteristisch für Ermüdungsprozesse sind, wie beispielsweise das Gähnen. Darüber hinaus wird jede Form von spontan auftretenden Verhalten auf müdigkeitsbedingte Veränderungen hin untersucht und bezüglich bestimmter Merkmale wie Intensität, Dauer und Komplexität beschrieben. Im weiteren Sinne zählen auch die Qualität (Präzision von Handlungsabläufen, Häufigkeit von Fehlern usw.) und die Geschwindigkeit bei der Arbeitsausführung zu dieser Beobachtungskategorie.

8.1.1 Verhaltensbeobachtung mittels Videomonitoring

Videobasierte Verhaltensbeobachtungen finden vor allem im Rahmen von Studien zur Schläfrigkeitsdetektion bei Autofahrern statt. Eines der ersten systematischen Konzepte zur Beschreibung müdigkeitsbedingter Verhaltensänderungen wurde von Wierwille und Ellsworth 1994 entwickelt. Bei diesem Ansatz wurden neben dem Gesichtsausdruck, dem spontanen Verhalten auch spezifische Verhaltensmuster (sogenannte Manierismen) mittels Rating Skalen erfasst und beurteilt (0 bis maximal 100 Punkte). Verglichen wurden 1-minütige Videosequenzen unter neutralen Bedingungen (ausgeruht) mit Aufzeichnungen während einer Interventionsbedingung (z. B. nächtliche Autofahrten). Auf diese Weise gelang es, wache von schläfrigen Autofahrern anhand dreier Merkmale zu unterscheiden: Augenbewegungen, dem Gesichtsausdruck sowie spezieller Merkmale spontaner Körperbewegungen. Bei nicht müden Autofahrern war das Blickverhalten rasch und zielgerichtet, es traten nur gelegentliche, dann aber koordinierte Körperbewegungen auf und im Gesichtsausdruck fanden sich keine Anzeichen von Müdigkeit. Bei übermüdeten Personen

8.1 · Erste Ebene: Verhaltensbeobachtung

hingegen zeigten sich Lidschlusszeiten von mehr als 2 s, begleitet von langsamen rollenden Augenbewegungen und einer generellen Schwierigkeit den Blick auf wichtige Umgebungsreize wie Verkehrsschilder zu richten. Des Weiteren nahmen isolierte und unkoordinierte Körperbewegungen deutlich zu und im Gesichtsausdruck fanden sich charakteristische müdigkeitsbedingte Veränderungen wie hängende Augenlider und ein insgesamt geringer Tonus der Gesichtsmuskulatur. Diese Beobachtungen konnten durch eine Reihe von Folgestudien bestätigt bzw. verfeinert werden, in denen, neben den charakteristischen Schläfrigkeitsmerkmalen auch sogenannte *subsidiäre, umgeleitete oder selbstzentrierte Verhaltensweisen (subsidiary-, redirected-, self-centered behavior)* mitberücksichtigt wurden. Zu dieser Kategorie zählen alle spontan auftretenden Verhaltensweisen, die nicht in einem unmittelbaren Zusammenhang mit einer Tätigkeit wie dem Steuern eines Fahrzeuges, stehen. Mitunter werden diese Handlungen auch als Ersatzhandlungen bzw. auto-stimulierende Verhaltensweisen bezeichnet. Typisch dafür sind Manipulationen am Gesicht/Körper wie sich über den Kopf streichen und Verhaltensschablonen wie das Gähnen, Strecken des Oberkörpers oder das Augenreiben. Brannigan u. Humphries zählen dazu auch verbale Äußerungen und nonverbalen Gesten ohne unmittelbar kommunikative Absicht (Brannigan und Humphries 1972).

In einer gemeinsamen Studie des Instituts für Schlaf-Wach-Forschung (ISWF, Wien) mit dem Österreichischen Automobil und Touring-Club (ÖAMTC) konnte Manuel Kemethofer (2013) zeigen, dass bei freiwilligen Versuchspersonen, die zwischen 2 und 4 Uhr in der Früh im eigenen Auto auf einem gesicherten Rundparcours unterwegs waren, spontanes Bewegungsverhalten (das für das Lenken eines Fahrzeuges notwendig ist) im Laufe der Nacht weniger wurde, hingegen selbst-zentrierte Verhaltensweisen signifikant zunahmen (s. ◘ Abb. 8.1). Veränderungen dieser Art sind Indikatoren für Ermüdung und Schläfrigkeit (Rogé et al. 2001; Bonnefond et al. 2006; Takanishi et al. 2010). Der Grund: Mithilfe selbst-zentrierter Gesten und Bewegungen versuchen übermüdete

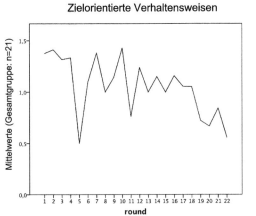 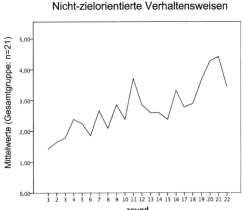

◘ **Abb. 8.1** Verteilung von spontanen zielorientierten (a) und nicht-zielorientierten (b) Verhaltensweisen während einer zweistündigen nächtlichen Autofahrt. Nicht-zielorientierte Verhaltensweisen (dazu zählen alle spontan auftretenden Verhaltensweisen, die nicht notwendig sind um ein Fahrzeug zu lenken) nehmen signifikant zu, während alle anderen Verhaltensäußerungen abnehmen. Weitere Erläuterungen dazu im Text. (Abb. modifiziert nach Kemethofer 2013)

Personen sich einerseits wach zu halten (sich zu stimulieren um nicht einzuschlafen), andererseits um dadurch der Monotonie einer als ermüdend empfundenen Tätigkeit zu entfliehen (siehe dazu Kishida 1977).

Wer nicht schläft, schaut älter aus

Schläfrigkeit und Übermüdung können auch am *Gesichtsausdruck* erkannt werden, so das Ergebnis einer Reihe von Experimenten, die u. a. von einer schwedischen Arbeitsgruppe rund um die Psychologin Tina Sundelin durchgeführt wurden (Axelsson et al. 2010; Sundelin et al. 2013, 2017). Das Gesicht spielt eine wesentliche Rolle in der zwischenmenschlichen Kommunikation und deshalb wird auf Veränderungen in den Gesichtszügen wie dem Muskeltonus, der Gesichtsfarbe, der Augen- und der Mundpartie besonders geachtet. Dunkle Ringe unter den Augen, gerötete Augen, eine blasse Gesichtsfarbe oder hängende Mundwinkel werden eindeutig und relativ rasch (innerhalb von 100 ms) als Zeichen von Ermüdung interpretiert. Darüber hinaus lässt ein müder Gesichtsausdruck Personen älter aussehen und sie werden als weniger attraktiv wahrgenommen als wache Gesichter (Axelsson et al. 2010). Ein gestörter Nachtschlaf beeinflusst übrigens auch unsere Fähigkeit Schläfrigkeit wahrzunehmen und wir konzentrieren uns mehr auf Anzeichen von Müdigkeit bei anderen Personen, wenn wir nicht ausgeschlafen sind, wie Studien von Akram et al. (2016, 2017) zeigen konnten.

Unsere Fähigkeit schläfrigkeitsbedingte Veränderungen im Verhalten und im Gesicht von Mitmenschen wahrzunehmen spielt in der zwischenmenschlichen Interaktion eine wichtige Rolle und sollte daher bei der Quantifizierung von Ermüdungsvorgängen eine entsprechende Berücksichtigung finden (s. Beispiel: Wer nicht schläft, schaut älter aus). Allerdings erfüllen die verwendeten Methoden wie subjektive Beurteilungsskalen,

kategorische Bewertungen mittels Fragebögen, verbale Beschreibungen von Bildsequenzen nicht immer die Anforderungen einer objektiven Datenerhebung. Der Wunsch nach Beobachter-unabhängigen Verfahren zur Müdigkeitserkennung anhand von Videoaufzeichnungen oder Fotoserien ist daher groß. Mithilfe von *deep learning-* oder *maschine learning-* Algorithmen wäre dies prinzipiell möglich, allerdings scheiterten die Versuche bis dato an der Verfügbarkeit umfangreicher Datensätze mit eindeutig als wach bzw. müde eingestufter Portraitaufnahmen.

8.1.2 Methoden zur Erfassung der Körpermotorik

Lage- oder Achsenbeschleunigungssensoren zur Bestimmung von Bewegungen und der räumlichen Position des Körpers werden in der Schlafmedizin seit langem routinemäßig eingesetzt und sind vor allem bei der Diagnose von Schlaf-wach-Rhythmusstörungen, Bewegungsauffälligkeiten im Schlaf oder atembezogenen Schlafstörungen hilfreich. Exzessives Schnarchen (mit und ohne Atemaussetzer) kann durch relativ einfache Sensoren wie Neigungsschalter (eine in einer Kapsel eingeschlossene Kugel schließt elektrische Kontakte) bestimmten Schlafpositionen zugeordnet werden (Bauch-, Rücke,- Seitenlage) und erleichtern so die Diagnostik und Therapie. Komplexere Verfahren wie 3-D Beschleunigungssensoren (Gyroskope) oder die Aktigrafie erlauben auch qualitative Aussagen über die Art und Intensität von Bewegungsabläufen. Diese Geräte (Aktigrafen) sind auch geeignet um Beanspruchungssituationen im Rahmen arbeitsmedizinischer Fragestellungen bezüglich ihrer Dauer und Intensität zu quantifizieren und helfen bei der Evaluation zirkadianer Einflüsse auf die Aufmerksamkeits- und Konzentrationsleistung (z. B. infolge von Jetlag oder von Nachtarbeit).

8.1.2.1 Bewegungsmessungen mittels Aktigrafen (Aktometer)

Ein Aktigraf (andere Bezeichnungen: Aktimeter, Aktometer) ist ein Gerät von der Größe einer Armbanduhr, das mithilfe eines piezoelektrischen Sensors Körperbewegungen erfasst und speichert. Je nach vorgewählten Aufzeichnungsintervall (meist 30, 60 oder 120 s) können Bewegungsdaten über mehrere Tage und Wochen aufgezeichnet und danach über ein Interface auf einen Computer transferiert und dort mit spezieller Software ausgewertet werden (Details dazu in Tryon 1991). Mittlerweile wird eine Vielzahl von verschiedenen Aktigrafie-Modellen angeboten, die sich vor allem in ihrer Aufnahmekapazität oder der Anzahl von Zusatzoptionen unterscheiden (wie integrierte Temperatur- und Lichtsensoren oder der Möglichkeit von User Inputs). Die aufgezeichneten Daten können sowohl grafisch als auch quantitativ ausgewertet werden. Besonders hilfreich sind Übersichtsgrafiken mit der täglichen Verteilung von Aktivitäts- und Ruhephasen wodurch eine rasche und grobe Abschätzung regelmäßige versus unregelmäßige Schlafzeiten möglich ist (s. ◗ Abb. 8.2). Je nach dem Umfang der Auswertesoftware sind quantitative Auswertungen sowohl der Ruhe- als auch der Aktivitätsphasen möglich (van Someren et al. 1999). Aussagekräftig sind vor allem Algorithmen, die über die Regelmäßigkeit von Aktivitäts- und Ruhephasen Auskunft geben (Zeitreihenanalysen, Periodogramme usw.). Allerdings lassen sich Prozesse wie der Wechsel von REM- und NREM-Schlafphasen oder die Verteilung von Schlafstadien nur indirekt erfassen, sodass valide Aussagen über die Schlaftiefe nicht möglich sind. Auch bedarf eine aktigrafische Messung zusätzlicher Informationen seitens des Probanden (Zubettgeh- und Aufstehzeiten oder Informationen über die Tagesaktivitäten) ohne die eine seriöse Auswertung der Bewegungsaufzeichnungen nicht möglich ist. Die Aktigrafie eignet sich sehr gut, um eine zirkadiane Schlaf-wach-Rhythmusstörung über längere Zeiträume hinweg aufzuzeichnen, sie ist jedoch nur bedingt aussagekräftig beim Erkennen pathologischer Schlafmuster wie langen Einschlafphasen oder kurzen nächtlichen Wachperioden (typisch für die Insomnie) oder schlafbezogenen Atmungsstörungen. Auch existieren keine einheitlichen Standards für die Berechnung aktigrafischer Aufzeichnungen und bei der Datenauswertung sind Lifestyle – bedingte Faktoren wie das Ablegen des Gerätes oder Perioden mit geringen Bewegungen etwa beim Fernsehen oder bei Autofahrten zu berücksichtigen, weil diese fälschlich als Schlafepisoden fehlinterpretiert werden könnten (Klösch et al. 2001). Der große praktische Nutzen der Aktigrafie liegt in der problemlosen und kostengünstigen Langzeitanwendung (sowohl für den Benützer als auch für den Anwender). Die Monitore können über Wochen und Monate getragen werden und sind daher im Rahmen des Ermüdungsrisikomanagements sehr gut einsetzbar.

8.1.2.2 Posturografische Schläfrigkeitsmessungen

Die Gleichgewichtsanalyse (Posturografie) ist in der neurologischen Funktionsdiagnostik ein Standardverfahren zur Überprüfung der Gleichgewichtsregulation (eine Leistung des vestibulospinalen Systems). Patienten stehen auf einer beweglichen Messplattform, die in Schwingung versetzt oder gekippt werden kann. Gemessen werden die Lastverteilung des Körpergewichts und die Balancierleistung des Patienten, der, trotz schwankender Platte möglichst lange (meist ein bis zwei Minuten) auf der Vorrichtung ohne Zuhilfenahme der Hände aufrecht stehen sollte. Die Messung wird sowohl mit offenen als auch geschlossenen Augen durchgeführt. In mehreren Studien konnte gezeigt werden (Avni et al. 2006; Fabbri et al. 2006; Forsman et al. 2010; Sargent et al. 2012), dass es infolge von Schlafdeprivation zu Beeinträchtigungen in der Balancierleistung kommt. Unter Schläfrigkeit

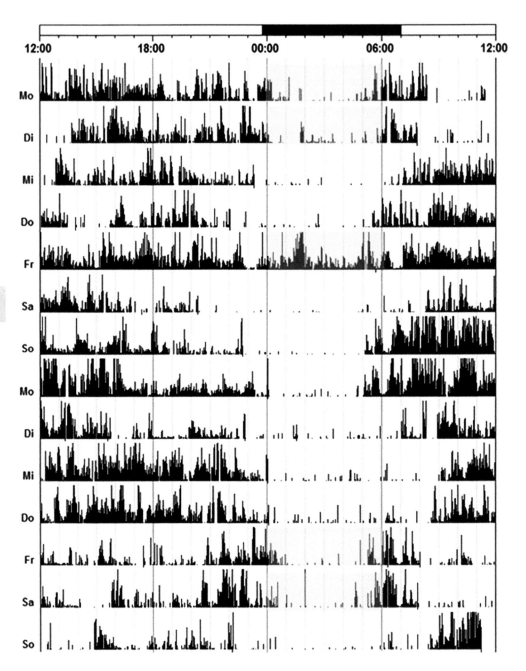

Abb. 8.2 Aktigrafische Aufzeichnung (Aktogramm) von einem Schichtarbeiter über 2 Wochen. Nächte, in denen gearbeitet wurde, sind grau markiert. Aufgrund der registrierten Körperbewegungen (schwarze Balken in der Grafik) können Arbeitsnächte mit vielen Bewegungen (erster Freitag in der Aufzeichnung) von denen mit wenigen Bewegungen (Montag und Dienstag im oberen Teil der Grafik) unterschieden werden

werden die Körperschwankungen in ihrer Intensität stärker und Betroffene haben zunehmend Schwierigkeiten ohne fremde Hilfe auf der Messplattform sicher aufrecht zu stehen. Die neurophysiologischen Gründe dafür sind Beeinträchtigungen in der Konnektivität kortiko-thalamischer Netzwerke und deren visueller Kontrolle, die essenziell für das Zustandekommen komplexer körpermotorischer und kognitiver Funktionen sind. Die Durchführung und Auswertung posturografischer Messungen ist relativ einfach und aufgrund der kurzen Testdauer von nur wenigen Minuten ist die Methode im ambulanten Setting (bzw. direkt am Arbeitsplatz) gut einsetzbar. Eine Studie von Forsman et al. (2010) konnte zeigen, dass sich mithilfe wiederholter posturografischer Messungen der Ermüdungsverlauf über längere Wachperioden (36 h) valide abbilden lässt und somit auch prädiktive Aussagen über individuelle Ermüdungsprozesse möglich sind. Auch die Übereinstimmung mit anderen Methoden zur Bestimmung vigilanzabhängiger Prozesse (EEG, EKG, Fragebögen) ist gut (Avni et al. 2006; Fabbri et al. 2006). Allerdings gilt dies in erster Linie für Testungen bei geschlossenen Augen (Sargent et al. 2012).

8.1.3 Erfassung von Performance-Daten

Im ▶ Abschn. 5.1 „*Was ist Ermüdung*" wurde u. a. die Monotonie-Intoleranz als eines der wichtigen Unterscheidungskriterien zwischen Schläfrigkeit und Müdigkeit genannt. Schläfrigen Personen fällt das Einschlafen in reizarmen Situationen besonders leicht und es ist daher verständlich, dass in monotonen Testsituationen das Wachbleiben fast unmöglich ist. Die Untersuchungen von Norman Mackworth Ende der 1940er Jahre waren dafür richtungsweisend. Bekannt, und für die Kognitionsforschung prägend, war seine Definition von Vigilanz als Daueraufmerksamkeit (Mackworth 1948, 1950). Doch die Fokussierung der Vigilanzdefinition auf den Leistungsaspekt hat dazu geführt, unter Vigilanz nur das zu verstehen, was mit einem Vigilanztest gemessen werden kann. Norman Mackworth ist es allerdings zu verdanken, dass die Bestimmung der Vigilanz im Rahmen der neuropsychologischen Testungen fortan einen festen Platz hat. Neben der *Selektivitätsleistung* (das Konzentrieren auf das Wesentliche und das flexible Interagieren mit der Umwelt) und der *räumlichen und zeitlichen Orientierung,* wird unter Vigilanz die *Intensität verstanden,* mit der die Aufmerksamkeit (und damit die Wachheit) über längere Zeitstrecken hinweg auf eine bestimmte Aufgabe gerichtet werden kann (vgl. Sturm und Willmes 2001). Diese Fähigkeit wird mit Daueraufmerksamkeitstests gemessen, die nach Mackworth bestimmte Kriterien erfüllen müssen, wie z. B. eine monotone Testsituation mit nur wenigen Zielreizen und eine entsprechend lange Testdauer *(time-on-task)* von bis zu 2 h. Unter diesen Bedingungen zeigen auch ausgeschlafenen Testpersonen früher oder später einen deutlichen Abfall in ihrer Aufmerksamkeits- und Konzentrationsleistung (*vigilance decrement).* Warum es zu diesen Aufmerksamkeitsschwankungen kommt, ist Gegenstand intensiver Forschung (einen Überblick dazu in Davis und Parasuraman 1982). Neben Gewöhnungseffekten (Habituation) auf zentralnervöser Ebene dürften beim *vigilance decrement* auch metabolische Prozesse im Gehirn eine Rolle spielen (Funke et al. 2017).

8.1.3.1 Einfache Verfahren zur Messung der Daueraufmerksamkeit

Messverfahren zur Bestimmung der Daueraufmerksamkeit sind in der Vigilanzforschung und arbeitsmedizinischen Praxis weit verbreitet und werden häufig bei *fit for duty* (Fit für den Dienst)- Fragestellungen eingesetzt. Die meisten Verfahren sind computerbasierte Tests, die neben einer standardisierten Testdurchführung auch eine detaillierte grafische

Auswertung der Testergebnisse anbieten. Historisch von Bedeutung ist der *Mackworth Uhrentest* (Mackworth 1948, 1950), der von Quatember und Maly adaptiert wurde und fester Bestandteil kommerziell erhältlicher Testsysteme ist (z. B. Fa. Schuhfried) oder unter der Bezeichnung *SIESTA sustained attention test* (Sauter et al. 2013) in diversen Forschungsprojekten Verwendung findet. Der Testaufbau ist bei all diesen Testvarianten derselbe: Auf einem Display sind kleine Kreise so zusammengesetzt, dass sie einen großen Kreis bilden. Darauf wandert ein Lichtpunkt im Uhrzeigersinn vorwärts. Sobald der Lichtpunkt einen Kreis überspringt (Doppelsprung), muss so rasch als möglich reagiert werden, meist durch Drücken einer Taste. Die verschiedenen Versionen unterscheiden sich lediglich bezüglich der Testdauer und der Anordnung der Kreise (nur ein Kreis oder alle Kreise sichtbar) bzw. deren Helligkeit. Uhrentests werden vor allem bei der klinischen Beurteilung von krankheitsbedingten Beeinträchtigungen der Wachheit verwendet und dafür steht auch ein umfangreiches Datenmaterial (inklusive Normdaten) zur Verfügung (Sauter et al. 2013). Ausgewertet werden die Reaktionszeiten, die Auslassungsfehler und die Anzahl der falschen Reaktionen. Entscheidend bei der Anwendung dieser Tests ist die Wahl der Testdauer: Bei kurzer Testvorgabe (<30 min) sind die Fehler deutlich geringer als bei längerer Testdauer (>45 min). Allerdings dürften hierbei auch motivationale Aspekte eine Rolle spielen.

Wesentlich kürzer (10 min) und aufgrund seiner exzessiven Verwendung in wissenschaftlichen Studien besser empirisch untermauert ist der *Psychomotorische Vigilanztest (Psychomotor vigilance test* [PVT], Dinges u. Powell 1985, 1988). Im Gegensatz zum Mackworth Uhrentest werden unter der Bezeichnung PVT eine Reihe optisch sehr unterschiedlich konzipierter Tests angeboten: Die Reizdarbietung am Bildschirm kann ein Farbpunkt sein bei dessen Erscheinen so rasch wie möglich reagiert werden soll, oder aber ein Rechteck in dessen Inneren Zahlen erscheinen. Bei anderen Versionen soll wiederum nur auf das Erscheinen einer bestimmten Farbe oder geometrischen Figur reagiert werden. Der PVT misst neben der Reaktionszeit (die bei einigen Versionen auch am Bildschirm angezeigt wird), die Anzahl der richtigen und falschen Reaktionen (die wichtigste PVT-Variable) und stellt diese grafisch dar. Meist wird der PVT auf einem Handheld-PC, Smartphone oder Laptop mit Touchscreen dargeboten und kann aufgrund der kurzen Dauer mehrmals pro Tag durchgeführt werden. Es existieren auch kürzere Versionen von 3 min Länge (Basner et al. 2012) oder Versionen mit adaptiver Länge, die je nach der Anzahl von richtigen oder falschen Reaktionen den Test vorzeitig beenden (Basner und Dinges 2012). Auslassungsfehler bzw. Reaktionszeiten ≥ 500 ms, sowie die Summe des 10 % Anteils der langsamsten Reaktionszeiten sind verlässliche Indikatoren für hohen Schlafdruck z. B. als Folge von Schlafmangel oder zirkadian bedingten Schwankungen in der Vigilanz (vgl. dazu die Wach-Instabilitätshypothese, Doran et al. 2001).

Neben diesen „klassischen" Vigilanztests existiert eine Vielzahl von anderen Testverfahren, die auf ganz bestimmte Alltagssituationen (z. B. Autofahrten) zugeschnitten sind. So der *Steer clear Vigilanztest* (Findley et al. 1995), bei dem auf einer am Bildschirm präsentierten Fahrbahn laufend Hindernissen ausgewichen werden muss, oder die unzähligen Versionen von *Car driving simulator devices*, die mehr oder weniger realistisch eine Autofahrt simulieren. Auch der *Stroop Test* (Stroop 1935) – es muss möglichst rasch und laut eine Liste von Farbnamen, geschrieben in einer anderen Farbe, vorgelesen werden – wird immer wieder zur Testung der Vigilanz verwendet (Gevers et al. 2015).

Ausschließlich im klinischen Setting wird zur Vigilanzprüfung (z. B. bei Patienten mit Schlafapnoe) der *Oxford sleep resistance test* (OSLER Test, Bennett et al. 1997) eingesetzt. Ähnlich wie beim Multiplen Wachbleibetest

8.2 · Zweite Ebene: Subjektive Wahrnehmung

(MWT) werden Patienten in 2 h Intervallen mehrmals am Tag (3 bis 5 Durchgänge) in einem ruhigen abgedunkelten Raum gebeten. Auf einem bequemen Sessel sitzend soll der Patient möglichst rasch auf ein schwach blinkendes Lichtsignal durch Knopfdruck reagieren. Der Test dauert pro Durchgang rund 40 min und falls innerhalb von 21 s auf einen Lichtreiz nicht reagiert wurde, wird der Test, unter der Annahme der Patient ist eingeschlafen, abgebrochen. Berechnet werden die Einschlaflatenzen (pro Session und gemittelt über alle Durchgänge) und die Mittelwerte der Reaktionszeiten. Meist wird der OSLER Test in Verbindung mit anderen Vigilanzmessmethoden (EEG, HRV, Fragebögen) verwendet und zeigt hier eine zufriedenstellende Übereinstimmung (Krieger et al. 2004).

8.1.3.2 Komplexe Testsysteme

Eine Reihe von Testsystemen ermöglicht, neben der Messung der Aufmerksamkeitsintensität auch die Testung von Selektivitätsaspekten der Aufmerksamkeit. Dazu zählt die fokussierte, geteilte bzw. selektive Aufmerksamkeit. Im Gegensatz zur Daueraufmerksamkeit, die vom allgemeinen Aktivierungsniveau abhängig ist, wird bei der selektiven Aufmerksamkeit nur ein kleiner Ausschnitt der Realität wahrgenommen, oder der Fokus wird gezielt ausschließlich auf zwei oder ganz wenige Reize gerichtet (geteilte Aufmerksamkeit). Solche Messungen sind mit dem Wiener Determinationsgerät (Fa. Schuhfried GmbH, Österreich) oder mit der Testbatterie zur Aufmerksamkeitsprüfung (TAP) (Psytest Systeme, Deutschland) möglich und werden bei Berufseignungstests oder bei der Überprüfung der Fahrtauglichkeit eingesetzt.

Die Entscheidung über die Verwendung komplexer Testverfahren hängt u. a. auch davon ab ob unter Realbedingungen oder in einem Labor getestet werden soll. Es liegt auf der Hand, dass im Arbeitssetting lang andauernde Vigilanztests wenig praktikabel sind und kürzere Tests sich besser in Arbeitsprozesse

integrieren lassen. Komplexe Testverfahren können insofern von Vorteil sein, da sie aufgrund ihrer Multimodalität mehr kognitive Ressourcen benötigen und sich dadurch Ermüdungsphänomene schneller einstellen (vgl. Smit et al. 2004, 2005; Warm et al. 2008). Dieser zeitökonomische Aspekt ist ein wichtiges Faktum bei der Planung von Vigilanzuntersuchungen am Arbeitsplatz.

8.2 Zweite Ebene: Subjektive Wahrnehmung

Subjektive Beurteilungen und Beschreibungen von körperlichen Zuständen werden in der empirischen Forschung sehr kontrovers diskutiert, weil sie im Vergleich zu den sogenannten „objektiven" Methoden wie der Messung von EEG oder EKG als wenig vertrauenswürdig gelten (vgl. Yang et al. 2004). Mit Unrecht, wie wir meinen, denn subjektive Beurteilungen bilden eine völlig andere Dimension der Vigilanz ab als sogenannte objektive Verfahren, die ausschließlich (psycho-)physiologische Vorgänge oder Leistungsaspekte abbilden. Erschwerend kommt noch hinzu, dass es keinen Konsens bezüglich der semantischen Abgrenzung wichtiger Begriffe in der Vigilanzforschung gibt. Schläfrigkeit und Müdigkeit werden häufig synonym verwendet und Wachheit wird immer wieder mit Vigilanz gleichgesetzt. Ein weiteres Kuriosum besteht darin, dass die überwiegende Mehrzahl der in der Vigilanzforschung verwendeten Fragebögen nicht verschiedene Wachheitsstufen oder Graduierungen vigilanter Zuständen beschreibt, sondern sich ausschließlich auf die Erfassung von Schläfrigkeitsgraden beschränkt. Fragebögen wie die *Stanford Schläfrigkeitsskala* oder die *Karolinska Schläfrigkeitsskala* schließen neben schläfrigkeitsassoziierten Zuständen auch Einstufungen von Wachheitszuständen mit ein und könnten somit ohne Weiteres auch als Wachheitsskalen bezeichnet werden. Insofern sind die folgenden Ausführungen zu

Fragebögen, die der Erfassung von Schläfrigkeit dienen, immer auch als Instrumente zur Beurteilung der Wachheit zu verstehen, wenn auch die Gleichsetzung von *Schläfrigkeitsmessung = Vigilanzmessung* aus methodischer Sicht problematisch ist.

Einige Autoren (Carskadon u. Dement 1982; Horne 1988) gehen davon aus, dass Schläfrigkeit „mehrdimensional" ist und neben einer psychischen immer auch eine physiologische Ebene existiert (und vice versa), die kognitiv unterschiedlich wahrgenommen werden. Schläfrigkeit bezieht sich sowohl auf körperliche Merkmale wie Energie- und Kraftlosigkeit oder Zustände des Erschöpftseins als auch auf kognitive Aspekte wie das Bedürfnis nach Rückzug, Ruhe und Schlaf. Darüber hinaus müssen bei der Einschätzung von vigilanzassoziierten Phänomenen mindesten zwei weitere Einflussgrößen berücksichtigt werden: Zunächst eine *situative Komponente*, die introspektive Beurteilungen in Abhängigkeit von umgebungsbedingten Einflüssen erklären. So kann in einer monotonen, einschlaffördernden Situation die Aufforderung zur Beurteilung der momentanen Befindlichkeit zu einem Arousal bzw. einer Aktivierung führen und eine bereits dösende Testperson – zumindest kurzfristig – „aufwecken" und aufmuntern. Die zweite Einflussgröße bezieht sich auf die *Art und Weise* wie eine Schläfrigkeitsbeurteilung erfolgt und es zeigen sich markante Unterschiede zwischen schriftlichen oder mündlichen Erhebungsmethoden. So wird eine Situation im Nachhinein als weniger ermüdend wahrgenommen, wenn die Beurteilung retrospektiv z. B. mithilfe eines Fragebogens erfolgt, als durch eine spontane mündliche Befragung ohne Vergleichsmöglichkeit mit späteren Ereignissen. Bereits eine Minute ruhiges Sitzen bei geschlossenen Augen vor einer Befragung verbessert die Übereinstimmung zwischen subjektiver und objektiver Schläfrigkeitsmessung (Yang et al. 2004). Diese und ähnliche Beobachtungen zeigen wie wichtig es ist, subjektive Einschätzungen der Wachheit/Schläfrigkeit immer unter standardisierten Bedingungen durchzuführen. Auch tageszeitliche Schwankungen (bedingt durch zirkadiane Rhythmen wie den Verlauf der Körperkerntemperatur) spielen eine Rolle und beeinflussen den Ausprägungsgrad in der Beurteilung der Schläfrigkeit mit und erschweren so den direkten Vergleich mit objektiven Messmethoden (Monk 1987).

Instrumente zur Beurteilung der Schläfrigkeit unterscheiden sich auch bezüglich ihres Erfassungszeitraumes und beziehen sich entweder auf eine konkrete, aktuelle Situation oder auf mehr allgemeine oder „idealtypische" Beispiele in denen das Einschlafen besonders leicht möglich ist. Allerdings werden damit unterschiedliche Dimensionen der Schläfrigkeit erfasst und die Beurteilung von Schläfrigkeit zu einer bestimmten Tageszeit ist nicht dasselbe wie die Fähigkeit unter konkreten Rahmenbedingungen einzuschlafen. Dadurch wird in erster Linie die Einschlafneigung bzw. Einschlaffähigkeit erfasst (vgl. das Konzept der Somnifizität bei Johns 2002) und nicht die Fähigkeit wach bleiben zu können.

Neben spezifischen Verfahren zur Schläfrigkeitsmessung enthalten auch einige Fragebögen zur Schlafqualität wie der *Pittsburgh Schlafqualitätsindex* (PSQI), PSQI, Buysse et al. (1987) oder das *Landecker Inventar für Schlafstörungen* (LISST, Weeß et al. 2008), Subskalen zur Erfassung der Tagesschläfrigkeit. Für die ausschließliche Erfassung von Müdigkeit stehen noch keine Fragebögen in deutscher Sprache zur Verfügung.

8.2.1 Schläfrigkeitserfassung und Einschlafneigung

Zur Erfassung der momentanen (aktuellen) Schläfrigkeit werden in der Grundlagenforschung und im klinischen Alltag hauptsächlich drei Verfahren verwendet. Historisch gesehen das älteste Instrument zur Schläfrigkeitsbeurteilung ist die Verwendung von sogenannten *visuellen Analogskalen* (VAS, Monk 1989). Obwohl die Konstruktion einer VAS denkbar einfach ist (zwischen zwei

8.2 · Zweite Ebene: Subjektive Wahrnehmung

gegensätzlichen Begriffen wie „wach" und „schläfrig" wird eine 100 mm Linie gezogen, auf der dann eine Beurteilung in Form eines senkrechten Striches erfolgt; gemessen wird dann die Distanz zwischen dieser Markierung und dem Anfang der Linie), ist die Übereinstimmung mit anderen Messinstrumenten sehr hoch. Allerdings besteht die Gefahr, dass Testpersonen bei mehreren VAS dazu neigen immer dieselbe Position auf den Linien zu markieren (sogenannte Reihenfolge- bzw. Positionseffekte).

Die *Stanford Schläfrigkeitsskala* (SSS, Hoddes et al. 1973) ist ebenfalls eine Selbstbeurteilungsskala zur Erfassung der momentan empfundenen Schläfrigkeit. Allerdings erfolgt bei diesem Instrument die Schläfrigkeitsbeurteilung anhand von Likert-Skalen in 7 Ausprägungskategorien, beginnend bei Kategorie 1 (= „… fühle mich hellwach") bis 7 (= „… kämpfe nicht länger um wach zu bleiben"). Ein Vorteil der SSS ist die wiederholte Testvorgabe, selbst in kurzen Zeitintervallen. Allerdings existieren keine Normdaten, sodass Vergleiche mit Patientengruppen mit exzessiver Tagesschläfrigkeit nicht möglich sind. Darüber hinaus haben Evaluationsstudien ergeben (MacLean et al. 1992), dass die 7 Antwortkategorien sich nicht alle auf das Konstrukt „Schläfrigkeit" beziehen. Neben den der Schläfrigkeit zugeordneten Kategorien 1 und 2 (= „ …wach und entspannt"), existiert noch eine unabhängige Dimension „Aktivierung", repräsentiert durch die Kategorien 5 (= „… fühle mich verlangsamt"), 6 (= „ …kämpfe um wach zu bleiben") und 7 (= schlafe ein, schlafend).

Ein mit der SSS vergleichbarer Fragebogen ist die *Karolinska Schläfrigkeitsskala* (KSS, Åkerstedt u. Gillberg 1990). Die Einstufung der Schläfrigkeit erfolgt anhand von 9 Kategorien, beginnend mit 1 (= sehr wach) bis 9 (= sehr schläfrig, kämpfe gegen den Schlaf an). Bezugsrahmen der Bewertung sind die vergangenen 5 min. In einer Reihe von Studien wurden die KSS-Beurteilungen mit objektiven Messmethoden oder Außenkriterien wie schläfrigkeitsassoziierte Schwankungen in der

Arbeitsleistung und Befindlichkeit getestet und eine sehr gute bis zufriedenstellende Übereinstimmung gefunden (ein Überblick dazu in Åkerstedt et al. 2014). Basierend auf diesen Studien können grobe Richtwerte für KSS-Beurteilungen bei gesunden Probanden angegeben werden. KSS-Werte zwischen 3 und 4 sprechen für einen ausgeschlafenen, wachen Zustand. Kurz nach dem morgendlichen Aufstehen bewegen sich die KSS-Werte zwischen 5 und 6 und Werte zwischen 8 und 9 sind Indikatoren für ein sehr hohes Schläfrigkeitsgefühl und werden am späten Abend erreicht. Personen mit KSS-Werten ≥ 7 sollten keine Fahrzeuge mehr lenken oder aktiv am Straßenverkehr teilnehmen (Åkerstedt et al. 2014).

Im klinischen Setting und bei der Diagnose von Schlafstörungen spielt die Beurteilung der generellen Einschlafneigung am Tage eine wichtige Rolle. Neben apparativen Tests (z. B. Multipler Schlaflatenztest) hat sich die *Epworth Schläfrigkeitsskala* (ESS, Johns 1991) durch ihre einfache Anwendung und umfangreichen Validierung sehr bewährt. Abgefragt werden acht Alltagssituationen bei denen die Wahrscheinlichkeit einzuschlafen angegeben werden soll. Der Beurteilungszeitraum ist dabei nicht exakt angegeben, sondern bezieht sich auf „in letzter Zeit". Die Beurteilung reichen von 0 (= würde niemals einschlafen) bis 3 (= hohe Wahrscheinlichkeit einzuschlafen) und durch Aufsummieren der Antworten wird der Gesamtscore gebildet. Werte von über 10 gelten als auffällig und sind ein Indikator für eine erhöhte Tagesschläfrigkeit.

8.2.2 Die Beurteilung des Erschöpfungsgrades

Die Erfassung von Erschöpfungszuständen ist eine weitere Möglichkeit um den Zusammenhang zwischen Arbeitsbelastung und Ermüdung darzustellen. Semantisch ist der Begriff *fatigue* nicht gänzlich mit „Erschöpfung" gleichzusetzen und im angloamerikanischen Sprachgebrauch wird *fatigue* häufig als Synonym für „Ermüdung" verwendet. Eine eindeutige Differenzierung zwischen Müdigkeit und Schläfrigkeit ist jedoch wesentlich, nicht nur im klinischen Setting (s. ▶ Abschn. 6.3). In mehreren Studien konnte ein deutlicher Zusammenhang zwischen Schichtarbeit und dem Auftreten von Erschöpfungs- und Müdigkeitszuständen (= *fatigue*) gefunden werden, nicht aber mit einer vermehrten Tagesschläfrigkeit (vgl. Shen et al. 2006). Das Auftreten von Tagesschläfrigkeit gilt daher als ein Indiz für eine gestörte Schlafphysiologie und ist nicht als Folge einer erhöhten Arbeitsbelastung anzusehen.

Zur Erfassung der *fatigue* existieren eine Vielzahl von Fragebögen (einen Überblick dazu bei Hjollund et al. 2007), wobei ein Großteil der Fragebögen ausschließlich zu Objektivierung von Erschöpfungszuständen bei bestimmten Erkrankungen konstruiert wurde und daher nicht für Normalpopulationen geeignet ist. Die *Fatigue Severity Scale* (FSS, Krupp et al. 1989) ist einer der wenigen Selbstbeurteilungsskalen, die auch zur Quantifizierung von arbeitsspezifischen Erschöpfungszuständen bei Gesunden geeignet ist. Der Fragebogen ist rasch auszufüllen (≤ 5 min) und ist in einer validierten Übersetzung auch auf Deutsch erhältlich (Valko et al. 2008). Anhand von 9 Items kann u. a. das Ausmaß und der Grad von Ermüdung am Arbeitsplatz und bei körperlichen Tätigkeiten in 7 Ausprägungsgraden eingestuft werden. Berechnet wird der Mittelwert über alle Antworten, wobei der Cutoff Wert bei 4 Punkten liegt. Im Zuge der Validierung der Deutschen FSS-Version (Valko et al. 2008) konnte anhand einer Schweizer Stichprobe von rund 450 Gesunden und mehr als 800 Patienten mit diversen Krankheitsbildern (Multiple Sklerose, Schlafstörungen, Schlaganfall) ein signifikanter Unterschied zwischen dem Gruppenmittelwert Gesunder (FSS-Gesamtscore von 3) und dem Patientenkollektiv gefunden werden (bei Multipler Sklerose beträgt der FSS-Gesamtsore: 4,66). Allerdings dürfte die Auswahl der Testitems nicht ganz optimal sein: In einer norwegischen Studie mit Schlaganfallpatienten konnte Lerdal u. Kottrop (2011) zeigen, dass die ersten zwei FSS-Items problematisch sind und aufgrund ihrer geringen Spezifität nicht in die Berechnung des Gesamtscores mit einbezogen werden sollten.

8.3 Dritte Ebene: Erfassung physiologischer Parameter

Nach dem Eisberg-Modell der Vigilanzmessmethoden umfasst die dritte Ebene alle physiologischen Paramater, die an vigilanzabhängigen Prozessen mitbeteiligt, aber oftmals einer direkten Beobachtung nicht zugänglich sind und daher den Einsatz technischer Hilfsmittel erfordern. Gemeinhin gelten diese Verfahren als objektiv, weil der Messvorgang und das Messergebnis frei von menschlichen Einflüssen sind. Dennoch können die Interpretation von Messergebnissen oder die Auswahl geeigneter Messgrößen für erhebliche Diskussionen sorgen (Bente 1984), oder Fehler in der Auswertesoftware jahrelange Forschungsergebnisse infrage stellen (siehe dazu die Untersuchung von Eklund et al. 2016 zu Rechenfehlern bei bildgebenden Verfahren).

8.3.1 Registrierung von Hirnströmen

Die Ableitung von Hirnströmen mittels Elektroenzephalografie (EEG) zur Quantifizierung der Vigilanz erfuhr durch Lairy-Bounes et al. (1953) eine neue Ausrichtung, die im deutschsprachigen Raum vor allem durch Dieter Bente (1977, 1984), Werner P. Koella (1982) und Johann Kugler (1978, 1984) aufgegriffen und erweitert wurde. In den 1950er Jahren wurden mithilfe des EEGs in erster Linie krankheitsbedingte Beeinträchtigungen der Vigilanzregulierung (z. B. bei hirnorganischen Störungen) untersucht. Durch EEG-basierte Aufmerksamkeitsmessungen zur Beurteilung

8.3 · Dritte Ebene: Erfassung physiologischer Parameter

der Wirkung von Psychopharmaka (u. a. mithilfe des Barbituratschwellenwertes) erfolgte dann in den 1960er Jahren eine deutliche Erweiterung des Anwendungsbereiches von EEG-Ableitungen. Im Zuge dessen entstanden zahlreiche Vigilanzmodelle, die nach dem Vorbild der Schlafstadieneinteilung von Loomis et al. (1937) ebenfalls anhand von rascher und langsamer EEG-Aktivität Wachheitsstadien zu unterscheiden versuchten (s. ► Kap. 1). Die für Wachheit charakteristischen und dominanten Frequenzanteile liegen im Alpha-, (8 bis 12 Hz), Beta-, (13 bis 30 Hz) und Gamma-Bereich (30 bis 80 Hz): Hohe Aufmerksamkeit und Konzentration wird von EEG-Aktivitäten im Beta- und Gamma-Bereich begleitet, sogenannte Vigilanzabfälle in Richtung Schläfrigkeit hingegen zeigen sich durch eine Frequenz- und Amplitudenzunahme im Alpha-Thetabereich (< 8 Hz). Diese spontan auftretenden Frequenzänderungen sind auf kortikaler Ebene die Folge von Aktivierungsschwankungen in subkortikalen Strukturen und dem aufsteigenden retikulären Aktivierungssystem (ARAS). Allerdings korrelieren Frequenzänderungen im Alphabereich nur sehr gering mit tatsächlich beobachtbaren Leistungsschwankungen in Aufmerksamkeits- und Konzentrationstests. Ota et al. (1996) konnte zeigen, dass das Alpha-Amplitudenspektrum besser geeignet ist um Veränderungen in der Aufmerksamkeits- und Konzentrationsleistung abzubilden, als ausschließliche Beschreibungen von Frequenzveränderungen (s. Beispiel: Gibt es ein neurophysiologisches Maß für Wachheit?).

Neben Algorithmen wie der Alpha-Theta Ratio wurden auch komplexere Maßzahlen wie der Vigilanz-Index vorgeschlagen (Delta-Vigilanz-Index, Herrmann et al. 1986). Dieser setzt sich aus mehreren vigilanzabhängigen EEG-Parametern wie den Veränderungen in der EEG-Hintergrundaktivität (z. B. Anteriorisationseffekte: Verlagerung dominanter EEG-Frequenzanteile von okzipitalen zu frontalen Hirnregionen) oder dem Auftreten spezieller EEG-Grafoelemente (z. B. frontale subvigile Beta-Bursts) zusammen. Ansätze

zur Bestimmung der Vigilanz anhand einzelner Kenndaten finden aktuell vor allem in der Bestimmung der Narkosetiefe ihre Anwendung (beispielsweise der Bispektralindex (BIS) von Sigl und Chamoun 1994).

Gibt es eine neurophysiologische Maßzahl für Wachheit?

In einer von den Buchautoren betreuten Studie von Gregor König (2012) wurden, anhand von 52 Variablen aus kontinuierlichen 24 h EEG-Ableitungen, die Auswirkungen von Schlafentzug auf die Wachheit und – schläfrigkeit am Folgetag untersucht. Verglichen mit einer Nacht ohne Schlafentzug zeigten sich signifikante Veränderungen im Wach-EEG vor allem in der Power des Delta-Frequenzbandes und im sogenannten (Theta + Alpha)/Beta Quotienten. Andere EEG-Variablen, wie die Standardabweichung der Aktivität im Theta-Frequenzbereich, korrelieren nicht mit der Arbeitsleistung am Folgetag und dürften eher im Zusammenhang mit schlafhomöostatischen Prozessen stehen (König 2012). Gesichert sind auch die Abnahme der Power im Alphaband bei hoher kognitiver Beanspruchung (Verstraeten u. Cluydts 2002), sowie eine Zunahme der Blinkrate bei gleichzeitiger Abnahme der Herzratenvariabilität (HRV) infolge hoher Schläfrigkeit (Kim et al. 2009).

Studien wie diese zeigen sehr deutlich, dass die der Wachheit zugrunde liegenden physiologischen Prozesse sehr komplex sind und es daher schwierig ist, diese anhand einiger weniger EEG-Parameter zu beschreiben. Multimodale Verfahren unter Berücksichtigung hirntopografischer Aktivitätsverteilungen sind daher in der Regel besser geeignet, um diese vielschichtigen Prozesse abzubilden.

Vor allem in der Typisierung der Wirkung von Psychopharmaka auf die Wachheit haben sich *topografische Brain mapping Verfahren* durchgesetzt (Duffy et al. 1979; Saletu et al. 1987; Anderer et al. 1987) und erlauben mithilfe spezieller Softwareverfahren (z. B. *low-resolution* electromagnetic tomography [LORETA]) auch die räumliche Darstellung kortikaler Prozesse (Pascual-Marqui et al. 2002; Anderer et al. 2003). In einer Studie mit Narkolepsie-Patienten konnte Michael Saletu und Mitarbeiter zeigen, dass es im Vergleich zu Gesunden zu einer Abnahme der Power im Alpha-2 Frequenzband (10–12 Hz), insbesondere in den frontalen, temporalen und parietalen Arealen der rechten Hirnhälfte kommt (Saletu et al. 2004). Zeitgleich fand sich auch eine generelle Abnahme der Power im Beta-Frequenzband. Beide Ergebnisse können als Indikatoren für eine Störung im Vigilanznetzwerk der rechten Hirnhälfte angesehen werden (so die Studienautoren), dass vor allem für zielgerichtete Aufmerksamkeitsleistungen wichtig ist (vgl. Sturm und Willmes 2001).

8.3.1.1 Die polygrafische Vigilanzbestimmung

Ähnlich wie bei der Klassifikation von Schlafstadien werden auch zur Bestimmung des Vigilanzniveaus Techniken angewendet, die neben der Ableitung von Hirnströmen auch andere physiologische Parameter mit aufzeichnen. Neben der Registrierung von Augenbewegungen (Elektrookulogramm [EOG]) und der Muskelaktivität (Elektromyogramm [EMG]) sind es vor allem das Elektrokardiogramm (EKG) oder die Registrierung der Hautleitfähigkeit (elektrodermalen Aktivität [EDA]), die zusätzliche Auskunft über den Grad der Wachheit geben können. Die Messung des Hautleitwiderstandes – auch als elektrodermale Aktivität bezeichnet – dient zur Erfassung der Reaktion des Sympathikus auf emotional-affektive Stimuli (sowohl aus der Umwelt wie auch auf innere Reize). Dadurch kommt es zu einer – durch den Sympathikus bewirkten – erhöhten Schweißsekretion, und damit zu einer Zunahme der Hautleitfähigkeit. Ein ähnliches physiologisches Geschehen liegt einer Zu- und Abnahme des Herzschlages bzw. der Herzratenvariabilität zugrunde. Eine Zunahme der Muskelanspannung ist ebenfalls

ein wichtiger Indikator für einen Anstieg der psychophysiologischen Anspannung und damit Ausdruck eines erhöhten Vigilanzniveaus. Ein etwas anderer Verlauf zeigt sich bei der Registrierung der Augenbewegungen. Rasches Herumschauen kann zwar typisch für eine erhöhte Anspannung oder Nervosität sein, eine Zunahme der Blinkfrequenz (Anzahl der Lidschlüsse) ist aber auch bei übermüdeten Personen zu beobachten. Langsame rollende Augenbewegungen begleiten das Einschlafen und kommen daher bei ausgeschlafenen Personen im Wachzustand nicht vor (s. ▶ Abschn. 8.3.2).

Der Vorteil EEG-Ableitungen mit anderen physiologischen Messwerten zu kombinieren liegt u. a. darin, dass EEG-Veränderungen zeitlich sehr stark variieren (Veränderungen bewegen sich im Millisekunden-Bereich), im Gegensatz zum Hautleitwiderstand, dem EKG oder dem Muskeltonus, die im Zusammenhang mit langsameren, dafür aber länger andauernde Veränderungen stehen (Veränderungen bewegen sich im Minutenbereich). Dadurch lassen sich erheblich leichter tonische (langfristige) von phasischen (kurzfristigen) Vigilanzveränderungen unterscheiden.

Für die Untersuchung klinisch auffälliger Einschlafattacken am Tage hat sich der *Multiple Schlaflatenztest* (MSLT) etabliert (Richardson et al. 1978). Ursprünglich für die Diagnostik von Narkolepsie-Patienten konzipiert (zur Überprüfung sogenannter *sleep-onset* REM Perioden: Auftreten von REM-Phasen innerhalb der ersten 10 Testminuten), wurde der MSLT infolge zum klinischen Standardverfahren zur objektiven Erfassung exzessiver Tagesschläfrigkeit. In zahlreichen Studien wurde jedoch die Brauchbarkeit und vor allem Ökonomie des Verfahrens kritisch hinterfragt, sodass der Nutzen des MSLTs bei der Diagnostik der Tagesschläfrigkeit sehr angezweifelt wird (Plante 2017). Aus diesem Grunde wurde bereits bald nach der Einführung des MSLTs mit der Suche nach Alternativen begonnen.

8.3 · Dritte Ebene: Erfassung physiologischer Parameter

1982 schlugen Mitler et al. den *Multiple Wachbleibetest* (MWT, Mitler et al. 1982) vor, bei der nicht wie beim MSLT das Einschlafen, sondern die Fähigkeit wach zu bleiben getestet wird (vgl. dazu das Konzept der Somnifizität bei Johns 2002). Bei beiden Tests werden Patienten in 2 Stunden-Intervallen gebeten, sich in einen abgedunkelten Raum zu begeben um dort möglichst rasch einzuschlafen (MSLT) oder nach Möglichkeit nicht einzuschlafen (MWT). Während dieser Zeit (die Dauer schwankt je nach Protokoll zwischen 20 bis 30 min im MSLT und bis zu 40 min beim MWT) wird eine Polysomnografie durchgeführt. Neben der Einschlaflatenz werden auch die erreichten Schlafstadien ermittelt und statistisch ausgewertet. Für vigilanzspezifische Fragen, insbesondere im Zusammenhang mit der Begutachtung der Tagesschläfrigkeit bei Berufskraftfahrern hat sich der MWT als aussagekräftiger herausgestellt als der MSLT.

Als eine weitere Alternative zum MSLT schlug der tschechische Neurologe Bedrich Roth den *Polygrafischen Schläfrigkeitsscore* (PSS) vor, der sich allerdings aufgrund seiner langen Testdauer von 45 min nicht durchsetzen konnte (Roth et al. 1986).

Einen andere, und wesentlich kürzere Messung der Wachheit ermöglicht der *Alpha Attenuation Test* (AAT, Stampi et al. 1993). Zusätzlich zum EEG werden beim AAT auch die Augenbewegungen mitregistriert und die Testperson wird gebeten abwechselnd für jeweils eine Minute die Augen offen und geschlossen zu halten. Bei geöffneten Augen soll ein Punkt an der Wand gegenüber fixiert werden und je nach Untersuchungsprotokoll wird das Schließen und Öffnen der Augen mehrmals über eine Testdauer von 6 bis 8 min wiederholt. Frequenzanalytisch bestimmt wird die mittlere Power im Alpha-Frequenzband bei offenen und geschlossenen Augen und daraus wird der Alpha-Attenuation-Koeffizient (AAK) berechnet. Dabei gilt: je kleiner dieser Koeffizient ist, umso mehr ist die Wachheit der betroffenen Person herabgesetzt.

Ein ähnliches Setting wird auch beim *Karolinska drowsiness test* verwendet (Åkerstedt und Gillberg 1990). Bei diesem Verfahren werden fünfminütige „Augen offen" Bedingungen mit 2 min „Augen geschlossen" verglichen. Neben dem Auftreten von langsamen rollenden Augenbewegungen werden die Power im Alpha- und Theta-Frequenzband bestimmt und mit den subjektiven Angaben über das Ausmaß an subjektiv empfundener Schläfrigkeit (bestimmt mit der KSS) in Beziehung gesetzt.

Ein wesentlich aufwendigeres und bezüglich seiner theoretischen Implikationen umfassenderer Ansatz zur Bestimmung der Wachheit und Vigilanz bietet der *Vigilanz Algorithmus Leipzig* (VIGALL, Olbrich et al. 2015; Sander et al. 2015). Auch bei diesem Verfahren werden neben dem EEG (es können auch mehrere EEG-Kanäle verwendet werden) auch das EOG über eine Dauer von 15 bis 20 min mit aufgezeichnet und ausgewertet. Beim VIGALL-Auswertealgorithmus fließen neben den EEG-Frequenzmaßen auch topografische Informationen sowie EEG-Quelleninformationen (basierend auf dem LORETA-Algorithmus) mit in die Berechnungen ein. Dadurch können bei der VIGALL-Messung, im Gegensatz zu anderen EEG-basierten Verfahren zur „Vigilanzbestimmung", auch individuelle Unterschiede (z. B. die Bestimmung der individuellen Alpha-Schwerpunktfrequenz) mitberücksichtigt werden. Obwohl VIGALL zurzeit der theoretisch am besten abgesicherte und eines der genauesten EEG-basierten Verfahren zur Bestimmung der Wachheit ist, sind der Anwendung bestimmte Grenzen gesetzt. So ist das Verfahren nicht geeignet für Kinder unter 10 Jahren, bei Alzheimer-Patienten, bei Personen, die keinen Alpha-Rhythmus zeigen oder für Patienten unter anticholinerger Medikation.

8.3.1.2 Evozierte Potentiale

Im experimentellen Setting und bei klinischen Fragestellungen werden immer wieder auch ereigniskorrelierte Potentiale (*event related potentials* [ERP]) routinemäßig zur Klärung vigilanzspezifischer Fragestellungen verwendet. Hierbei kommen sowohl visuelle (visuell evozierte Potentiale [VEP]) als auch akustische Reizdarbietungen (akustisch evozierte Potentiale [AEP]) zum Einsatz. Ausgewertet werden meist die N100- (80–140 ms), P200- (140–270 ms) und P300-Komponenten (270–550 ms) der kortikalen Reizantworten, sowie deren Amplitude (wobei die Messung der Amplitude als weniger störanfällig gegenüber auswertetechnischer Einflüsse wie z. B. der Anzahl der Testdurchgänge gilt). Bei ERP-basierten Vigilanzstudien werden bevorzugt P300 Messungen vorgenommen, da diese Komponente als Repräsentant komplexer kortikaler Informationsverarbeitungsprozesse angesehen wird und sich als besonders sensitiv bei vigilanzbedingten Beeinträchtigungen der zielgerichteten Aufmerksamkeit herausgestellt haben. In einer rezenten Studie von Petit et al. konnte bei Sportlern nach einem Powernap sowohl eine Latenzverkürzung als auch eine Zunahme der P300-Amplitude beobachtet werden. Diese Veränderungen bewirkten eine bessere Performance und verringerten auch das subjektive Empfinden von Müdigkeit (Petit et al. 2018).

Durch die zunehmende Miniaturisierung elektrophysiologischer Messanordnungen ist zu erwarten, dass in absehbarer Zeit auch transportable und einfach zu handhabende ERP-Messgeräte zur Verfügung stehen werden, die neben evozierten Potentialen (hierfür ist meist nur eine Ableitung notwendig) auch mehrere EEG-Kanäle mit ableiten können (Bitsch et al. 2015). Eine Anbindung und Integrierung dieser Messungen in Human Brain Computer Interfaces (HBCI) basierend auf Smartphone-Apps wäre dann ein logischer weiterer Schritt, wie bereits einige Prototypen zeigen (Blums et al. 2017). Damit würden sich für den mobilen Einsatz von ERP-Messungen im Arbeitsumfeld neue und vielversprechende Möglichkeiten zur Quantifizierung vigilanzspezifischer Fragestellungen ergeben.

8.3.1.3 Transkranielle Magnetstimulation

Mithilfe der transkraniellen Magnetstimulation (TMS), bei der mittels spulendinduzierter Magnetfelder Bereiche des Gehirns stimuliert oder auch gehemmt werden können, konnten im experimentellen Setting ebenfalls vigilanzspezifische Veränderungen beobachtet werden. Die von Antony Barker entwickelte Methode (Barker et al. 1985) wird meist in Kombination mit EEG-Ableitungen angewendet und in Studien mit schlafdeprivierten Versuchspersonen konnten signifikante Veränderungen in TMS induzierten Reizantworten vor allem über dem linken frontalen und präfrontalen Kortex gefunden werden (De Gennaro et al. 2007). Anhand dieser und ähnlicher Studiendesigns lassen sich Interaktionen zwischen kortikalen Arealen und deren Konnektivität überprüfen, wodurch diese Methode zu einem wichtigen Verfahren wurde, um höhere Hirnleistungen (Prozesse der Gedächtniskonsolidierung) und deren Veränderungen im Wachen und während des Schlafes zu studieren (de Beukelaar et al. 2016.).

8.3.1.4 Bildgebende Verfahren

Im Zusammenhang mit vigilanzspezifischen Fragestellungen sind bildgebende Verfahren wie fMRT- (funktionelle Magnetresonanz Tomografie), EEG- und MEG-Studien (Magnetenzephalografie, MEG) unter Berücksichtigung von Ruhenetzwerken sehr aufschlussreich und erste Ergebnisse sind äußerst vielversprechend. Die Bedeutung sogenannter Ruhezustand-- Ruhenetzwerke (*resting state network* [RSN] bzw. *default mode network* [DMN]) im Rahmen der Vigilanzforschung wurde bereits im ▶ Abschn. 2.5.1 dargestellt; allerdings ist es aufgrund der Fülle von Publikationen zurzeit unmöglich, hier einen seriösen Überblick über den Stand der Forschung zu geben. Auch ist die Diskussion über die Wertigkeit und Bedeutung von spontanen Fluktuationen im kortikalen BOLD-Signal noch nicht abgeschlossen (*blood oxygenation*

8.3 · Dritte Ebene: Erfassung physiologischer Parameter

level dependent [BOLD]: diese Methode wird beim fMRT verwendet um die Hirnaktivität darzustellen) und es werden immer wieder Zweifel am neuronalen Ursprung dieser Signalschwankungen geäußert (ein Überblick dazu bei van den Heuvel und Pol 2010). Darüber hinaus bestehen technische Bedenken über die Verwendung bestimmter Analysetools und deren Ergebnisse (Murphy und Fox 2017).

Bei vigilanzspezifischen Fragestellungen könnten mindestens 8 verschiedene RSN Systeme eine Rolle spielen und diese Zahl dürfte sich noch vergrößern. Vor allem jene neuronalen Netzwerke dürften bedeutsam sein, die sowohl im Schlafen als auch im Wachen aktiv sind, so die Ergebnisse einer aktuellen Studie von Houldin et al. 2018. Je nachdem, ob sich das Gehirn im Wach- oder Schlafzustand befindet, verändert bzw. verschiebt sich der Aktivitätszustand (oder die Gewichtung) der daran beteiligten anatomischen Strukturen (siehe dazu Saemann et al. 2011). Die größten Veränderungen dürfte dabei der Tiefschlafprozess bewirken: hier kommt es zu einer deutlichen Verringerung der Konnektivität zwischen anterioren und posterioren Hirnregionen (weitere Details dazu in Mitra et al. 2015).

8.3.2 Registrierung von Augenbewegungen

Mit der Elektrookulografie (EOG) können die Bewegungen der Augen und die Frequenz des spontanen Lidschlags gemessen werden. Der Grund: Augenbewegungen erzeugen zwischen Hornhaut (Cornea) und Netzhaut (Retina) eine elektrische Potentialdifferenz, die durch das Anbringen von Elektroden aufgezeichnet werden kann. Langsame Augenbewegungen (*slow eye movements* [SEM]), sowie eine hohe Anzahl von Lidschlägen gehen mit erhöhter Schläfrigkeit einher. Bei erhöhter Konzentration und Aufmerksamkeit nimmt die Lidschlagfrequenz ebenfalls ab. Nachteile von EOG-Messungen sind allerdings der Drift in der Nulllinie durch Veränderungen des Elektrodenwiderstandes oder des korneoretinalen Potentials, sowie Muskelartefakte (die teilweise durch ein 30 Hz Tiefpassfilter beseitigt werden können). Daher werden EOG-Messungen zunehmend durch kamerabasierte Systeme ergänzt bzw. ersetzt. Mit geeigneten Softwarepaketen lassen sich durch Videoaufzeichnungen vom Auge, Parameter wie der Augenöffnungsgrad, die Lidschlussdauer, die Lidschlussrate sowie die Lidschlussgeschwindigkeit bestimmen. Dadurch sind valide Rückschlüsse auf den Grad der zentralnervösen Aktivierung möglich (Boverie 2002).

8.3.2.1 Messungen von Blinkdauer, Lidschlusszeit und -geschwindigkeit

Eine weit verbreitete Methode zur Messung von Blinkdauer und Lidschlusszeit ist die von Wierwille et al. 1994 vorgeschlagene PERC-LOS-Methode *(percentage of eye closures)*. Bestimmt wird der prozentuelle Anteil von Lidschlusszeiten innerhalb eines 1- minütigen Beobachtungsfensters (üblich Anteile zwischen 70 bis 80 %). Mithilfe dieses blinkbasierten Indexwertes konnten in zahlreichen Studien spontane Schwankungen im Vigilanzniveau z. B. von Autofahrern nachgewiesen werden und dessen Aussagekraft mit anderen Schläfrigkeitstests (u. a. mit dem psychomotorischen Vigilanztest) verglichen werden (Dinges und Grace 1998; Schleicher et al. 2008; Abe et al. 2014). Allerdings häufen sich mittlerweile die kritischen Stimmen, die bezweifeln, dass komplexe Prozesse wie Ermüdung oder Fluktuationen in der Vigilanz nur durch einen einzigen Parameter bestimmbar sind. Besser dafür geeignet sind multivariate Verfahren, die Vigilanzschwankungen auf verschiedenen Ebenen (physiologisch wie subjektiv) erfassen können (Moore-Ede et al. 2004).

8.3.2.2 Registrierungen der Blickbewegungen (Eye-tracking)

Aktuell werden in der Vigilanzforschung immer häufiger mobile Eye-tracking Systeme (meist als Überkopfsysteme ausgeführt) eingesetzt (Gartenberg et al. 2018; Bodala et al. 2016). Diese sind meist auf einem Stirnband montiert und bestehen aus einer Infrarot-Lichtquelle, (mindestens) einer Kamera, um die Infrarot-Reflexionsmuster auf der Hornhaut aufnehmen zu können, sowie einer weiteren Kamera, die das Blickfeld der Versuchsperson erfasst. Der größte Nachteil mobiler Eye-tracker ist deren mangelnde Normierbarkeit, insbesondere bezüglich ihrer Montage (Blickwinkel und –richtung).

Stationäre Eye-tracker (meist ferngesteuerte Systeme, sogenannte *remote eye-tracker*) können hingegen kalibriert bzw. parametrisiert werden und liefern so exaktere Ergebnisse als mobile Systeme. Allerdings können sich die Versuchspersonen nicht frei bewegen, sondern müssen sich örtlich in einem genau definierten Bereich aufhalten. Diese Methoden sind für Feldforschungen nur bedingt geeignet, lassen sich aber mühelos in ein Fahrzeug oder einem Computer-Arbeitsplatz einbauen. Mittels zusätzlicher Algorithmen wie der automatischen Erkennung des Auges und automatischem Nachführen der Augenkamera bei Kopfbewegungen sind diese Methoden sehr robust und erfassen präzise alle Blickbewegungen.

Mithilfe von Eye-trackern lassen sich sogenannte Fixationspunkte aufzeichnen (z. B. wie lange eine Versuchsperson einen bestimmten Punkt im Blickfeld fixiert), sowie der Wechsel bzw. Sprünge zwischen verschiedenen Fixationspunkten, die sich in der Regel als sogenannte sakkadische Augenbewegungen (Sakkaden) zeigen.

Ausgewertet werden die Fixationspunkte, deren Anzahl und die Fixationsdauer sowie die zeitliche Verteilung der Blickbewegungen (Sakkaden) wobei sich die Messwerte in der Regel auf einen ganz bestimmten Blickbereich (*areas of interest* [AOI]) beziehen.

Die Nachteile von Eye-trackern sind neben den doch erheblichen Anschaffungskosten, der hohe logistische Aufwand der Messungen, für deren Auswertung umfangreiches Fachwissen notwendig ist. Auch sind die Systeme nicht für alle Anwendungen und Versuchspersonen geeignet und sind bei Brillenträger oder Kinder, wenn überhaupt, nur eingeschränkt anwendbar.

Andere technische Möglichkeiten sind die *Infrarot Okulografie* (IROG) und die *Video Okulografie* (VOG). Beide Techniken sind geeignet um ein sogenanntes Pupillentracking (Bewegungen der Pupille) durchzuführen und haben gegenüber der konventionellen Registrierung von Augenbewegungen den Vorteil, dass sie weniger störanfällig gegenüber Muskelartefakten (verursacht durch Muskelpotentiale der Augenmuskeln) sind und daher signaltechnisch weniger aufwendig weiterverarbeitet werden müssen. Diese beiden Methoden werden jedoch meist in der Augenheilkunde und weniger bei der Detektion müdigkeitsbedingter Prozesse eingesetzt.

8.3.2.3 Pupillografie

Bereits 1963 hat Otto Lowenstein die langsamen Schwankungen der Pupillenweite als Folge von erhöhter Müdigkeit beschrieben: Blickt eine gesunde, wache Person ins Dunkle, so erweitert sich die Pupille. Die Pupillenweite bleibt dabei für lange Zeit konstant und es sind nur geringe Pupillenoszillationen mit niedriger Amplitude (bis 0,3 mm) zu beobachten (Frequenz etwa 1 Hz). Bei starker Ermüdung treten jedoch nach kurzer Zeit deutliche Schwankungen in der Pupillenweite auf (*fatigue waves*). Anfangs standen jedoch der validen Messung der Pupillenweite messtechnische und methodologische Probleme im Wege. Erst durch die Entwicklung von Infrarot-Videometriesystemen stehen der Forschung kompakte Messsysteme zur Verfügung. Allerdings ist der Pupillendurchmesser (PD) vom Lebensalter abhängig und erreicht sein Maximum von sieben bis neun mm etwa in der zweiten Lebensdekade. Danach nimmt der PD-Wert in jedem Lebensjahrzehnt um ca. 0,4 mm ab. Eggert et al. (2012) konnten dies auch für den Pupillen-Unruheindex (PUI) anhand von Referenzdaten von 239 gesunden Probanden (Altersspanne 20 bis 79 Jahre) nachweisen.

8.3 · Dritte Ebene: Erfassung physiologischer Parameter

Der *Pupillografische Schläfrigkeitstest* (*pupillographic sleepiness test* [PST]) besteht aus einer Infrarot-empfindlichen Videokamera, einer Bildwandlerkarte und einer entsprechenden Hard- und Softwarekonfiguration, die von einem PC angesteuert wird. Als Infrarotlichtquelle dient meist eine Gruppe ringförmig angebrachter Leuchtdioden, die auch dem Probanden als Fixationshilfe dienen. Das bildverarbeitende Programm identifiziert zunächst den ersten Purkinje-Reflex als hellsten Bildpunkt in der Pupille. Von diesem Punkt ausgehend wird nach rechts, links und nach unten hin der Abstand zum Pupillenrand bestimmt und aus den resultierenden Streckenabschnitten errechnet sich dann der Pupillendurchmesser. Das spontane Pupillenverhalten wird während eines Zeitintervalls von 5 bis 11 min kontinuierlich bestimmt, vorausgesetzt der Proband bewegt sich nicht und blinzelt sehr wenig. Die Messung erfolgt in absoluter Dunkelheit und es empfiehlt sich eine Schallisolierung mit Kopfhörern vorzunehmen, da bereits leise Geräusche das Vigilanzniveau anheben und so die Messung verfälschen können. Ein hohes Vigilanzniveau drückt sich in einem niedrigen PUI-Wert aus, Schläfrigkeit führt zu hohen PUI-Werten. Die Messung des Pupillendurchmessers kann mehrmals im Tagesverlauf wiederholt werden und erlaubt somit die Erstellung von Vigilanzprofilen.

PUI und PD nehmen mit zunehmendem Alter ab, wodurch sich ein prinzipielles Problem ergibt. Die Pupilleninstabilität kann sowohl die Folge von altersbedingten Veränderungen im Aktivierungsgrad des vegetativen Nervensystems sein als auch durch spontane Schwankungen des Vigilanzniveaus (bzw. der Wachheit) verursacht werden (Maccora et al. 2019). Die Messung des PUI ist daher bei älteren Menschen nicht sehr zuverlässig. Für alle übrigen Altersgruppen ist die Pupillografie eine anerkannte Methode um den Verlauf von Ermüdungsprozessen objektiv zu messen bzw. um die *fit(ness) for duty* im Arbeitsprozess zu bestimmen (Wilhelm et al. 2001). Das Verfahren ist ökonomisch (max. 11 min) und nicht personalintensiv.

8.3.2.4 Kritische Flimmerverschmelzungsfrequenz

Die kritische Flimmerverschmelzungsfrequenz ([FVF] oder *critical flicker fusion frequency* [CFF]) ist jener Frequenzwert, ab dem Lichtblitze nicht mehr als Einzelreize, sondern als kontinuierliches Licht wahrgenommen werden. Dieses Phänomen wurde bereits 1740 von Joan Andreas Segner beschrieben und erstmals systematisch von E. S. Ferry und T. C. Porter (Ferry-Porter Gesetz) untersucht (Ferry 1892). Bei einem Erwachsenen liegt die FVF zwischen 22 Hz und 90 Hz, wobei der klinisch relevante Cutoff Wert bei 39 Hz liegt. Als auffällig gelten Messwerte, die deutlich darunterliegen. Die Flimmerverschmelzungsfrequenz hängt allerdings von einer Fülle von Faktoren ab, so z. B. der Lichtfarbe des Lichtreizes (blaues Licht bewirkt eine niedrigere CFF), der Lichtintensität und Größe der Lichtpunkte, die Anzahl der durch den Lichtpunkt gereizten Retinazellen, der Motivation der Testperson, deren Lebensalter und Geschlecht, bestehende Erkrankungen mit zentralnervöser Beteiligung und insbesondere dem Ermüdungsgrad. Um zumindest einen Großteil der umgebungsbedingten Störvariable auszuschalten werden der Testperson eine Kopfbandbrille mit ringförmig angeordneten Leuchtdioden aufgesetzt und sie wird instruiert eine Taste zu drücken, sobald der/die Lichtpunkt(e) zu flimmern beginnen (absteigendes Verfahren) bzw. aufhören zu flimmern (aufsteigendes Verfahren). Zur Anwendung kommen verschiedene Methoden wie z. B. es muss eine blinkende Lichtquelle unter mehreren ausgesucht werden (*forced choice* -Methode) oder der Moment bestimmt werden ab wann ein Lichtpunkt nicht mehr flimmert (Grenzwertbestimmung). Die Messungen sind relativ kurz (< 4 min), sollten aber neben einer individuellen Kalibrierung (zur Bestimmung der individuellen FVF-Schwellenwerte) mehrmals hintereinander wiederholt werden (mindestens drei

Durchgänge). Das FVF-Verfahren gilt als ein objektiver Indikator der aktuellen zentralnervösen Aktivierung (Schmidtke 1965) und wurde hauptsächlich bei klinischen und pharmakologischen Studien eingesetzt (Smith und Misiak 1976; Saletu et al. 1989). In den letzten Jahrzehnten geriet das Verfahren etwas in Vergessenheit und wird erst kürzlich wieder häufiger verwendet, nicht jedoch zur Vigilanzdiagnostik, sondern im Zusammenhang mit der Bestimmung des Schweregrades der hepatischen Enzephalopathie (Kircheis et al. 2002).

8.3.3 Muskelaktivität und Muskelkraft

In der Schlaf-Polysomnografie hat die Ableitung der Muskelaktivität (Elektromyogramm [EMG]) ihren festen Platz und gehört, neben dem EEG und dem EOG zum *gold standard,* um einerseits Schlafstadien zu bestimmen (Ableitung der Muskelspannung vom Kinn), anderseits um den Schlaf störende Bewegungen der Extremitäten (periodische Beinbewegungen; *periodic leg movements* [PLM]) aufzuzeichnen (Penzel et al. 1993). Ableitungen der Muskelaktivität im Wachen zur Bestimmung der Vigilanz sind weniger geläufig, dennoch aussagekräftig und ohne großen Aufwand durchzuführen. Muskelaktivitätsmessungen im Wachen werden meist von anderen Muskelgruppen abgeleitet als im Schlaf: Üblich sind Ableitungen von Musculus deltoideus und M. trapezius um Verspannungen und Ermüdungserscheinungen bei sitzender Tätigkeit zu messen. In einer Studie (Roman-Liu et al. 2013) über den Zusammenhang zwischen Muskelanspannung und kognitiver Beanspruchung zeigte sich vor allem in der Schulter- und Nackenmuskulatur eine erhöhte Muskelanspannung.

Neben der Ableitung der Muskelaktivität mit Elektroden erwies sich die direkte Messung der Muskelkraft (bzw. Handkraft) mithilfe eines Vigorimeters als sensitiv um z. B. die Auswirkungen von Schlafrestriktion/Schlafmangel auf die körperliche Leistungsfähigkeit zu messen. In einer Metastudie über die Auswirkungen von inadäquatem Schlaf auf die Muskelkraft kamen Knowles und Mitarbeiter zu dem Schluss (Knowles et al. 2018), dass die Auswirkungen von einer Nacht mit totalem Schlafentzug gering sind, nicht jedoch das kumulative Schlafdefizit von mehreren aufeinander folgenden Nächten. Hier zeigte sich eine markante Reduktion in der maximalen Muskelkraft. Um diese Defizite auszugleichen, müssen Sportler zusätzliche Trainingseinheiten absolvieren oder zu Substanzen greifen, die den Auswirkungen des Schlafmangels entgegenwirken. Eines der in diesem Zusammenhang am häufigsten verwendeten Maßnahmen war der Konsum koffeinhaltiger Getränke, die in moderaten Dosen (100 bis 300 mg) durchaus die Wachheit und die Leistungsfähigkeit steigern können (McLellan et al. 2016).

8.3.4 Erfassung autonomer Parameter

Veränderungen im Vigilanzniveau lassen sich nicht nur als zentralnervöse Aktivierungs- und Deaktivierungsmuster darstellen, sondern zeigen sich auch im vegetativen System des Menschen, dem autonomen Nervensystem. Grundlage dafür ist die Ausschüttung erregender oder hemmender Neurotransmitter, die neben einer lokalen Aktivierung neuronaler Netzwerke vor allem über unspezifische Projektionsbahnen modulierend auf andere, weit auseinanderliegende Areale und Subsysteme wirken und so als die eigentlichen Steuerungsgrößen der Vigilanz angesehen werden können. Das sympathische und parasympathische Nervensystem spielt dabei eine zentrale Rolle und alle in dieses Netzwerk eingebundenen Organe, insbesondere das Herz.

8.3.4.1 Das Elektrokardiogramm und die Bestimmung der Herzratenvariabilität

Das erste Elektrokardiogramm (EKG) wurde 1882 vom englischen Physiologen August Desiré Waller abgeleitet und gegen Ende des 19. Jhd.

8.3 · Dritte Ebene: Erfassung physiologischer Parameter

durch Einthoven, Goldberger, Wilson und anderen für die klinische Anwendung weiterentwickelt. Heute ist das EKG eine sehr einfach anzuwendende und bezüglich der Auswertemöglichkeiten ausgereifte Untersuchungsmethode, die einerseits klinisch zur Diagnose von Erkrankungen des Herzens eingesetzt wird, andererseits aber auch im Sport- und Freizeitbereich weit verbreitet ist, um die individuelle körperliche Leistungsfähigkeit zu optimieren. Physiologisch gesehen ist das EKG die Summe aller elektrischen Aktivitäten des Herzmuskels während einer Kontraktion und kann als elektrisches Summenpotenzial grafisch dargestellt werden. Wichtig sind dabei der Zeitverlauf des Signals und die rhythmische Abfolge des Herzschlages (Werte in Millisekunden), wodurch sich das Reiz-Leitungs-System und die Erregungsbildung des Herzens funktionell überprüfen lassen. Neben der Funktionsprüfung des Herzens kann durch die Analyse der Abstände zwischen zwei R-Zacken die Variabilität des Herzschlags ermittelt werden (Herzratenvariabilität [HRV]). Mithilfe der HRV sind Rückschlüsse auf das autonome Nervensystem (ANS), respektive die sympatho-parasypathische Balance möglich. Hierbei kommen sowohl Methoden der Signalanalyse im Zeit- und Frequenzbereich als auch nichtlineare Analyseverfahren (Methoden der Entropie-Messung) zur Anwendung.

Mithilfe der HRV können Aussagen sowohl über die Dynamik (Regulationsfähigkeit) als auch Intensität (Stärke) des ANS getroffen werden, vor allem wenn die HRV-Messung über längere Zeitintervalle von z. B. 12 oder 24 h durchgeführt wird. Das ANS besteht aus zwei Teilsystemen: dem Sympathikus – wirkt beschleunigend – und dem Parasympathikus, der verlangsamend und so einen erholenden Einfluss auf die Körperorgane und den Organismus ausübt. Der Einfluss des Sympathikus und des Parasympathikus auf den Herzschlag lassen sich durch eine Zerlegung des HRV-Frequenzspektrums in hohe (*high frequency*, HF zwischen 0,15 und 0,4 Hz als Ausdruck der Parasympathikus-Aktivität) und

niedrigen Frequenzanteile (*low frequency*, LF zwischen 0,04–0,15 Hz als Ausdruck der sympathischen Aktivität) darstellen (vgl. Hon und Lee 1963a, b; Task Force 1996). Neben der Frequenz wird auch die Stärke (power) des Signals bestimmt und mittels Frequenzanalyse durch eine Spektraldichte- *(power density)* oder als Leistungs- bzw. Energiedichteverteilung grafisch dargestellt (s. ◘ Abb. 12.1). Rasche Veränderungen in der HRV (0,2–0,3 Hz) sind meist atmungsassoziiert (respiratorischen Sinusarrhythmie, RSA) und Ausdruck parasympathischer Aktivität, insbesondere durch den Nervus vagus. Langsame Veränderungen werden hingegen sowohl von sympathischen als auch parasympathischen Nervenbahnen gesteuert. Darüber hinaus lassen sich im zeitlichen Verlauf der HRV zirkadian bedingte Einflüsse finden (Vandewalle et al. 2007), die auch als Indikatoren vigilanzabhängiger Prozesse angesehen werden können. Mit geeigneten mathematischen Methoden können aus Langzeit HRV-Messungen ultradiane Rhythmen extrahiert werden wie z. B. der basale Ruhe-Aktivitätszyklus BRAC, wodurch sich neue Möglichkeiten zur Optimierung der individuellen Leistungsfähigkeit ergeben (s. ◘ Abb. 4.1). Beim Ermüdungsrisikomanagement kann die Bestimmung der HRV vor allem zur Abschätzung individueller Belastungssituationen und deren Auswirkungen auf die physische und psychische Ebene eingesetzt werden (Hauschild 2017). Da die Messung der HRV ursächlich das autonome Nervensystem erfasst, sind willentliche Effekte des gemessenen Individuums nahezu ausgeschlossen. Somit können HRV-Parameter auch als Indikatoren von Aktivierung und Ermüdung angesehen werden, wenn auch deren Bedeutung bei der Detektion von Müdigkeit und Schläfrigkeit aktuell noch kontrovers diskutiert wird. Einige Studien fanden bei übermüdeten Probanden keine entsprechenden Veränderungen in der HRV (van den Berg et al. 2005), andere wiederum empfehlen explizit den Einsatz von HRV-Messungen zur Überwachung von Vigilanzschwankungen und müdigkeitsbedingten

Leistungsabfällen (Chua et al. 2012, Henelius et al. 2014). Konsistenter sind jedoch die Studienergebnisse, die anhand von HRV-Messungen den Erholungswert des Nachtschlafes bestimmen und mit der Arbeitsbelastung am Folgetag in Beziehung setzten: Hierbei zeigt sich ein deutlicher Zusammenhang zwischen einem gestörten Nachtschlaf und einer erhöhten LF:HF Ratio tagsüber (Boudreau et al. 2013; Jarrin et al. 2018).

Die Diskrepanzen in den Studienergebnissen lassen sich größtenteils auf die unterschiedlichen Messintervalle zurückführen. Konsistente Messergebnisse finden sich erst ab einer Messdauer von mehr als einer Stunde und chronobiologische Aussagen hinsichtlich einer BRAC-Rhythmik und dem Schlaf-wach-Verhalten sind nur bei 24h-HRV-Messungen möglich. HRV-Echtzeitmessungen lassen sich auf einfacher Weise mit Brustgurten und darin befestigten bewegungsstabilen EKG-Sensoren durchführen, sowohl am Tage (Arbeit, Sport, Freizeit) als auch in der Nacht, umso den Erholungswert des Schlafs im „eigenen Bett" zu bestimmen.

8.3.4.2 Körperkerntemperaturmessung

Die Kenntnis der individuellen Minima- oder Maxima der Körperkerntemperatur (die zirkadiane Phasenlage) wäre ein wichtiger Parameter zur Bestimmung des optimalen Schlaffensters als auch zur Risikoabschätzung ob jemand eher für Nachtarbeit geeignet ist oder nicht. Die Bestimmung des Chronotyps mithilfe von Fragebögen ist ein erster Schritt in diese Richtung, die Erfassung physiologischer Kenngrößen wäre ein weiterer wesentlicher Schritt. Eine Möglichkeit dazu ist die Bestimmung der Körperkerntemperatur (KKT). Kontinuierliche Messungen der KKT mittels Rektalsonden haben ergeben, dass der Temperaturverlauf innerhalb einer 24-h-Periode ein eindeutiges Maximum und ein Minimum besitzt, ein Trend, der sich mit geeigneten mathematischen Verfahren als

sinusförmige Kurve darstellen lässt (Folkard et al. 1985). Unter regelmäßigen Lebensbedingungen liegt das Temperaturminimum immer in der Schlafzeit (und entspricht in etwa der Schlafmitte), das Maximum hingegen zeigt sich tagsüber und liegt meist in einer Phase hoher kognitiver Leistungsfähigkeit (Wright et al. 2002). In Abhängigkeit vom Chronotyp verschieben sich diese beiden Zeitpunkte um mehrere Stunden nach vorne oder hinten: ausgeprägte Abendmenschen („Eulen") zeigen ihr Temperaturminimum in den frühen Morgenstunden (nach 5:00 Uhr), Morgenmenschen („Lerchen") hingegen zwischen Mitternacht und 3:00 Uhr (Baehr et al. 2000). Allerdings sind der Verlauf der KKT und die Schlafzeiten nicht aneinandergekoppelt und können bei unregelmäßigen Zubettgehzeiten (infolge von Nachtarbeit oder Zeitzonenverschiebungen) asynchron verlaufen. Mithilfe von Zeitgebern (vor allem durch Tageslicht, Sozialkontakte oder auch regelmäße Essens- und Schlafenszeiten) synchronisieren sich diese beiden Rhythmen. Eine Entkoppelung von biologischen Rhythmen ist mit einer der Gründe warum Nachtarbeit zu nicht erholsamem Schlaf oder zum Entstehen der Jetlag-Symptome führt.

Die Messung der KKT erfolgt meist durch eine Rektalsonde oder eines Temperatursensors im äußeren Gehörgang (siehe ◘ Abb. 8.3). Dadurch ergeben sich geringfügige, aber konstante Temperaturunterschiede zur rektalen Messung: Die im Gehörgang ermittelte Temperatur liegt durchschnittlich 0,39 °C unter der rektal gemessenen. Den sinusförmigen Temperaturverlauf zeigen jedoch beide Messmethoden. Aktuell laufen verschiedene Testserien mit Schlucksensoren, die auch in der Lage sind über mehrere Jahre hinweg via „Bluetooth"-Technologie Daten aus dem Inneren des Körpers an eine Smartphone-App zu senden. Diese Sensorik wird allerdings zurzeit hauptsächlich im veterinärmedizinischen Bereich eingesetzt und nur gelegentlich im Humanbereich, wenn auch mit vielver-

8.4 · Zusammenfassung und Ausblick

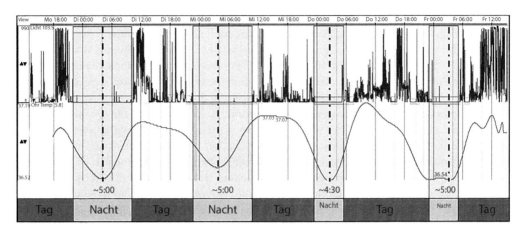

◘ Abb. 8.3 Verlauf der Körperkerntemperatur über 48 h, kontinuierlich gemessen mit einem Ohrsensor. Im oberen Teil der Grafik ist die motorische Aktivität, gemessen mit einem Aktigrafen dargestellt. Selbst wenn die Bettliegezeiten um ca. zwei Stunden verkürzt werden (Nacht 3 und 4), verschieben sich die nächtlichen Temperaturminima kaum (liegen zwischen 4.30 und 4.55)

sprechenden Resultaten (Monnard et al. 2017). Neben diesen direkten Messmethoden könnten Informationen über den Verlauf der Körperkerntemperatur auch indirekt über Langzeit-Herzfrequenzmessungen gewonnen werden, wie einige Untersuchungen bereits erfolgreich zeigen konnten (Welles et al. 2018).

8.4 Zusammenfassung und Ausblick

Vigilanzprozesse als physiologisches Geschehen verstanden, sind weitgehend der bewussten Steuerung entzogen, wirken sich jedoch unmittelbar auf die kognitive Leistungsfähigkeit und das Bewusstsein aus (z. B. in der Wahrnehmung von Wachheit oder Müdigkeit) und sind so im individuellen Erleben erfahrbar. Das Konstrukt Vigilanz hingegen entzieht sich einer direkten Messung, die Auswirkungen von vigilanzassoziierten Prozessen können jedoch sowohl auf physiologischer wie auch auf psychologischer Ebene erfasst bzw. gemessen werden. Dafür sind Messverfahren notwendig, die adäquat (der jeweiligen Fragestellung und Situation angepasst), reliabel (die Messung muss zuverlässig sein) und valide sind (das Messinstrument muss nachweislich das messen, wozu es konstruiert wurde). Im ▶ Kap. 7 wurde das Eisberg-Modell als Ordnungsstruktur vorgeschlagen um die unterschiedlichen Zugänge bei der Messung vigilanzassoziierter Prozesse zu veranschaulichen.

Der sichtbare, über der Wasseroberfläche liegende Teil, ist der unmittelbaren Beobachtung zugänglich. Hier finden sich alle Verfahren, die für die Beschreibung und Quantifizierung von beobachtbaren Verhaltensweisen geeignet sind. Dazu zählen u. a. das Videomonitoring, ein Verfahren das häufig genutzt wird um ex-post Analysen durchzuführen, um auch sehr subtile Phänomene in der Gestik und Mimik oder spontane Fluktuationen der Blickbewegungen in ermüdenden oder monotonen Situationen zu erfassen und zu quantifizieren. Obwohl historisch betrachtet die systematische Verhaltensbeobachtung den Anfang der empirischen Schlaf-wach-Rhythmusforschung bildete, ist sie im Laufe der letzten Jahrzehnte durch das Aufkommen anderer, sogenannter objektiver Verfahren wie der Elektroenzephalografie (EEG) immer mehr in den Hintergrund geraten. Innovative Techniken wie Minikameras mit hochauflösender Bilderfassung sowie leistungsfähige Algorithmen der automatischen Bewegungs- und Bildanalyse eröffnen neuerdings völlig neue Einsatzmöglichkeiten. Aktuelle Trends zeigen, dass vor allem bei der Detektion von Ermüdungsprozessen in Fahrzeugen und am Arbeitsplatz in Zukunft vermehrt wieder auf videobasierte Technologien zurückgegriffen wird. Videobasierte Ermüdungsalgorithmen eignen sich auch als Frühwarnsystem und könnten so weitere Anwendungsbereiche erschließen.

Eine weitere Methode um Ermüdungsprozesse aufzuzeichnen, ist die Registrierung der Körpermotorik durch Lage- oder Achsen-Beschleunigungssensoren (Aktigrafen). In der Schlafmedizin wird Aktigrafie seit Jahrzehnten routinemäßig eingesetzt um den Schlaf-wach-Rhythmus über mehrere Tage aufzuzeichnen oder um die Körperlage (Bauch-Rückenlage) eines Schläfers zu bestimmen. 3-D Beschleunigunssensoren finden sich in jedem handelsüblichen Smartphone und Aktivitäts-/Schlaf-tracker und werden im Ermüdungsrisikomanagement und beim vigilanzbasierten Schlaf-wach-Management in Zukunft eine wesentliche Rolle spielen. Im Vergleich dazu wird die Gleichgewichtsanalyse durch Balancieren auf einer beweglichen Unterlage (Posturografie) nur sehr selten eingesetzt um den Zusammenhang von Ermüdungsprozessen auf das Bewegungsverhalten zu analysieren. Ähnlich wie bei der Verhaltensbeobachtung ergeben sich durch die Entwicklung neuer Analysetools auch für die Gleichgewichtsanalyse neue Möglichkeiten bei der Müdigkeitsdetektion, vor allem im häuslichen Umfeld älterer Menschen (müdigkeitsbedingte Unfälle, Sturzprophylaxe) als auch im Straßenverkehr (z. B. durch die Bewegungsanalyse sitzender Personen).

Die Erfassung von Performance-Daten wiederum lässt Aussagen über die aktuelle psychophysiologische Leistungsfähigkeit zu und erlaubt so Rückschlüsse auf die Reaktions-, Konzentrations- und Selektivitätsleistung (um Wesentliches von Unwesentlichen zu unterscheiden). Je nachdem wie viele Reize erfasst werden sollen, können durch die Auswahl komplexer Testmodalitäten (mehrere Reize werden gleichzeitig dargeboten) nicht nur die fokussierte oder selektive Aufmerksamkeit, sondern auch die Qualität der Reizantworten (z. B. angepasst an eine bestimmte Situation oder nicht) überprüft werden. Mithilfe solcher multimodaler Testverfahren lassen sich vigilanzspezifische Einflüsse auf die Aufmerksamkeits- und Konzentrationsleistung (im Sinne einer Ressourcenbereitstellung) bereits nach relativ kurzer Testdauer abbilden. Daher sind solche Verfahren zeitökonomischer als „klassische" Daueraufmerksamkeitstests. Trends zeigen, dass durch die flächendeckende Verbreitung von Smartphones, sogenannte Vigilanz-Apps immer mehr Verbreitung finden und auch ein integrativer Bestandteil beim Ermüdungsrisikomanagement sein könnte.

Subjektive Beurteilungen erfassen hingegen die Auswirkungen vigilanzabhängiger Prozesse auf die Befindlichkeit, der Wahrnehmung von Wachheit, Ermüdung, Zuständen von Energie- und Kraftlosigkeit bzw. von Erschöpfung. Da subjektive Einschätzungen auch von einer Reihe anderer Faktoren mit beeinflusst werden – situationsspezifische (monotone Arbeitsbedingung) oder innerpsychische (Motivation, Interesse usw.) – liegt es „in der Natur der Sache", dass hier Diskrepanzen zu „objektiven" Messverfahren entstehen. Subjektive und objektive Messungen sind daher als sich ergänzende und nicht sich ersetzende Methoden anzusehen.

Messmethoden zur Erfassung von neurophysiologischen Prozessen bilden die dritte Ebene des Eisberg-Modells der Vigilanzmessmethoden. Als Goldstandard gilt hier nach wie vor die Ableitung von Hirnströmen mittels EEG. Bei der neurophysiologischen Erfassung vigilanzabhängiger Prozesse muss genau darauf geachtet werden ob ein Verfahren Fluktuationen in der Wachheit (Ermüdungsprozesse) oder schlafassoziierte

Prozesse (wie Schlafdruck oder Schläfrigkeit) abbildet. So messen der Multiple Schlaflatenztest (MSLT) und der Multiple Wachbleibetest (MWT), zwei Messverfahren, die im klinischen Setting verwendet werden nicht dasselbe. Der MSLT bildet in erster Linie die Fähigkeit einschlafen zu können ab (Einschlafneigung) und ist daher – physiologisch betrachtet – ein Test zur Messung des aktuellen Schlafdruckes. Der MWT hingegen misst die Fähigkeit wach zu bleiben und erfasst somit den Wachzustand bzw. die Arousabilität. Die Auswahl eines geeigneten Testverfahrens bei der Planung und Durchführung von Müdigkeitsmessungen spielt daher eine wichtige Rolle. Hierbei soll mit Umsicht und entsprechender Sensibilität vorgegangen werden. Als eine weitere EEG-basierte Methode zur Schläfrigkeitsdetektion werden auch evozierte Potentiale herangezogen.

Verfahren wie das EEG eignen sich kaum um im Alltag müdigkeits- und schläfrigkeitsassoziierte Messungen durchzuführen. Verfahren wie das EKG lassen sich wesentliche einfacher realisieren und korrelieren sehr gut mit EEG-Veränderungen. Durch Herzratenvariabilitätsmessungen (HRV) sind auch Aussagen über den physiologischen Erholungswert des Schlafs möglich und im Rahmen des Ermüdungsrisikomanagements liefert eine HRV-Analyse auch Hinweise über eine akute oder chronische Stressbelastung.

Weitere Verfahren zur Müdigkeitsmessung sind die Registrierung der Muskelaktivität mittels EMG und die Aufzeichnung der Augenbewegungen (EOG), ein Verfahren, das vor allem bei Fahrerassistenzsystemen in LKWs und PKWs zum Einsatz kommt. Mobile Eye-tracking Systeme wiederum, die als Stirnband oder Brille getragen werden, sind auch im Berufsalltag am Arbeitsplatz einzusetzen. Die Messung von Schwankungen im Pupillendurchmesser (Pupillometrie) ist allerdings mehr dem klinischen Setting vorbehalten, wie auch die kritische Flimmerverschmelzungsfrequenz (CFF). Die Erfassung der Körperkerntemperatur hingegen wäre ein sehr wichtiger Parameter bei der Optimierung von Aktivitäts- und Ruhezeiten und liefert darüber hinaus auch Hinweise zum Chronotyp. Speziell bei der Behandlung des Jetlags oder bei der Suche nach dem optimalen Schlaffenster ist der Verlauf der Körperkerntemperatur von großem Vorteil.

Die Darstellung der Aktivierung und Deaktivierung bestimmter Hirnareale durch bildgebende Verfahren (fMRT, MEG) ist zwar eindrucksvoll aber nur im Rahmen der Grundlagenforschung in speziellen Forschungseinrichtungen möglich. Dennoch werden diese Technologien in Zukunft eine wichtige Rolle in der Vigilanzforschung spielen. Ergänzende Informationen und weitere Details zu den gebräuchlichsten Vigilanz-Messverfahren finden sich u. a. bei Weeß et al. (2000), Mathis u. Hess (2009), Popp (2014), sowie in den aktuellen Publikationen der Mitglieder der Arbeitsgruppe Alertness & Vigilanz in der Deutschen Gesellschaft für Schlafforschung und Schlafmedizin DGSM (► https://www.dgsm.de/dgsm_arbeitsgruppen_netzwerk1_alertness-m.php) [Zugriff: August 2018].

Literatur

Abe, T., Mollicone, D., Basner, M., & Dinges, D. F. (2014). Sleepiness and safety: Where biology needs technology. *Sleep and Biological Rhythms, 12*(2), 74–84.

Åkerstedt, T., Anund, A., Axelsson, J., & Kecklund, G. (2014). Subjective sleepiness is a sensitive indicator of insufficient sleep and impaired waking function. *Journal of Sleep Research, 23*, 242–254. ► https://doi.org/10.1111/jsr.12158.

Åkerstedt, T., & Gillberg, M. (1990). Subjective and objective sleepiness in the active individual. *International Journal of Neuroscience, 52*, 29–37.

Akram, U. (2017). Sleep-related monitoring on awakening mediates the relationship between cutaneous body image and insomnia symptoms. *Sleep Science, 10*, 92–95.

Akram, U., Ellis, J., Myachykov, A., & Barclay, N. (2016). Misperception of tiredness in young adults with insomnia. *Journal of Sleep Research, 25*, 466–474. ► https://doi.org/10.1111/jsr.12395.

Anderer, P., Saletu, B., Kinsperger, K., & Semlitsch, H. (1987). Topographic brain mapping of EEG in neuropsychopharmacology – Part I. Methodological aspects. *Methods and Findings in*

Experimental and Clinical Pharmacology, 9(6), 371–384.

Anderer, P., Saletu, B., Semlitsch, H. V., & Pascual-Marqui, R. D. (2003). Non-invasive localisation of P300 sources in normal aging and age-associated memory impairment. *Neurobiology of Aging, 24*(3), 463–479.

Avni, N., Avni, I., Barenboim, E., Azaria, B., Zadok, D., Kohen-Raz, R., & Morad, Y. (2006). Brief posturographic test as an indicator of fatigue. *Psychiatry and Clinical Neurosciences, 60,* 340–346. ▶ https://doi.org/10.1111/j.1440-1819.2006.01511.x.

Axelsson, J., Sundelin, T., Ingre, M., Van Someren, E. J. W., Olssen, A., & Lekander, M. (2010). Beauty sleep: Experimental study on the perceived health and attractiveness of sleep deprived people. *British Medical Journal, 341,* c6614. ▶ https://doi.org/10.1136/bmj.c6614.

Baehr, E. K., Revelle, W., & Eastman, C. (2000). Individual differences in the phase and amplitude of the human circadian temperature rhythm: With an emphasis on morningness-eveningness. *Journal of Sleep Research, 9,* 117–127.

Barker, A., Jalinous, R., & Freeston, I. L. (1985). Non-invasive magnetic stimulation of human motor cortex. *Lancet, 1*(8437), 1106–1107.

Basner, M., & Dinges, D. (2012). An adaptive-duration version of the PVT accurately tracks changes in psychomotor Vigilance induced by sleep restriction. *Sleep, 35*(2), 193–202.

Basner, M., Mollicone, D., & Dinges, D. F. (2012). Validity and sensitivity of a brief psychomotor vigilance test (PVT-B) to total and partial sleep deprivation. *Acta Astronautica, 69*(11–12), 949–959.

Bente, D. (1977). Vigilanz. Psychophysiologische Aspekte. *Verhandlungen der Deutschen Gesellschaft fur Innere Medizin, 83,* 945–952.

Bente, D. (1984). Elektroenzephalografisch Vigilanzbestimmungen: Methoden und Beispiele. *Zeitschrift für Elektroenzephalographie, Elektromyographie und verwandte Gebiete, 4,* 173–179.

Bennett, L. S., Stradling, J. R., & Davies, R. J. (1997). A behavioral test to assess daytime sleepiness in obstructive sleep apnoea. *Journal of Sleep Research, 6,* 142–145.

Bitsch, J. A., Ramos, R., Severijns, C., & Wehrle, K. (2015). Towards bringing EEG research and diagnostics out of lab. *Studies in Health Technology and Informatics, 211,* 185–190.

Blum, S., Debener, S., Emkes, R., Volkening, N., Fudickar, S., & Bleichner, M. G. (2017). EEG recordings and online signal processing on Android: A multiapp framework for brain computer interfaces on smartphones. *BioMed research international, 2017,* 3072870. ▶ https://doi.org/10.1155/2017/3072870.

Bodala, I. P., Li, J., Thakor, N. V., & Al-Nashash, H. (2016). EEG and eye tracking demonstrate vigilance enhancement with challenge integration. *Frontiers in Human Neuroscience, 10,* 273. ▶ https://doi.org/10.3389/fnhum.2016.00273.

Bonnefond, A., Rogé, J., & Muzet, A. (2006). Behavioural reactivation and subjective assessment of the state of vigilance – Application to simulated car driving. *International Journal of Occupational Safety and Ergonomics (JOSE), 12*(3), 221–229.

Boudreau, P., Dumont, G. A., & Boivin, D. B. (2013). Circadian adaptation to night shift work influences sleep, performance, mood and the autonomic modulation of the heart. *PLoS ONE, 8*(7), e70813. ▶ https://doi.org/10.1371/journal.pone.0070813.

Boverie, S. (2002). A new class of intelligent sensors for the inner space monitoring of the vehicle of the future. *Control Engineering Practice, 10*(11), 1169–1178.

Brannigan, C. R., & Humphries, D. (1972). Human non verbal behaviour, a means of communication. In N. Blurton-Jones (Hrsg.), *Ethological studies of child behavior* (S. 37–64). London: Cambridge University Press.

Buysse, D. J., Reynolds, C. F., Monk, T., Berman, S. R., & Kupfer, D. J. (1987). The Pittsburgh Seep Quality Index: a new instrument for psychiatric practice and research. *Psychiatry Research, 28*(2), 193–213.

Carskadon, M. A., & Dement, W. C. (1982). The multiple sleep latency test: What does it measure? *Sleep, 5,* 67–72.

Chua, E. C. P., Tan, W. Q., Yeo, S. C., Lau, P., Lee, I., Mien, I. H., Puvanendran, K., & Gooley, J. J. (2012). Heart rate variability can be used to estimate sleepiness-related decrements in psychomotor vigilance during total sleep deprivation. *Sleep, 35*(3), 325–334.

Davis, D. R., & Parasuraman, R. (1982). *The psychology of vigilance.* London: Academic.

De Beukelaar, T. T., van Soom, J., Huber, R., & Wenderoth, N. (2016). A day awake attenuates motor learning-induced increases in corticomotor excitability. *Frontiers in human neuroscience, 10,* 138. ▶ https://doi.org/10.3389/fnhum.2016.00138.

De Gennaro, L., Marzano, C., Veniero, D., Moroni, F., Fratello, F., Curcio, G., Ferrara, M., Ferlazzo, F., Novelli, L., Concetta Pellicciari, M., Bertini, M., & Rossini, P. M. (2007). Neurophysiological correlates of sleepiness: a combined TMS and EEG study. *Neuroimage, 36*(4), 1277–1287.

Dinges, D. F., & Powel, J. W. (1985). Microcomputer analyses of performance on a portable, simple visual RT task during sustained operations. *Behavior Research Methods, Instruments, & Computers, 17*(6), 652–655. ▶ https://doi.org/10.3758/BF03200977.

Dinges, D. F., & Powell, J. W. (1988). Sleepiness is more than lapsing. *Sleep Res, 17,* 84.

Dinges, D., & Grace, R. (1998). PERCLOS: A valid psychophysiological measure of alertness as assessed by psychomotor vigilance. *TechBrief NHTSA*, Publication No. FHWA-MCRT-98-006.

Doran, S. M., Van Dongen, H. P. A., & Dinges, D. F. (2001). Sustained attention performance during sleep deprivation: Evidence of state instability. *Archives Italiennes de Biologie, 139*(3), 253–267.

Duffy, F. H., Burchfiel, J. L., & Lombroso, C. T. (1979). Brain electrical activity mapping (BEAM): A method for extending the clinical utility of EEG and evoked potential data. *Annals of Neurology, 5*(4), 309–321.

Eggert, T., Sauter, C., Popp, R., Zeitlhofer, J., & Danker-Hopfe, H. (2012). Der Pupillographische Schläfrigkeitstest bei Erwachsenen: Auswirkung von Alter, Geschlecht und Tageszeit auf pupillometrische Variablen. In The *American Journal of Human Biology, 24*(6), 820–828. ► https://doi.org/10.1002/ajhb.22326.

Eklund, A., Nichols, Th E, & Knutsson, H. (2016). Cluster failure: Why fMRI inferences for spatial extent have inflated false-positive rates. *Proceedings of the National Academy of Sciences, 113*(28), 7900–7905.

Fabbri, M., Martoni, M., Esposito, M. J., Brighetti, G., & Natale, V. (2006). Postural control after a night without sleep. *Neuropsychologica, 44*, 2520–2525.

Ferry, E. S. (1892). Persistence of vision. *American Journal of Sciences, 44*, 192–207.

Findley, L., Unverzagt, M., Guchu, R., Fabrizio, M., Buckner, J., & Suratt, P. (1995). Vigilance and automobile accidents in patients with sleep apnea or narcolepsy. *Chest, 108*, 619–624.

Folkard, S., Hume, K. I., Minors, D. S., Waterhouse, J. M., & Watson, F. L. (1985). Independence of the circadian rhythm in alertness from the sleep/wake cycle. *Nature, 313*, 678–679.

Forsman, P., Wallin, A., & Hæggström, E. (2010). Validation of a posturographic approach to monitor sleepiness. *Journal of Biomechanics, 43*, 3214–3216. ► https://doi.org/10.1016/jbiomech.2010.08.013.

Funke, M. E., Warm, J. S., Matthews, G., Funke, G. J., Chiu, P. Y., Shaw, T. H., & Greenlee, E. T. (2017). The neuroergonomics of vigilance: Effects of spatial uncertainty on cerebral blood flow velocity and oculomotor fatigue. *Human Factors, 59*(1), 62–75. ► https://doi.org/10.1177/0018720816683121.

Gartenberg, D., Gunzelmann, G., Hassanzadeh-Behbaha, S., & Trafton, G. (2018). Examining the role of task requirements in the magnitude of the vigilance decrement. *Frontiers in psychology.* ► https://doi.org/10.3389/fpsyg.2018.01504.

Gevers, W., Deliens, G., Hoffmann, S., Notebaert, W., & Peigneux, P. (2015). Sleep deprivation selectively disrupts top-down adaptation to cognitive conflict in the stroop test. *Journal of Sleep Research,* 24(6), 666–672. ► https://doi.org/10.1111/jsr.12320.

Hauschild, P. R. (2017). *Unterscheidung von psychischen Störungen durch psychophysiologische Parameter des autonomen Nervensystems.* Dissertation, Sigmund Freud PrivatUniversität, Wien.

Henelius, A., Sallinen, M., Huotilainen, M., Müller, K., Virkkala, J., & Puolamäki, K. (2014). Heart rate variability for evaluating vigilant attention in partial chronic sleep restriction. *Sleep, 37*(7), 1257–1267.

Herrmann, W. H., Kern, U., & Röhmel, J. (1986). Contribution to the search for vigilance-indicative EEG variables. Results of a controlled, double-blind study with pyritinol in elderly patients with symptoms of mental dysfunction. *Pharmacopsychiatry, 19*(2), 75–83. ► https://doi.org/10.1055/s-2007-1017159.

Hoddes, E., Zarcone, V., Smythe, H., Phillips, R., & Dement, W. C. (1973). Quantification of sleepiness: A new approach. *Psychophysiology, 10*(4), 431–436.

Hon, E. H., & Lee, S. T. (1963a). The fetal electrocardiogram I. The electrocardiogram of the dying fetus. *American Journal of Obstetrics and Gynecology, 87*, 804–813.

Hon, E. H., & Lee, S. T. (1963b). The fetal electrocardiogram II. Measuring techniques. *The American Journal of Obstetrics and Gynecology, 24*, 6–11.

Horne, J. A. (1988). *Why we sleep: The functions of sleep in humans and other mammals.* Oxford: Oxford University Press.

Houldin, E., Fang, Z., Ray, L. B., Owen, A. M., & Fogel, S. M. (2018). Towards a complete taxonomy of resting state networks across wakefulness and sleep: An assessment of spatially distinct resting state network using independent component analysis. *Sleep*, ahead of print. ► https://doi.org/10.1093/sleep/zsy235.

Hjollund, N. H., Andersen, J. H., & Bech, B. (2007). Assessment of fatigue in chronic disease: A bibliographic study of fatigue measurement scales. *Health and Qual Life Outcomes, 5*, 12. ► https://doi.org/10.1186/1477-7525-5-12.

Jarrin, D. C., Ivers, H., Lamy, M., Chen, I. Y., Harvey, A. G., & Morin, C. M. (2018). Cardiovascular autonomic dysfunction in insomnia patients with objective short sleep duration. *Journal of Sleep Research, 27*(3), e12663. ► https://doi.org/10.1111/jsr.12663.

Johns, M. W. (1991). A new method for measuring daytime sleepiness: The Epworth Sleepiness Scale. *Sleep, 14*(6), 540–545.

Johns, M. W. (2002). Sleep propensity varies with behaviour and the situation in which it is measured: The concept of somnificity. *Journal of Sleep Research, 11*(1), 61–67. ► https://doi.org/10.1046/j.1365-2869.2002.00274.x.

Kemethofer, M. (2013). Behaviour patterns and effects of napping during night-time driving. Master thesis. ► http://othes.univie.ac.at/27554/.

Kim, Y. S., Baek, H. J., Kim, J. S., Lee, H. B., Choi, J. M., & Park, K. S. (2009). Helmet-based physiological signal monitoring system. *European Journal of Applied Physiology, 105*(3), 365–372. ► https://doi.org/10.1007/s00421-008-0912-6.

Kircheis, G., Wettstein, M., Timmermann, L., Schnitzler, A., & Haussinger, D. (2002). Critical flicker frequency for quantification of low-grade hepatic encephalopathy. *Hepatology, 35*, 357–366.

Kishida, K. (1977). A study on subsidiary behaviour in monotonuous work. *International Journal of Production Research, 15*, 609–621.

Klösch, G., Gruber, G., Anderer, P., & Saletu, B. (2001). Activity monitoring in sleep research, medicine and psychopharmacology. *Wiener Klinische Wochenschrift, 113*(7–8), 288–295.

Koella, W. P. (1982). A modern neurobiological concept of vigilance. *Experiencia, 38*, 1426–1437.

Kowles, O. E., Drinkwater, E. J., Urwin, Ch S., & Lamon, S. (2018). Inadequate sleep and muscle strength: implications for resistance training. *Journal of Science and Medicine in Sports, 21*, 959–968. ► https://doi.org/10.1016/j.jsams.2018.01.012.

König G (2012) An electroencephalography-based model of daytime vigilance trends. Doctoral thesis, online verfügbar unter: ► http://data.onb.ac.at/rec/AC07813933.

Krieger, A. C., Ayappa, I., Norman, R. G., Rapoport, D. M., & Walsleben, J. (2004). Comparison of the maintenance of wakefulness test (MWT) to a modified behavioral test (OSLER) in the evaluation of daytime sleepiness. *Journal of Sleep Research, 13*(4), 407–411.

Krupp, L. B., LaRocca, N. G., Muir-Nash, J., & Steinberg, A. D. (1989). The fatigue severity scale. Application to patients with multiple sclerosis and systemic lupus erythematosus. *Archives of Neurology, 46*, 1121–11213.

Kugler, J., Johannes, K. J., Taub, M., & Tuluwejt, K. (1978). Elektroencephalographische Vigilanzbestimmung nach Gabe von Amitriptylin-N-Oxid. *Arzneimittel- Forsch, 28*, 475–479.

Kugler, J., & Leutner, V. (Hrsg.). (1984). *Vigilanz. Ihre Bestimmung und Beeinflussung.* Basel: Edition Roche.

Lairy-Bounes, G. C., Garcia-Badaracco, J., & Dell, M. B. (1953). Epilepsie et troubles de la vigilance. *Encéphale, 2*, 170–192.

Lerdal, A., & Kottorp, A. (2011). Psychometric properties of the fatigue severity scale – Rasch analyses of individual responses in a Norwegian stroke cohort. *International Journal of Nursing Studies, 48*(10), 1258–1265.

Loomis, A. L., Harvey, N., & Hobart, G. E. (1937). Cerebral states during sleep, as studied by human brain potentials. *Journal of Experimental Psychology, 21*(2), 127–144.

Maccora, J., Manousakis, J. E., & Anderson, C. (2019). Pupillary instability as an accurate, objective marker of alertness failure and performance impairment. *Journal of Sleep Research, 28*(2), e127399.

Mackworth, N. H. (1948). The breakdown of vigilance during prolonged visual search. *Quarterly Journal of Experimental Psychology, 1*, 6–21.

Mackworth, N. H. (1950). *Researches on the measurements of human performance* (Special Report Series No. 268). London: Medical Research Council.

MacLean, A., Fekken, G. C., Saskin, P., & Knowles, J. B. (1992). Psychometric evaluation of the Stanford Sleepiness Scale. *Journal of Sleep Research, 1*, 35–39.

Mathis, J., & Hess, C. (2009). Sleepiness and vigilance tests. *Swiss Medical Weekly, 139*(16), 214–219.

McLellan, T., Caldwell, J. A., & Lieberman, H. R. (2016). A review of caffeine's effects on cognitive, physical and occupational performance. *Neuroscience and Biobehavioral Reviews, 71*, 294–312.

Mitler, M. M., Gujavarty, K. S., & Browman, C. P. (1982). Maintenance of wakefulness test: A polysomnographic technique for evaluating treatment efficacy in patients with excessive somnolence. *Electroencephalography and Clinical Neurophysiology, 53*, 658–661.

Mitra, A., Snyder, A. Z., Tagliazucchi, E., Laufs, H., & Raichle, M. (2015). Propagated infra-slow intrinsic brain activity reorganizes across wake and slow wave sleep. *Elife, 4pii*, e10781. ► https://doi.org/10.7554/eLife.10781.

Monk, T. H. (1987). Subjective ratings of sleepiness – The underlying circadian mechanism. *Sleep, 10*(4), 343–353.

Monk, T. H. (1989). A visual analogue scale technique to measure global vigor and affect. *Psychiatry Research, 27*, 89–99.

Monnard, C. R., Fares, E. J., Calonne, J., Miles-Chan, J. L., Montani, J. P., Durrer, D., Schutz, Y., & Dulloo, A. G. (2017). Issues in continuous 24-h core body temperature monitoring in humans using an ingestible capsule telemetric sensor. *Frontiers in Endocrinology, 8*, 130. ► https://doi.org/10.3389/fendo.2017.00130.

Moore-Ede, M., Heitmann, A., Guttkuhn, R., Trutschel, U., Aguirre, A., & Croke, U. (2004). Circadian alertness simulator for fatigue risk assessment in transportation: application to reduce frequency and severity of truck accidents. *Aviation, Space and Environmental Medicine, 75*(3 Suppl), A107–118.

Literatur

Murphy, K., & Fox, M. D. (2017). Towards a consensus regarding global signal regression for resting state functional connectivity MRI. *Neuroimage, 154,* 169–173. ► https://doi.org/10.1016/j.neuroimage.2016.11.052.

Olbrich, S., Fischer, M. M., Sander, C., Hegerl, U., Wirtz, H., & Bosse-Henck, A. (2015). Objective markers for sleep propensity: Comparison between the Multiple Sleep Latency Test and the Vigilance Algorithm Leipzig. *Journal of Sleep Research, 24*(4), 450–457.

Ota, T., Toyoshima, R., & Yamauchi, T. (1996). Measurements by biphasic changes of the alpha ban amplitude as indicators of arousal level. *International Journal of Psychophysiology, 24*(1–2), 25–37.

Pascual-Marqui, R. D., Esslen, M., Kochi, K., & Lehmann, D. (2002). Functional imaging with low-resolution brain electromagnetic tomography (LORETA): A review. *Methods and Findings in Experimental and Clinical Pharmacology, 24*(Suppl.C):91–95.

Penzel, T., Hajak, G., Hoffmann, R. M., Lund, R., Podszus, T., Pollmächer, T., Schäfer, T., Schulz, H., Sonnenschein, W., & Spieweg, I. (1993). Deutsche Gesellschaft für Schlafforschung und Schlafmedizin (DGS). Empfehlungen zur Durchführung und Auswertung polygraphischer Ableitungen im diagnostischen Schlaflabor. *Zeitschrift für Elektroenzephalographie, Elektromyographie und verwandte Gebiete, 24,* 65–70.

Petit, E., Bourdin, H., Tio, G., Yenil, O., Haffen, E., & Mougin, F. (2018). Effects of a 20-min nap post normal and jet lag conditions on P300 components in athletes. *International Journal of Sports Medicine, 39*(7), 508–516. ► https://doi.org/10.1055/a-0599-0888.

Plante, D. T. (2017). Sleep propensity in psychiatric hypersomnolence: A systematic review and meta-analysis of multiple sleep latency test findings. *Sleep Medicine Reviews, 31,* 48–57. ► https://doi.org/10.1016/j.smrv.2016.01.004.

Popp, R. (2014). Vigilanztests bei Kindern – Welche diagnostischen Möglichkeiten haben wir? In B. Schneider (Hrsg.), *Aktuelle Kinderschlafmedizin 2014* (S. 77–83). Dresden: kleanthes.

Richardson, G. S., Carskadon, M. A., Flagg, W., Van den Hoed, J., Dement, W. C., & Mitler, M. M. (1978). Excessive daytime sleepiness in man: Multiple sleep latency measurement in narcoleptic and control subjects. *Electroencephalography and clinical neurophysiology, 45,* 621–627.

Rogé, J., Pebayle, T., & Muzet, A. (2001). Variations of the level of vigilance and of behavioural activities during simulated automobile driving. *Accident Analysis and Prevention, 33,* 181–186.

Roman-Liu, D., Grabarek, I., Bartuzi, P., & Choromanski, W. (2013). The influence of mental load on muscle tension. *Ergonomics, 56*(7), 1125–1133. ► https://doi.org/10.1080/00140139.2013.798429.

Roth, B., Nevsimalova, S., Sonka, K., & Docekal, P. (1986).An alternative to the Multiple Sleep Latency Test for determining sleepiness in narcolepsy and hypersomnia: Polygraphic score of sleepiness. *Sleep, 9*(1), 243–245.

Sämann, P. G., Wehrle, R., Hoehn, D., Spoormaker, V. I., Peters, H., Tuffy, C., Holsboer, F., & Czisch, M. (2011). Development of the brain's default mode network from wakefulness to slow wave sleep. *Cerebral Cortex, 21,* 2092–2093. ► https://doi.org/10.1093/bhq295.

Sander, C., Hensch, T., Wittekind, D. A., Böttger, D., & Hegerl, U. (2015). Assessment of wakefulness and brain arousal regulation in psychiatric research. *Neuropsychobiology, 72,* 195–205. ► https://doi.org/10.1159/000439384.

Sargent, Ch., Darwent, D., Ferguson, S., & Roach, G. D. (2012). Can a simple balance task be used to assess fitness for duty? *Accident Analysis and Prevention, 45S,* 74–79. ► https://doi.org/10.1016/j.aap.2011.09.030.

Sauter, C., Danker-Hopfe, H., Loretz, E., Zeitlhofer, J., Geisler, P., & Popp, R. (2013). The assessment of vigilance: Normative data on the Siesta sustained attention test. *Sleep Medicine, 14,* 542–548. ► https://doi.org/10.1016/j.sleep.2013.01.011.

Saletu, B., Anderer, P., Kinsperger, K., & Grünberger, J. (1987). Topographic brain mapping of EEG in neuropsychopharmacology – Part II. Clinical applications (pharmaco EEG imaging). *Methods and Findings in Experimental and Clinical Pharmacology, 9*(6), 385–408.

Saletu, B., Frey, R., Krupka, M., Anderer, P., Grünberger, J., & Barbanoj, M. J. (1989). Differential effects of the new central adrenergic agonist modafinil and d-amphetamine on sleep and early morning behaviour in elderlies. *Arzneimittel-Forschung, 39*(10), 1268–1273.

Saletu, M., Anderer, P., Saletu-Zyhlarz, G. M., Mandl, M., Arnold, O., Zeitlhofer, J., & Saletu, B. (2004). EEG-tomographic studies with LORETA on vigilance differences between narcolepsy patients and controls and subsequent double-blind, placebo-controlled studies with modafinil. *Journal of Neurology, 251,* 1354–1363. ► https://doi.org/10.1007/s00415-004-0543-8.

Schmidtke, H. (1965). *Die Ermüdung.* Bern: Huber.

Schleicher, R., Galley, N., Briest, S., & Galley, L. (2008). Blinks and saccades as indicators of fatigue in sleepiness warnings: Looking tired? *Ergonomics, 51*(7), 982–1010. ► https://doi.org/10.1080/00140130701817062.

Shen, J., Botly, L. C. P., Chung, S. A., Gibbs, A. L., Sabanadzovic, S., & Shapiro, C. M. (2006). Fatigue and shift work. *Journal of Sleep Research, 15,* 1–5.

Sigl, J. C., & Chamoun, N. G. (1994). An introduction to bispectral analysis for the electroencephalogram. *Journal of Clinical Monitoring, 10*(6), 392–404.

Smit, A. S., Eling, P. A., & Coenen, A. M. (2004). Mental effort causes vigilance decrease due to resource depletion. *Acta Psychologica, 115,* 35–42.

Smit, A. S., Eling, P. A., Hopman, M. T., & Coenen, A. M. (2005). Mental and physical effort affect vigilance differently. *International Journal of Psychophysiology, 57*(3), 211–217.

Smith, J. M., & Misiak, H. (1976). Critical flicker frequency (CFF) and psychotropic drugs in normal human subjects – A review. *Psychopharmacologia, 47*(2), 175–182.

Stampi, C., Stone, P., & Michimori, A. (1993). The alpha attenuation test: a new quantitative method for assessing sleepiness and its relation to the MSLT. *Sleep Research, 22,* 115.

Stroop, J. R. (1935). Studies of interference in serial verbal reactions. *Journal of Experimental Psychology, 18*(6), 643–662. ► https://doi.org/10.1037/h0054651.

Sturm, W., & Willmes, K. (2001). On the functional neuroanatomy of intrinsic and phasic alertness. *Neuroimage, 14*(1,2), 76–84.

Sundelin, T., Lekander, M., Kecklund, G., Van Someren, E., Olsson, A., & Axelsson, J. (2013). Cues of fatigue: Effects of sleep deprivation on facial appearance. *Sleep, 36*(9), 1355–1360. ► https://doi.org/10.5665/sleep.2964.

Sundelin, T., Lekander, M., Sorjonen, K., & Axelsson, J. (2017). Negative effects of restricted sleep on facial appearance and social appeal. *Royal Society Open Science, 4,* 160918. ► https://doi.org/10.1098/rsos.160918.

Takanishi, T., Ebara, T., Murasaki, G., Kubo, T., Tachi, N., Itani, T., & Kamijima, M. (2010). Interactive model of subsidiary behaviors, work performance and autonomic nerve activity during visual display terminal work. *Journal Of Occupational Health, 52,* 39–47.

Task Force. (1996). Heart rate variability standards of measurement, physiological interpretations and clinical use. Task force of the European Society of cardiology and the North American Society of pacing and electrophysiology. *Circulation, 93*(5), 1043–1065.

Tryon, W. W. (1991). *Activity measurements in psychology and medicine.* New York: Plenum Press.

Valko, P. O., Bassetti, C. L., Bloch, K. E., Held, U., & Baumann, Ch R. (2008). Validation of the fatigue severity scale in a Swiss cohort. *Sleep, 31*(11), 1601–1607.

Vandewalle, G., Middleton, B., Rajaratnam, S. M. W., Stone, B. M., Thoreleifsdottir, B., Arendt, J., & Dijk, D. J. (2007). Robust circadian rhythm in heart rate and its variability: Influence of exogenous melatonin and photoperiod. *Journal of Sleep Research, 16,* 148–155.

Van den Berg, J., Neely, G., Wiklund, U., & Landström, U. (2005). Heart rate variability during sedentary work and sleep in normal and sleep-deprived states. *Clinical Physiology and Functional Imaging, 25,* 51–57.

Van den Heuvel, M. P., & Pol, H. E. (2010). Exploring the brain network: A review on resting-state fMRI functional connectivity. *European Neuropsychopharmacology, 20,* 519–534. ► https://doi.org/10.1016/j.euroneuro.2010.03.008.

Van Someren, E. J. W., Swaab, D. F., Colenda, C. C., Cohen, W., McCall, W. V., & Rosenquist, P. B. (1999). Bright light therapy: Improved sensitivity to its effects on rest-activity rhythms in Alzheimer patients by application of nonparametric methods. *Chronobiology International, 16*(4), 505–518.

Verstraeten, E., & Cluydts, R. (2002). Attentional switching-related human EEG alpha oscillations. *NeuroReport, 13*(5), 681–684.

Warm, J. S., Parasuraman, R., & Matthews, G. (2008). Vigilance requires hard mental work and is stressful. *Human Factors, 50*(3), 433–441.

Weeß, H. G., Schürmann, T., Binder, R., & Steinberg, R. (2008). *Landecker Inventar zur Erfassung von Schlafstörungen.* Frankfurt a. M.: Pearson Assessment & Information.

Weeß, H. G., Sauter, C., Geisler, P., Böhning, W., Wilhelm, B., Rotte, M., Gresele, C., Schneider, C., Schulz, H., Lund, R., Steinberg, R., & die Arbeitsgruppe Vigilanz der Deutschen Gesellschaft für Schlafforschung und Schlafmedizin (DGSM). (2000). Vigilanz, Einschlafneigung, Daueraufmerksamkeit, Müdigkeit, Schläfrigkeit – Diagnostische Instrumente zur Messung müdigkeits- und schläfrigkeitsbezogener Prozesse und deren Gütekriterien. *Somnologie, 4,* 20–38.

Welles, A. P., Xu, X., Santee, W. R., Looney, D. P., Buller, M. J., Potter, A. W., & Hoyt, R. W. (2018). Estimation of core body temperature from skin temperature, heat flux, and heart rate using a Kalman filter. *Computers in Biology and Medicine, 99,* 1–6. ► https://doi.org/10.1016/j.compbiomed.2018.05.021.

Wierwille, W. W., & Ellsworth, L. A. (1994). Evaluation of driver drowsiness by trained raters. *Accident Analysis and Prevention, 26*(5), 571–581.

Wierwille, W. W., Ellsworth, L. A., Wreggit, S. S., Fairbanks, R. J., & Kirn, C. L. (1994). Research on vehicle-based driver status/performance monitoring: development, validation, and refinement of algorithms for detection of driver drowsiness. *National Highway Traffic Safety Administration Final Report: DOT HS, 808,* 247.

Literatur

Wilhelm, B., Körner, A., Heldmaier, K., Moll, K., Wilhelm, H., & Lüdtke, H. (2001). Normwerte des pupillografischen Schläfrigkeitstests für Frauen und Männer zwischen 20 und 60 Jahren. *Somnologie, 5,* 115–120.

Wright, K. J. R., Hull, J. T., & Czeisler, Ch. (2002). Relationship between alertness, performance, and body temperature in humans. *American Journal of Physiology: Regulatory, Integrative and Comparative Physiology, 283,* 1370–1377. ► https://doi.org/10.1152/ajpregu.00205.2002.

Yang, Ch M, Lin, F. W., & Spielman, A. J. (2004). A standard procedure enhances the correlation between subjective and objective measures of sleepiness. *Sleep, 27*(2), 329–332.

Strategien zur Optimierung der Wachheit

9.1   Vigilanzbasiertes Schlaf-wach-Management: Effizient Schlafen verbessert die Leistungsfähigkeit – 156

9.2   Optimierung der Schlafzeiten – 158

9.3   Optimierung des Schlafplatzes – 162

9.4   Optimierung der Wachzeiten – 163

9.5   Zusammenfassung und Ausblicke – 168

Literatur – 169

© Springer-Verlag GmbH Deutschland, ein Teil von Springer Nature 2020
G. Klösch, P. Hauschild, J. Zeitlhofer, *Ermüdung und Arbeitsfähigkeit*,
https://doi.org/10.1007/978-3-662-59139-0_9

In diesem Kapitel werden Strategien dargestellt, die Einzelpersonen anwenden können, um ihre Vigilanz und damit auch die Aufmerksamkeits- und Konzentrationsleistung zu verbessern. Dazu eignen sich bereits Maßnahmen der Chrono-Schlafhygiene wie Schlafhygieneregeln, das Einplanen von Schlafpausen oder die Verwendung von Psychopharmaka. Dem gegenüber steht das vigilanzbasierte Schlaf-wach-Management, das Interventionen immer unter Einbeziehung von vier grundlegenden Faktoren plant und durchführt. Maßnahmen können sich auf das *individuelle Verhalten* unter Einbeziehung der *Schlafphysiologie* und *chronobiologischer Rhythmen* beziehen oder sich primär an die *Arbeitsbedingungen* bzw. *Umweltfaktoren* richten. Am effizientesten sind Strategien zur Optimierung der Wachheit (Leistungsfähigkeit) und des Schlafs (Erholungsfähigkeit) dann, wenn sie als vigilanzassoziierte Prozesse aufgefasst werden. Vigilanz als eine Art von Ressourcenmanagement verstanden, bezieht sich immer auf beides, Schlafen und Wachen. Dieser Auffassung folgend werden einige Methoden zur Verbesserung des Schlafs und zur Optimierung der Wachzeit dargestellt. Andere Möglichkeiten zur Steigerung der Vigilanz wie exzessiver Kaffeekonsum, die Verwendung von *Neuro- vigilance enhancer* oder illegaler Substanzen sind problematisch, weil sie, abgesehen von ihrem Suchtpotential, nicht wacher machen, sondern in erster Linie Müdigkeitszeichen kaschieren und unterdrücken.

9.1 Vigilanzbasiertes Schlaf-wach-Management: Effizient Schlafen verbessert die Leistungsfähigkeit

Jedes Zeitalter, so die Meinung kritischer Zeitgenossen hat seine Krankheiten. Waren es in den 1950er Jahren nach Ansicht der französischen Autorin Natalie Sarraute (1900–1999) der Argwohn und das Misstrauen (Sarraute 1963), die narzisstische und paranoide Krankheitsbilder hervorbrachten, so befinden wir uns jetzt nach Auffassung des Philosophen Byung-Chul Han in einer Müdigkeitsgesellschaft, geprägt durch die neuronalen „Leitkrankheiten" Aufmerksamkeitsstörungen, Hyperaktivität, Burnout und Depressionen (Han 2010). Mahnende Worte, die uns einen Spiegel vorhalten, auffordern, inne zu halten um nachzudenken? Oder werden hier Anpassungsprobleme einer Minderheit thematisiert, die mit dem rasanten Fortschritt gesellschaftlicher und technologischer Veränderungen nicht Schritt halten können? Die Kritik an den gesellschaftlichen kulturellen und ökonomischen Bedingungen, die sich offensichtlich nicht nach den biologischen Bedürfnissen der Menschen richtet, sondern ihrer eigenen Dynamik folgen, zieht sich wie ein roter Faden durch Veröffentlichungen, die sich kritisch mit den Lebensbedingungen im sogenannten digitalen Zeitalter auseinandersetzen (vgl. Crary 2014).

Selbst wenn es der Wunschtraum vieler sein sollte möglichst wenig zu schlafen, um mehr im Wachen leisten und konsumieren zu können, zeigen Studien genau das Gegenteil: Wer wach und leistungsfähig sein will, kann dies nur mit ausreichendem Schlaf erreichen (Swanson et al. 2011; Curcio et al. 2006) denn, eine gesund schlafende Gesellschaft verfügt über mehr menschliche Energie- und Leistungsreserven. Doch was bedeutet ausreichender Schlaf und vor allem: wie viel Schlaf ist notwendig um erholt und leistungsfähig zu sein? Das vigilanzbasierte Schlaf-wach-Management berücksichtigt all diese und ähnliche Themen, indem es neben schlafphysiologischen Grundlagen, zirkadian bedingte Schwankungen in der Leistungsfähigkeit auch situative und personenbezogene Faktoren mit einbezieht. Dieser mehrdimensionale Ansatz ist notwendig, weil nur unter Berücksichtigung der vier Faktoren „Schlafphysiologie", „zirkadiane Rhythmen", „Persönlichkeitsmerkmale" und „Umgebungsbedingungen" ein effizientes und vor allem eine personalisierte Optimierung der Erholungs- und Leistungsfähigkeit möglich ist. Das

9.1 · Vigilanzbasiertes Schlaf-wach-Management …

vigilanzbasierte Schlaf-wach-Management hat nicht zum Ziel, Schlafstörungen zu behandeln, denn dazu existieren bereits eine Reihe effizienter Therapieansätze (medikamentöser und nicht medikamentöser Art). Vorrangiges Ziel ist die Optimierung der Leistungsfähigkeit (am Tage und in der Nacht) und die Verbesserung der kognitiven, emotionalen und körperlichen Erholungsfähigkeit im Schlaf oder während einer Arbeitspause. Bereits erprobte und mit Erfolg bei der Behandlung von Schlafstörungen eingesetzte Strategien wie das Schlafcoaching (Holzinger und Klösch 2013, 2018) oder kognitiv behaviorale Ansätze (Müller und Paterok 2010) sind mit dem vigilanzbasierten Schlaf-wach-Management kompatibel und ergänzen und erweitern dessen universellen Einsatzbereich.

Eine zentrale Rolle spielt dabei das Konstrukt Vigilanz. Wie im ▶ Kap. 1 dargelegt, definieren wir Vigilanz als Ressourcenmanager, mit dem Ziel adäquat auf Anforderungen der Umwelt reagieren zu können. Die Vitalitätsressource Wachheit ist dafür eine entscheidende Voraussetzung. Ausreichender Schlaf sorgt dafür, dass Wachheit, zumindest eine Zeitlang, uneingeschränkt zur Verfügung steht. Schlafmangel oder lange Wachperioden „bauen" Wachheit ab und diese Ressourcenverknappung muss durch Gegenmaßnahmen kompensiert werden, z. B. indem die Aufmerksamkeit und Konzentration gesteigert wird. Das kann zur Hypervigilanz bzw. hypervigilanten Zuständen führen, gekennzeichnet durch ein erhöhtes Erregungsniveau und einer Abnahme der Leistungseffizienz. Dieser Prozess „kostet" sehr viel Energie, bindet weitere Ressourcen und führt dann zu noch schnelleren Ermüden. Auf der Verhaltensebene zeigt sich dies z. B. in Form von subsidiären oder auto-stimulierenden Verhaltensweisen, die dazu dienen, uns wach zu halten und zu aktivieren (Singen, Augen reiben, motorische Unruhe usw.). Die Folgen sind ein Zustand, der weitere Energieressourcen bindet und auf Kosten anderer Teilleistungen, wie der selektiven Aufmerksamkeit geht und zu Fehlhandlungen führt. Maßnahmen zur Verbesserung der Leistungsfähigkeit müssen daher immer darauf abzielen das Vigilanzsystem zu „entlasten", indem belastete Ressourcen entlastet oder neues Ressourcenpotenzial geschaffen wird. In erster Linie werden dies Maßnahmen sein, die zur Stärkung der Vitalitätsressource Wachheit führen. Das geschieht am effizientesten durch ausreichenden Schlaf und durch ein strategisches Pausenmanagement (inklusive Schlafpausen). Eine andere Möglichkeit ist das Trainieren von Handlungsabläufen, damit diese unter Belastung „wie im Schlaf" ablaufen können und dadurch kaum andere Ressourcen wie Aufmerksamkeit und Konzentration binden. Unter diesem Blickwinkel sind Konzepte zur Verbesserung der Vigilanz nur dann effizient und nachhaltig, wenn sie die Ressourcenkapazität verbessern. Maßnahmen im Rahmen der Chrono-Schlafhygiene erfüllen nur zum Teil diese Anforderungen.

9.1.1 Chrono-Schlafhygiene – was ist das?

Unter dem Begriff Chrono-Schlafhygiene werden eine Reihe von Interventionen zur Verbesserung der Leistungsfähigkeit und Wachheit zusammengefasst. Dieser Methodenmix reicht von Tipps zur effizienten Pausengestaltung, des gezielten Einsatzes von Licht zur Verbesserung der Wachheit, über Anweisungen zur Steigerung der Schlafqualität (inklusive Verschreibung von Medikamenten). Dennoch ist die Chrono-Schlafhygiene weniger ein systematisches Programm, als vielmehr eine Werkzeugkiste, in der sich alle nur erdenklichen Strategien und Verfahren zur Beeinflussung der Wachheit und des Schlafs wiederfinden. Die Ziele sind klar: Optimierung der Leistungsfähigkeit durch Erhöhung der Schlafeffektivität, durch effiziente Pausengestaltung und Maßnahmen am Arbeitsplatz (Beleuchtung, etc.). Wie konkret vorgegangen werden soll, bleibt unklar. Der Chrono-Schlafhygiene mangelt es an systematischen und vor allem hypothesengeleiteten Vorgehensweisen, ein Defizit, das sich durch die fehlende

158 Kapitel 9 · Strategien zur Optimierung der Wachheit

konzeptionelle Grundlage erklären lässt. Damit sich einzelne Maßnahmen auch zu einem sinnvollen Behandlungskonzept ergänzen, bedarf es eines theoretischen Rahmens, eines Gesamtkonzeptes. Nur so lassen sich die Ziele und der Erfolg einzelner Maßnahmen überprüfen. Einen solchen Rahmen bietet das vigilanzbasierte Schlaf-wach-Management. An Hand der vier Einflussfaktoren Individuum/Persönlichkeit, biologische und chronobiologische Grundlagen und kulturelle, umgebungsbedingte Faktoren sind Interventionsmöglichkeiten planbar und operationalisierbar.

9.2 Optimierung der Schlafzeiten

Wer versucht, seine Schlafzeiten zu optimieren, muss zunächst wissen, wie viel Schlaf er eigentlich benötigt. Diese trivial klingende Feststellung ist aber nicht so leicht zu beantworten, da die Schlafmenge sehr stark von Tag-zu-Tag variieren kann (s. ◨ Abb. 8.1). Darüber hinaus spielen das Alter, Geschlecht oder situativen Faktoren inklusiver klimatischer Einflüsse ebenfalls eine Rolle (s. ► Abschn. 3.1.1). Die Optimierung der Schlafenszeiten gelingt umso besser, je regelmäßiger die Zubettgeh- und Aufstehzeiten sind und eine tägliche Schwankungsbreite von ± 60 bis 90 min nicht überschritten wird. Für die Stabilisierung des Schlaf-wach-Rhythmus dürfte ein regelmäßiges Zubettgehen wichtiger sein als das regelmäßige Aufstehen am Morgen; ein Umstand, der durch den aktuellen Lifestyle wenig unterstützt wird. Denn hier gilt die Devise: *Gehe ins Bett wann du willst, das Aufstehen bestimmt aber der Wecker!* Nicht immer gelingt das Aufstehen zur selben Zeit, vor allem an den Wochenenden wird später ins Bett gegangen und länger geschlafen. Dies führt vor allem in der Nacht von Sonntag auf Montag zu einer deutlich verkürzten Gesamtschlafzeit.

Durch das Zusammenspiel schlafhomöostatischer Prozesse (Schlafdruck Auf- und – abbau) und zirkadianer Rhythmen entstehen Zeitfenster, die das Einschlafen begünstigen oder erschweren. Eine wichtige Rolle spielt dabei der Verlauf der Körperkerntemperatur. Bei sinkender Körperkerntemperatur fällt das Einschlafen leichter als bei steigender. Auch der Zeitpunkt des Zubettgehens dürfte eine Rolle spielen. So konnte Åkerstedt et al. (1981) zeigen, dass bei einer Zubettgehzeit zwischen 19.00 und 23.00 Uhr die Gesamtschlafzeit deutlich länger ist (500 bis 650 min) als zu anderen Zeitpunkten (<500 min). Die kürzeste Schlafdauer zeigte sich bei Zubettgehzeiten zwischen 7.00 und 11.00 Uhr am Vormittag (300 bis 350 min), ein Zeitfenster, dass vor allem Personen nach einem Nachtdienst zum Einschlafen nutzen.

Der Einschlafzeitpunkt wird maßgeblich vom Chronotyp mitbestimmt und liegt für ausgeprägte Morgenmenschen mehrere Stunden vor Mitternacht (20.00 bis 21.00 Uhr), im Gegensatz zu Abendmenschen, die erst nach Mitternacht ins Bett gehen. Zur Stabilisierung der Zubettgehzeiten tragen wesentlich sogenannte Schlafrituale bei, die etwa eine halbe bis eine Stunde vor dem Schlafengehen stattfinden sollen. Dazu zählen ein Abendspaziergang, ein Schlaftee oder die Abendtoilette. Während dieser Zeit sollte auch auf Stimulantien (Kaffee, Nikotin usw.) oder helles, blauwelliges Licht (digitale Endgeräte) verzichtet werden. Wer seinen Einschlafzeitpunkt nach vorne oder hinten verschieben möchte muss dies eine Zeitlang üben und warten bis sich der Organismus an das neue Schlaffenster gewöhnt hat. Dabei kann die Technik der Schlafkompression oder Schlafrestriktion hilfreich sein.

9.2.1 Schlafkompression und Schlafrestriktion

Die Schlafkompression ist eine Technik, die erfolgreich bei Durchschafstörungen im Rahmen einer Insomnie angewendet wird (Müller und Paterok 2010). Den theoretischen Hintergrund bildet das Zwei-Prozess Modell

9.2 · Optimierung der Schlafzeiten

(Borbély 1982), dem zufolge während der Wachzeit Schlafdruck entsteht, der in den Tiefschlafphasen abgebaut wird. Ausschlaggebend für den Tiefschlafabbau sind die ersten Stunden des Nachtschlafes, vorausgesetzt der Schlaf wird nicht gestört. Wer häufig während dieser Zeit aus dem Tiefschlaf aufwacht oder nicht schläft verschiebt den Schlafdruckabbau in die Nacht hinein oder nimmt den nicht abgebauten Schlafdruck in die nächsten Tag mit. Die Folgen sind Tagesmüdigkeit und Schlafdrang.

Bei gesunden Schläfern kann die Methode der Schlafkompression angewendet werden um den Einschlafzeitpunkt nach vorne oder nach hinten zu verschieben. Durch eine Begrenzung der Schlafzeit auf z. B. 6 h (bei einer „normalen" Schlafdauer von 7–8 h) baut sich aufgrund der längeren Wachzeit mehr Schlafdruck auf, wodurch das Einschlafen selbst zu ungewohnten Zubettgehzeiten gelingen kann. Dies geschieht nicht sofort, sondern bedarf einer Zeitspanne von etwa einer Woche, damit sich der neue Zubettgehzeitpunkt auch stabilisiert. Allerdings sollte das Verschieben des Einschlafzeitpunktes in moderaten Intervallen von ca. 30 min pro Woche erfolgen und zu große Sprünge (60 bis 90 min) vermieden werden. Nach etwa 2–4 Wochen (die Dauer wird durch die Länge des Verschiebungsintervalls bestimmt) sollte sich das neue Schlaffenster soweit stabilisieren, dass ab jetzt wieder mit der üblichen Schlafmenge geschlafen werden kann.

Streng genommen ist die Schlafkompression (Begrenzung der Gesamtschlafzeit auf ein fixes Intervall) eine Sonderform der Schlafrestriktion (Spielman et al. 1987). Bei dieser Methode wird die Gesamtschlafzeit nicht durch eine vorher festgelegte Maximaldauer bestimmt, sondern variabel gestaltet. Das bedeutet für den Schläfer immer dann das Bett zu verlassen, wenn eine nächtliche Wachphase länger als 20 min dauert. Ein Zurückkehren ins Bett ist selbst dann nicht erlaubt, wenn bis zum Zeitpunkt des Aufwachens nur wenige Stunden geschlafen wurde. Das Schlafen während des Tages ist

ebenfalls untersagt und erst am Abend des darauf folgenden Tag – und nur zu der vorher vereinbarten Zubettgehzeit – darf wieder geschlafen werden. Diese sehr restriktive Form der Begrenzung der Gesamtschlafzeit wird als sehr belastend empfunden und kann nur während einer längeren Urlaubs- oder arbeitsfreien Zeit durchgeführt werden. Auf keinen Fall soll die Methode während des Schichtdienstes mit regelmäßiger Nachtarbeit angewendet werden. Vor allem in den ersten Tagen ist mit einer erhöhten Tagesschläfrigkeit zu rechnen und dies mahnt zu besonderer Vorsicht, insbesondere beim Bedienen von Maschinen oder bei Autofahrten. Die Schlafrestriktion und Schlafkompression sind nicht für jeden geeignet und dürfen nicht bei Krankheiten wie Epilepsien, psychische Erkrankungen oder älteren Personen mit erhöhtem Sturzrisiko angewendet werden.

Schlafrestriktion und Schlafkompression helfen bei der Anpassung an ein neues Schlafschema und können vor einer geplanten Reise in eine andere Zeitzone versucht werden. Dabei wird bereits in den Wochen vor Reiseantritt damit begonnen, die Zubettgehzeit sukzessive in die gewünschte Richtung zu verlagern. Beide Methoden eignen sich auch zur Behandlung von Ein- und Durchschlafproblemen im Rahmen einer Jetlag-Störung.

9.2.2 Polyphasisches Schlafen

Roger Ekirch war einer der ersten, der mit seiner umfangreichen Recherche zu den Schlafzeiten in Europa darauf hinwies, dass der Zeitpunkt und die Art wie wir schlafen, sehr stark vom kulturellen Kontext geprägt sind (Ekirch 2001). Letztendlich bestimmt die Schlafkultur eines Landes oder Kontinents darüber, wann, wo und wie geschlafen wird und weniger individuelle Vorlieben. Bis zum 17. Jahrhundert schliefen die Menschen nicht acht Stunden am Stück, sondern in Etappen in einem Zeitfenster von etwa 12 h. Der „erste" Schlaf (*first sleep*) dauerte etwa 4 h, unterbrochen von einer zwei bis drei Stunden langen Wachphase. Diese nächtliche Wachzeit wurde nicht als quälende Störung empfunden, sondern zum Entspannen, Lesen, Beten, sich mit anderen unterhalten, oder, rein pragmatisch, für häusliche Arbeiten (Holz fürs Feuer nachlegen bzw. Schauen nach dem Vieh) genutzt. Danach folgte eine zweite, etwas kürzere Schlafperiode von 2–3 h, die bis zum Morgen oder etwa ein bis zwei Stunden nach dem Sonnenaufgang dauerte. Hinweise auf ein ähnliches Schlafmuster fand Ekirch neben England auch in Spanien, Frankreich und Italien, allerdings nicht im deutschen Sprachraum. Im Zuge der Industrialisierung verschwand dann dieses Schlafmuster und wurde durch ein monophasisches Schlafen mit einer Schlafperiode von etwa 8 h abgelöst.

Kulturelle Unterschiede bei den Schlafgewohnheiten bestehen auch zwischen den westlichen, den arabischen und den asiatischen Kulturen. Neben geografischen Bedingungen (klimatische Einflüsse, Verteilung der Jahreszeiten, Temperatur- und Lichtverhältnisse) werden insbesondere kulturelle Unterschiede in der Auffassung von Zeit, Arbeit, Ruhe und Schlaf diskutiert. Unterschiede im Zeitmanagement bedingen andere Schlafgewohnheiten, wodurch sich folgende Einteilung ergibt: Bei den **Acht-Stunden-Kulturen** (dazu zählen fast alle westlich geprägten Kulturen) besteht eine genaue Abgrenzung zwischen Arbeit, freier Zeit und nächtlicher Ruhephasen. Abweichungen von dieser Dreiteilung wie z. B. das Schlafen tagsüber gelten als Regelverstöße (mitunter konnotiert als ein Verstoß wider die göttliche Ordnung) und werden als Zeichen der Schwäche bzw. Faulheit angesehen. Die Komprimierung des Schlafs in eine Hauptschlafperiode ist typisch für ein monophasisches Schlafmuster, bei dem das tägliche Schlafpensum vollständig durch eine Schlafphase abgedeckt werden soll.

Bei den sogenannten **Siesta-Kulturen** (ursprünglich Spanien, Griechenland, arabischer Kulturkreis und Südamerika) wird während der heißesten Tageszeit eine 2–3 h Mittagruhe eingeschoben. Diese „Auszeit" dient der Regeneration und Vermeidung körperlicher Überanstrengung während der heißesten Zeit des Tages. Meist wird dieses Zeitfenster auch für ein Mittagsschläfchen genutzt. Der in zwei Schlafphasen aufgeteilte Schlafrhythmus wird auch als Biphasenschlaf bzw. Zweiphasenschlaf bezeichnet (s. Definition: Mono- bi- polyphasisches Schlafmuster).

In **Nickerchen-Kulturen** (Japan, weitere asiatische Kulturen, teilweise Indien und Afrika) wird jedes sich bietende Zeitfenster (Weg zur Arbeit, U-Bahnfahrten, am Schreibtisch oder bei einem Meeting) zu einem Nickerchen genutzt. Die Bewertung des Tagschlafes im gesellschaftlichen Kontext ist positiv und gilt als ein Leistungsnachweis für eine Person, die viel gearbeitet hat und nun vor Übermüdung schlafen muss (siehe dazu Steger 2004). In Nickerchen-Kulturen ist die Gesamtschlafdauer (Summe aller Schlafperioden pro 24-h Periode) nicht deutlich kürzer als bei den Acht-Stunden-Kulturen. Der eigentliche Nachtschlaf ist zwar meist wesentlich kürzer, die Summe der während des Tages abgehaltenen Nickerchen ergibt jedoch eine ähnlich lange Gesamtschlafdauer wie in anderen Kulturen.

Mono- bi- polyphasisches Schlafmuster

Das *monophasische Schlafmuster* ist für den westlichen Kulturkreis typisch und besteht aus einer kontinuierlichen 16- bis 17 h Wachperiode, gefolgt von einer etwa 7- bis 8 h nächtlichen Ruhezeit. Kinder und Jugendliche zeigen allerdings ein „von Natur aus" anderes Schlafmuster: Säuglinge und Kleinkinder schlafen zunächst in unregelmäßigen Abständen in mehreren, unterschiedlich langen Perioden. Dieses *polyphasische Schlafmuster* wird dann allmählich von einem *biphasischen Schlafmuster* abgelöst, bei dem neben einer langen, nächtlichen Schlafphase (meist 8–10 h), eine zweite, kürzere Schlafperiode um die Mittagszeit konsumiert wird. In den sogenannten Siesta-Kulturen (hauptsächlich in Südamerika und in Agrarkulturen) gilt

9.2 · Optimierung der Schlafzeiten

dieses Schlafmuster nach wie vor als kulturelle Norm. Durch die Industrialisierung ist der Biphasenschlaf weitgehend verschwunden, wäre aber, physiologisch betrachtet, durchaus sinnvoll. Vom *polyphasischen Schlaf* wird dann gesprochen, wenn mindestens dreimal pro Tag geschlafen wird. Ein solches Verhalten ist im Neugeborenenalter und bei Senioren normal und wird neuerdings durch Methoden wie dem *polyphasischen sleep-hacking* stark beworben.

In der Schlafforschung ist schon seit langem bekannt, dass das Schlafbedürfnis individuell sehr stark schwanken kann wobei Faktoren wie das Geschlecht und das Alter eine wichtige Rolle spielen. Frauen benötigen etwas mehr Schlaf (>30 min) als Männer, aber mit zunehmendem Alter wird deutlich weniger geschlafen (rund eine Stunde) und dies gilt für beide Geschlechter. Es wird vermutet, dass das Schlafbedürfnis genetisch determiniert ist: Kurze (6 h pro Nacht) oder lange Schlafzeiten (9 h) sind nicht nur eine Sache des Lifestyles.

Der Wunsch nach kurzen Schlafzeiten wird vor allem von Personen geäußert, die sich aufgrund ihrer Beschäftigung nur wenig Zeit zum Schlafen nehmen. Dazu zählen Leistungs- und Extremsportler genauso wie Personen unter beruflichem Zeitdruck oder Soldaten während eines Kampfeinsatzes. Das Einüben mehrerer kurzer Schlafperioden anstelle einer Hauptschlafepisode wird von einigen seiner Protagonisten unter der Bezeichnung **polyphasisches „sleep-hacking"** vermarktet und als Non plus Ultra zur Steigerung der persönlichen Effizienz und Produktivität angepriesen. In der Regel erfordert die Umstellung auf kürzere Schlafzeiten etwa 3–4 Wochen weswegen sich diese Methode nicht als spontanes Not-Schlafprogramm bei Termindruck oder in Perioden intensivem Lernen eignet. Angeboten werden drei Varianten. Das *„Jedermann-Muster"*

ist ein polyphasischer Schlafrhythmus, dass neben einer Hauptschlafperiode von etwa 3 bis fünfeinhalb Stunden, mehrere kleine Schafepisoden von 20–30 min Länge vorsieht. Diese Aufteilung erfüllt noch am ehesten die schlafphysiologischen Voraussetzungen für erholsamen Schlaf. Problematisch sind das *„Dymaxion"-Muster* (bedeutet so viel wie „dynamische maximale Spannung") das komplett ohne eine Hauptschlafphase auskommt und stattdessen vier 30-miütige Schlafpausen in einem Intervall von 6 h vorsieht. Die Nettoschlafzeit pro 24-h verkürzt sich so auf maximal 2 h. Ähnlich verhält es sich beim *„Uberman-Muster"* das sechs Nap-Perioden á 20 min in 24-h erlaubt. Von den beiden letztgenannten polyphasischen Schlafmustern ist dringend abzuraten, weil deren Effektivität und gesundheitliche Verträglichkeit weder durch Langzeitstudien bewiesen, noch das aktuelle schlafphysiologische Grundlagenwissen solche ultrakurzen Schlafzeiten rechtfertigen. Auch eignen sich polyphasische Schlafmuster nicht für Personen mit Einschlafproblemen.

Das Einschlafen ist ein komplexer physiologischer Prozess, der durch die vorangegangene Wachzeit und andere Bedingungen (wie dem Sinken der Körpertemperatur) bestimmt wird. Perez Lavie beschrieb sogenannte „Schlaftore", die sich öffnen und wieder schließen und sprach von einer *forbidden zone for sleep* (Lavie 1986), in der – trotz hohem Schlafdruck- das Einschlafen nur sehr schwer gelingt. In einer Studie mit Matrosen an Bord des US-Flugzeugträger Nimitz wurden von Shattuck und Matsangas (2016) die Auswirkungen eines „5 h Arbeit/10 h Freizeit" Schichtsystems untersucht. Der so entstandene „15 h Tag" erlaubte kein ausschließliches Schlafen während der terrestrischen Nacht und verursachte, aufgrund der zirkadian modulierten Einschlafneigung (siehe dazu ▶ Abschn. 5.1) längere Wachzeiten. Das führte dazu, das die Matrosen innerhalb von 3 Tagen auf eine Nettoschlafzeit von nur 4 h kamen, gefolgt von 20 bis 22 h Wachperioden. Entsprechend schlecht waren die psychische und physische Verfassung der Matrosen und auch deren kognitive Leistungsfähigkeit.

Personen mit Einschlafproblemen und allen Berufsgruppen mit besonders langen Arbeitszeiten (Wachphasen), sollten polyphasisches Schlafen vermeiden. Hier ist es nötig, die fehlenden Ruhezeiten während des Arbeitsprozesses durch eine verlängerte Hauptschlafphase auszugleichen.

9.3 Optimierung des Schlafplatzes

Dunkelheit und generell die Nacht ängstigen viele Menschen, denn als tagaktives Lebewesen ist der Mensch nicht für ein Leben in Finsternis geschaffen. Diese Vulnerabilität und Urangst ist auch der Grund, dass der Mensch mit dem Schlaf ein hohes Sicherheitsbedürfnis verbindet und versucht sich vor einer Vielzahl potentieller Gefahren zu schützen. Zu den Schutzmaßnahmen gehört ein solider Wohnbereich, der während des Schlafens einen zuverlässigen Schutz vor ungünstiger Witterung, bedrohlichen Raubtieren, Außeneinflüssen (Licht, Lärm) sowie vor Übergriffen (Diebe, Mörder) bietet. Das Schlafen auf einer erhöhten Unterlage (Bett, Hängematte), ist eine Maßnahme zum Schutz vor kleinen Parasiten oder Insekten, wie auch Vorhänge oder Moskitonetze rund um den Schlafplatz. Bettpartner (Lebensgefährte, Kinder, Haustiere) wie das soziale Netz generell dienen ebenfalls als nächtliche Schutzmaßnahme. Schlafen als „Privatsache" (Rückzug in die eigene Wohnung) hat sich als Norm in den westlichen Industrienationen weitgehend etabliert und das Schlafen im öffentlichen Raum wird entsprechend als unangenehm und unangepasst erlebt.

Rund um den Schlafplatz hat sich in den letzten Jahrzehnten ein sehr lukrativer Geschäftszweig entwickelt und die Optimierung der Bettstatt für den Schläfer ist ein wesentlicher Teil unserer Schlafkultur geworden. Entsprechend vielfältig und kostenintensiv sind die von der Bettenindustrie angebotenen Schlafarrangements. Dennoch haben sich einige kulturelle Besonderheiten halten können, wie ein Ländervergleich in der Wahl der Bettdecke zeigt. Die meisten Doppelbetten sind in Deutschland, Österreich und der Schweiz mit zwei Bettdecken ausgestattet, sodass jeder Partner über seine eigene Decke „herrschen" kann. In Frankreich, England und in den USA ist für die Bettnutzer eines Doppelbettes jedoch nur eine große, gemeinsame Decke vorgesehen. Abgesehen von diesen kleinen kulturellen Unterschieden ist eine angenehme Schlafumgebung eine wesentliche Voraussetzung für die Erholsamkeit des Schlafes. Der Schlafraum soll ein dunkler, ruhiger, kühler Ort sein, mit einem komfortablen Bett und ausgestattet mit Dingen, die einem nicht an die Umtriebigkeit des Arbeitslebens erinnern (kein Computer oder Arbeitstisch im Schlafzimmer). Neben diesen allgemeinen Voraussetzungen gilt es das Schlafzimmer auch gedanklich frei zu halten von allen nicht Schlaf-kompatiblen Themen (Morgenthaler et al. 2006). Sorgen und Probleme sollen deshalb außerhalb des Schlafzimmers gelöst werden und vor dem Zubettgehen beispielsweise in ein Sorgen- oder Grübelbuch eingetragen werden um damit potentiell schlafstörende Gedanken aus dem Schlafzimmer zu verbannen. Wer berufsbedingt öfter in ungewohnten Umgebungen schlafen muss, kann die gewohnte häusliche Schlafumgebung simulieren, indem vertraute Gegenstände wie Familienbilder, Kissen oder gewohnte Schlafutensilien mitgenommen werden (s. Beispiel: Über das Schlafen zu zweit). Schlafen in fremder Umgebung wirkt sich nachteilig auf den Erholungswert des Schlafs aus, wie bereits Studien in den 1960er Jahren gezeigt haben (Agnew et al. 1966).

Über das Schlafen zu zweit

Das alleine Schlafen dürfte nicht das bevorzugte Schlafarrangement der Spezies Mensch sein. Anthropologische Studien legen den Schluss nahe, dass in fast allen Kulturen das gemeinsame Schlafen in den

9.4 · Optimierung der Wachzeiten

unterschiedlichsten Kombinationen die Norm ist (vgl. dazu Munroe und Munroe 1973). Die häufigsten familiären Schlafkonstellationen sind: Mutter und Vater teilen sich ein Bett, das Baby schläft im eigenen Bett; Mutter und Baby teilen sich ein Bett und der Vater schläft woanders; alle Familienmitglieder teilen ein Bett; jedes Familienmitglied hat sein eigenes Bett. Das Schlafen zu zweit hat sich in den westlichen Kulturen seit ungefähr 250 Jahren als die unter Paaren „übliche" Schlafkonstellation herausgebildet. Davon scheinen Frauen und Männer aber unterschiedlich zu profitieren wie Studien zeigen: Frauen schlafen in Anwesenheit ihrer Partner unruhiger und würden alleine besser schlafen, Männer hingegen schlafen zu weit besser. Trotzdem wollen Frauen nicht auf das Schlafen zu zweit verzichten, weil sie sich emotional wohler und vor allem zu zweit sicherer fühlen (Dittami et al. 2007; Klösch et al. 2008).

9.4 Optimierung der Wachzeiten

Ein effektives Arbeiten beginnt mit einer detaillierten Tagesplanung. Dadurch bleibt mehr Zeit für die wesentlichen Dinge, es setzt aber voraus, dass der Tagesplan auch realisierbar ist. Eine realistische Planung enthält auch immer Zeiträume für Unvorhergesehenes und berücksichtigt den persönlichen Lebensrhythmus (individuell passender Arbeitsbeginn, Schwankungen in der persönlichen Leistungsfähigkeit usw.). Wichtige Dinge sollten bevorzugt in den Perioden optimaler Leistungsfähigkeit geplant werden. Kleine Belohnungen sind effiziente Motivationshilfen und wichtig für die persönliche Erfolgsbilanz. Die Liste der Tipps und Ratschläge zur Optimierung von Arbeitsprozessen lässt sich beliebig lang fortsetzen und entsprechend umfangreich ist die angebotene Ratgeberliteratur. Bis auf wenige Ausnahmen (vgl. Friebus und Sabas 2019) wird aber eine wesentliche Grundvoraussetzung für effizientes Arbeiten nicht erwähnt: der ausreichende Schlaf.

Regelmäßige Zubettgeh- und Aufstehzeiten sind eine der wichtigsten Voraussetzungen für erholsamen Schlaf und optimale Leistungsfähigkeit am Tage. Kein Wunder, dass die größte Ermüdungsursache am Arbeitsplatz nicht Überlastung ist, sondern unzureichender oder nicht erholsamer Schlaf. Eine Verbesserung der Schlafqualität und -quantität hat immer auch positive Effekte auf die Leistungsfähigkeit am Tage. Wer darüber hinaus auch noch während der Wachzeit für ausreichende körperliche Aktivität, Sonnenlicht und neben einer ausgewogenen Ernährung für genügend Arbeitspausen sorgt, hat bereits die wesentlichen Grundvoraussetzungen für eine optimale Leistungsfähigkeit geschaffen.

9.4.1 Effektive Pausengestaltung

Den Rahmen für die Pausengestaltung gibt das Arbeitszeitgesetz vor, dass je nach Anzahl der Arbeitsstunden (8 oder 10, 12 h-Tag) unterschiedliche Ansprüche auf Arbeitspausen definiert. In Österreich beispielsweise hat ein Arbeitnehmer bei einem 8 h Tag nach 6 h Anspruch auf eine Pause von 30 min. Darüber hinaus können je nach Art der Beschäftigung (Bildschirmarbeitsplatz, besondere Lärmbelästigung oder Hitzeeinwirkung) auch Kurzpausen von 5–7 min und Ultra-Kurzpausen von 1–2 min gemacht werden. Über den gesetzlichen Rahmen hinaus gibt es allerdings Arbeitssituationen, in denen ein so striktes Einhalten von Zeitvorgaben nicht möglich ist und hier eher nach Bedarf Pausen eingelegt werden (Gesundheitswesen, Rettungsdienst, Polizei, Flugbegleiter usw.). Auch zeigt die Praxis, dass mehrere kurze Pausen besser sind als ein paar lange. Neben der Dauer spielt die Gestaltung einer Arbeitspause eine wesentliche Rolle (s. Merke: Was bei der Planung einer Arbeitspause zu berücksichtigen ist). Generell gilt der Grundsatz: Es muss etwas Gegensätzliches zur Arbeit während einer Arbeitspause geschehen. Die Frage ist nur, was kann das sein?

164   **Kapitel 9 ·** Strategien zur Optimierung der Wachheit

Körperliche Bewegung hilft nach langem Sitzen, um Verspannungen vor allem im Bereich der Rückenmuskulatur wieder zu lösen. Gerade in Berufen mit ausschließlich sitzender Tätigkeit sind ein paar Schritte während einer kurzen Pause eine willkommene Abwechslung (Galinsiky et al. 2007). Bewegung hilft auch gegen Müdigkeit und macht uns munter, eine Strategie die vor allem bei Nachtarbeit hilfreich sein kann. Kurze Arbeitspausen eignen sich besonders um ein paar **Entspannungsübungen** durchzuführen, um einerseits Überbeanspruchungen von einzelnen Muskelgruppen entgegenzuwirken, andererseits können Entspannungsübungen auch psychischen Stress abbauen (z. B. durch eine Fantasiereise, Yoga, progressive Muskelrelaxation). Das Smartphone und Kopfhörer genügen um zwischendurch ein paar kurze, angeleitete Übungen durchzuführen. Das Angebot an Tonträgern mit Anleitungen zur Entspannung wächst ständig, sodass sich garantiert für jeden etwas Passendes finden lässt. **Ruhepausen** können auch genau dafür verwendet werden, wofür sie stehen: um zur Ruhe zu kommen, still zu werden und mit sich allein zu sein. Eine Auszeit der Stille und Ruhe als Motto für eine Pause bietet sich vor allem bei Tätigkeiten an, die mit viel Hektik, Lärm, komplexen Interaktionen und Kommunikation verbunden sind. Eine Pause kann andererseits auch aktivierend wirken und genutzt werden, um mit Arbeitskollegen zu kommunizieren. Gerade in Arbeitssituationen, die monoton und automatisiert ablaufen oder während der Nachtstunden können Pausen die Funktion eines Wachmachers haben. Eine weitere Variante von Ruhe und Stille als Motto für eine Arbeitspause sind Schlafpausen.

> **Was bei der Planung einer Arbeitspause zu berücksichtigen ist**
>
> Die Effizienz vor allem längerer Arbeitspausen (30 min) lässt sich steigern, wenn sie in drei Abschnitte gegliedert wird. Zunächst ist eine **Distanzierungsphase** einzuplanen, die dazu dient Abstand zur Arbeitssituation zu bekommen. Dafür sind mindestens 5 min zu veranschlagen. Danach beginnt die eigentliche **Erholungsphase,** die je nach Vorstellung und Bedürfnis mit Entspannungsübungen, Tagträumen, Schlafen oder Essen verbracht werden kann. Diese Phase nimmt den Hauptteil der Pause ein und dauert etwa 20 min. Abgeschlossen wird eine Arbeitspause durch eine **Reorientierungsphase.** Ziel dieses Pausenabschnittes ist das Wiederzurückfinden in den Arbeitsprozess. Das kann sich auf gedanklicher Ebene abspielen, kann aber auch der Fußweg zurück zur Arbeitsstätte sein. Für diesen Pausenabschnitt sollen wiederum 5 min eingeplant werden.

9.4.1.1 Schlafpausen

Längere Schlafpausen *(naps)* sind im heutigen Arbeitsalltag nicht mehr möglich und sind auch in jenen Ländern, die noch bis in die 1960er Jahre als die typischen Siesta-Kulturen galten, äußerst selten geworden. Die **Siesta** oder der **Mittagsschlaf** umfasst eine Zeitspanne von etwa 2 h und findet meist nach dem Mittagessen ab ca.14.00 Uhr statt. Aus biologischer Sicht ist eine mittägliche Schlafpause ebenfalls anzuraten, da sich um diese Zeit – auch nach einer gut geschlafenen Nacht – ein zirkadian bedingtes Leistungstief zeigt. Die Produktivität, Konzentration und Aufmerksamkeit ist deutlich verringert und dagegen hilft am besten eine Ruhe- oder Schlafpause. Schlafpausen am Tage können auch genutzt werden. um vor einem Nachtdienst Schlafdruck abzubauen. Ein **prophylaktisches Nickerchen** wirkt aktivierend, verbessert die Leistungsfähigkeit vor allem in der ersten Nachthälfte, verhindert ein rasches Ermüden und hilft müdigkeitsbedingte Arbeitsunfälle zu verhindern (Garbarino et al. 2004). Schlafpausen am Tage sind allerdings

9.4 · Optimierung der Wachzeiten

kein Ersatz für gestörten Nachtschlaf, bei Schlafstörungen sollte generell auf das Schlafen tagsüber verzichtet werden.

Die gängigen Arbeitszeitmodelle und gesetzlich geregelten Pausenzeiten erlauben in der Regel keine längeren Schlafpausen während der Arbeitszeit. Wer trotzdem eine Schlafpause einlegen will, kann ein Powernap **(Kraftschlaf, Turboschlaf)** versuchen, eine kurze, maximal 30-minütige Schlafpause. Die zeitliche Begrenzung ist notwendig um ein Abdriften in den Tiefschlaf zu verhindern, in den wir etwa 30 bis 40 min nach dem Einschlafen eintauchen. Nach einer besonders langen Wachphase (>16 h) kann dies bereits nach 15 min passieren, weshalb wir keine Powernaps in der Zeit von 2.00 bis 5.00 Uhr in der Früh empfehlen. Aus dem Tiefschlaf geweckt zu werden, bedeutet Desorientiertheit, Gereiztheit, Benommenheit und Schläfrigkeit. Dieses Potpourri von kognitiven und motorischen Defiziten wird unter dem Begriff **Schlaftrunkenheit (Schlafträgheit)** zusammengefasst und ist ein normales Phänomen des Überganges zwischen Schlafen und Wachen. Besonders ausgeprägt ist dieser Zustand bei Jugendlichen und jungen Erwachsenen vor allem dann, wenn das morgendliche Wecken nach einer zu kurzen Schlafperiode (4 h) erfolgt. Tritt Schlaftrunkenheit mehrmals pro Woche auf sollte allerdings ein Schlafmediziner konsultiert werden, denn dies kann auch in Zusammenhang mit einer Parasomnie (Schlafwandeln, Nachtangst, Schlaflähmung) stehen. Der Zustand der Schlaftrunkenheit kann, je nachdem, wie viel Zeit bereits im Tiefschlaf verbracht wurde, 35–45 min andauern und bewirkt so das Gegenteil dessen, was durch ein Nickerchen bezweckt werden soll. Studien konnten zeigen, dass Powernaps nicht nur gegen Müdigkeit helfen, sondern generell die kognitive Leistungsfähigkeit und Gedächtnisleistung steigern, ein mehr an Kreativität und Konzentration bewirken, die Stimmung verbessern, sich positiv auf die Stresstoleranz auswirken und insgesamt die Lebensqualität verbessern (s. Übersicht bei Milner und Cote

2008). Es ist allerdings nicht notwendig, dass während eines Powernaps auch geschlafen wird: Dösen und Tagträumen zeigen ebenfalls bereits positiven Effekte wenn auch nicht so ausgeprägt wie nach einer „echten" Schlafpause. Und ein Bett ist auch nicht unbedingt notwendig.

Mit der Frage, ob ein Nap am Arbeitsplatz sitzend oder liegend erfolgen soll, beschäftigten sich bereits mehrere Studien. Die Ergebnisse zeigen, dass in einer liegenden Position das Einschlafen schneller erfolgt und auch der Schlaf konsolidierter ist als im Sitzen (Roach et al. 2018). Dennoch hat das Dösen in einem Sessel ähnlich positive Effekte wie das Schlafen im Liegen. Einige Autoren sind deshalb der Meinung, dass es letztendlich nur eine Frage der (Schlaf-) Gewohnheiten ist und in Kulturen, in denen auch häufig sitzend geschlafen wird (z. B. in China), sind diese Effekte nicht zu beobachten (Zhao et al. 2010).

Powernaps müssen allerdings geplant sein und das **Nap-Timing** kann zu einer logistischen Herausforderung werden, vor allem in größeren Arbeitseinheiten. Kurze Schlafpausen sollten dann stattfinden, wenn sich unsere Leistungskurve abflacht. Das kann, in Abhängigkeit vom Chronotyp, zu sehr unterschiedlichen Tageszeiten sein. Die meisten Menschen zeigen gegen 10.00 Uhr am Vormittag und am Nachmittag zwischen 15.00 und 17.00 Uhr ein Leistungsmaximum und um die Mittagszeit ein ausgeprägtes Leistungstief. Es ist daher naheliegend Powernaps zwischen 12.00 und 14.00 Uhr zu planen. Wenig Sinn macht es allerdings vor 10.00 Uhr am Vormittag zu nappen oder am späten Nachmittag, wenn die Regelarbeitszeit zwischen 8.00 und 18.00 Uhr liegt. Kurze Schlafpausen am frühen Abend (19.00 bis 21.00 Uhr) sind für all jene zu empfehlen, die vorhaben länger aufzubleiben. Powernaps können mehrmals pro Tag geplant werden, es sollten aber ein Abstand von etwa 2–4 h dazwischenliegen. Schlafpausen eignen sich für Schichtarbeiter und sind auch für Piloten und Flugbegleiter eine ideale Möglichkeit um Müdigkeit abzubauen. Auch lassen sich kurze Schlafpausen mit anderen Strategien gegen Müdigkeit kombinieren, etwa mit Kaffee. Allerdings sollte dieser vor einem Nap getrunken werden, da Koffein erst nach etwa 30–40 min zu wirken beginnt (s. Merke: Was bei der Planung von Schlafpausen zu berücksichtigen ist).

Was bei der Planung von Schlafpausen zu berücksichtigen ist

- Ein Nap soll möglichst ungestört, in einem ruhigen, abgedunkelten Raum stattfinden
- Informieren Sie die Arbeitskollegen über ihre Napzeiten, sodass Sie während dieser Zeit nicht gestört werden.
- Suchen Sie die für Sie idealen Napzeiten aus, vergessen Sie aber nicht ihren Chronotyp mit zu berücksichtigen; für viele ist die ideale Napzeit nach dem Mittagessen bis etwa 16 Uhr
- Sie benötigen zum Nappen nicht unbedingt ein Bett, es geht auch mit etwas Übung in einem bequemen, schwenkbaren Bürosessel.
- Sie müssen nicht unbedingt schlafen; bereits Dösen und Tagträumen hilft.
- Verwenden Sie unbedingt einen Wecker um sich spätestens nach 30 min wecken zu lassen (besser 20 min).
- Vermeiden Sie längere Schlafzeiten, denn das kann zu Schlaftrunkenheit (Schlafträgheit) führen und sich negativ auf ihr Befinden auswirken.
- Gönnen Sie sich noch ein paar ruhige Minuten nach einem Nap um langsam wieder zu sich zu kommen. Recken und Strecken hilft dabei.
- Kaffee sollte vor dem Nap getrunken werden, denn Koffein wirkt erst nach 30–40 min.

9.4.2 Steigerung der Wachheit durch Licht

Blauwelliges Licht hat einen großen Vorteil: Im Vergleich zu weißen oder rötlich/gelben Licht zeigen sich bei blauwelligem Licht eine Zunahme der Wachheit, eine verbesserte Stimmung, weniger Fehler und eine verminderte Schläfrigkeit während des Arbeitens in der Nacht (Cajochen 2007; Viola et al. 2008; Motamedzadeh et al. 2017). Dieselben Effekte treten auch tagsüber auf, doch die Unterdrückung der Melatoninproduktion findet nur in der Nacht statt. Damit relativieren sich die positiven Effekte von blauwelligem Licht und übrig bleibt eine schwere Entscheidung: Entweder für mehr Leistung und weniger Unfälle in der Nacht oder für ein geringeres Krebsrisiko in etwa 15 bis 20 Jahren? Ein intelligentes Lichtmanagement kann hier Lösungen anbieten, wenn auch die grundlegende Problematik dadurch nicht beseitigt wird. Eine Möglichkeit besteht darin, bei Nachtarbeiten die Expositionszeiten mit blauwelligem Licht zu begrenzen und in Form von Lichtduschen oder -pausen zeitlich zu steuern. Unter Berücksichtigung biologischer Rhythmen wie z. B. den *basalen Ruhe-Aktivitätszyklus* (BRAC, s. ▶ Abschn. 4.2.2) lassen sich die Lichtexposition auch individuell anpassen. In Kombination mit Devices wie App-gesteuerten Lichtbrillen oder einer bewussten Lichtpausengestaltung lässt sich so die Expositionsdauer mit blauwelligem Licht minimieren bzw. optimieren.

Eine gezielte Lichtexposition eignet sich auch sehr gut um den individuellen Schafwach-Rhythmus mit dem Tag-Nachtwechsel zu synchronisieren. Licht am frühen Morgen beschleunigt unsere innere Uhr und hilft uns schneller wach zu werden. Am Abend hingegen verlangsamt Licht die innere Uhr und verzögert das Einschlafen, ein Effekt der durch die Nutzung digitaler Endgeräte noch verstärkt wird (Cabré-Riera et al. 2019). Helles Tageslicht

9.4 · Optimierung der Wachzeiten

zu Mittag oder am frühen Nachmittag zeigt hingegen keine Shift-Effekte, hilft uns aber den vorhandenen Rhythmus zu stabilisieren. Mithilfe der gezielten Lichtexposition (es genügt in der Regel sich eine halbe bis eine Stunde im Freien aufzuhalten) können Schlafzeiten nach vorne oder hinten verschoben oder Jetlag-bedingte Schlafstörungen behandelt werden.

Helles Licht sollten all jene vermeiden, die nach der Nachtarbeit schlafen wollen. Durch den strategischen Einsatz von Brillen, die undurchlässig für blauwelliges Licht sind (sog. Blue-Light Blocking-Brillen) kann ein Rest des nächtlichen Melatonins noch genutzt werden um besser einzuschlafen. Ähnliches gilt am Abend: Durch spezielle Apps oder einer entsprechenden Displayeinstellung lässt sich der blauwellige Lichtanteil von LED/LCD-Displays reduzieren. Der abendliche Anstieg von Melatonin wird dadurch nicht unterdrückt; eine einfache Methode um rascher einzuschlafen.

9.4.3 Vigilance enhancer: Vor- und Nachteile

Unter der Bezeichnung *vigilance enhancer* werden neuerdings eine Vielzahl von Präparaten angeboten, die streng genommen in die Gruppe der *neuro enhancer* (NE) fallen. Neuro-Enhancement ist ein Überbegriff für Strategien zur allgemeinen oder spezifischen geistigen Leistungsverbesserung, worunter in erster Linie eine Steigerung der Vigilanz bzw. der Daueraufmerksamkeit und Konzentrationsfähigkeit verstanden wird (Heyn 2012). Meist geschieht dies mithilfe pharmakologischer Präparate (pharmakologisches Neuro-Enhancement bzw. pharmaceutical cognitive enhancement [PCE]), die in der Regel rezeptpflichtig sind. Es sind allerdings auch sogenannte Naturprodukte im Einsatz zu deren prominentesten Vertreter das Koffein, Guarana oder Ginkgo biloba zählen (s. ▶ Abschn. 4.3.2).

Wie bei anderen stimulierenden Substanzen, kann die Verwendung von pharmazeutischen *neuro enhancern* zu einer Abhängigkeit führen. Viele Substanzen bewirken am Anfang eine Verbesserung der Wachheit und eine Steigerung der Konzentrationsleistung, auch Hungergefühle verschwinden und insgesamt verbessert sich die Stimmung bis hin zu euphorischen Zuständen. Bei häufiger Anwendung werden diese Effekte immer schwächer und es kommt zu einer markanten Veränderung in der Gefühlslage. Direkt nach der Einnahme ist die Stimmung am besten, man fühlt sich konzentrierter und leistungsfähiger. Lässt die Wirkung nach, schlägt auch die Stimmung um und der anfänglichen Euphorie (sehr ausgeprägt bei Ritalin) folgt ein Zustand von Kraftlosigkeit, geistiger und körperlicher Erschöpfung und das Gefühl überhaupt keine Leistungen mehr erbringen zu können. Diese Situation führt dann dazu, dass die Dosis gesteigert wird und die Spirale der Abhängigkeit beginnt sich zu drehen.

Laut Umfragen (s. Marschall et al. 2015) halten mehr als ein Viertel der deutschen Gesamtbevölkerung den Einsatz von NE für vertretbar, wenn damit im Beruf die Aufmerksamkeit, Gedächtnis- und Konzentrationsleistung gesteigert werden kann. Die typischen Konsumenten von NE sind heute Schüler, Studenten, Leistungssportler, Manager und Wissenschaftler; es ist zu befürchten, dass der Prozentsatz der Nutzer noch ansteigt. Allerdings zeigen Studienergebnisse sehr deutlich, dass nur wenige Substanzen tatsächlich das Potenzial haben die kognitive Leistungsfähigkeit und vor allem die Wachheit zu steigern. Erstaunlicherweise schneidet das Koffein im Vergleich zu anderen Substanzen sehr gut ab: Zum einem wirkt Koffein fast bei jedem, ist überall verfügbar und zum anderen zeigen sich nur geringe, relativ harmlose Nebenwirkungen. Das spiegelt sich auch in den rasant steigenden Verkaufszahlen nieder: Koffeinhaltige Getränke (dazu zählen auch Tee, Cola-Getränken sowie einige andere alkoholfreie Getränke) und Energy shots werden immer beliebter, insbesondere bei jungen Männern, College-Athleten und Soldaten (Stephens et al. 2014). Studien zeigen, dass

Koffein eine der effektivsten und sichersten Methoden ist um Symptome der Ermüdung und Erschöpfung zu beseitigen (Puckeridge et al. 2011). Bereits bei den üblichen Dosen zwischen 50 bis 300 mg Koffein pro Tag zeigen sich positive Effekte auf Wachheit und Aufmerksamkeit und bei 200 bis 600 mg verbessert sich auch bei schlafdeprivierten Personen die Stimmung und Wachsamkeit.

Pflanzliche oder natürliche *neuro enhancer* sind genauso wirksam wie künstliche Substanzen und verbessern kurzfristig ebenfalls die Konzentrationsfähigkeit und mentale Effizienz. Einige dieser Präparate werden bevorzugt bei der Behandlung Älteren mit leicht- bis mittelgradiger kognitiver Beeinträchtigungen eingesetzt. Sie sind bis auf Koffein, Guarana und Ginkgo biloba verschreibungspflichtig und zeigen eine Reihe unerwünschter Nebenwirkungen (hauptsächlich Schlaflosigkeit, innere Unruhe und Tachykardie).

Bei der Abwägung der Vor- und Nachteile zeigen sich eindeutig mehr Nachteile bei Verwendung von NE als Methode zur Steigerung der intellektuellen Leistungsfähigkeit (s. Quednow 2010). Vor allem bei gesunden Personen sind die zu erwartenden Effekte gering bis minimal, die Nebeneffekte allerdings gravierend. Die meisten NE steigern zwar kurzfristig die Wachheit und sorgen so für weniger Müdigkeits- und Schläfrigkeitsgefühl, doch wesentlich mehr ist nicht zu erwarten. Entsprechend den Überlegungen zur Rolle der Vigilanz als Ressourcenmanager bringen NE keinen Gewinn, da sie weder die Wachheit noch den Schlaf konsolidieren, sondern lediglich die Auswirkungen und das Empfinden von Schläfrigkeit und Müdigkeit beseitigen.

9.5 Zusammenfassung und Ausblicke

Müdigkeit wird von einigen kritischen Zeitgenossen als das Leitthema der modernen Informationsgesellschaft angesehen und Umfrageergebnisse bestätigen diesen Trend.

Mehr als ein Fünftel der Gesamtbevölkerung klagt darüber tagsüber müde zu sein und davon sind nicht nur die Leistungsfähigkeit und die Arbeitswelt betroffen, sondern auch das Privatleben. Die Ursache von Müdigkeit und Tagesschläfrigkeit liegt letztendlich in unzureichendem Schlaf und führt dazu, dass die Vitalitätsressource Wachheit nur begrenzt zur Verfügung steht. Maßnahmen zur Verbesserung der Leistungsfähigkeit am Tage reichen vom effizienten Schlafen über das richtige Pausenmanagement bis hin zu pharmakologischen Ansätzen und werden unter dem Sammelbegriff Chrono-Schlafhygiene vermarktet. Viele der Techniken zur Optimierung der Schlafzeiten wie die Schlafkompression, Schlafrestriktion, das polyphasische Schlafen oder Maßnahmen zur Schlafhygiene haben sich bei der Behandlung von Schlafstörungen bewährt und gehören zum Standardrepertoire der nichtmedikamentösen Schlaftherapie und des Schlafcoachings. Das vigilanzbasierte Schlaf-wach-Management sieht vor, schlafbezogene Interventionen durch vigilanzfördernde Maßnahmen am Arbeitsplatz zu ergänzen, mit dem klaren Ziel, die Wachheit und Leistungsfähigkeit zu fördern und das Arbeiten sicherer und unfallfreier zu gestalten. Möglichkeiten zur Optimierung der Wachheit sind eine effiziente Pausengestaltung (inklusive Schlafpausen) oder ein intelligentes Lichtmanagement. Der moderate Einsatz von wachmachenden Substanzen wie Koffein ist ebenfalls sinnvoll, nicht jedoch der unkontrollierte Konsum von *neuro vigilance enhancer* ohne medizinische Indikation.

Der Komplexität der zahlreichen Einflussfaktoren, die unseren Schlaf-wach-Rhythmus beeinflussen kann nur ein Interventionsansatz gerecht werden, der die vier wesentlichen Faktoren „individuelles Schlafverhalten", „Schlafphysiologie" und „zirkadiane Rhythmen", sowie „umgebungsbedingte Einflüsse und kulturelle Normen" berücksichtigt. Das vigilanzbasierte Schlaf-wach-Management analysiert zunächst diese vier Faktoren. Interventionsstrategien werden immer erst anhand einer

Ist-Analyse unter Berücksichtigung möglicher Wechselwirkungen zwischen den vier Einflussgrößen entwickelt. Darauf aufbauend entsteht ein personenzentriertes und individualisiertes Schlaf-wach-Management, in dessen Zentrum das Konzept der Vigilanz als Ressourcenmanager steht. Der gezielte Einsatz moderner Technologien wie z. B. von Aktivitäts- Schlaf-tracker oder Geräte zur Analyse der HRV ergänzen diesen Ansatz und ermöglichen so eine effiziente Überprüfung der angewendeten Maßnahmen (s. dazu ► Kap. 11).

Literatur

Åkerstedt, T., & Gillberg, M. (1981). The circadian variation of experimentally displaced sleep. *Sleep, 4*(2), 159–169.

Agnew, H. W., Webb, W. B., & Williams, R. L. (1966). The first night effect: An EEG study of sleep. *Psychophysiology, 2*(3), 263–266.

Borbély, A. A. (1982). A two-process model of sleep regulation. *Human Neurobiology, 1,* 195–204.

Cabré-Riera, A., Torrent, M., Donaire-Gonzalez, D., Vrijheid, M., Cardis, E., & Guxens, M. (2019). Telecommunication devices use, screen time and sleep in adolescents. *Environmental Research, 171,* 341–347. ► https://doi.org/10.1016/j.envres.2018.10.036.

Cajochen, Ch. (2007). Alerting effects of light. *Sleep Medicine Reviews, 11,* 453–464.

Crary, J. (2014). *24/7: Schlaflos im Spätkapitalismus.* Berlin: Wagenbach.

Curcio, G., Ferrara, M., & De Genaro, L. (2006). Sleep loss, learning capacity and academic performance. *Sleep Medicine Reviews, 10,* 323–337.

Dittami, J., Keckeis, M., Machatschke, I., Katina, S., Zeitlhofer, J., & Klösch, G. (2007). Sex differences in the reaction to sleeping in pairs versus sleeping alone in humans. *Sleep and Biological Rhythms, 5,* 271–276.

Ekirch, R. (2001). Sleep we have lost: Pre-industrial slumber in the British Isles. *American Historical Review, 106*(2), 343–386.

Friebus, F., & Sabas, E. (2019). *Effizientes Zeitmanagement – Praxiserprobte Methoden und Tools: Mehr Effizienz im Alltag, weniger Stress bei der Arbeit, mehr Produktivität im Leben.* Pinneberg: PlusEfficiency GbR.

Galinsky, T., Swanson, N., Sauter, S., Dunkin, R., Hurrell, J., & Schleifer, l. (2007). Supplementary breaks and stretching exercises for data entry operators: A follow-up field study. *American Journal of Industrial Medicine, 50*(7), 519–527.

Garbarino, S., Mascialino, B., Penco, M. A., Squarcia, S., De Carli, F., Nobili, L., Beelke, M., Cuomo, G., & Ferrillo, F. (2004). Professional shift-work driver who adopt prophylactic naps can reduce the risk of car accidents during night work. *Sleep, 27*(7), 1295–1302.

Han, B. C. (2010). *Müdigkeitsgesellschaft.* Berlin: Matthes & Seitz.

Heyn. G (2012). Doping fürs Gehirn. Neuro-Enhancement. Pharmazeutische Zeitung 11. ► https://www.pharmazeutische-zeitung.de/ausgabe-112012/doping-fuers-gehirn/. Zugegriffen: 8. Juli 2018.

Holzinger, B., & Klösch, G. (2013). *Schlafcoaching: Wer wach sein will, muss schlafen.* Wien: Goldegg.

Holzinger, B., & Klösch, G. (2018). *Schlafstörungen. Psychologische Beratung und Schlafcoaching.* Heidelberg: Springer.

Klösch, G., Dittami, J., & Zeitlhofer, J. (2008). *Ein Bett für zwei. Unsere Schlafgewohnheiten neu erforscht.* München: Herbig Verlag.

Lavie, P. (1986). Ultrashort sleep-waking schedule III. „Gates" and „forbidden zone" for sleep. *Electroencephalography and Clinical Neurophysiology 63*(5), 414–425.

Marschall, J., Nolting, H. D., Hildebrandt, S. H. (2015). *DAK Gesundheitsreport 2015: Analyse der Arbeitsunfähigkeit. Update: Doping am Arbeitsplatz.* (Beiträge zur Gesundheitsökonomie und Versorgungsforschung, S. 37–92), Heidelberg: Medhochzwei Verlag.

Milner, C. E., & Cote, K. (2008). Benefits of napping in healthy adults: Impact of nap length, time of day, age, and experience with napping. *Journal of Sleep Research, 18,* 272–281. ► https://doi.org/10.1111/j.1365-2869.2008.00718.x.

Morgenthaler, T., Kramer, M., Alessi, C., Friedman, L., Boehlecke, B., Brown, T., Coleman, J., Kapur, V., Lee-Chiong, T., Owens, J., Pancer, J., & Swick, T. (2006). Practice parameters for the psychological and behavioural treatment of insomnia: An update An American Academy of Sleep Medicine report. *Sleep, 29*(11), 1415–1419.

Motamedzadeh, M., Golmohammadi, R., Kazemi, R., & Heidarimoghadam, R. (2017). The effect of blue-enriched white light on cognitive performances and sleepiness of night-shift workers: A field study. *Physiology & Behavior, 177,* 208–214.

Munroe, R. L., & Munroe, R. H. (1973). Psychological interpretation of male initiation rites: The case of male pregnancy symptoms. *Ethos, 1,* 490–498.

Müller, T., Paterok, B. (2010). Schlaftraining: Ein Therapiemanual zur Behandlung von Schlafstörungen. Göttingen: Hogrefe (Erstveröffentlichung 1999).

Puckeridge, M., Fulcher, B. D., Phillips, A. J. K., & Robinson, P. A. (2011). Incorporation of caffeine into a quantitative model of fatigue and sleep. *Journal of Theoretical Biology, 273*, 44–54.

Quednow, B. B. (2010). Neurophysiologie des Neuro-Enhancements: Möglichkeiten und Grenzen. *Suchtmagazin, 2,* 19–26.

Roach, G. D., Matthews, R., Naweed, A., Kontou, T. G., & Sargent, C. (2018). Flat-out napping: The quantity and quality of sleep obtained in a seat during the daytime increase as the angle of recline of the seat increases. *Chronobiology International, 35*(6), 872–883. ▶ https://doi.org/10.1080/07420528.2018.1466801.

Sarraute, N. (1963). *Zeitalter des Argwohns*. Köln: Kiepenheuer & Witsch.

Shattuck, N. L., & Matsangas, P. (2016). Operational assessment of the 5-h on/10-h off watchstanding schedule on a US Navy ship: Sleep patterns, mood and psychomotor vigilance performance of crewmembers in the nuclear reactor department. *Ergonomics, 59*(5), 657–664. ▶ https://doi.org/10.1080/00140139.2015.1073794.

Spielman, A. J., Saskin, P., & Thorpy, M. J. (1987). Treatment of chronic insomnia by restriction of time in bed. *Sleep, 10*(1), 45–56.

Steger, B. (2004). *(Keine) Zeit zum Schlafen? Kulturhistorische und sozialanthropologische Erkundungen japanischer Schlafgewohnheiten*. Münster: Lit.

Stephens, M. B., Attipoe, S., Jones, D., Ledford, C. J., & Deuster, P. A. (2014). Energy drink and energy shot use in the military. *Nutrition Reviews, 72*(Suppl1), 72–77.

Swanson, L. M., Arnedt, J. T., Rosekind, M. R., Belenky, G., Balkin, Th, & Chr, Drake. (2011). Sleep disorders and work performance: Findings from the 2008 National Sleep Foundation Sleep in America poll. *Journal of Sleep Research, 20*, 487–494. ▶ https://doi.org/10.1111/j.1365-2869.2010.00890.x.

Viola, A. U., James, L. M., Schlangen, L. J. M., & Dijk, D.-J. (2008). Blue-enriched white light in the workplace improves self-reported alertness, performance and sleep quality. *Scandinavian Journal of Work, Environment & Health, 34*(4), 297–306.

Zhao, D., Zhang, Q., Fu, M., Tang, Y., & Zhao, Y. (2010). Effects of physical positions on sleep architecture and post-nap functions among habitual nappers. *Biological Psychology, 83*, 207–213.

Ermüdungsrisiko-
management

10.1   Was ist Ermüdungsrisikomanagement? – 172

10.2   Biomathematische Modelle zur
        Müdigkeitserkennung – 175

10.3   Merkmale des Ermüdungsrisikomanagements – 178

10.4   Einsatzbereiche des
        Ermüdungsrisikomanagements – 180

10.5   Zusammenfassung und Ausblick – 186

        Literatur – 187

© Springer-Verlag GmbH Deutschland, ein Teil von Springer Nature 2020
G. Klösch, P. Hauschild, J. Zeitlhofer, *Ermüdung und Arbeitsfähigkeit*,
https://doi.org/10.1007/978-3-662-59139-0_10

Gefahren und Risiken, die durch Ermüdung am Arbeitsplatz entstehen, fallen in den Aufgabenbereich des Ermüdungsrisikomanagements. Maßnahmen, die lediglich anhand von Arbeits- und Ruhezeitregelungen müdigkeitsbedingte Unfälle zu vermeiden versuchten, erwiesen sich als nicht ausreichend, weil sie die spezifischen Belastungs- und Beanspruchungssituationen während risikoreicher Arbeitszeiten nicht berücksichtigten. Umfangreiche Analysen müdigkeitsbedingter Unfälle waren eine der Grundlagen für die Entwicklung des Ermüdungsrisikomanagements (fatigue risk management [FRM]). Neben der Schaffung betriebsinterner Strukturen zur Identifikation und Vermeidung von müdigkeitsbedingten Unfallrisiken, sind die Schulung und das Schaffen von Bewusstsein für gemeinsames, verantwortungsvolles Handeln wichtige Ziele eines erfolgreichen FRM. Maßnahmen des Ermüdungsrisikomanagements basieren auf wissenschaftlicher Evidenz und wurden bereits, nicht zuletzt aufgrund entsprechender gesetzlicher Verordnungen, in einigen Bereichen der Wirtschaft und des öffentlichen Verkehrs erfolgreich etabliert. Das FRM eignet sich allerdings nicht für sehr kleine Arbeitseinheiten oder für Einzelpersonen. Hier kann das vigilanzbasierte Schlaf-wach Management zum Einsatz kommen.

10.1 Was ist Ermüdungsrisikomanagement?

Unter Ermüdungsrisikomanagement (*fatigue risk management* [FRM]) wird ein wissenschaftlich fundierter, faktengeleiteter Ansatz der kontinuierlichen Beobachtung von betrieblichen Abläufen verstanden, mit dem Ziel, ermüdungsbedingte Sicherheitsrisiken möglichst rasch zu erkennen und Maßnahmen zur Unfallvermeidung zu ergreifen. FRM ergänzt die gesetzlich vorgeschriebenen Reglementierungen der Arbeitsstunden unter Berücksichtigung folgender Bedingungen (nach Gander et al. 2011):

- Schwankungen der Leistungsfähigkeit und Vigilanz im Tageszyklus, entsprechend der biologischen Uhr. Besonders in den terrestrischen Nachtstunden besteht ein erhöhtes Risiko von ermüdungsbedingten Beeinträchtigungen in der Leistungsfähigkeit.
- Die Dauer der Wachheit und die Schlafmenge in der vorangegangenen Nacht beeinflusst die Leistungsfähigkeit am nächsten Tag.
- Eine Messung bzw. Objektivierung der Auswirkungen von Ermüdung ist mit geeigneten Methoden möglich. Dies erfolgt in Form von Veränderungsmessungen in den Gehirnfunktionen, des Verhaltens oder des subjektiven Erlebens.
- Zum Müdigkeitsrisikomanagement zählen auch die Gestaltung und Kontrolle der Arbeitsbedingungen mit dem Ziel, Fehlleistungen und Unfälle zu minimieren (z. B. durch adäquate Schichtarbeitspläne und effizientes Pausenmanagement). Dabei sind individuelle Risikofaktoren wie Schlafmangel, zirkadian oder Lifestyle bedingte Einflüsse, organische Erkrankungen, chronische Medikamenteneinnahme oder umgebungsbezogene Faktoren wie Licht, Lärm und extreme Temperaturen ebenfalls zu berücksichtigen.

Ein FRM muss in die betrieblichen Abläufe vollständig integrierbar sein, damit es zu einem festen Bestandteil der Unternehmenssicherheit und des betrieblichen Gesundheitsmanagements werden kann. Die einzelnen Maßnahmen sind kontinuierlich zu verbessern und der Einsatz muss wirtschaftlich gerechtfertigt und von der Unternehmensführung akzeptiert werden.

Das Ermüdungsrisikomanagement beschränkt sich nicht auf Teilbereiche eines Betriebes, sondern ist ein multidimensionaler Regulierungsrahmen, der alle betrieblichen Abläufe umfasst. Dieser Ansatz unterscheidet sich deutlich von früheren Maßnahmen, die ausschließlich zur

10.1 · Was ist Ermüdungsrisikomanagement?

Regelung von Arbeitsstunden oder der Einhaltung und Gestaltung von Arbeitspausen dienten (Dawson und McCulloch 2005). Historisch betrachtet war das vorrangige Ziel von Arbeitszeitregelungen die optimale Nutzung der menschlichen Arbeitskraft zur Steigerung der Produktivität. Arbeitspausen dienten in erster Linie dem Aufbau verbrauchter Energiereserven. Kognitive Ermüdungsprozesse, in Kombination mit körperlichen Erschöpfungszuständen („fatigue") wurden erst viel später als weitere Gründe für Arbeitspausen angesehen. Vor allem durch die Zunahme von *„white collar"* Arbeitern, die zwar nicht mehr schwere körperliche Arbeit verrichten, aber aufgrund der Zunahme von monotoner (sitzender) Kontroll- und Überwachungstätigkeiten, dennoch erheblich ermüdungsgefährdet sind. Fatigue als geistige Ermüdung und Erschöpfung verstanden oder allgemein, als Schwankungen in der Vigilanz und dessen Auswirkungen auf die Aufmerksamkeits- und Konzentrationsleistung sind nach einer Reihe katastrophaler Unfälle (wie die Explosion der Raumfähre *Challenger* am 28. Jänner 1986 oder die Havarie des Öltankers *EXXON-Valdez* vor der kanadischen Küste am 24. März 1989) zum Leitthema des Ermüdungsrisikomanagements geworden. Darüber hinaus zeigten Wirtschaftsberichte aus Deutschland und Österreich (2012, 2016), dass der volkswirtschaftliche Schaden von müdigkeitsbedingten Unfällen extrem hoch ist (etwa 0,7 % des BIP) und gleichzusetzen ist mit anderen, in der Öffentlichkeit deutlich bekannteren gesundheitlichen Risikofaktoren wie Alkoholmissbrauch (0,25 % des BIP) oder das Rauchen (0,68 % des BIP).

Das Problem von müdigkeitsbedingten Risiken bei Nachtarbeit oder nach zu kurzen Schlafzeiten (siehe dazu: Åkerstedt 1988, Jehan et al. 2017) war allein durch gesetzlich vorgeschriebene Arbeitszeitregelungen und das Einhalten von Pausen nicht in den Griff zu bekommen. Es mussten andere Strategien entwickelt werden und nach Dawson und McCulloch (2005) kann dies nur mit einem komplexen, mehrstufigen Prozess geschehen (s. ◘ Abb. 10.1). Entscheidend bei dieser Vorgehensweise ist, dass Arbeitspausen nicht mehr nach ein einem starren Muster wie z. B. dem HOS-Schema (*hours of service* [HOS]) ablaufen, sondern variabel auf die jeweiligen Arbeitsprozesse abgestimmt werden. Diese Vorgangsweise setzt allerdings ein Sicherheitsmanagement voraus, dass einen schläfrigkeitsbedingten Zwischenfall nicht nur vorhersagbar und messbar macht, sondern auch entsprechende Interventionsmöglichkeiten zu dessen Vermeidung anbietet. Denn darin sind sich viele Schlafforscher einig: Ein müdigkeitsbedingtes Ereignis bahnt sich an, zeigt sich durch körperliche und psychische Symptome und wird auch von den Betroffenen entsprechend wahrgenommen (Horne und Burtley 2010).

Eine wesentliche Grundannahme des Unfallrisiko-Ansatzes von Dawson und McCulloch (2005) ist die Unterscheidung zwischen körperlicher und mentaler Fatigue (s. ► Kap. 6). Beide Zustände fordern eine unterschiedliche Bewertung und Risikoabschätzung und in weiterer Folge unterschiedliche Gegenmaßnahmen. Diese bilden die 1. Ebene des Modells von Dawson u. McCulloch (s. ◘ Abb. 10.1). Fragen im Zusammenhang mit der Bewertung der Arbeitsfähigkeit *(fit for duty)* müssen die Schlafzeitpunkte und die Schlafmenge der vorangegangenen Nächte mitberücksichtigen und werden dadurch zu wesentlich zuverlässigeren Marker als die Erhebung der aktuellen Schläfrigkeit oder das Ausmaß des momentanen Erschöpfungsgrades. In mehreren Studien konnte gezeigt werden, dass bereits eine einmalige Reduktion der Schlafdauer von unter 5 h zu nachhaltigen Beeinträchtigungen in der Aufmerksamkeits- und Konzentrationsleistung am darauf folgenden Tag führten (z. B. Gillberg und Åkerstedt 1994). Damit vergleichbar sind die Ergebnisse von Studien über mehrere Nächte mit einer Schlafrestriktion von < 6 h (McHill et al. 2018).

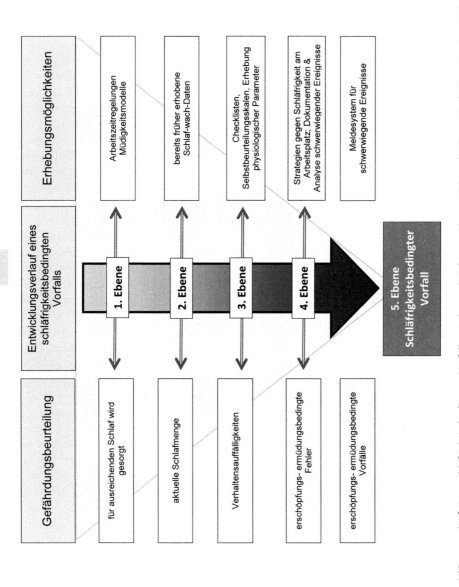

Abb. 10.1 Entwicklungsverlauf eines schläfrigkeitsbedingten Vorfalles. Jeder erschöpfungs- oder ermüdungsbedingte Vorfall hat eine Entwicklungsgeschichte und charakteristische Vorzeichen. Durch ein effizientes Ermüdungsrisikomanagement sind bereits im Vorfeld Gegenmaßnahmen möglich. (Abb. modifiziert nach Dawson und McCulloch 2005)

10.2 Biomathematische Modelle zur Müdigkeitserkennung

Auf der 2. Ebene des Modells von Dawson u. McCulloch werden all jene Faktoren berücksichtigt, die bereits durch empirische Studien in ähnlichen Arbeitssettings erhoben wurden. Darüber hinaus sind individuelle Vulnerabilitäten zu berücksichtigen, denn nicht jeder verträgt Schlafmangel oder Schicht- und Nachtarbeit gleich gut und selbst dies kann sich mit zunehmendem Lebensalter verändern. Oder: Eine an und für sich wenig ermüdende Tätigkeit ist anders zu bewerten, wenn der Arbeiter die Nacht davor kaum oder sehr schlecht geschlafen hat. Diese individuellen Risikofaktoren berücksichtigt die 3. Ebene des Modells von Dawson u. McCulloch. Auf der 4. und 5. Ebene des Modells von Dawson u. McCulloch erfolgt die Erfassung aller Begleitumstände, die zu vorgefallenen Unfällen oder von Fehlern geführt haben. Zentrale Frage ist hier auch, inwiefern die Fehlleistungen überhaupt erhoben und ausgewertet werden können bzw. welche Auswirkungen und Konsequenzen diese Fehler in weiterer Folge haben.

In einer ersten Überprüfung der ersten Ebene ihres Modells anhand der ihnen verfügbaren Literatur kommen Dawson u. McCulloch zu dem Schluss, dass weniger als 5 h Schlaf innerhalb von 24 h bzw. 12 h im Zeitraum von zwei Tagen zu wenig sind, um effizient und sicher zu arbeiten. Diese, rein deduktiven Schlüsse und nicht durch empirische Studien gewonnene Aussagen wurden von anderen Forschern kritisiert (Van Dongen und Belenky 2012), weil sie zu vage sind und spezifische Einflüsse (z. B. zirkadiane Faktoren) nicht berücksichtigen. Um im Rahmen eines FRM exakte Vorrausagen treffen zu können, müssen betriebliche Abläufe anhand komplexer mathematischer Modelle simulierbar sein, mit dem Ziel, Risikosituationen aufzuzeigen und die Effizienz von Präventivmaßnahmen zu überprüfen. Daher bedient sich das FRM einer Reihe von Tools (z. B. biomathematische Modelle) um müdigkeitsbedingte Prozesse auch empirisch und evidenzbasiert erklären zu können.

In den letzten 15 Jahren sind eine Reihe von Algorithmen zur Abschätzung des Gefahrenpotentials durch Übermüdung entwickelt worden (z. B. Hursh et al. 2004; Van Dongen et al. 2007; James et al. 2018). Je nach der Vielschichtigkeit der Arbeitsprozesse können diese Modelle unterschiedlich komplex ausfallen, die Grundkomponenten sind in der Regel immer dieselben (s. ◘ Abb. 10.2). Ausgehend z. B. von einer bestimmten Arbeitsschichtfolge (Dauer einer Schicht, sowie deren Wiederholungshäufigkeit und die Anzahl der dazwischenliegenden arbeitsfreien Tage) werden unter Berücksichtigung interner und externer Faktoren das Ausmaß an Ermüdung und Erschöpfung, sowie der Zeitpunkt, ab dem ein Weiterarbeiten aufgrund von müdigkeitsbedingten Fehlern nicht mehr sinnvoll ist, bestimmt. Für das Erstellen einer Ermüdungsprognose müssen in einem ersten Schritt zunächst alle *externen Einflussgrößen* am Arbeitsplatz wie Licht, Lärm, Temperatur, Arbeitsbelastung sowie die Länge und Anzahl der Ruhe- und Schlafzeiten des Arbeiters/Angestellten bestimmt werden. Dies kann entweder durch Fragebögen (retrospektiv) oder aktuell, mithilfe von Aktigrafen und Aktivitäts-/Schlaf-trackern erhoben werden. Einige publizierten Algorithmen greifen auch hier auf mathematische Berechnungen zurück (z. B. Darwent et al. 2010). Diese Informationen werden dann mit *schlafhomöostatischen und zirkadianen Prozess-Modellen* abgeglichen, wobei sowohl kurze (schnell wechselnde homöostatische) und längere, zirkadiane Prozesse und Rhythmen zu berücksichtigen sind. Auf dieser Ebene lasen sich dann bereits Phasen von hoher bzw. niedriger Ermüdbarkeit bestimmen, die allerdings infolge von diversen Einflussfaktoren (z. B. bereits absolvierte Arbeitspausen oder Phasen mit geringer oder erhöhter Beanspruchung) an die jeweiligen Arbeitssituationen angepasst werden müssen. Vereinfacht auf einen Nenner

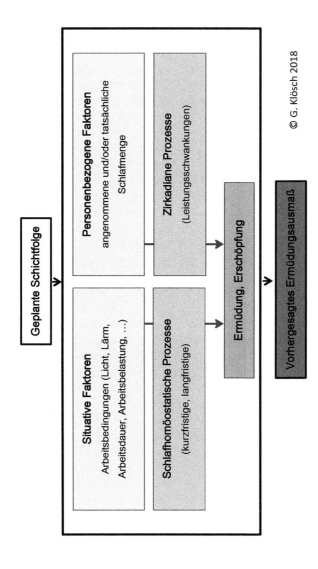

Abb. 10.2 Schematische Darstellung und strukturelle Gliederung der wichtigsten Komponenten, die biomathematische Müdigkeitsmodelle berücksichtigen müssen. Aus Gründen der Übersichtlichkeit wurden die Wechselwirkungen zwischen den einzelnen Komponenten nicht eingezeichnet. Weitere Erklärungen im Text

10.2 · Biomathematische Modelle zur Müdigkeitserkennung

gebracht, bestimmt das *Produkt aus Arbeits-bedingungen und individuellen Einflussgrößen* das Ausmaß an *Erschöpfung und Ermüdung* zu einem bestimmten Zeitpunkt. Wichtige zusätzliche Einflussgrößen sind die Länge der Arbeitszeit (*time-on-task-*, bzw. *time-on-duty-* Effekte), die Dauer und die Anzahl von Arbeitsunterbrechungen (*rest-break-* Effekte), die Arbeitsbelastung bzw. -beanspruchung sowie motivationale Faktoren. Andere Faktoren wie eine krankheitsbedingte rasche Ermüdbarkeit oder Effekte sedierender als auch aktivierend wirkender Medikamente oder Drogen sind nur schwer mithilfe mathematischer Modelle abzubilden. Entsprechend gering ist deren prädiktiver Wert bei einzelnen Personen bzw. Individuen mit psychischen oder organischen Erkrankungen.

10.2.1 Stärken und Schwächen biomathematischer Müdigkeitsmodelle

Müdigkeits-/Wachheitsmodelle müssen, so die Meinung von Experten (vgl. Gundel et al. 2007) zumindest zwei Aufgaben erfüllen: Sie sollen einerseits ein müdigkeitsbedingtes Leistungstief vorhersagen können und andererseits Aussagen über ein erhöhtes Unfallrisiko ermöglichen. Doch diese Anforderungen werden nach wie vor von keinem der publizierten Modelle vollständig erfüllt. Eine weitere Forderung bei der Abschätzung von müdigkeitsbedingten Risiken in der Arbeitswelt ist die Definition von Schwellenwerten, die warnen, ab wann es kritisch oder sogar gefährlich ist, weiter zu arbeiten. Da diese Schwellenwerte (noch) nicht existieren, sollte mithilfe von biomathematischen Modellen zumindest jener Graubereich bestimmt werden, in denen ein sicheres Arbeiten unwahrscheinlich wird. Diese Forderung erfüllen zwar bereits mehrere Modelle, allerdings müssen diese kritischen Bereiche, je nach Tätigkeit und Berufssparte, immer erst empirisch bestimmt werden.

Das „*Sleep, Activity, Fatigue, and Task Effectiveness (SAFTE)*"- Modell von Hursh et al. (2004) ist eine Weiterentwicklung des „*Sleep Performance Model*" (SPM), welches vom Walter Reed Army Institute of Research konzipiert wurde, um Ermüdungsrisiken bei längeren militärischen Operationen zu identifizieren (Hursh et al. 2004). Das SPM berücksichtigt zwar zirkadiane und homöostatische Prozesse der Ermüdung, erkennt jedoch nicht Situationen, die zum unmittelbaren Einschlafen führen. Um dazu mehr Informationen zu bekommen analysierte Hursh und Mitarbeiter eine große Anzahl von Eisenbahnunfällen (rund 400 tatsächliche und etwa 1000 Beinahe-Unfälle). Untersucht wurde nicht nur die Situation unmittelbar vor dem Unfall, sondern auch die Tage und Wochen (bis zu 30 Tage) vor dem Ereignis. So gelang es mithilfe des SAFTE-Modells, neben dem aktuellen Leistungsniveau auch ein Graubereich zu definieren, ab dem ein müdigkeitsbedingter Unfall immer wahrscheinlicher wird. Dies erfolgt anhand einer „Effizienzskala", die von 0 (sehr schlechte Effizienz) bis 100 (ausgezeichnete Effizienz) reicht. Aufgrund empirischer Befunde fallen Werte < 70 bereits in jenem Bereich, in dem Unfälle bei abnehmender Punktezahl immer wahrscheinlicher werden. Das SAFTE-Modell eignet sich sehr gut zur Bestimmung von müdigkeitsbedingten Leistungsdefiziten infolge von Schichtarbeit und Zeitzonenwechsel (Jetlag).

Neben dem SAFTE-Modell existiert noch eine Vielzahl ähnlicher Modelle (siehe dazu die Übersichtsarbeiten z. B. von Gundel et al. 2007), die sich hauptsächlich durch die Anzahl der zugrunde liegenden theoretischen Konzepte voneinander unterscheiden. Die Mehrzahl der Modelle berücksichtigen das Zwei-Prozess Modell von Borbély 1982 (s. ▶ Abschn. 5.1.2.1), ergänzen aber die schlafhomöostatischen und zirkadianen Komponenten mit teils sehr unterschiedlichen Zusatzannahmen wie arbeits- und aufgabenspezifische Faktoren, Lifestyle-Aspekte oder situationsspezifischen Ermüdungsreaktionen.

Kapitel 10 · Ermüdungsrisikomanagement

Dadurch sind mathematische Alertness-Modelle nur schwer auf stark voneinander abweichende Arbeitsprozesse übertragbar und untereinander kaum kompatibel. Ein weiteres Problem entsteht auch dadurch, dass einzelne Alertness-Modelle zwar externe Datenquellen (motorische Aktivitäten, Schlafzeiten, physiologische Parameter) mitverarbeiten können, allerdings dabei nur wenige Datenformate unterstützen (z. B. von Aktigrafen, Schlaftagebüchern, Vigilanztests usw.) und mit den meisten kommerziell erhältlichen Aktivitäts-/Schlaf-tracker nicht kommunizieren können.

Bei gesunden Personengruppen können mathematische Modelle das Ausmaß der Ermüdung auf die Arbeitsleistung bereits gut vorhersagen, wobei deren prädiktiver Wert allerdings mehr relativen als absoluten Charakter hat. Auch eignen sich mathematische Ermüdungsmodelle zur Optimierung von Arbeits- und Pausenzeiten und tragen dazu bei, dass das Arbeiten in der Nacht und auch am Tage sicherer wird.

das SMS geändert wird, was praktisch kaum passieren kann. In den USA können solche Änderungen jedoch relativ leicht umgesetzt werden, weil Modifikationen im FRMS (als eigenständiges Sicherheitsmanagementsystem) die allgemeinen Sicherheitsstandards (z. B. eines parallel existierenden SMS) nicht tangieren.

Im Zentrum eines Ermüdungsrisikomanagements steht die Identifizierung und Vermeidung von Unfällen. Dies geschieht auf Basis bereits bekannter Risiken, entweder aufgrund von ähnlichen Arbeitssituationen in anderen Betrieben oder durch betriebsinterne Erfahrungswerte. Weitere Merkmale sind die Einbindung von Experten bei der Entwicklung risikoarmer Arbeitszeitmodelle, das Einführen eines effizienten Meldesystems für (Beinahe)-Unfälle, sowie die Verwendung biomedizinischer Modelle zur Erkennung und Vorhersage riskanter Arbeitssituationen. Daraus können dann evidenzbasierte Gegenstrategien zur Vermeidung müdigkeitsbedingter Risiken entwickelt werden.

10.3 Merkmale des Ermüdungsrisikomanagements

Die Verantwortung für die Schaffung und Implementierung des Ermüdungsrisikomanagements liegt nach Gander et al. (2011) auf drei Ebenen: (1) Gesetzgebende Körperschaften, staatliche und transnationale Organe; (2) Industrie/Unternehmensverantwortung; und (3) individuelle Verantwortung.

In den USA bildet das Ermüdungsrisikomanagement ein eigenständiges Sicherheits-Managementsystem (deshalb wird hier auch die Bezeichnung *fatigue risk management systems* [FRMS] verwendet), in Europa ist das Ermüdungsrisikomanagement Teil des (umfassenderen) *safety management systems* (SMS). Spezifische Modifikationen der Sicherheitsstandards im Rahmen des FRM (etwa kurzfristige Verlängerungen der Dienstzeiten) sind daher in Europa nur möglich, wenn auch

10.3.1 Organisatorische Rahmenbedingungen, Implementierung

Der Aufbau eines FRM (Ermüdungsrisikomanagement) soll idealerweise in fünf Schritten ablaufen. In einem ersten Schritt gilt es geeignetes Personal zu finden und zu schulen. Als zweiter Schritt sollen möglichst alle betrieblichen Abläufe bezüglich potentieller Ermüdungsrisiken bewertet und dokumentiert werden. Die Identifizierung, Einschätzung und Bewertung operativer Ermüdungsrisiken bildet dann die Basis für den dritten Schritt, die Entwicklung von Gegenmaßnahmen. Diesem Stadium im Aufbau eines effizienten FRM sollen dann geeignete Schulungen aller beteiligten Personengruppen folgen (vierter Schritt) sowie eine lückenlose Erfassung und Dokumentation aller getroffenen Maßnahmen. Darauf basierend kann dann auch

10.3 · Merkmale des Ermüdungsrisikomanagements

eine Evaluation aller ergriffenen Maßnahmen stattfinden (fünfter Schritt), mit dem Ziel die angewendeten Vermeidungsstrategien zur Verhinderung müdigkeitsbedingter Risiken abzuändern oder zu optimieren.

Die Implementierung eines Ermüdungsrisikomanagementsystems ist sachlich und finanziell sehr aufwendig. Notwendige Änderungen betreffen nicht nur die Arbeitspläne oder Begrenzungen in der Anzahl der zu leistenden Arbeitsstunden pro Woche, sondern auch alle arbeits- bzw. produktionstechnischen Prozesse. In Relation zu den möglichen Folgekosten eines müdigkeitsbedingten Arbeitsunfalles sind die Ausgaben jedoch selbst für kleine und mittelständige Betriebe vertretbar, so die Ergebnisse einer Studie von Eiter und Kollegen über die Implementierung eines Ermüdungsrisikomanagements in einem kleinen Bergbaubetrieb in den USA (Eiter et al. 2014). Ein wesentlicher Punkt ist dabei die Vermittlung der Inhalte und Ziele eines FRM innerhalb des Betriebes, damit die notwendigen Maßnahmen auch von der Belegschaft mitgetragen werden. Dabei muss der Schwerpunkt vor allem auf die spezifischen Probleme und Organisationsabläufe des jeweiligen Unternehmens gelegt werden (z. B. Fahrtendienste, Schichtfolgen, Langstreckenflüge mit Jetlag, Überwachungstätigkeiten am Monitor usw.). Nur so können die geplanten Maßnahmen effizient sein und auf allgemeine Akzeptanz stoßen. Entscheidend dabei ist die Vermittlung und Aufklärung der Belegschaft über die Sinnhaftigkeit und die Betonung der Verantwortung, die jeder Einzelne bei der Umsetzung der gesetzten Ziele im Rahmen eines Ermüdungsrisikomanagements trägt (Wert für Gesundheit, Sicherheit und Wohlbefinden).

10.3.2 Evaluation und Nachhaltigkeitsüberprüfung

Die Überprüfung/Evaluation von Maßnahmen zur Reduzierung von Ermüdungsrisiken ist ein wesentlicher Bereich eines funktionierenden FRM, der aber häufig vernachlässigt wird. Letztendlich kann aber nur durch Evaluationen die Effizienz eines implementierten FRM laufend überprüft und ggf. adaptiert werden. Evaluationsmaßnahmen können sich auf eine(n) aktuelle(n) Situation/Vorfall oder auf zukünftige Ereignisse beziehen. Die *ex post Analyse* ist das nachträgliche Untersuchen oder Bewerten einer Situation, die einem kritischen Ereignis vorausgegangen ist. Um z. B. das Ausmaß an Schläfrigkeit während des Tages mit der Schlafdauer der vorangegangenen Nacht in Beziehung setzen zu können, genügt es, die Nachtschlafzeit vom Zeitpunkt „Licht aus" bis zum Aufstehen am Morgen zu berechnen. Wesentlich aufwendiger ist jedoch eine *ex ante Analyse*. Bei diesem Ansatz werden Messdaten laufend zu (vorher) bestimmten Zeitpunkten erhoben und können im Anlassfall mit einem müdigkeitsbedingten Ereignis in Beziehung gesetzt werden. Dieser Ansatz kann auch die Grundlage für ein Frühwarnsystem sein, das beim Erreichen voreingestellter Schwellenwerte anspricht und dadurch kritische Situationen zu vermeiden hilft. Im Prinzip sollte jedes FRM in der Lage sein, Ermüdungsrisiken vorherzusagen. Grundvoraussetzung dafür ist die Auswahl jener Parameter, die am Entstehen eines Ermüdungsrisikos beteiligt sind. Je nach Tätigkeit kann es sich hierbei um ein sehr komplexes System von interaktiven Prozessen handeln, auch unter Berücksichtigung von Faktoren, die vordergründig nicht als müdigkeitsrelevant eingestuft werden. Hierzu zählen persönlichkeitsbedingte und motivationale Merkmale, die neben situativen und systemisch-organisatorischen Faktoren das Ausmaß an Ermüdbarkeit und Erschöpfung maßgeblich mitbestimmen (s. Überblick in ◘ Tab. 10.1).

Die Berücksichtigung von Persönlichkeitsmerkmalen (Perfektionismus, Gewissenhaftigkeit, Geselligkeit usw.), Motivation, Handlungskompetenz oder Stressbewältigungsstrategien sind vor allem dann von Bedeutung, wenn FRM-Maßnahmen als ein essenzieller

Kapitel 10 · Ermüdungsrisikomanagement

◻ Tab. 10.1 Die wichtigsten sichtbaren bzw. direkt beobachtbaren und messbaren Parameter, die im Rahmen eines FRM-Frühwarnsystems verwendet werden können

Psychische Faktoren	Merkmalszuschreibungen der Tätigkeit	Systemisch-organisationale Faktoren	Umgebungsfaktoren, zirkadiane Einflüsse
– Allgemeine Wohlbefinden – Lebenszufriedenheit – Das Erleben sozialer Unterstützung – Das Ausmaß der Müdigkeit bzw. der Wachheit – Der Grad der Erholung aufgrund des Nachtschlafes – Das Empfinden von Stress und Belastung, Ungeduld und des Erschöpftseins	– Ehrgeiz – Verausgabungsbereitschaft – Perfektionismus – Resignationstendenz bei Misserfolg – Art der Problembewältigung – Konkurrenzstreben – Innere Ruhe und Ausgeglichenheit – Arbeitszufriedenheit – Erfolgserleben im Beruf – Schwierigkeitsgrad der Tätigkeit	– Dauer einer Arbeitstätigkeit – Entscheidungsfähigkeit bei Aufgaben – Zeitdruck bei der Aufgabenerledigung – Fehlende Planbarkeit oder Vorher-sehbarkeit – Ausmaß der finanziellen oder materiellen Kompensation (z. B zusätzliche freie Tage) – Fehlende soziale Unterstützung	– Physikalische Umweltfaktoren wie, Lärm, Hitze, Feuchtigkeit, Beleuchtung, Tageslicht (Tageszeit, Dunkelheit) – Vorangegangene Schlaferholung, Schlafdruck – Tageszeitliche Schwankungen in der Aufmerksamkeit und Konzentration („time-of-day"– Effekte) – „time-on-task"-, „time-on-duty"- Effekte

Bestandteil eines Unternehmensleitbildes verstanden wird, das auch das psychische und physische Wohlergehen der Mitarbeiter miteinschließt. Auch betriebliche Gesundheitsförderungsprogramme zur Burnout-Prophylaxe, Stressbewältigung oder Schlafedukation helfen mit das FRM in den Betriebsalltag zu integrieren, indem sie die Eigenverantwortung jedes Einzelnen für Gesundheit und Sicherheit am Arbeitsplatz hervorheben.

Eine weitere Grundvoraussetzung für ein funktionierendes FRM ist die Schaffung eines Betriebsklimas, in dem das Anzeigen von Beinahe-Unfälle (*near miss*- Ereignisse) ohne negative Konsequenzen für alle Beteiligten möglich ist.

10.4 Einsatzbereiche des Ermüdungsrisikomanagements

Im folgenden Abschnitt werden einige Bereiche dargestellt, in denen FRM-Systeme oder Teilbereiche eines Ermüdungsrisikomanagements bereits implementiert wurden und zu denen auch empirische Daten über dessen Wirksamkeit vorliegen.

Müdigkeit und Schläfrigkeit am Arbeitsplatz und bei Schichtarbeitern. Müdigkeit während der Arbeitszeit und am Wege zu und vom Arbeitsort kann sich nachteilig sowohl auf die persönliche Gesundheit, die Arbeitsleistung und Produktivität als auch auf die Sicherheit auswirken. Ermüdung ist eine risikoreiche Bedingung am Arbeitsplatz, sie kann jedoch – wie andere Risikofaktoren – gemanagt werden (Lerman et al. 2012). Tageszeitliche Schwankungen in der Arbeitsleistung sind teilweise zirkadian bedingt und können durch eine effiziente Pausengestaltung ausgeglichen werden. Weitere Ursachen für Ermüdung sind monotone Arbeitsbedingungen, langweilige Überwachungstätigkeiten, sowie akuter und chronischer Schlafmangel. Besondere Vorsicht ist geboten, wenn Arbeiten hauptsächlich als Schichtdienst in den Nachtstunden unter monotonen Bedingungen stattfinden.

10.4 · Einsatzbereiche des Ermüdungsrisikomanagements

In den letzten Jahrzehnten sind unzählige empirische Studien zu den Auswirkungen von Nacht- und Schichtarbeit veröffentlicht worden. Das Suchportal „PubMed" listet unter den Suchbegriffen „Schichtarbeit, Nachtarbeit" mehr als 4000 Publikationen auf. Dennoch ist es nicht die Anzahl an Publikationen, die es dem FRM-Beauftragten schwer macht sich einen groben Überblick zu verschaffen. Das Hauptproblem liegt in der Vielzahl der unterschiedlichen Schichtfolgen und Arbeitsbedingungen, die untersucht wurden, sodass die Studienergebnisse nicht miteinander vergleichbar sind.

Hinzu kommt noch, dass die untersuchten Personengruppen meist über Jahre im Schichtdienst tätig waren und vermutlich auch Nachtarbeit relativ gut vertragen. Die Gruppe jener Arbeitnehmer, die vorzeitig aus dem Schichtdienst ausgeschieden sind, wird leider zu wenig beachtet.

Jahrzehntelange Schichtarbeit hat gravierende gesundheitliche Auswirkungen, akute wie chronische. Bei den *akuten Auswirkungen* stehen Schlafmangel, Tagesmüdigkeit und Tagesschläfrigkeit an erster Stelle. Die Folgen daraus sind emotionale Probleme (Grund: verringerte Stresstoleranz) und Beeinträchtigungen in der Leistungsfähigkeit, auch noch Tage später. Da die Leistungsfähigkeit in der Nacht generell geringer ist als bei vergleichbaren Arbeiten tagsüber entstehen dadurch noch weitere Leistungsdefizite. In Studien konnte eine verminderte Arbeitsleistung bereits bei 2 h weniger Schlaf pro Nacht als üblich nachgewiesen werden (Carskadon und Dement 1981). Die Palette der *chronischen Auswirkungen* ist vielfältig und lang (s. ▶ Abschn. 4.1.1). Im Mittelpunkt stehen hier die gesundheitlichen Probleme, insbesondere das erhöhte Krebsrisiko, Gegenstand jahrelanger pro und contra Diskussionen (vgl. Erren et al. 2015). Als Hauptverursacher des erhöhten Brust- und Prostatarisikos gelten die Chronodisruption und die Unterdrückung der Melatoninausschüttung durch nächtliches Arbeiten bei blauwelligem Licht. Langjährige Nachtarbeit

führt auch zu Einschränkungen im sozialen Umfeld und der Verlust sozialer Bindungen erzeugt zusätzlichen Stress, der ebenfalls schlafbehindernd wirkt.

Besonders gravierend ist die Situation in Spitälern oder vergleichbaren medizinischen Versorgungszentren. Je nach Abteilung, meist sind es Intensivstationen, werden zwar bestimmte Strategien und Vorkehrungen gegen Übermüdung infolge von Nachtarbeit getroffen, umfassende oder explizit als Risikomanagement ausgewiesene Maßnahmen gibt es aber in der Regel nicht (siehe dazu Steege et al. 2017a, b). Ein generelles Problem ist der Mangel an Trainingsmöglichkeiten unter Bedingungen extremer Müdigkeit. Abrahamsen und Mitarbeiter fordern hier spezielle Programme sowohl für Notfallärzte, Piloten und Fahrern von Rettungsdiensten (Abrahamsen et al. 2015).

Bei Ärzten im Schichtdienst (Schlafer et al. 2014) können, neben direkten gesundheitlichen Folgen auch noch indirekte Risiken mit einer generellen Leistungsminderung und negativen Auswirkungen auf die Patientensicherheit auftreten. Eine rezente Studie von Ziebertz et al. fand bei Ärzten im Bereitschaftsdienst eine verringerte Schlafqualität, häufiger Schlafprobleme und mehr Stress am Folgetag (Ziebertz et al. 2017), sowie eine Zunahme gastrointestinaler Beschwerden (Lim et al. 2017).

Eine weitere Besonderheit ist die sogenannte *alarm-fatigue*. Durch die zunehmende Technisierung in den Krankenhäusern, insbesondere in den Notfall- und Intensivstationen erhöht sich die Zahl an Notrufen. Fehlalarme bewirken beim Personal eine Desensibilisierung und Gleichgültigkeit gegenüber Alarmsignalen, können aber auch Hörschäden, Stress und Ärger bei den Patienten verursachen, wenn die Alarmsignale zu laut sind (siehe dazu: Lorenz et al. 2017). Sie unterbrechen auf jeden Fall eine, beim Pflegepersonal bereits begonnene Tätigkeit und beim Patienten möglicherweise den Schlaf und führen so zu Frustration und Ärger (Grossman et al. 2017).

Damit Nachtarbeit sicherer und gesünder wird, sind eine Reihe von Gegenmaßnahmen notwendig, die sowohl von betrieblicher Seite als auch vom Arbeitnehmer geleistet werden müssen. Die gesetzlichen Rahmenbedingungen haben sich in erster Linie an der Sicherheit und dem Wohlergehen der Arbeiter zu orientieren, mit entsprechenden Auflagen zur Gestaltung der Arbeitsbedingungen (effiziente Pausengestaltung, Lichtmanagement) und der Verpflichtung zu regelmäßigen Gesundheitschecks. Wünschenswert wäre hier eine bessere Einbindung von Experten aus der Schlafmedizin und Chronobiologie.

Der Großteil der Maßnahmen ist jedoch nur unter aktiver Einbeziehung der Mitarbeiter umzusetzen. Aufklärung, Schulung und Schaffung von Anreizen (Belohnungen) für unfallfreies Arbeiten wirken motivierend. Die Erfahrung zeigt, dass eine individuelle und persönliche Ansprache in Seminaren effizienter ist als das Bereitstellen von Informationen (etwa via Emails oder Internetseiten). Die vielen allgemeinen Empfehlungen und Methoden zur Verbesserung des Schlafs sollen nicht darüber hinwegtäuschen, dass der Schlaf am Tage aus chronobiologischen Gründen weniger lang und erholsam ist als das Schlafen in der Nacht. In einer Metaanalyse weisen Slanger und Mitarbeiter darauf hin, dass es aufgrund der methodischen Vielfalt der publizierten Studien auch unklar ist, ob die unterschiedlichen Interventionen bei Schichtarbeitern in erster Linie die Müdigkeit verringern oder ob sich dadurch gezielt die Schlafmenge bzw. -qualität verbessern lassen (Slanger et al. 2016).

Zur Verbesserung der Leistungsfähigkeit und Verminderung von Ermüdungserscheinungen während der Nachtarbeit helfen koffeinhaltige Getränke, kurze Schlafpausen (Powernaps) und besonders helle Beleuchtung. Wer jedoch nach dem Schichtdienst schlafen möchte, sollte nach 3.00 Uhr am Morgen keinen Kaffee mehr trinken oder die Dosis reduzieren (< 4 mg/kg Körpergewicht). Nach dem Nachtdienst wird das Tragen von speziellen Brillen, die das blaue Lichtspektrum herausfiltern, empfohlen. Damit soll die (Rest)-Melatoninproduktion beim Schlafen tagsüber nicht endgültig unterbunden werden. Bei älteren Schichtarbeitern kann die Gabe von Melatonin am Morgen hilfreich sein und die Gesamtschlafzeit um etwa 24 min verlängern (Liira et al. 2014).

Schichtarbeiter müssen auch auf ihre Ernährung achten, da im Nachtdienst gerne viel Süßes genascht wird. Der Grund dafür sind Veränderungen in der Appetitsteuerung die Sättigung signalisieren. Die Hauptmahlzeit kann bereits vor dem Schichtdienst eingenommen werden und während der Nacht helfen mehrere kleine Snacks (wenig Süßes) gegen den Hunger. Erfahrungsgemäß mangelt es hier bei vielen Betrieben an entsprechenden Angeboten, um eine gesunde und ausgewogene Ernährung von Nachtarbeitern zu gewährleisten.

Interventionen sind besonders effizient und nachhaltig, wenn sie sich gezielt an dem individuellen Vulnerabilitätsprofil orientieren (s. Zusammenfassung: Reduktion müdigkeitsbedingter Risiken am Arbeitsplatz). Die Berücksichtigung des Chronotyps bei der Erstellung von Schichtplänen kann bereits die negativen Auswirkungen von Schichtarbeit deutlich reduzieren (s. ▶ Abschn. 4.1.3). Ein vigilanzbasiertes Schlaf-wach-Management ermöglicht ein auf das Individuum maßgeschneidertes Ermüdungsrisikomanagement, unter Einbeziehung individueller Verhaltensweisen (Schlafgewohnheiten), schlafphysiologischer und chronobiologischer Merkmale (Kurz-, Langschläfer, Chronotyp) und situativer Faktoren (Livestyle, Arbeitssituation).

Reduktion müdigkeitsbedingter Risiken am Arbeitsplatz durch

- *effiziente Pausengestaltung*
- *Schichtpläne unter Berücksichtigung chronobiologischer Aspekte*
- *Optimaler Arbeitsplatz vor allem bei Nachtarbeit (Beleuchtung)*

10.4 · Einsatzbereiche des Ermüdungsrisikomanagements

- *Bereitstellung von Informationen (Seminare) über adäquates Schlafverhalten unter Berücksichtigung von Lifestyle und Freizeitverhalten*
- *Maßnahmen für einen sicheren Weg zum/vom Arbeitsort insbesondere nach Nachtdiensten.*

Notfälle und Einsätze bei Polizei, Feuerwehr und im Rettungswesen. Die Anpassung und Evaluierung adäquater Schichtsysteme sind eines der Hauptthemen des Ermüdungsrisikomanagements bei Polizei, Rettung und Feuerwehr. Vor allem bei Polizisten dürfte die Stressexposition während des Dienstes eines der wesentlichsten Belastungsfaktoren sein. In einer Studie von Ma et al. zeigte sich, dass Frühdienste (4.00–12.00 Uhr) weniger Stress verursachen als Mittel- und Spätschichten (Ma et al. 2015). Ursachen für den Stress während des Tages sind administrative Tätigkeiten, der Arbeitsdruck verursacht durch Kollegen/Vorgesetzten und die mangelnde Unterstützung durch arbeitsfremden Personen, oder anderen Institutionen der Verwaltung. Dieser arbeitsbedingte Stress verhindert letztendlich „das sich erholen können" und ist mit einer der Gründe um nicht schlafen zu können.

Bei der Feuerwehr stellt sich das Problem Vigilanz und Ermüdung anders dar. Vor allem durch den großen Anteil an ehrenamtlichen oder freiwilligen Mitarbeitern, die neben ihrer Tätigkeit in der Feuerwehr, einen Hauptberuf ausüben, entstehen sehr lange „Dienstzeiten", die erheblich mehr als die gesetzlich vorgeschriebenen 40 Wochenstunden ausmachen. Darüber hinaus ist es die ständige Rufbereitschaft, die ein erholtes und stressfreies Schlafen verhindert und dadurch auch die Leistungsfähigkeit am Tage beeinträchtigt (s. Zusammenfassung Reduktion müdigkeitsbedingter Risiken bei Polizei, Feuerwehr, Rettungswesen). Auch darf das Problem der „Schlaftrunkenheit" nicht außer Acht gelassen werden, da je nach der Schlafphase aus der das Aufwecken erfolgt, es zu einer längeren Beeinträchtigung der Leistungsbereitschaft und

deshalb zu einer Zunahme der Fehlerhäufigkeit kommen kann (Ferguson et al. 2016).

Reduktion müdigkeitsbedingter Risiken bei Polizei, Feuerwehr, Rettungswesen durch

- *effiziente Pausengestaltung und Planung von Ruhezeiten (auch bei Rufbereitschaft)*
- *Maßnahmen zur Stressreduktion- und Management*
- *adäquates Schlafverhalten bereits vor Einsätzen*
- *Optimierung des Schlafplatzes (zu Hause als auch am Dienstort)*
- *Betreuung bei berufsbedingten Belastungen (Krisenintervention).*

Müdigkeit und Schläfrigkeit im Straßenverkehr. Schläfrigkeit und Müdigkeit gelten auch im Transportsektor weltweit als einer der wichtigsten Risikofaktoren. Entsprechend groß ist der Bedarf nach effizienten Strategien und Vorkehrungen zur Vermeidung schläfrigkeitsbedingter Unfälle, nicht zuletzt durch den wachsenden Druck vonseiten der Politik und den verschärften gesetzlichen Rahmenbedingungen (zur Einhaltung von Fahrpausen und Ruhezeiten). Während die *National Transport Commission* in Australien nach wie vor keine Beschränkungen für Arbeits- oder Ruhezeiten empfiehlt, sind Anderson und Mitarbeiter (2013) der Meinung, dass Arbeitszeitregelungen auch das Problem „Müdigkeit am Steuer" mitberücksichtigen müssen. Mit Arbeitszeitregelungen allein ist dem Problem Übermüdung im Straßenverkehr nicht beizukommen. Fakt ist, dass eine Schichtdauer von mehr als 12 h das Unfall- und Verletzungsrisiko verdoppelt (s. ▶ Abschn. 4.1.4). Zusätzliche Faktoren wie chronischen Schlafmangel oder Schlafstörungen verschärfen diese Problematik. Gefordert wird ein umfassendes Screening- und Behandlungsprogramm, insbesondere beim Vorliegen von Tagesschläfrigkeit als Folge von Schlafstörungen (siehe dazu Catarino et al. 2014). Die 2014 vom Europäischen Parlament verabschiedete Direktive 2014/85/EU zur Begutachtung der Tagesmüdigkeit/-schläfrigkeit beim Obstruktiven Schlafapnoesyndrom ist dazu ein erster Schritt. Um die gesetzlichen Rahmenbedingungen umzusetzen werden sich in den Bereichen Transport und öffentlicher Verkehr in Zukunft vermehrt FRM-Systeme etablieren müssen.

Die Gestaltung von Fahrtunterbrechungen und Ruhepausen hat für Berufskraftfahrer eine zentrale Rolle. Eine adäquate Rastplatzgestaltung, die eine ungestörte Pause und ein problemloses Schlafen im Fahrzeug ermöglichen sind dafür ebenfalls essenziell. Internationale Standards und Mindestvoraussetzungen für Rastplätze ist schon seit langem eine Forderung von Berufskraftfahrern wie auch der Wunsch nach schallisolierten Fahrerkabinen mit Sitzen, die auch ein bequemes Schlafen ermöglichen. Um auch das Fahren in den Nachtstunden sicherer zu gestalten werden seit einigen Jahren spezielle Lichtsysteme in Fahrerkabinen erprobt, die mithilfe von blauwelligem Licht für mehr Wachheit sorgen sollen (Rodriguez-Morilla et al. 2018).

Darüber hinaus werden von der Autoindustrie zunehmend mehr sogenannte Fahrerassistenzsysteme angeboten, die Zeichen von Übermüdung erkennen und den Fahrer warnen (mehr dazu im ► Kap. 11). Zielgruppe von Systemen dieser Art sind hauptsächlich Privatpersonen und weniger Berufskraftfahrer, sodass Müdigkeitsdetektoren in Fahrzeugen (noch) nicht Bestandteil eines FRM sind. Dies auch deshalb, weil zum einen eine Vielzahl sich konkurrierender Systeme zur Müdigkeitsdetektion existieren, andererseits – vermutlich als Schutz vor Konkurrenten – ein nur sehr spärliches Dokumentationsmaterial über die Qualität der verwendeten Algorithmen angeboten wird (s. Zusammenfassung: Reduktion müdigkeitsbedingter Risiken im Straßenverkehr).

Reduktion müdigkeitsbedingter Risiken im Straßenverkehr durch

- *Optimierung der Verkehrswege (Rumpelstreifen, Infotafeln mit Warnhinweisen vor Übermüdung, sichere Rastplätze)*
- *technische Maßnahmen am Fahrzeug (intelligente Beleuchtung, Fahrerassistenzsysteme)*
- *Tipps zu Gegenmaßnahmen bei Müdigkeit unter Berücksichtigung der Zielgruppe*
- *Verhaltensmaßnahmen zur Verbesserung des Schlafs, effizienter Pausengestaltung und adäquater Fahrtroutenplanung.*

Der Schlaf-wach-Rhythmus von Flugbegleitern und Piloten. Seit 2016 gelten in Europa neue Arbeitszeitregelungen für Piloten und Flugbegleiter. Die auf Initiative des Europäischen Parlaments von der Europäischen Agentur für Flugsicherheit (EASA) veröffentlichten Ruhevorschriften haben u. a. das Ziel, die Flug- und Dienstzeitbeschränkungen für alle innerhalb der Europäischen Union tätigen Piloten zu vereinheitlichen und damit faire Wettbewerbs- und auch bessere Arbeitsbedingungen für die Crews zu schaffen. Die Grundlagen dieser gesetzlichen Rahmenbedingungen sind das Ergebnis zahlreicher Symposien und Workshops mit Beteiligung von Sicherheitsexperten, Vertreter der Piloten und des Kabinenpersonals sowie Repräsentanten verschiedener Fluggesellschaften, nationaler Luftfahrtbehörden und der Europäischen Kommission. Ebenfalls 2016 aktualisierte die International Civil Aviation Organisation (ICAO) ihre Manuals zum Thema Flugsicherheit und Müdigkeitsmanagement (ICAO 2016), die als Download auf der Homepage der ICAO zur Verfügung stehen (► www.icao.int/safety/fatigue-management/Pages/default.aspx [Zugriff: August 2018]). Die Handbücher wurden erstmals auch für Fluglotsen und Mitarbeiter der Luftraumüberwachung sowie für Betreiber von Großraumflugzeugen adaptiert. Der Bereich der zivilen Luftfahrt und die Luftraumüberwachung sind zurzeit jene Branchen mit den umfangreichsten FRM Prozessen.

10.4 · Einsatzbereiche des Ermüdungsrisikomanagements

Ausnahmeregelungen existieren allerdings für Flugtaxis, Frachtfluggesellschaften und Fluglinien mit kleineren Flugzeugen (< 20 Personen). Diese Unternehmen müssen in der Regel kein FRM vorweisen und es gelten hier weniger strenge Ruhezeiten für Piloten und Flugbegleiter. Wie bei regelmäßiger Schichtarbeit kommt es auch bei Flugbegleitern und Piloten infolge von Zeitzonenwechsel zu einer Verschiebung zwischen dem schlafhomöostatischen Prozess des Schlafdruckauf- und abbaues und der Koppelung an den (zirkadian bedingten) Hell-Dunkelwechsel. Lichtinformationen aus der Umwelt, die als Zeitgebersignale entscheidend zur Stabilisierung des Schlaf-wach-Rhythmus beitragen, signalisieren dem Körper aufgrund der veränderten geografischen Position ein anderes Zeitschema. In Abhängigkeit von der Länge der Flugstrecke und der Schichtfolge können so in kürzester Zeit mehrere Zeitzonen übersprungen werden. Erfahrungswerte zeigen, dass pro Stunde Zeitzonenverschiebung ein Adaptationstag notwendig ist um sich an das neue Zeitschema zu gewöhnen (s. ▶ Abschn. 4.1.3). Doch die individuelle Bandbreite ist hier groß und es kann im Einzelfall zwei- bis dreimal so lange dauern bis sich der Organismus angepasst hat. Der Schlaf-wach-Rhythmus ist nicht der einzige biologische Rhythmus, der sich anpassen muss. Im Vergleich zu hormonellen Zyklen (etwa der Menstruationszyklus) ist der Schlaf-wach-Rhythmus einer der ersten biologischen Rhythmen, die sich an ein neues Zeitschema anpassen. Ermüdung und Erschöpfung zählen dennoch zu den Hauptbeschwerden von Flugbegleitern und Piloten. Sind es auf der Langstrecke die langen Zeitperioden, in denen weder für das Kabinenpersonal noch für die Piloten sehr viel zu tun ist die für Ermüdung sorgen, so sind es auf der Kurzstrecke die raschen Folgen von Starts- und Landungen, die Aufmerksamkeit und Konzentration der Besatzung sehr stark beanspruchen. Effiziente Gegenstrategien sind in Abhängigkeit von den Flugrouten entsprechend zu adaptieren und können deshalb sehr unterschiedlich ausfallen.

Ein wesentlicher Faktor ist auch der Erholungswert, der aus den gesetzlich vorgeschriebenen Ruhezeiten gewonnen werden kann. Entsprechend sorgfältig sollten gerade diese Zeitfenster geplant und gestaltet werden. Details wie lange Zufahrtswege vom Flugplatz zu den Hotels, in denen das Flugpersonal untergebracht ist können sich bereits sehr negativ auf den Erholungswert auswirken. Befragungen und Evaluationen einzelner Flugstrecken sollten daher immer ein wesentliches Instrument des FRM sein (s. Zusammenfassung: Reduktion müdigkeitsbedingter Risiken im Flugverkehr).

Reduktion müdigkeitsbedingter Risiken im Flugverkehr durch

- *Planung der Flugroute unter Berücksichtigung chronobiologischer Aspekte*
- *Maßnahmen zu besserem Schlaf unter adaptierten und nicht-adaptierten Bedingungen*
- *Optimierung des Schlafplatzes an Bord und am Zielort*
- *effiziente Pausengestaltung und Planung von Ruhezeiten (auch bei Rufbereitschaft).*

Überwachung und Einsätze mit Militärpersonal. Perioden mit Langeweile geprägt durch ermüdende Routine- und Überwachungstätigkeiten, sowie Einsätze, die eine maximale Leistungsfähigkeit und erhöhter Vigilanz fordern, sind charakteristisch für das Tätigkeitsprofil im Militärdienst (Hursh et al. 2004). Um diese extreme Bandbreite an Anforderungen und Belastungen standzuhalten bedarf es einer stabilen gesundheitlichen Kondition und ausreichendem Schlaf. Entsprechend intensiv und umfangreich ist das Interesse am Schlaf und vigilanzfördernden Methoden. Studien zeigen, dass bei länger anhaltenden militärischen Operationen (*sustained military operations* [SUSOPS]) sich bereits nach wenigen Stunden deutliche Beeinträchtigungen der Vigilanz, der Reaktionszeit und des Arbeitsgedächtnisses nachweisen lassen (Vrijkotte et al. 2016). Um diese Defizite auszugleichen, werden auch aktivierende Substanzen wie Stimulantien und Amphetamine eingesetzt (s. ► Abschn. 4.3.2), deren systematischer Einsatz im außermilitärischen Bereich Grenzen gesetzt sind. Einerseits wegen legistischer Bedenken (zahlreiche Präparate sind illegale Drogen), andererseits ist bei der Einnahme mit massiven Nebenwirkungen zu rechnen, die den möglichen Nutzen von kurzfristig mehr Wachheit und Vigilanz sehr infrage stellen. Außerdem fordern SUSOPS ein völlig anderes strategisch-logistisches Vorgehen als verlängerte, ununterbrochene Arbeitszeiten im zivilen Bereich. Geht es bei militärischen Operationen in erster Linie darum, innerhalb kürzester Zeit effizient und nachhaltig strategische Vorteile zu erreichen, so steht im zivilen Bereich die Sicherheit aller Beteiligten im Vordergrund um möglichst Verletzungen, Unfälle und Schäden zu verhindern. Bei der Verwendung von wachheitsfördernden Substanzen kann aber Fehlverhalten als Folge einer substanzinduzierten Hypervigilanz (ein zu rasches Reagieren ist mitunter genauso fatal wie ein zu langsames) oder unerwünschter Nebenwirkungen wie Übererregtheit, gastrointestinale Beschwerden, Herz-Kreislaufproblem, Gewöhnungseffekte und Suchtgefährdung nicht ausgeschlossen werden. Statt der Einnahme von *vigilance enhancer* können auch andere wachheitssteigernde Strategien wie z. B. Maßnahmen der Chrono-Schlafhygiene angewendet werden: die Applikation von Licht mit einem höheren Blauanteil oder die Einhaltung spezieller Schlaf-wach-Rhythmen (z. B. Powernaps und polyphasische Schlafmuster).

Ein weiteres Anwendungsgebiet des Ermüdungsrisikomanagements in militärischen Organisationen ist die Schaffung effizienter Dienst- und Überwachungspläne. Je nach Organisationsform und Waffengattung existieren eine Vielzahl sehr unterschiedlicher und den jeweiligen Bedingungen (Überwachungstätigkeiten oder Kampfeinsätze) angepasste Schichtpläne. Vor allem der Dienst ohne Tageslicht auf Kriegsschiffen und U-Booten stellt eine besondere Belastung für die Schiffsbesatzung

dar, weil der natürliche Hell-Dunkelwechsel als Zeitgeber fehlt (z. B. Shattuck und Matsangas 2016). Diese Bedingungen sind zwar ideal für die Erprobung kurzer oder ultrakurzer Schlafperioden (s. ► Abschn. 9.2), und die so gewonnenen Ergebnisse sind von großem Nutzen auch für Sportler, Schichtarbeiter oder Astronauten bei langdauernden Weltraummissionen (s. Zusammenfassung: Maßnahmen zur Reduktion müdigkeitsbedingter Risiken bei militärischen Einsätzen).

Maßnahmen zur Reduktion müdigkeitsbedingter Risiken bei militärischen Einsätzen durch

- *adäquates Schlafverhalten bereits vor Einsätzen*
- *effiziente Pausengestaltung*
- *Optimierung der Schichtpläne mit Berücksichtigung der Warte- und Ruhezeiten*
- *Gesundheitsberatung mit Schwerpunkt auf Suchtprävention, Alkoholkonsum, Schlafhygiene*
- *Betreuung bei außerordentlichen Belastungen.*

10.5 Zusammenfassung und Ausblick

Rasche Ermüdbarkeit und generell Müdigkeit und Schläfrigkeit während der Arbeit sind häufig gehörte Klagen von Arbeitnehmern. Die Gründe dafür liegen neben ungenügenden Nachtschlaf infolge von Nachtarbeit, in regelmäßigen Überstunden und beruflich bedingten Reisen in andere Zeitzonen. Weitere Ermüdungsrisikofaktoren sind das Nichtbeachten der zirkadianen Variabilität in der Leistungsfähigkeit, bereits bestehende gesundheitliche Beeinträchtigungen (z. B. Schlafstörungen, Medikamente), Umweltfaktoren (Licht, Lärm) und eine chronische Arbeitsbe- und -überlastung. Monotone Überwachungstätigkeiten und stundenlanges Ruhigsitzen vor Bildschirmen verstärken zusätzlich das Ermüdungsrisiko.

Grundvoraussetzungen für ein funktionierendes Ermüdungsrisikomanagement (*fatigue risk management* [FRM]) sind, neben den notwendigen gesetzlichen Rahmenbedingungen, die Schaffung von betrieblichen Strukturen für die Implementierung, Durchführung und die Evaluation von geplanten Maßnahmen zur Müdigkeitsvermeidung. Die Schulung und Motivation des Personals ist eine weitere Voraussetzung sowie eine lückenlose Dokumentation von müdigkeitsbedingten Vorkommnissen und Beinahe-Unfällen.

Einsatzbereiche des Ermüdungsrisikomanagements sind vor allem der öffentliche Verkehr (Berufskraftfahrer, Bus- und Transportunternehmen), Flugbegleiter und Piloten, sowie Bergbaubetriebe und Einrichtungen des Gesundheitswesens (Krankenhäuser, Intensiv- und Pflegepersonal). Allerdings ist die tatsächliche Verbreitung des Ermüdungsrisikomanagements nur auf wenige Sparten beschränkt. Entsprechend den gesetzlichen Rahmenbedingungen sind hier Fluggesellschaften führend, aber aufgrund von Sonderregelungen ist auch hier nicht mit einer flächendeckenden Umsetzung von FRM-Maßnahmen zu rechnen. Nicht Gegenstand von FRM ist der private Bereich und atypische Beschäftigungsverhältnisse, obwohl gerade bei Selbstständigen das Arbeiten in den Nachtstunden weit verbreitet ist (z. B. als Taxifahrer). Als Verkehrsteilnehmer geht von dieser Gruppe ein nicht unerhebliches müdigkeitsbedingtes Unfallrisiko aus, das bisher kaum im Fokus stand. Aktuelle Trends, wie der Boom zur Selbstoptimierung bieten hier neue Möglichkeiten die Zusammenhänge von ausreichendem Schlaf, Leistungsfähigkeit und Ermüdung transparent zu machen um dadurch das Bewusstsein für gesunden, ausreichenden Schlaf zu fördern.

Literatur

Abrahamsen, H. B., Sollid, S. J. M., Öhlund, L. L., Røislien, J., & Bondevik, G. T. (2015). Simulation-based training and assessment of non-technical skills in the Norwegian helicopter emergency medical services: A cross-sectional survey. *Emergency Medicine Journal, 32,* 647–653. ▶ https://doi.org/10.1136/emermed-2014-203962.

Åkerstedt, T. (1988). Sleepiness as a consequence of shift work. *Sleep, 11*(1), 17–34.

Anderson, C., Grunstein, R. R., & Rajaratnam, S. M. (2013). Hours of work and rest in the rail industry. *Internal Medicine Journal, 43*(6), 717–721. ▶ https://doi.org/10.1111/imj.12159.

Borbély, A. A. (1982). A two-process model of sleep regulation. *Human Neurobiology, 1,* 195–204.

Carskadon, M. A., & Dement, W. C. (1981). Cumulative effects of sleep restriction on daytime sleepiness. *Psychophysiology, 18*(2), 107–113.

Catarino, R., Spratley, J., Catarino, I., Lunet, N., & Pais-Clemente, M. (2014). Sleepiness and sleep-disordered breathing in truck drivers: Risk analysis of road accidents. *Sleep Breath, 18*(1), 59–68. ▶ https://doi.org/10.1007/s11325-013-0848-x.

Darwent, D., Dawson, D., & Roach, G. D. (2010). Prediction of probabilistic sleep distributions following travel across multiple time zones. *Sleep, 33,* 185–195.

Dawson, D., & McCulloch, K. (2005). Managing fatigue: It's about sleep. *Sleep Medicine Reviews, 9,* 365–380.

Eiter, B. M., Steiner, L., & Kelhart, A. (2014). Application of fatigue management systems: Small mines and low technology solutions. *Mining Engineering, 66*(4), 69–75.

Erren, Th, Morfeld, P., & Groß, V. (2015). Night shift work, chronotype, and prostate cancer risk: Incentives for additional analyses and prevention. *International Journal of Cancer, 137*(7), 1784–1785. ▶ https://doi.org/10.1002/ijc.29524.

Ferguson, S. A., Paterson, J. L., Hall, S. J., Jay, S. M., & Aisbett, B. (2016). On-call work: To sleep or not to sleep? It depends. *Chronobiology International, 33*(6), 678–684. ▶ https://doi.org/10.3109/07420528.2016.1167714.

Gander, P., Hartley, L., Powell, D., Cabon, P., Hitchcock, E., Mills, A., & Popkin, S. (2011). Fatigue risk management: Organizational factors at the regulatory and industry/company level. *Accident Analysis and Prevention, 43*(2), 573–590. ▶ https://doi.org/10.1016/j.aap.2009.11.007.

Gillberg, M., & Åkerstedt, T. (1994). Sleep restriction and SWS-suppression: Effects on daytime alertness and night-time recovery. *Journal of Sleep Research, 3*(1), 144–151.

Grossman, M. N., Anderson, S. L., Worku, A., Marsack, W., Desai, N., Tuvilleja, A., Ramos, J., Francisco, M. A., Lafond, C., Balachandran, J. S., Mokhlesi, B., Farnan, J. M., Meltzer, D. O., & Arora, V. M. (2017). Awakenings? Patient and hospital staff perceptions of nighttime disruptions and their effect on

Kapitel 10 · Ermüdungsrisikomanagement

patient sleep. *Journal of Clinical Sleep Medicine, 13*(2), 301–306.

Gundel, A., Marsalek, K., & Ten Thoren, C. (2007). A critical review of existing mathematical models for alertness. *Somnologie, 11*, 148–156. ▶ https://doi.org/10.10007/s11818-007-0312-x.

Horne, J. A., & Burtley, C. V. (2010). We know when we are sleepy: Subjective versus objective measurements of moderate sleepiness in healthy adults. *Biological Psychology, 83*, 266–268. ▶ https://doi.org/10.1016/j.biopsycho.2009.12.011.

Hursh, S. R., Redmond, D. P., Johnson, M. L., Thorne, D. R., Belenky, G., Balkin, T. J., Storm, W. F., Miller, J. C., & Eddy, D. R. (2004). Fatigue models for applied research in warfighting. *Aviation, Space and Environmental Medicine, 75*(3 Suppl), A44–53.

International Civil Aviation Organization (ICAO). (2016). *Doc 9966, Manual for the oversight of fatigue management approaches.* (2. Aufl.,), ICAO: Montréal. ▶ https://www.icao.int/safety/fatigue-management/Pages/Resources.aspx.

James, F. O., Waggoner, L. B., Weiss, P. M., Patterson, P. D., Higgins, J St, Lang, E. S. W., & Van Dongen, H. P. A. (2018). Does implementation of biomathematical models mitigate fatigue and fatigue-related risks in emergency medical services operations? A systematic review. *Prehospital Emergency Care, 22*(Suppl 1), 69–80. ▶ https://doi.org/10.1080/10903127.

Jehan, S., Zizi, F., Pandi-Perumal, S. R., Myers, A. K., Auguste, E., Jean-Louis, G., & Mc Farlane, S. (2017). Shift work and sleep: Medical implications and management. *Sleep Medicine Disorders, 1*(2), 00008.

Lerman, S. E., Eskin, E., Flower, D. J., George, E. C., Gerson, B., Hartenbaum, N., Hursh, S. R., & Moore-Ede, M. (2012). Fatigue risk management in the workplace. *Journal of Occupational and Environmental Medicine, 54*(2), 231–258. ▶ https://doi.org/10.1097/JOM.0b013e318247a3b0. American College of Occupational and Environmental Medicine Presidential Task Force on Fatigue Risk Management (2012).

Lim, S. K., Yoo, S. J., Koo, D. L., Park, C. A., Ryu, H. J., Jung, Y. J., Jeong, J. B., Kim, B. G., Lee, K. L., & Koh, S. J. (2017). Stress and sleep quality in doctors working on-call shifts are associated with functional gastrointestinal disorders. *World Journal of Gastroenterology, 23*(18), 3330–3337. ▶ https://doi.org/10.3748/wjg.v23.i18.3330.

Liira, J., Verbeek, J. H., Costa, G., Discroll, T. R., Sallinen, M., Isotalo, L. K., & Ruotsalainen, J. H. (2014). Pharmacological interventions for sleepiness and sleep disturbances caused by shift work. *Cochrane Database System Review, 12*(8), CD009776. ▶ https://doi.org/10.1002/14651858.CD009776.pub2.

Lorenz, B., Peters, J., & Frey, U. H. (2017). Alarm – Fatigue – wieviel Alarm verträgt der Mensch? *Anaesthesiol Intensivmed Notfallmed Schmerzther, 52*(7–8), 564–570. ▶ https://doi.org/10.105 5/s-0042-118618.

Ma, C. C., Andrew, M. E., Fekedulegn, D., Gu, J. K., Hartley, T. A., Charles, L. E., Violanti, J. M., & Burchfiel, C. M. (2015). Shift work and occupational stress in police officers. *Safety and Health at Work, 6*, 25–29.

McHill, A. W., Hull, J. T., Wang, W., Czeisler, C. A., & Klerman, E. (2018). Chronic sleep curtailment, even without extended (> 16-h) wakefulness degrades human vigilance performance. *PNAS, 115*(23), 6070–6075. ▶ https://doi.org/10.1073/pnas.1706694115.

Rodriguez-Morilla, B., Madrid, J. A., Molina, E., Pérez-Navarro, J., & Correa, A. (2018). Blue-enriched light enhances alertness but impairs accurate performance in evening chronotypes driving in the morning. *Frontiers in Psychology, 9*, 688. ▶ https://doi.org/10.3389/fpsyg.201800688.

Schlafer, O., Wenzel, V., & Högl, B. (2014). Schlafstörungen bei Ärzten im Schichtdienst. *Der Anästhesist, 63*(11), 844–851.

Shattuck, L., & Matsangas, P. (2016). Operational assessment of the 5-h on/10-h off watchstanding schedule on a US Navy ship: Sleep patterns, mood and psychomotor vigilance performance of crewmembers in the nuclear reactor department. *Ergonomics, 59*(5), 657–664. ▶ https://doi.org/10.1080/00140139.2015.1073794.

Slanger, T. E., Gross, J. V., Pinger, A., Morfeld, P., Bellinger, M., Duhme, A. L., Reichardt Ortega, R. A., Costa, G., Driscoll, T. R., Foster, R. G., Fritschi, L., Sallinen, M., Liira, J., & Erren, T. C. (2016). Persondirected, nonpharmacological interventions for sleepiness at work and sleep disturbances caused by shift work. *Cochrane Database System Review, 23*(8), CD010641. ▶ https://doi.org/10.1002/14651858.CD010641.pub2.

Steege, L. M., Pinekenstein, B. J., Rainbow, J. G., & Arsenault Knudsen, É. (2017a). Addressing Occupational Fatigue in Nurses: Current State of Fatigue Risk Management in Hospitals, Part 1. *Journal of Nursing Administration, 47*(9), 426–433. ▶ https://doi.org/10.1097/NNA.0000000000000509.

Steege, L. M., Pinekenstein, B. J., Rainbow, J. G., & Arsenault Knudsen, É. (2017b). Addressing Occupational Fatigue in Nurses: Current State of Fatigue Risk Management in Hospitals, Part 2. *Journal of Nursing Administration, 47*(10), 484–490. ▶ https://doi.org/10.1097/NNA.0000000000000519.

Van Dongen, H. P. A., Mott, Ch G, Huang, J. K., Mollicone, D. J., McKenzie, F. D., & Dinges, D. F. (2007). Optimization of biomathematical model predictions for cognitive performance impairment in individuals: Accounting for unknown traits and

Literatur

uncertain states in homeostatic and circadian processes. *Sleep, 30*(9), 1129–1143.

Dongen H., Belenky G. (2012). Model-based fatigue risk management. In G. Hatthews, P. A. Desmond, C. Neubauer, P. A. Hancock (Hrsg.), *The Handbook of Operator Fatigue* (S. 487–506). Farnham: Ashgate.

Vrijkotte, S., Roelands, B., Meeusen, R., & Pattyn, N. (2016). Sustained military operations and cognitive performance. *Aerospace Medicine Human Performance, 87*(8), 718–727. ► https://doi.org/10.3357/AMHP.4468.2016.

Ziebertz, C. M., Beckers, D. G. J., van Hooff, M. L. M., Kompier, M. A. J., & Geurts, S. A. E. (2017). The effect on sleep of being on-call: an experimental field study. *Journal Sleep Research, 26*(6), 809–815.

Interventionsmöglichkeiten zur Vermeidung müdigkeitsbedingter Unfälle

11.1   Technologien zur Müdigkeitserkennung – 192

11.2   Wearables als Müdigkeitsdetektoren? – 194

11.3   Schöne neue Welt der Datenerfassung – 196

11.4   Fahrerassistenzsysteme: Müdigkeitsdetektion im Auto – 198

11.5   Das autonome Fahren – 201

11.6   Zusammenfassung und Ausblick – 205

Literatur – 206

© Springer-Verlag GmbH Deutschland, ein Teil von Springer Nature 2020
G. Klösch, P. Hauschild, J. Zeitlhofer, *Ermüdung und Arbeitsfähigkeit*,
https://doi.org/10.1007/978-3-662-59139-0_11

Allen Verkehrsteilnehmern wird ein hohes Maß an Aufmerksamkeit und Konzentration abverlangt, egal ob als Fahrzeuglenker oder als Fußgänger. Unkonzentrierte Handlungen und Unachtsamkeit verursachen Unfälle, Müdigkeit und Schläfrigkeit verschärfen diese Situation. Die Vermeidung müdigkeitsbedingter Unfälle ist das Ziel einer Reihe von Maßnahmen, auf der Straße wie auch im Fahrzeug. Systeme zur Fahrermüdigkeitserkennung und Aufmerksamkeitswarner gehören bereits zur Grundausstattung der meisten modernen Fahrzeuge und in absehbarer Zeit wird deren Einbau gesetzlich verpflichtend sein. Neben den technischen Möglichkeiten zur Müdigkeitserfassung, ist die Schaffung von Bewusstsein für die Wichtigkeit von ausreichendem Schlaf eine wesentliche Präventivmaßnahme. Der aktuelle Boom bei *Wearables,* die auch den Schlaf-wach-Rhythmus aufzeichnen, hat die Sensibilität für dieses Thema erhöht. Die Sensorik dieser Geräte könnte aber auch genutzt werden um die Müdigkeitserfassung im Fahrzeug zu verbessern. Laut Prognosen wird um 2050 das autonome Fahren das Verkehrsgeschehen prägen. Doch bis dahin wird technisch nur ein teilautonomes Fahren möglich sein, mit der Verpflichtung, dass der „potentielle" Fahrer jederzeit eingreifen muss, wenn es die Situation verlangt. Autofahren wird dadurch zunehmend zu einer Überwachungstätigkeit mit allen Risiken, die damit verbunden sind. Die Müdigkeitserkennung und Aufmerksamkeitswarnung werden dabei eine zentrale Rolle spielen.

11.1 Technologien zur Müdigkeitserkennung

Der Einsatz und die Verwendung von Systemen zur Müdigkeits-Überwachung ist unter Alltagsbedingungen nicht einfach. Zu unberechenbar und vielfältig sind die Fehler- und Störquellen, die ein verlässliches Funktionieren stören können. Je nach Einsatzbereich

(Haushalt, Verkehr, Luftverkehr, Arbeitsplatz innen oder außen), Aktivitätsumfang und Umwelteinflüssen (Nässe, hohe Temperaturen) sind unterschiedliche Equipments und Ausstattungen erforderlich (mobile Aufzeichnung von Hirnströmen, Augenbewegungen, Herzaktivität). Dazu existieren auch kaum Erfahrungswerte, denn viele der bis dato eingesetzten Geräte sind zu teuer und unhandlich, als dass sie in verschiedenen Alltagssituationen verwendet werden könnten. Der private Bereich (Haushalt) bleibt meist unberücksichtigt, obwohl sich die meisten Unfälle im Haushalt ereignen. Wie viele davon ermüdungsbedingt sind, bleibt deshalb unbekannt.

Durch die mittlerweile flächendeckende Verbreitung von Smartphones erschließen sich neue Möglichkeiten der Erfassung von Schlaf-wach-Daten, die auch für eine individuelle Müdigkeitsdetektion verwendet werden können. Zusätzliche Möglichkeiten der Datenerfassung sind durch den Einsatz von *Wearables* oder durch die Vernetzung mit anderen Geräten wie Ergometer, Blutdruckmessgeräten, Körperwaagen etc. fast unbegrenzt erweiterbar, sodass die Quantität und Aussagekraft der erhobenen Informationen die Möglichkeiten von Labormessungen weit übertreffen.

Professionelle Monitoring-Systeme und tragbare Sensoren, die auch im Alltag einsetzbar sind, werden seit vielen Jahren intensiv getestet und weiterentwickelt (Aroganam et al. 2019). Haupteinsatzbereiche dieser Geräte sind der Profisport (Optimierung der sportlichen Leistungsfähigkeit), klinische Fragestellungen (Diagnostik und Therapieverlaufskontrolle), sowie die Grundlagenforschung. Dazu kommen noch stationäre Systeme zur Müdigkeitserkennung z. B. an Computerarbeitsplätzen (mit integrierter *eye-tracking* Technologie) und Sensoren in Fahrzeugen zur Fahrermüdigkeitserkennung und Aufmerksamkeitswarnung.

Fest verbaute Systeme haben gewisse Vorteile gegenüber extern angebrachten Sensoren, weil:

11.1 · Technologien zur Müdigkeitserkennung

- in einem abgeschlossenen Raum die fixe Montage eines Überwachungsgerätes möglich ist und dadurch die Messanordnung stabiler und weniger störanfällig wird,
- eine Stromversorgung vorhanden ist, wodurch die Sensoren kleiner und leichter werden (keine Akkus oder Batterien) und
- durch z. B. die sitzende Position der Testperson (oder durch die eingeschränkte Bewegungsfreiheit) keine Störungen (Artefakte) durch Gehen etc. verursacht werden.

Die Sensibilität und die Auswertealgorithmen zur Detektion von Ermüdungszeichen konnte in den letzten Jahren soweit verbessert werden, dass eine Müdigkeitsdetektion in Kraftfahrzeugen oder am Arbeitsplatz möglich ist. Dennoch sind die vorhandenen Systeme verbesserungswürdig. Es fehlt nach wie vor an Algorithmen, die …

- Ermüdungszeichen einwandfrei erfassen oder individuelle Unterschiede erkennen und diese zeitnah z. B. einem Fahrer rückmelden,
- Ermüdungszeichen auch mit anderen Parametern (z. B. Lenkverhalten) in Beziehung setzen können,
- dabei nicht durch Umgebungseinflüsse gestört oder den Fahrer in seiner Bewegungsfreiheit beeinträchtigen.

Während der Goldstandard für die Beschreibung von Schlaf und die Klassifikation von Schlafstadien nach wie vor die Polysomnografie ist, kann diese Technik aufgrund der erheblichen Ausrüstungsanforderungen (z. B. die Befestigung von Elektroden am Kopf der Testperson) am Arbeitsplatz oder im Auto nur sehr eingeschränkt eingesetzt werden.

Eine Alternative für die Registrierung und Auswertung des Schlafs ist die Aufzeichnung der Körpermotorik mithilfe der Aktigrafie

(s. ▶ Abschn. 8.1.2). Doch die eigentliche Stärke dieser Methode liegt in der kontinuierlichen Aufzeichnung des Schlaf-wach-Rhythmus über längere Zeiträume hinweg. Bewegungsmessungen können zur Detektion von „Schläfrigkeit" (i. e. Inaktivität) herangezogen werden, indem das Gerät immer dann alarmiert, wenn längere Zeitabschnitte mit geringer Bewegungsintensität auftreten. Aktigrafen sind auch in der Lage eine Reihe zusätzlicher Bioparameter wie die Körperkerntemperatur und in eingeschränkter Form EEG- und EKG-Signale aufzuzeichnen oder den Sauerstoffgehalt des Blutes durch Infrarotsensoren zu bestimmen. Alternativ zu Bioparametern lassen sich Umgebungsvariablen wie Temperatur, Luftdruck, Licht und Lärm registrieren, Funktionen, die bei arbeitsmedizinischen Fragestellungen (z. B. Stressbelastung am Arbeitsplatz) von Vorteil sind.

Ein anderer Zugang ist die Analyse von Augenbewegungen via Kameras oder sogenannter *„time-of-flight"* (TOF) Sensoren. Diese Methode (s. ▶ Abschn. 8.3.2) ist in der Lage aufgrund der Blickbewegungen oder des Lidschlages aktuelle Ermüdungseffekte zu erfassen und kann den Benutzer entsprechend informieren. Weitere Möglichkeiten bieten Bilderkennungsalgorithmen, die Müdigkeitsanzeichen im Gesichtsausdruck erkennen und rückmelden, eine Technologie, die zur Benutzerkennung beim Entsperren von Smartphones bereits weit verbreitet ist.

Die weite Verbreitung von *Wearables* und Smartphones eröffnen neue Perspektiven bei der Müdigkeitsdetektion, die noch kaum genutzt wurden. Nahezu alle angebotenen Geräte können neben Schritte und Kalorienverbrauch auch den Schlaf-wach-Rhythmus erfassen. Informationen über die Schlafqualität und -quantität mit anderen Methoden der Müdigkeitserfassung zu vernetzen (z. B. in Fahrzeugen), ist die Basis für das vigilanzbasierte Schlaf-wach-Management.

11.2 Wearables als Müdigkeitsdetektoren?

Unter dem Begriff *Wearables* wird eine Vielzahl verschiedenartiger Messgeräte zur Registrierung von Biosignalen subsumiert, die entweder mittels am Körper befestigter Sensoren oder als tragbarer Monitor eine kontinuierliche Aufzeichnung über mehrere Tage und Wochen gewährleisten. Die Daten werden im Gerät selbst oder mittels mobiler Datenübertragung (Bluetooth, WLAN, Infrarot) an eine Aufnahme- und Auswerteeinheit (meist Smartphones mit spezieller Analysesoftware) gesendet und erlauben so ein unmittelbares Monitoring von Verhaltensparametern (z. B. Anzahl und Strecke der zurückgelegten Schritte, Intensität von Bewegungen) oder physiologischer Zustände (Herzfrequenz, Kalorienverbrauch, Puls, Körpertemperatur usw.) des Nutzers. Eine Vielzahl der Geräte zeichnet auch schlafbezogene Parameter auf und errechnet daraus die Schlafdauer, -tiefe und die Schlafphasen (Leicht- und Tiefschlafphasen). Darüber hinaus können Schnarchgeräusche oder andere akustische Phänomene wie Sprechen im Schlaf oder Zähneknirschen mit aufgezeichnet werden.

An Hand der verwendeten Sensorik lassen sich die Geräte in unterschiedliche Funktionsgruppen unterteilen. Das Angebot ist groß und erweitert sich ständig. Aktuell im Trend sind Sportuhren, Brillengläser mit eingebauter GPS-Funktion, Herzfrequenzmesser und Schrittzähler. Am häufigsten eingesetzt werden Bewegungssensoren (Aktivitäts-tracker) um das Bewegungsverhalten des Benutzers aufzuzeichnen. Kostengünstige Sensoren registrieren ausschließlich die Intensität von Bewegungen, andere zeichnen auch die Position im Raum mit auf (3D-Lage-Sensoren). Die meisten **Schlaf-tracker** können bereits anhand des Bewegungsverhaltens schlafbezogene Parameter bestimmen, wobei sich die Unterscheidung von Wach, Leicht- und Tiefschlaf (=wenig Bewegungen) aus der Dauer und Intensität von Bewegungen ergibt.

Allerdings lässt sich die Schlafstadienverteilung aus dem Bewegungsverhalten nur sehr grob bestimmen und Anwendungsbeobachtungen zeigen, dass Schlaf-tracker nicht geeignet sind, um Schlafstörungen objektiv festzustellen (Kang et al. 2017). So werden Phasen mit nur wenig Bewegungen in der Regel als „Ruhe = Schlaf" fehlinterpretiert, vor allem dann, wenn der Gerätenutzer wach im Bett liegt, ohne sich zu bewegen. Um hier genauer unterscheiden zu können, müssten zusätzliche Biosignale wie Hirnströme, Herzschlag oder Atmung mit aufgezeichnet werden, eine Option, die zurzeit die wenigsten Schlaf-tracker anbieten. Wesentlich treffsicherer funktionieren Spezialtools zur Detektion schlafbezogener Atmungsstörungen anhand der Analyse von Schnarchgeräuschen. In Verbindung mit Lagesensoren zur Bestimmung der Körperposition im Schlaf (Bauch, Rücken oder Seitenlage) können diese Geräte erkennen ob das Schnarchen in Abhängigkeit von der Körperposition auftritt und so Hinweise auf Atemaussetzer liefern.

Dennoch können Informationen über regelmäßige und unregelmäßige Schlafzeiten oder Atemaussetzer verwendet werden, um ein Ermüdungsrisiko infolge von chronischem Schlafmangel festzustellen. Mit entsprechender Software sind Systeme denkbar, die einem übermüdeten, unausgeschlafenen Fahrer beim Starten eines Fahrzeuges Warnungen via Smartphone zusenden oder auf ein *head up* Display projizieren (Informationen werden auf der Windschutzscheibe angezeigt) oder sogar eine Inbetriebnahme des Fahrzeuges verhindern.

Im Sport und Trainingsbereich sind *Wearables* zur Überwachung der Leistungsfähigkeit von Athleten, insbesondere zur Messung der Pulsfrequenz und des Herzschlages weit verbreitet. Puls und Herzschlag-Sensoren (Puls-Sensoren) registrieren den Herzschlag, bestimmen die zugrunde liegende Herzfrequenz und zeigen die Ergebnisse meist in Form von bpm-Balkendiagrammen (*beats per minute* [bpm]). Die Abtastrate von

11.2 · Wearables als Müdigkeitsdetektoren?

EKG-Geräten beträgt üblicherweise 250–500 Hz, mit höheren Abtastraten (>1000 Hz) lassen sich auch die Herzratenvariabilität (HRV) bestimmen (s. Übersicht: Messgenauigkeit von Wearables).

> **Übersicht**
>
> **Messgenauigkeit von Wearables** (Beispiel: Messung der Herzrate)
>
> Die Messgenauigkeit von Wearables wird immer wieder kritisiert, wie z. B. bei Geräten zur Messung der Herzrate. Soll das autonome Nervensystem hinsichtlich seiner Intensität und Dynamik gemessen und bewertet werden, ist dafür eine exakte Erfassung der RR-Abstände mit einer hohen Abtastrate notwendig. Messtechnisch kann dies durch zwei Verfahren realisiert werden: Das eine Messverfahren des Herzschlages ist die beat to beat – Messung. Hier wird nur der Herzschlag (heart beat) oder die Pulswelle abgetastet und gemessen. Das viel genauere Messverfahren ist die peak to peak-Messung, das nicht den Herzschlag, sondern mithilfe einer klassischen EKG-Registrierung die Darstellung des kompletten QRS-Komplexes ermöglicht. Damit kann die R-Zacke des EKGs exakt bestimmt werden und die Vermessung der R-R-Intervalle präzise erfolgen. Die erforderliche Abtastrate hierfür ist mindestens 1000 Hz. Aufgrund dieser hohen Abtastrate gelingt es, den Herzschlag im Millisekundenbereich zu erfassen. Erst anhand dieser feinen Zeitauflösung sind komplexere Analysen wie z. B. eine Herzraten-variabilitätsmessung (HRV) sinnvoll und aussagekräftig. Warum bei vielen Wearables das messtechnisch einfachere beat to beat Verfahren zur Anwendung kommt, hat pragmatische Gründe. Je genauer der Herzschlag abgetastet und gemessen wird, desto höher ist der Energieverbrauch des Messgerätes. Beat to beat – Messgeräte kommen meist mit einer Knopfzellen-Batterie aus, die oft bis zu 3 Jahre hält. Diese Vorgangsweise, dass zugunsten eines niedrigen Energieverbrauches auf eine weitaus präzisere Messmethode verzichtet wird, ist auch bei anderen Anwendungs-bereichen von Wearables zu beobachten.

11.2.1 Wearables: Vor- und Nachteile

Der Markt an Wearables ist in den letzten Jahren exorbitant gewachsen, mit jährlichen Wachstumsraten von 2 bis 2,5 %; praktisch jedes am Markt befindliche Smartphone bietet Tools und Software zur Ansteuerung von Wearables. Parallel dazu steigt auch die Zahl der kritischen Stimmen, die diesen Trend mit zunehmender Skepsis beobachtet. Die Argumente der Kritiker reichen von Bedenken über die Datensicherheit, einer prinzipiellen Skepsis gegenüber dem Modetrend zur Selbstoptimierung, bis hin zum Zweifel an der Messgenauigkeit und Zuverlässigkeit der angebotenen Auswertealgorithmen. Insbesondere hier gibt es eine Reihe berechtigter Gründe, die den Einsatz von Wearables für Forschungszwecke und zur medizinischen Diagnostik limitieren (siehe Übersicht: Messgenauigkeit von Wearables).

Selbst wenn die Messgenauigkeit von Wearables zurzeit Anlass für Kritik gibt, ist zu erwarten, dass sich diese und andere technische Probleme (wie die Limitierungen aufgrund begrenzter Akku- und Batteriekapazitäten) in absehbarer Zeit lösen lassen. Problematisch bleibt allerdings die mangelnde Transparenz bei der Dokumentation und Validierung der Auswertesoftware. Die meisten am Markt befindlichen Anwendungs- und Auswerteprogramme verfügen über keine ausreichende Dokumentation der verwendeten Algorithmen. Entsprechend vergeblich ist auch die Suche nach Informationen zum Datenmanagement oder

der Zuverlässigkeit/Vollständigkeit der erhobenen Datensätze. Informationen über das Zustandekommen oder Qualitätsnachweise zur Validität der Datensätze sind notwendige Voraussetzungen, um methodisch einwandfreie und den wissenschaftlichen Standards entsprechende Auswertungen durchzuführen. Da diese Informationen fehlen, sind die von *Wearables* produzierten Datensätze aus wissenschaftlicher Perspektive von geringem Wert.

Ethische Bedenken und die mangelnde Transparenz, wem letztendlich die Daten gehören, sind weitere Problemfelder. Solange nicht klar ist, ob und in welchem Umfang ein Benutzer seine Zustimmung zur Auswertung seiner Daten gegeben hat, wird es kein positives Ethikkommissions-Votum für eine wissenschaftliche Datennutzung geben. Dazu sind leicht verständliche, international standardisierte Einverständniserklärungen notwendig, die zurzeit nicht zur Verfügung stehen.

Der wahrscheinlich größte Nutzen von *Wearables* liegt in dem Sichtbarmachen von komplexen physiologischen Prozessen in Form von Zahlenwerten und Grafiken. An Hand von Aktivitätsgrafiken lassen sich Zusammenhänge zwischen Kalorienzufuhr und körperlicher Bewegung einfach und prägnant darstellen: z. B.: 10.000 Schritte = 300 k cal = 7,9 km. Jeder kann so sein individuelles Fitnessprogramm mit Diagrammen oder Statistiken „objektiv" dokumentieren ohne großen zusätzlichen Aufwand oder Spezialwissen. Durch dieses unmittelbare Feedback sind *Wearables* eine Möglichkeit, um mehr Gesundheitsbewusstsein in der Bevölkerung zu schaffen, indem sie zu mehr Bewegung motivieren und so zu einer gesünderen Lebensführung beitragen. Von diesem Benefit profitieren auch Kampagnen zu „Gesundem, ausreichendem Schlaf", wie generell die Sensibilität für schlafbezogene Themen (u. a. auch zur Gefährlichkeit von Schläfrigkeit und Müdigkeit) deutlich zugenommen haben. Sich fachkundig über seinen Schlaf in *Postings* mit anderen auszutauschen ist bereits zu einer Selbstverständlichkeit geworden und Fach-

termini wie Schlafeffizienz, Leicht- Tiefschlaf, REM-Anteil, Einschlaflatenz sind gängige Begriffe in der Kommunikation auf Social-Media-Plattformen. Inwiefern *Wearables* dazu beitragen den Lebensstil nachhaltig zu verändern und damit einen gesundheitspräventiven Effekt bewirken, bleibt abzuwarten (Wright et al. 2017).

11.3 Schöne neue Welt der Datenerfassung

Daten- und Verbraucherschützer machen regelmäßig darauf aufmerksam, dass *Wearables* und Fitness-Apps unnötig viele Informationen ihrer Nutzer abgreifen. Dies geschieht in vielen Fällen ohne Zustimmung des Nutzers. Da die meisten Fitness-Apps bereits vorinstalliert oder als Gratis-Download zur Verfügung stehen, wird vonseiten der Anbieter das Datensammeln als „Gegenleistung" für das Gratisprodukt angesehen. Die so gesammelten Daten sind das eigentliche große Geschäft.

Die nicht autorisierte oder nachvollziehbare Weitergabe und –verarbeitung von gesundheitsbezogenen Daten wie Schritte, Kalorienverbrauch, Schlafzeiten, Gewicht usw. ist äußerst problematisch und bedarf einer dringenden Regelung. Ein Teil der verarbeiteten Daten wird zwar dem Nutzer in Form von Tabellen oder Grafiken „zurückgespielt", Möglichkeiten seine eigenen Daten lokal zu speichern oder auszuwerten sind aber meist nicht gegeben (s. ◖ Abb. 11.1). Daten werden ausschließlich in Clouds und auf Datenservern gespeichert, meist ohne Dokumentation, woher die Daten stammen. Durch die dezentrale Speicherung der Datensätze ist es nur unter großem Aufwand möglich den „Aufenthaltsort" von Daten zu bestimmen und ein nachträgliches Löschen personenbezogener Daten ist damit nahezu unmöglich. Die geringe Transparenz bei der Generierung und Weiterverarbeitung von Aktivitäts- und Schlaf-tracker Aufzeichnungen ist mit einer der Gründe, warum diese Datensätze aus

11.3 · Schöne neue Welt der Datenerfassung

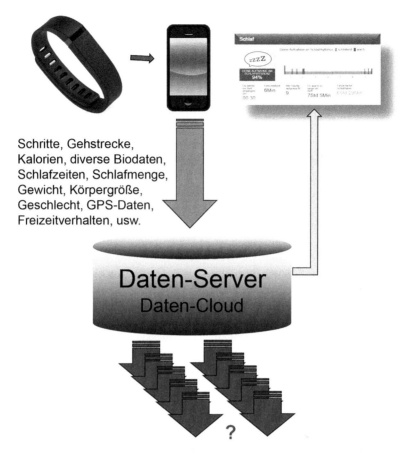

Abb. 11.1 Datenerfassung und Speicherung via Fitness-tracker und Smartphone-Apps. Nur ein geringer Teil der abgegriffenen Informationen wird dem Benutzer in Form von Diagrammen zurückgespielt. Die eigentliche Datenanalyse und das „große Geschäft" finden woanders, ohne ersichtlichen Benefit für den Benutzer, statt

ethischer Sicht nicht weiter analysiert werden dürfen. Dieses Problem lässt sich allerdings nur durch international gültige Standards zum Datenaustausch lösen.

Ein weiterer Knackpunkt ist die Datensicherheit. Da es keine 100 % Sicherheit gegen Datenhacker und Datendiebstahl geben kann, sollte gerade bei Gesundheitsdaten ein Maximum an Sicherheitsvorkehrungen getroffen werden, was allerding kostspielig ist und innerhalb einer Software-Gratisnutzung kaum finanzierbar sein wird. Datenklau ist somit vorprogrammiert. Eine Offenlegung, welche Daten gesammelt, was mit den Daten geschieht und die Möglichkeit auch gesendete Daten löschen zu können, sind notwendige erste Schritte, um mehr Transparenz und Rechte für den Nutzer zu gewährleisten. Gesundheitsportale, wie das *Konto der Gesundheit* (▶ www.health-account.org) erfüllen bereits diese Standards (s. ▶ Abschn. 12.2).

Eine weitere Herausforderung ist die Vernetzung und der Datentransfer zwischen Benutzern von *Wearables* und kommerziellen Einrichtungen wie Fitnesscentern oder Versicherern. Solche Projekte sind bereits im großem Stil Realität (z. B. das „*Vitality*" Programm der US-Versicherung John Hancock) und es wird erwartet, dass sich dieser Trend in Zukunft weltweit fortsetzt. Auch Unternehmen bieten ihren Mitarbeitern gratis *Wearables* an, um sie so zu mehr Bewegung und zu einem gesünderen Lebensstil anzuregen, ein prinzipiell begrüßenswerter Zugang. Was momentan noch ein Gruppenevent und Motivationsprogramm für sportlich Aktive ist, wird in absehbarer Zeit zu intensiven Diskussionen über die Grundprinzipien der Gesundheitsversorgung und Tarifgestaltung von Krankenversicherungen führen. Das Motto „Wer gesund lebt, zahlt weniger Versicherungsprämie" lässt sich mithilfe von *Wearables* sehr einfach realisieren und überprüfen. Kritiker befürchten, dass damit Gesundheit zu einer messbaren und verhandelbaren Ware wird, mit unabsehbaren Folgen für die Grundidee einer sozial ausbalancierten Krankenversicherung. Auf der Strecke bleiben, so die Befürchtungen, chronisch Kranke, Senioren, Personen in Berufen mit hohen gesundheitlichen Risiken oder soziale Randgruppen, die über nur wenig finanzielle und zeitliche Ressourcen verfügen, um an Fitnessprogrammen teilzunehmen.

11.4 Fahrerassistenzsysteme: Müdigkeitsdetektion im Auto

Die Ausstattung von Kraftfahrzeugen mit smarter Technologie, die Fahrverhalten und technischen Zustand laufend überprüfen (und auch dokumentieren), sind wichtige Kriterien der Kaufentscheidung geworden. Waren es vor Jahrzehnten ausschließlich die PS-Angaben, der Hubraum und die Höchstgeschwindigkeit, so sind es aktuell die Sicherheit, der Energieverbrauch, attraktives Design und der Fahrkomfort, die beim Fahrzeugkauf mitentscheiden. Zur Fahrzeugsicherheit zählen Fahrerassistenzsysteme, die mithelfen, das Fahren nicht nur sicherer, sondern auch leichter und

bequemer zu gestalten. Mit jedem Modellwechsel kommen neue Systeme dazu und die Liste der „Fahrassistenten" wird selbst für Experten allmählich unübersichtlich. Einige gehören bereits zur gesetzlich vorgeschriebenen PKW-Grundausstattung (z. B. Bremsassistenzsystem [BAS], elektronische Stabilitätsprogramm [ESP]), andere werden es in kürze sein (Fahrermüdigkeitserkennung und Aufmerksamkeitswarnung).

Sicheres, vor allem waches, aufmerksames Fahren kann durch drei Maßnahmen gefördert werden: *1) technische Maßnahmen am Fahrzeug, 2) Maßnahmen auf der Straße, und 3)* durch *individuelle Maßnahmen und Strategien,* wie sie z. B. das vigilanzbasierte Schlaf-wach-Management anbietet (s. ► Abschn. 9.1). Dieser dritte Bereich leistet wahrscheinlich den wesentlichsten Beitrag zum sicheren Fahren. Edukations- und Aufklärungskampagnen in Schulen oder in den Medien haben sich als sehr effiziente Methode erwiesen, um zielgruppenorientiert zu informieren und aufzuklären (Alvaro et al. 2018).

Die technischen Maßnahmen beziehen sich in erster Linie auf das Identifizieren und Verhindern von ermüdungsbedingten Risikosituationen:

- *Technische Maßnahmen am Fahrzeug:* Hierzu zählen gesetzliche Vorschriften zum Einbau passiver und aktiver Sicherheitssysteme, Verbesserungen zum Schutz von Insassen, der Einsatz von Fahrerassistenzsystemen und der Ausbau des Verkehrs-Informationssystems via Satellit bzw. Verkehrsfunk sowie die Kommunikation zwischen Fahrzeugen.
- *Technische Maßnahmen auf der Straße:* darunter fallen alle Maßnahmen zur Verbesserung der Verkehrsinfrastruktur wie z. B. optimierte (blendfreie) Straßenbeleuchtung, Rumpelstreifen, lesbare und eindeutig erkennbare Beschilderung, die Sicherheitsanalyse von besonders unfallgefährdeten Straßennetzen und der Ausbau intelligenter Verkehrsleitsysteme.

11.4 · Fahrerassistenzsysteme: Müdigkeitsdetektion im Auto

Die effizienteste Technologie zur Verhinderung müdigkeitsbedingter Unfälle sind Fahrerassistenzsysteme (FAS), die Fahrermüdigkeit und Aufmerksamkeitsschwankungen erkennen und warnen. Fahrerassistenzsysteme (*advanced driver assistance systems* [ADAS]) sind elektronische Zusatzeinrichtungen in Kraftfahrzeugen zur Unterstützung des Fahrers in bestimmten Fahrsituationen. FAS haben drei Grundfunktionen:

- *Erleichtern des Fahrens:* typisches Beispiel ist der Einpark-Assistent; diese Systeme greifen in den Fahrprozess ein, ohne dass vorher eine Rückmeldung erfolgt; bei einigen Systemen kann die Funktion generell abgeschaltet werden
- *Warnen vor Gefahren bzw. kritischen Fahrsituationen:* meist erfolgt nur eine Warnung (visuell und/oder akustisch) und nur wenige Systeme greifen in den Lenkprozess aktiv ein oder Stoppen das Fahrzeug beim Erreichen kritischer Schwellenwerte. Auch werden in der Regel bei der Detektion müdigkeitsbedingter Fahrweisen keine zusätzlichen Supportsysteme aktiviert.
- *Warnen und Intervenieren in kritischen Fahrsituationen:* hierunter fallen die meisten FAS (z. B. Notbremsassistent mit Personenerkennung; Unfallerkennung/Insassenschutz).

11.4.1 Müdigkeitserkennung – ein komplexer Prozess

Assistenzsysteme zur *Fahrermüdigkeitserkennung und Aufmerksamkeitswarnung* informieren in der Regel den Fahrer, greifen aber, bis auf wenige Ausnahmen, nicht in das Fahrgeschehen ein. Die Effizienz und auch Akzeptanz spezieller FAS zur Müdigkeitsdetektion hängen sehr von der Güte und Genauigkeit der verwendeten Detektionsmethode ab. Da es dazu keine einheitlichen Standards und Empfehlungen vonseiten der Experten gibt, kann die Qualität der angebotenen Lösungen nicht überprüft werden. Hinzu kommt noch,

dass Algorithmen zur Erkennung von müden Lenkern aus Wettbewerbsgründen geheim gehalten und Informationen zur Validität der verwendeten Methoden nicht publiziert werden. Es dürften sich aber zwei Ansätze der Müdigkeitsdetektion durchgesetzt haben.

Zunächst die *Analyse von Augenbewegungen* (z. B. der Lidschlusszeiten, wie sie der PERCLOS-Algorithmus berechnet). Dazu existiert ein umfangreiches Studienmaterial mit relativ konsistenten Ergebnissen (Wilkinson et al. 2013). Die Detektionsmethode ist einfach und es genügt in der Regel eine Kamera. Sonnenbrillen oder andere Behinderungen/Bedeckungen des Gesichts (Schatten, intensiver Lichteinfall) machen das System fehleranfällig und auch individuelle Merkmale (nicht allen Personen fallen die Augenlider sofort zu, wenn sie müde werden) beeinträchtigen die Trefferquote. Dennoch dürfte die Methode robust sein und wird daher von zahlreichen namhaften Autoherstellern präferiert.

Ein weiteres Verfahren analysiert die *Lenkradbewegungen* und anhand der Dauer und Charakteristik von Lenkbewegungen (abrupt, flüssig, etc.) werden Warnungen angezeigt. Unter Müdigkeitseinfluss erfolgen Lenkbewegungen verspätet und große Lenkbewegungen nehmen deutlich zu (Triffault und Bergeron 2003). Eine weitere Methode zur Erfassung von Lenkbewegungen ist die *steering wheel reversal rate* (McLean und Hoffman 1975). Bei dieser Methode werden die Anzahl der Lenkradumkehrungen bestimmt und Extremwerte herausgerechnet, wobei eine Lenkradumkehrung dann vorliegt, wenn ein bestimmtes Mindestmaß, im Verhältnis zu den maximalen Lenkradumkehrungen davor, überschritten wurde (*gap size*). Die Möglichkeiten, das Fahrgeschehen als Ermüdungsindikator zu verwenden, sind bei weitem nicht ausgereizt. Ein aktueller Ansatz basiert auf der Analyse des Bremsverhaltens. Studien konnten zeigen, dass die Intention zu Bremsen (das Bremspedal wird nicht ganz durchgedrückt) ein robuster Parameter ist, der müde von nicht müden Autofahrern unterscheiden kann (vgl.

Hernández et al. 2018). Auch andere, bereits im Auto verbaute Sensorik zur Fahrzeugquer- und -längsführung (z. B. Spurhalteassistent) könnte verwendet werden, um müdigkeitsbedingtes Fahrverhalten zu identifizieren (s. Übersicht: Fahrerassistenzsysteme).

Statt einfacher Systeme, die sich nur auf einen Parameter zur Müdigkeitsdetektion beschränken (z. B. nur Augenbewegungen) werden neuerdings interaktive Systeme angeboten, die Veränderungen im Fahrverhalten über mehrere Sensoren erkennen können. Solche Systeme werden zurzeit hauptsächlich für LKWs angeboten (z. B. der *Attention Assist* von Mercedes-Benz) und können über Lernalgorithmen „normales" oder für einen Fahrer typisches von untypischen Fahrerverhalten unterscheiden. Bei starken Abweichungen werden entsprechende Warnungen ausgegeben.

Die Sensitivität, Spezifität und auch die Effizienz der angebotenen Lösungen zur Detektion schläfriger oder müder Fahrzeuglenker ist, aus den bereits genannten Wettbewerbsgründen, schwer zu überprüfen. Laborstudien zeigen allerdings, dass es dazu keine optimalen Algorithmen gibt. Insbesondere die interindividuellen Unterschiede von Müdigkeitsanzeichen machen es schwierig hier eine *„one size fits all"* Lösung anzubieten.

> **Übersicht**
>
> **Fahrerassistenzsysteme** sind meist miteinander nicht „vernetzt". Zeigt ein Fahrzeuglenker **Anzeichen von Müdigkeit,** könnte die Interaktion verschiedener Systeme ein **sicheres Weiterfahren** (z. B. zu einem Rastplatz) gewährleisten. Folgende Systeme kommen dafür infrage:
>
> A. *Fahrzeugquerführung*
> - Warnung beim Spurverlassen: warnt, wenn eine markierte Fahrspur verlassen wird
> - Spurhalteassistent: unterstützt den Fahrer, um das Fahrzeug in einer markierten Fahrspur (Leit- oder Sperrlinien) zu halten
> - Ausweichassistent: unterstützt bei einem Ausweichmanöver
> - automatisches Not-Ausweichmanöver: automatisiertes Ausweichmanöver bei Hindernissen in Kombination mit einer automatischen Notbremsung
>
> B. *Fahrzeuglängsführung*
> - Geschwindigkeitsregler (Tempomat): eine voreingestellte Geschwindigkeit wird automatisch beibehalten
> - aktiver Geschwindigkeitsregler *(adaptive cruise control [ACC]):* eine voreingestellte Geschwindigkeit wird automatisch beibehalten aber dem Verkehrsgeschehen angepasst (z. B. bei Gegenverkehr)
>
> C. *Fahrerwarnungen*
> - Kollisionswarnung (bzw. Abstandswarnung): bei zu niedrigem Sicherheitsabstand zu anderen Fahrzeugen erfolgt eine Warnung und infolge Notbremsung
> - Nachtsicht-Assistent: durch eine Infrarot-Ausleuchtung wird der Bereich um das Fahrzeug sichtbar.

Weitere Entwicklungsarbeit ist daher notwendig. Neben den methodischen Fragen (Wie äußert sich Müdigkeit? Welche Parameter sollen erfasst werden?), empfiehlt sich hier ein pragmatisches Vorgehen. Die erste Frage ist: *Was kann in einem Fahrzeug erfasst werden? Welche Informationen werden benötigt um Ermüdungserscheinungen zu identifizieren?* Der *„gold standard"* in der Schläfrigkeitsdiagnostik ist die Ableitung von Hirnströmen, Augenbewegungen und der

11.5 · Das autonome Fahren

Muskelaktivität (s. ▶ Abschn. 8.3.1 ff.). Diese Möglichkeit, wie alle anderen Verfahren, die Biosignale des Fahrers mittels am Körper befestigter Sensoren aufzeichnen, sind nicht praktikabel. Versuche, entsprechende Sensorik in Autositzen einzubauen, sind bis dato aufgrund mangelnder Signalstabilität gescheitert. Alternative Techniken, wie die Methode der Nahinfrarotspektroskopie (*functional near-infrared spectroscopy [fNIRS]*) zur Analyse des Sauerstoffverbrauchs im Gehirn sind noch nicht ausgereift (anstelle von EEG-Elektroden werden mittels Infrarotsensoren Durchblutungsänderungen im Gehirn erfasst). Als Alternative kommen daher nur die Verwendung externer Sensoren infrage, sowie die Verhaltensbeobachtung des Fahrers. Eigene Erfahrungen mit videobasierter Verhaltensanalyse sind vielversprechend (s. ▶ Abschn. 8.1.1) und haben den Vorteil, bereits in der Autoindustrie verwendete Standardtechnologien (Videokameras, *time-of-flight Senoren [TOF]*, Bewegungsdetektoren usw.) mit zu nutzen. Die Registrierung von Augenbewegungen kann ebenfalls mit diesen Technologien erfolgen.

Videodaten oder Informationen von TOF-Sensoren können bereits in Echtzeit analysiert werden, wenn auch nur mit erheblicher Rechenleistung. Ein Nachteil, der sich aber durch Optimierungsprozesse in der Auswertung in naher Zukunft lösen lässt. Die Bewegungsanalyse selbst konzentriert sich auf *„regions of interest"*, wie Auge, Mund, Oberkörper usw. und kann so ein individuelles Müdigkeitsmuster erstellen. Das ist notwendig, weil sich im Verhalten Müdigkeit individuell unterschiedlich zeigen kann. Mithilfe von zusätzlichen Informationen (z. B. Schlafaufzeichnungen von einem Schlaf-tracker) könnte die Sensitivität des Müdigkeitsdetektors angepasst und durch einen Lernalgorithmus stabilisiert werden. Diese Methode eignet sich insbesondere für das teilautonome Fahren, eine Fahrsituation, die besonders anfällig für Ermüdungsphänomene sein wird.

Eines der größten Probleme der FAS ist die Akzeptanzquote (Rahman et al. 2018). Fahrerassistenzsysteme fordern – auf welche Art auch immer – die Souveränität des Fahrers heraus, der selbstverständlich immer „der beste Fahrer auf der Straße ist." Aufgrund der momentanen gesetzlichen Rahmenbedingungen darf ein Fahrzeuglenker jederzeit ein Fahrerassistenzsystem deaktivieren. Das wird dann der Fall sein, wenn Fahrer durch Fehldetektionen „genervt und gestresst" werden. Um die Akzeptanz von FAS zu erhöhen, wurden auch andere Methoden der „Benachrichtigung" entwickelt. Statt dem sofortigen Warnen, werden kritische Fahrmanöver *„offline"* analysiert, bewertet und Verbesserungsvorschläge angeboten bzw. Vergleiche mit anderen Fahrern hergestellt (z. B. *„70 % der Fahrer würden genauso handeln wie Sie"*). Diese Feedbackmethode des „Aus Fehlern lernen" wird von vielen als weniger restriktiv und angenehmer empfunden, als ein unmittelbares Rückmelden. Vor allem der Vergleich mit anderen Fahrern und deren Verhalten in ähnlichen Situationen wird gerne angenommen (Roberts et al. 2012).

Ein weiterer, nicht minder wichtiger Punkt ist die mangelnde kulturelle „Eichung" der FAS. Die Einstellungen und der Stellenwert von Schlaf und Ruhe sind kulturell geprägt und beeinflussen die individuelle Wahrnehmung von Müdigkeit und Schläfrigkeit (s. ▶ Abschn. 9.2.2). Nahezu alle Autokonzerne verkaufen ihre Produkte weltweit und erste Erfahrungsberichte zeigen, dass die Art, wie sich Fahrer „Assistenz" wünschen, kulturell bedingt, unterschiedlich ist (Lindgren et al. 2008).

11.5 Das autonome Fahren

Im Auftrag des ADAC führte das Schweizer Prognos Forschungsinstitut eine Studie über die Entwicklung des autonomen Fahrens durch, mit dem Ergebnis: Bis zum Jahre 2050 wird der Anteil von selbstfahrenden Autos bei etwa 30 %

bis maximal 45 % liegen, wobei die Zahlen sich nur auf das teilautonome Fahren (Autobahnpilot, Citypilot) beziehen. Das vollautomatisierte Fahren (Tür zu Tür-Pilot) wird ehestens 2050 zu erwarten sein (Prognos Bericht 2018).

Die aktuellen Zahlen dämpfen den Optimismus früherer Prognosen, die davon ausgingen, dass im Jahr 2035 die weltweite Fahrzeugproduktion der halb- und vollautomatischen Fahrzeuge zwischen 20 und 35 % ausmachen wird. Die notwendige technische Reife, so eine Prognose des Fraunhofer-Institut IAO im November 2015 wird voraussichtlich 2025 erreicht sein. Tesla, einer der Vorreiter des autonomen Fahrens sieht das anders. Laut Herstellerangaben werden bereits alle Tesla-Fahrzeuge standardmäßig mit Hardware ausgeliefert, die ein vollkommen autonomes Fahren in Zukunft ermöglichen (SAE Level 5, siehe Überblick). Mithilfe von Software-Updates wird die Funktionalität der verbauten Systeme laufend auf den aktuellen Stand gebracht, sodass ein Umstieg auf ein teilautonomes und autonomes Fahren jederzeit erfolgen kann.

Umfragen über die Akzeptanz des autonomen Fahrens geben wenig Grund für Optimismus: Europaweit sind es laut einer Umfrage des Autoherstellers Mazda (► www. mazda-press.com [Zugriff: Jänner 2019]) von 2017, nur etwa 34 %, die sich ein autonom fahrendes Fahrzeug wünschen. Der Anteil der Autofahrer, die beim Lenken die volle Kontrolle behalten wollen schwankt zwischen 71 % (Deutschland, Österreich, Polen) und 60 % (Italien). Auch sind mehr als die Hälfte der Befragten der Meinung, dass durch ein selbstfahrendes Auto sich der Spaß am Autofahren erheblich vermindert.

Die Skepsis gegenüber dem autonomen Fahren hat auch handfeste Gründe:
1. Bedenken über mögliche Fehlentscheidungen seitens der Technik
2. Befürchtungen vor einer fehlerhaften Technik (Elektronik und Software)
3. die relativ hohen Anschaffungskosten.

Nicht zuletzt aus diesen Gründen ist eine Mehrheit der Autofahrer der Meinung, die Technik solle das Fahren zwar bestmöglich unterstützen und erleichtern, die Hauptverantwortung und Letztentscheidung müsse aber beim Fahrer liegen.

Ungeachtet der Skepsis testen immer mehr Kommunen selbstfahrende Busse und fahrerlose Autos. Aktuell laufen in fast allen Mitgliedstaaten der EU Pilotprojekte und aufgrund dieser Entwicklung sind gesetzliche Änderungen notwendig, die vor allem das Verhalten des Fahrzeuglenkers betreffen werden. Es wird bald erlaubt sein, die Aufmerksamkeit nicht ausschließlich auf den Verkehr zu richten, die Verpflichtung jederzeit ins Fahrgeschehen eingreifen zu können, wird aber weiterhin bestehen.

Wesentlicher Bestandteil des autonomen Fahrens sind Sensoren, die das Fahrgeschehen permanent kontrollieren und Informationen „rund ums Auto" sammeln und verarbeiten. Die Technik der Fahrerassistenzsysteme schafft die Grundvoraussetzungen für das autonome Fahren. So gesehen sind Fahrerassistenzsysteme das rollende Entwicklungslabor für die selbstfahrenden Autos der Zukunft. Die Grundlage dafür sind selbstlernende Algorithmen (*deep learning, maschine learning*), die anhand von großen Datensätzen situationsbezogen lernen, wie „humane" Autolenker überholen, bremsen, einparken oder beschleunigen. Entsprechende Datensätze generieren aber nur realistische Fahrsituationen und dazu sind Fahrzeugnutzungsdaten von Privatfahrzeugen notwendig. Es ist anzunehmen, dass bereits bestehende Angebote wie *Connected Car* (der Kunde erlaubt via Kaufvertrag, dass seine Fahrzeugnutzungsdaten automatisch dem Hersteller übermittelt werden) oder Services wie *On-Board-Diagnose* und *Over-the-Air* Technologien in noch größeren Umfang als bisher dafür genutzt werden.

11.5.1 Rechtliche Grundlage

Laut dem Wiener Übereinkommen über den Straßenverkehr von 1968 muss ein Fahrzeuglenker jederzeit in der Lage sein, das Fahrzeug zu kontrollieren. Damit ist ausschließlich der Fahrer verpflichtet die Verkehrsregeln einzuhalten. Die Wiener Straßenverkehrskonvention ist ein internationales Übereinkommen, dass von mehr als 70 Staaten weltweit ratifiziert wurde und das autonome Fahren zwar nicht verbietet, den Fahrer aber auch nicht aus seiner Rechtsverantwortlichkeit entbindet. Seit Anfang 2014 wurde eine aktualisierte Form veröffentlicht, die Fahrerassistenzsysteme explizit erlaubt, vorausgesetzt der Fahrer kann diese abschalten und jederzeit eingreifen. Selbst bei weiteren Modifikationen und Abschwächungen der Fahrerverantwortlichkeit wird auch in naher Zukunft die verpflichtende Übernahme der Lenkkontrolle durch den Fahrer weiterbestehen. Die USA und Kanada sind der Wiener Straßenverkehrskonvention nicht beigetreten und die aktuellen Entwicklungen deuten darauf hin, dass in diesen Ländern ein autonomes Fahren rechtlich bald möglich sein wird.

2014 wurde von der Society of Automotive Engineers (SAE) eine Norm für Fahrzeuge mit Systemen zum autonomen Fahren herausgegeben (J3016 *„Taxonomy and Definitions for Terms Related to On-Road Motor Vehicle Automated Driving Systems"*). Darin werden 6 Stufen des autonomen Fahrens definiert (s. Definition: SAE Fahrzeugklassifikation des autonomen Fahrens). In dieser Klassifikation werden nicht die technischen Spezifikationen aufgelistet, die notwendig sind um ein bestimmtes Level zu erreichen, sondern die Stufen anhand der notwendigen Fahrerinterventionen definiert. Mit dem jetzigen Stand der Technik können Fahrzeuge maximal Stufe 2 erreichen und Stufe 3 wird voraussichtlich erst in den nächsten 5–10 Jahren realisierbar.

SAE Fahrzeugklassifikation des autonomen Fahrens

Level 0: Fahrzeuge werden nicht durch automatisierte Systeme kontrolliert, können aber warnen.

Stufe 1: Assistiertes Fahren: Der Fahrer hat die Kontrolle, Fahrerassistenzsysteme unterstützen das Fahren (z. B. automatische Geschwindigkeitskontrolle), übernehmen aber nicht das Fahren.

Stufe 2: Teilautomatisiertes Fahren: Automatisierte Systeme übernehmen das Fahren, der Fahrer ist verpflichtet jederzeit einzugreifen, wodurch sich das automatisierte System sofort deaktiviert.

Stufe 3: Automatisiertes Fahren innerhalb bekannter, begrenzter Umgebungen („Autobahnpilot"), Der Fahrer darf seine Aufmerksamkeit von der Fahraufgabe abwenden, muss aber jederzeit bereit sein, notfalls die Kontrolle zu übernehmen.

Stufe 4: Vollautomatisiertes Fahren in nahezu allen Umgebungen. Das Fahrzeug darf alle Funktionen des Fahrens übernehmen, der Fahrer muss aber über eine entsprechende Fahrbefähigung verfügen.

Stufe 5: Autonomes Fahren. Es werden nur mehr die Zielkoordinaten eingegeben, das Fahrzeug fährt selbstständig. Das System benötigt keinen Fahrer mehr, sondern befördert nur mehr Passagiere.

11.5.2 Teilautonomes Fahren und Aufmerksamkeit

Vigilanz ist die Fähigkeit eines Subjekts – wenn nötig – angemessen auf bestimmte Reize zu reagieren. Die Qualität der Reaktion wird dadurch bestimmt, wie viele Ressourcen, z. B. kognitive Fähigkeiten (Konzentration, selektive Aufmerksamkeit) zu einem bestimmten Zeitpunkt zur Verfügung stehen.

Für das Autofahren ist Daueraufmerksamkeit notwendig, womit die Fähigkeit gemeint ist, die Aufmerksamkeit über längere Zeit auf einem möglichst gleichbleibenden Niveau zu halten. Das ist aber nur möglich, wenn genügend Wachheits-Ressourcen zur Verfügung stehen, d. h., es wurde in der Nacht davor ausreichend geschlafen oder die „Wachzeit" beträgt nicht mehr als 15 h. Wachheit ist kein stabiler Zustand und zeigt im Tagesverlauf charakteristische Schwankungen (Maximum um 11.00 Uhr, Leistungstief zwischen 14.00–16.00 Uhr). Neben diesen schlafphysiologischen und schlafhomöostatischen Faktoren, spielen auch das individuelle Verhalten (Fahrstil, Persönlichkeitsmerkmale wie Risikobereitschaft, Stresstyp) und situative Merkmale bzw. Umwelteinflüsse eine Rolle (Termindruck, Fahr- und Umweltbedingungen). Diese vier Faktoren beeinflussen die Fahrleistung und den augenblicklichen Wachheitsgrad.

Teilautonomes Fahren schafft eine Situation, in der ein Fahrer weder lenken noch andere, für das Fahren notwendige Tätigkeiten durchführen muss. Trotzdem muss er in der Lage sein, jederzeit einzugreifen, wenn es notwendig ist. Das Autofahren wird dadurch zu einer Überwachungstätigkeit, vergleichbar mit der eines Fluglotsens oder Verkehrsüberwachungsorgans. Aus Mangel an Erfahrungswerten kann im Augenblick nicht abgeschätzt werden, wie beanspruchend diese Situation für den Autolenker tatsächlich sein wird und ob es ihm gelingt, seine Aufmerksamkeits- und Konzentration auf einem Niveau zu halten, dass ein adäquates Reagieren möglich macht. Denkbar ist, dass beides eintritt: eine Überforderungssituation gekennzeichnet durch Stress, Ängstlichkeit und Überlastung oder eine Unterforderung, mit Aufmerksamkeits- Wachheitsdefiziten. Erste systematische Studien weisen in diese Richtung und zeichnen ein pessimistisches Bild (Neubauer et al. 2012; Vogelpohl et al. 2019). Gelangweilte Fahrer (sie mussten einen Vigilanztest durchführen) machen mehr Fehler, wenn sie plötzlich das Steuer übernehmen müssen, als eine Vergleichsgruppe, die vorher an einem interessanten Quiz teilnahm (Jarosch et al. 2019). Eine Stimulation oder Aktivierung von Fahrern in teilautonomen Fahrsituationen wird unumgänglich sein, so die Konklusion eines Reviews über Studien, die sich mit Müdigkeit unter autonomen Fahrbedingungen beschäftigte (Matthews et al. 2019). Die Frage ist nur, wie sollen Autofahrer beschäftigt werden, die „nichts zu tun haben?".

Versuche, mehr Aufmerksamkeit durch die gezielte Nutzung von Unterhaltungsprogrammen via Smartphone oder über die im Fahrzeug eingebaute Musikanlage zu schaffen, zeigten nur wenig Erfolg (Matthews et al. 2019). Körperliche Bewegung (selbst von geringer Intensität) kann unter monotonen Bedingungen aktivierend wirken und Eltern wissen wie schwierig es Kindern fällt, bei längeren Autofahrten ruhig zu sitzen. Erwachsenen geht es ähnlich und mit sogenannten subsidiären Bewegungen oder auto-stimulierende Verhaltensweisen versuchen wir uns wach zu halten (s. ▶ Abschn. 8.1.1). Systematische Studien dazu gibt es noch nicht, sind aber eine Option. Weitere Studien sind zwingend notwendig um das Problem „Unterbeschäftigung des Fahrers beim teilautonomen Fahren" zu klären.

Es noch ein weiter Weg bis Müdigkeit und Erschöpfung im Straßenverkehr keine Bedrohung mehr sind. Aus jetziger Perspektive schafft der Zwischenschritt teilautonomes Fahren eine besonders kritische Situation: Neben den technischen Herausforderungen ist es vor allem der Faktor Nachlassen der Aufmerksamkeit infolge Unterbeschäftigung und einer daraus resultierenden Müdigkeit, die es zu bewältigen gilt. Ein teilautonomes Fahren wird nur dann sicher sein, wenn es gelingt den potentiellen Lenker „wach/aufmerksam" zu halten. Wie dies effizient geschehen kann ist noch völlig offen. Eine kontinuierliche Müdigkeitsüberwachung wird aber unumgänglich sein. Entweder in Form von gezielten Interventionen sobald Anzeichen von Müdigkeit auftreten oder dass die

Aufmerksamkeit des potentiellen Lenkers laufend überprüft wird (etwa in Form eines Totmannwarners).

Zur Müdigkeitsdetektion beim teilautonomen Fahren eignen sich in erster Linie Systeme, die das Verhalten und die Körpermotorik des potentiellen Lenkers analysieren und sich nicht am Fahrverhalten oder den Lenkbewegungen orientieren. Auch Algorithmen, die anhand von Augen- und Blickbewegungen Anzeichen von Ermüdung erkennen, müssen aufgrund der größeren Varianz an Kopfbewegungen adaptiert werden (der Fahrer blickt nicht mehr ausschließlich in Fahrtrichtung).

Und zu allerletzt noch eine andere Herausforderung. Teilautonomes und vor allem das autonome Fahren muss sicher vor externen Bedrohungen wie Hackerangriffen oder Cyberattacken sein. Wie sehr das autonome Fahren dadurch neue Gefahren und Bedrohungen schafft, wird die Zukunft zeigen.

11.6 Zusammenfassung und Ausblick

Müdigkeit und Schläfrigkeit sind in vielen Bereichen der modernen Gesellschaft erhebliche persönliche und berufliche Risikofaktoren. Unzureichender Schlaf ist einer der Gründe für Übermüdung, ein anderer sind die Arbeits- und Lebensbedingungen, die Schlafmangel erst zu einer Bedrohung werden lassen, weil versäumter Schlaf nicht nachgeholt werden kann. Smartphones und *Wearables* ermöglichen eine Nonstop-Überwachung von Vitalfunktionen wie Puls, Atmung oder Herzrate, zählen den täglichen Verbrauch von Kalorien, messen die zurückgelegten Distanzen und sind in der Lage mit praktisch allen internettauglichen Geräten zu kommunizieren. Vernetzung und Interaktion liegen im Trend; diese neuen Technologien von immer mehr Menschen genutzt. Mit erheblichen datenschutzrechtlichen Risiken, auf der einen Seite, mit innovativen und die Gesellschaft

verändernden Möglichkeiten auf der anderen Seite. Mithilfe von *Wearables* und geeigneter Software können z. B. der individuelle Schlaf-wach-Rhythmus registriert und infolge optimiert, die Arbeitsleistung verbessert und in weiterer Folge müdigkeitsbedingte Risiken vermieden werden.

Müdigkeit ist vor allem im Straßenverkehr eine große Herausforderung. Die Forderung nach autonom fahrenden Autos wird u. a. auch damit begründet, dass menschliche Risiken (wie z. B. Müdigkeit) im Straßenverkehr auf ein Minimum beschränkt werden. Doch der Weg dorthin ist noch lang: Realistische Schätzungen gehen davon aus, dass es mindestens noch 30–50 Jahre dauern wird, bis ein autonomes Fahren flächendeckend möglich ist. Bis dahin sollen Fahrerassistenzsysteme und Müdigkeitsdetektoren das Lenken eines Fahrzeuges sicherer und auch bequemer gestalten. Obwohl diese Systeme Sicherheitsvorteile bieten, fordern sie die traditionelle Rolle des Fahrers als souveräner Fahrzeuglenker heraus. Die Akzeptanz des Fahrers ist aber eine Grundvoraussetzung für die Einführung und Verbreitung neuer Technologien zum sicheren Fahren, im privaten wie im öffentlichen Personenverkehr.

Aktuelle Müdigkeitswarner in Fahrzeugen analysieren entweder die Blickbewegungen des Fahrers oder das Fahrverhalten (Lenkbewegungen). Durch die Kombination mit anderen FAS-Sensoren könnte die Effizienz der Müdigkeitsdetektion verbessert werden. Mithilfe von Lernalgorithmen *(deep learning, maschine learning)* ist es auch möglich, einen müdigkeitsbedingten Fahrstil vom „normalen" Fahren zu unterscheiden. Weitere Forschungsarbeit ist jedoch dringend notwendig, denn gerade die Zukunftsvision eines autonomen Fahrens stellt die Fahrermüdigkeitserkennung vor neue Herausforderungen. Aufgrund der Gesetzeslage wird auch in absehbarer Zukunft der Fahrzeuglenker die Alleinverantwortung über das Lenken tragen und jederzeit Fahrerassistenzsysteme abschalten dürfen. Diese Situation des teilautonomen Fahrens generiert weitere Risiken in Hinblick auf Aufmerksamkeitsleistung und Ermüdungsreaktionen. Denn, ein „unterbeschäftigter Fahrzeuglenker", der nur aufpassen muss, dass nichts geschieht, erzeugt ein unkalkulierbares Risiko. Es liegt nicht in der Natur des Menschen in einer (ein)-schlaffördernden Situation aufmerksam und konzentriert zu bleiben und gleichzeitig ein komplexes Verkehrsgeschehen zu beobachten. Es ist zu vermuten, das genau das geschieht, was jeder aus eigner Erfahrung kennt: die Versuchung einzuschlafen ist allzu groß. Gerade in diesen Situationen werden Aufmerksamkeitswarner oder Müdigkeitsdetektoren einen wichtigen Stellenwert bekommen.

Der aktuelle Stand der Müdigkeits-/ Schläfrigkeitsforschung reicht nicht aus, um dazu Lösungen anzubieten. Ein Großteil der Forschung orientiert sich nach wie vor an Vigilanzkonzepten aus den 1940er Jahren und testet Daueraufmerksamkeit in einem monotonen Setting (z. B. muss eine Testperson auf einen selten auftretenden Reiz möglichst schnell reagieren). Für das Nachlassen der Aufmerksamkeit und Aufmerksamkeitsschwankungen *(vigilance decrement)* unter monotonen Bedingungen stehen eine Vielzahl von Hypothesen zur Verfügung. Die Situation in einem Auto, selbst unter monotonen Fahrbedingungen auf einer Autobahn, entspricht nicht dem Anforderungsprofil „klassischer" Vigilanztests. Im Gegensatz zu einer Testsituation mit seltenen Reizen (der Reiz ist immer derselbe: ein Punkt, der sich bewegt, geometrische Figuren, die erscheinen und verschwinden), ist Autofahren durch das plötzliche Auftauchen von Unvorhersehbarem bestimmt. Diese Situation erfordert ein rasches, angepasstes Reagieren, eine typische Leistung der Vigilanz. Dennoch wird dieses Szenario nicht mit dem „klassischen" Paradigma der Vigilanzmessung abgebildet. Um die Vigilanz während des teilautonomen Fahrens zu überprüfen, sind andere Testparadigmen notwendig und

Modelle kognitiver Informationsverarbeitung unter reizarmen Bedingungen müssen sich deshalb hauptsächlich an den Studien zum *„resting state"* und des *„default mode network"* orientieren (s. ▶ Abschn. 2.5.1).

Literatur

Alvaroa, P. K., Burnetta, N. M., Kennedy, G. A., Yu Xun Mina, W., McMahona, M., Barnesa, M., Jacksona, M., & Howarda, M. E. (2018). Driver education: Enhancing knowledge of sleep, fatigue and risky behaviour to improve decision making in young drivers. *Accident Analysis and Prevention, 112,* 77–83.

Aroganam, G., Manivannan, N., & Harrison, D. (2019). Review on wearable technology sensors used in consumer sport applications. *Sensors, 19*(9), 1983. ▶ https://doi.org/10.3390/s19091983.

Hernández, L. G., Mozos, O. M., Ferrández, J. M., & Antelis, J. M. (2018). EEG-based detection of braking intention under different car driving conditions. *Frontiers in Neuroinformatics, 12,* 29. ▶ https://doi.org/10.3389/fninf.2018.0029.

Jarosch, O., Bellem, H., & Bengler, K. (2019). Effects of task-induces fatigue in prolonged conditional automated driving. *Human Factors, 61,* 1186–1199. ▶ https://doi.org/10.1177/0018720818816226.

Kang, S. G., Kang, J. M., Ko, K. P., Park, S. C., Mariani, S., & Weng, J. (2017). Validity of a commercial wearable sleep tracker in adult insomnia disorder patients and good sleepers. *Journal of Psychosomatic Research, 97,* 38–44. ▶ https://doi.org/10.1016/j.psychores.2017.03.009.

Lindgren, W. A., Chen, F., Jordan, P., & Zhang, H. (2008). Requirements for the design of advanced driver assistance systems – the differences between Swedish and Chinese drivers. *International Journal of Design, 2*(2), 41–54.

Matthews, G., Neubauer, C., Saxby, D. J., Wohleber, R. W., & Lin, J. (2019). Dangerous intersections? A review of studies of fatigue and distraction in the automated vehicle. *Accident Analysis and Prevention, 126,* 85–94. ▶ https://doi.org/10.1016/j.aap.2018.04.004.

McLean, J. R., & Hoffmann, E. R. (1975). Steering reversal as a measure of driver performance and steering task difficulty. *Human Factors, 17,* 248–256.

Neubauer, C., Matthews, G., Langheim, L., & Saxby, D. (2012). Fatigue and voluntary utilization of automation in simulated driving. *Human Factors, 54*(5), 734–746.

Literatur

Prognos Bericht. Einführung von Automatisierungsfunktionen in der PKW-Flotte. Erstellt im Auftrag von ADAC e. V. (2018). ► https://www.adac.de/-/media/pdf/motorwelt/prognos_automatisierungsfunktionen.pdf. Zugegriffen: Jän. 2019.

Rahman, M., Strawderman, L., Lesch, M. F., Horrey, W. J., Babski-Reeves, K., & Garrison, T. (2018). Modelling driver acceptance of driver support systems. *Accident Analysis and Prevention, 121,* 134–147.

Roberts, S. C., & Ghazizadeh, Lee J. D. (2012). Warn me now or inform me later: Driver's acceptance of real-time and post-drive distraction mitigation systems. *International Journal of Human-Computer Studies, 70,* 967–979.

Triffauld, P., & Bergeron, J. (2003). Monotony of road environment and driver fatigue: A simulatory study. *Accident Analysis and Prevention, 3*(35), 381–391.

Vogelpohl, T., Kühn, M., Hummel, T., & Vollrath, M. (2019). Asleep at the automated wheel-sleepiness and fatigue during highly automated driving. *Accident Analysis and Prevention, 126,* 70–84. ► https://doi.org/10.1016/j.aap.2018.03.013.

Wilkinson, V. E., Jackson, M. L., Westlake, J., Stevens, B., Barnes, M., Swann, P., Rajaratnam, S. M. W., & Howard, M. E. (2013). The accuracy of eyelid movement parameters for drowsiness detection. *Journal of Clinical Sleep Medicine, 9*(12), 1315–1324. ► https://doi.org/10.5664/jcsm.3278.

Wright, S. P., Brown, T. S. H., Collier, S. R., & Sandberg, K. (2017). How consumer physical activity monitors could transform human physiology research. *American Journal of Physiology-Regulatory, Integrative and Comparative Physiology, 312,* R358–R367. ► https://doi.org/10.1152/ajpregu.00349.2016.

Erfassung und Evaluation müdigkeitsbedingter Risikofaktoren

12.1 Müdigkeitsbedingte Risikofaktoren – Erfassung und Evaluation – 210

12.2 Neuer Ansatz: Individualisiertes Ermüdungsrisikomanagement – 212

12.3 Anwendungsmöglichkeiten und Beispiele – 219

12.4 Zusammenfassung und Ausblick – 225

Literatur – 225

© Springer-Verlag GmbH Deutschland, ein Teil von Springer Nature 2020
G. Klösch, P. Hauschild, J. Zeitlhofer, *Ermüdung und Arbeitsfähigkeit*,
https://doi.org/10.1007/978-3-662-59139-0_12

Vigilanz, im Sinne von Head verstanden, wird im Spannungsfeld von *"vitality"* und *"performance"* mit dem Grundprinzip der Homöodynamik und dessen Grundvoraussetzung – die Grundregulation bzw. die Regulationsfähigkeit des Organismus, in Verbindung gebracht. Diese Grundregulation ist es, die dem Menschen Vigilanz, Vitalität und Gesundheit erleben lässt und selbst in schwierigen Situationen ermöglicht, richtig zu reagieren und zu entscheiden. Das Aufrechterhalten dieser Grundregulation im alltäglichen Leben und im Berufsalltag ermöglicht das „Konto der Gesundheit" – Abweichungen vom Gesundheitszustand und Leistungsniveau werden frühzeitig erfasst, Belastungen und Herausforderungen wird begegnet, um Ermüdung und Erschöpfung vorzubeugen. Im Sport besteht das Risiko des Übertrainings als Zustand psychophysiologischer Erschöpfung. Dies rechtzeitig zu vermeiden wird in diesem Kapitel eingehend erläutert. In risikoreichen Berufen, wie etwa dem Flugverkehr werden durch Ermüdungsrisikomanagement (FRM) wichtige Maßnahmen gesetzt, um Unfälle und Schäden zu vermeiden. Dazu wird ein neues biomathematisches Modell (P.O.W.E.R.-Modell) vorgestellt, welche synergistisch mit dem Konto der Gesundheit in Zukunft ermüdungsbedingte Risikofaktoren sowohl auf organisationaler, wie auch individueller Ebene reduzieren und Vigilanz, Vitalität und Performance nachhaltig steigern soll.

12.1 Müdigkeitsbedingte Risikofaktoren – Erfassung und Evaluation

Dieses Buch befasst sich mit dem Begriff „Vigilanz" und den daraus entwickelte Konzepten in den Neurowissenschaften, der Medizin und der Psychologie. Das Konzept der Vigilanz lässt sich historisch auf Henry Head (1923) zurückführen und durch zwei grundsätzliche Dimensionen

charakterisieren, denen eine biologische Kraft zugrunde liegt. Eine Kraft, die einerseits einer „*vitality*" dem Nervensystem entspringt, andererseits einer „*performance of their high-grade activities*" (Head 1923, S. 135) entsprechen wird. In der Literatur werden diese beiden Begriffe oft synonym verwendet und deren unterschiedliche Dimensionen kontrovers diskutiert. In diesem Kapitel zur Erfassung und Evaluation müdigkeitsbedingter Risikofaktoren wird der Versuch unternommen, diese beiden Begriffsebenen klar auseinanderzuhalten.

Einer der bekanntesten Schlafforscher Matthew Walker der Universitäten Harvard und Berkley bringt zu diesem Problemkreis eine sehr allgemeine Formulierung: "*There is not going to be a single, magic-bullet solution. After all, there is not just one reason for why society is collectively sleeping too little, but many*" (Walker 2017, S. 324).

Viele Autoren haben bereits versucht Grundlagen, Problemkreise und Lösungsansätze zu beschreiben. Von diesem Punkt aus kann dann eine klare und konsistente, aber auch praxisrelevante Perspektive entwickelt werden. Wird oben von „Kraft" gesprochen, die menschlichen *"activites"* zugrunde liegt, so entspringt diese Kraft einem homöostatischen Prozess. Vigilanz und Leistungsfähigkeit – als menschliche Aktivität – ist nur dann nachhaltig, wenn dieser Erholung, Regeneration oder besser noch Reorganisation zugrunde liegt.

Dies zeigt sich eindrucksvoll durch universelle biologische Rhythmen wie dem Tag/Nacht-Rhythmus oder den für die optimale Leistungsfähigkeit und Erholung sehr wesentlichen "basic rest-activity cycle" (BRAC). Beide sind die biologische Grundlage der Homöostase von Leistung und Erholung und die Grundvoraussetzung, um jene „Kraft" nachhaltig zu erhalten. Diese Tatsache legt nahe, dass diese biologischen Rhythmen, *„eine strukturelle Reorganisation des Systems bewirken, wobei diese Reorganisation in Abhängigkeit vom Ausmaß und der Intensität*

12.1 · Müdigkeitsbedingte Risikofaktoren – Erfassung und Evaluation

der erfolgten strukturellen Alteration auf unterschiedlichen Integrationsebenen erfolgt" (Ulrich und Gschwilm 1988).

Wie Ulrich 1988 weiter ausführt, dass Head´s *„vigilance"* somit einer *„strukturellen Koppelung zwischen Organismus und Umwelt"* entspricht, der wir in Folge die Basis dieses Abschnittes widmen werden. Diese strukturelle Kopplung ist jedoch nicht nur jene der Arbeitsbedingungen und Leistungsanforderungen, sondern eine grundsätzliche strukturelle Koppelung an die kosmologische Rhythmik – eben jene chronobiologische Rhythmik die nachhaltig jene „Kraft" von Gesundheit und Leistungsfähigkeit bewirkt und erhält.

Genau aus diesem Verständnis heraus, sind wir geneigt den Begriff „Homöostase" mit dem Ausdruck „Homöodynamik" zu ergänzen (vgl. Heine 2015; Sartor 2019), um die Eigenschaft dieses dynamischen Fließgleichgewichtes stärker in Vordergrund zu bringen. Die Aufrechterhaltung eines Gleichgewichtszustandes eines offenen dynamischen Systems (Ulrich und Gschwilm 1988) entspringt der Selbstregulation eines internen regelnden dynamischen Prozesses. Aufgabe dieses selbstregulierenden Prozesses ist es, den Ordnungszustand als Voraussetzung für die Funktionalität und Qualität des Systems im Zeitablauf zu erhalten.

Die allgemeine und theoretische Betrachtungsweise ist Basis für die Erfassung und Evaluation der müdigkeitsbedingten Risikofaktoren sowie für den Erhalt und die Optimierung von Vigilanz, Leistungsfähigkeit, Vitalität und Gesundheit. Dabei können wir zwei Ebenen grundsätzlich unterscheiden:

Die individuelle Komponente – der Mensch wird als psychophysiologisches System betrachtet und besitzt jene regulierende Fähigkeit, die den Grundzustand der Funktionalität des Systems ordnungsgemäß gewährleistet, solche sind z. B. die Regulation des Blutdruckes, der Atmung oder die Geschwindigkeit des Herzschlages. Die Steuerung selbst erfolgt auf Basis der Selbstregulation durch das autonome Nervensystem (ANS). Grundsätzliche Aufgabe dieses „unwillkürlich" also autonom funktionierenden Systems ist einerseits der Erhalt eines psychophysiologischen Gleichgewichtszustandes, andererseits jedoch die Anpassung des Organismus an die Umwelt und deren Veränderungen. Gesund und leistungsfähig bleibt der Organismus nur dann, wenn die Dynamik (Regulationsfähigkeit) ausreichend ist, einen Gleichgewichtszustand zwischen diesen hervorzurufen. Ist dies über längere Zeiträume aufgrund von Regulationsstarre und Dysbalancen nicht der Fall, so entstehen Einschränkungen der Vigilanz und somit Abweichungen vom Gesundheits- und Leistungszustand. Genauer werden diese Ungleichgewichte und woher diese kommen in ▶ Abschn. 12.2 beschrieben.

Die organisationale Komponente – zeigt die Eingebundenheit des menschlichen Systems in die Umwelt und deren Bedingungen, die als Belastung und Herausforderung auf den Menschen einwirken. Die Anpassung an die Umweltvoraussetzungen ist ein weitreichend dynamischer Prozess, der von einer individuellen Selbstorganisation gesteuert, ausgeglichen und kompensiert wird. Diese „strukturelle Verkoppelung" (Ulrich und Gschwilm 1988) mit den Bedingungen der Umwelt ist ein biologisch selbstregulierender Prozess. Sind dies einerseits die Leistungsanforderungen an Menschen, die zu innerer Beanspruchung führen, so wirken die chronobiologischen, kosmischen Rhythmen (Tag/Nacht, BRAC) der Erholung kompensierend. „Rhythmen sind ordnungsstiftend; daher hängt die Leistungsfähigkeit eines Organismus wesentlich von der Synchronisation seiner Biorhythmen ab" (Heine 2015, S. 80). Ulrich drückt dies im Sinne der „reorganisierenden Potenz" von Head's Verständnis für Vigilanz aus, als *„die den organisatorischen Schluss lebender Systeme bewirkende Kraft"*. Eine weiterführende Darstellung zu diesem Problemkreis wird in ▶ Abschn. 12.3 aufgezeigt.

12.1.1 Planung – Durchführung – Auswertung

Wir leben in einer dynamischen Gesellschaft in der die Nacht zum Tag, der Tag zur Nacht wird. Die Geschwindigkeit der Fortbewegung, der Informationsverbreitung oder der Rechnerleistung von Mikroprozessoren steigt nicht linear, sondern exponentiell an. Die Anforderungen für jene „strukturelle Kopplung" werden in Zukunft – auch bei allen innovativen, technischen und psychologischen Errungenschaften – nicht einfacher, sondern um vieles dynamischer und komplexer.

Geht es nun um die Beurteilung und Umsetzung von Prozessen zur Optimierung der Leistungsfähigkeit und nachhaltigen Förderung der Gesundheit oder die Erhöhung der Lern- und Konzentrationsfähigkeit von Menschen, so können wir einen wesentlichen Kernpunkt herausheben – die *Balance von Aktivität und Erholung*.

Aufgabe der Balance von Aktivität und Erholung ist das Aufrechterhalten eines Ordnungszustandes (Gesundheit, Vitalität und Leistungsfähigkeit) und der, diesen ordnende Kraft (Regulationsfähigkeit des ANS). Vigilanz als Produkt und Ergebnis einer Balance von aktivierenden und regenerierenden psychophysiologischen Prozessen ist jedoch nicht unmittelbar zu beobachten. Erfassbar sind beobachtbare Prozesse von Vigilanzschwankungen, subjektives Empfinden mittels Befragung, wie auch durch objektive messtechnische Analysen von physiologischen autonomen Prozessen mittels EEG, evozierter Potenziale, EEG und HRV. Eine detaillierte Analyse der Messverfahren für vigilanzassoziierte Prozesse findet sich im ▶ Kap. 8.

In der wissenschaftlichen Forschung, wie auch in der wirtschaftlichen Praxis stellen ganz unterschiedliche Fragestellungen hinsichtlich vigilanzspezifischer Prozesse einen hohen Anspruch auf Auswahl und Art der Erfassung sowie der Durchführung praxisrelevanter Untersuchungen. Als Orientierung hierfür wurde in ▶ Kap. 7 das **Eisberg-Modell** als **Ordnungsstruktur** dargestellt. Bezogen auf das theoretische Konstrukt Vigilanz ist es nicht einfach, Messinstrumente valide und reliabel der zu untersuchenden Fragestellung zuzuordnen. Speziell heikel ist das Validitätskriterium, da die Messung nicht das Phänomen selbst erfasst (Vigilanz im engeren Sinn), sondern nur dessen (theorieabhängiges) Korrelat (Wachheit, Müdigkeit, Schläfrigkeit) und dies mit Messinstrumenten (EEG, HRV oder Fragebogen), deren Messergebnisse interpretiert werden müssen. Mithilfe des Eisberg-Modells lassen sich Untersuchungen durch die drei Ebenen **Verhalten** (1. Ebene), **Leistung** (2. Ebene), **Physiologie** (3. Ebene) kategorisieren und der Einsatz von Messinstrumenten begründen. Bei den meisten Untersuchungen zu Problemstellungen der Schlaf-wach-Rhythmik müssen allerdings mindestens zwei, wenn nicht sogar alle drei Ebenen einbezogen werden, damit eine Objektivierung des Phänomens möglich wird. Aufgrund der unterschiedlichen Ebenen kann der Entdeckungszusammenhang des Phänomens oft nur durch mehrere Messverfahren abgebildet werden, um damit einen jeweils spezifischen Wirkungszusammenhang zu begründen.

12.2 Neuer Ansatz: Individualisiertes Ermüdungsrisikomanagement

Fokussieren wir Vigilanz als idealen mentalen und körperlichen Zustand eines Menschen mit Vitalität, Esprit, Humor und physischer wie auch psychischer Leistungsfähigkeit, so umfasst individualisiertes Ermüdungsrisikomanagement (*fatigue risk management* [FRM]) die Analyse der jeweiligen Abweichungen von diesem Zustand sowie bestmögliche Interventionsmöglichkeiten zur Wiederherstellung eines optimalen Zustands. Ist Vigilanz Ausdruck von individuell gesehen bestmöglicher Leistungsfähigkeit, Konzentrationsfähigkeit und der Fähigkeit

12.2 · Neuer Ansatz: Individualisiertes Ermüdungsrisikomanagement

rasch Entscheidungen zu treffen, so sind Abweichungen hiervon ein vielfältiger und komplexer psychophysiologischer Prozess.

Ermüdung kann als schrittweise Abweichung vom vigilanten Wachzustand beschrieben werden, wogegen Schläfrigkeit durch Schlafdruck entsteht. Erschöpfung ist die langfristige Folge chronischer Fehlbeanspruchung, die Ungleichgewichte im menschlichen Organismus bewirken. Sind Ermüdung durch Pausen, Schläfrigkeit durch Abbau des Schlafdruckes durch erholsamen Schlaf zu kompensieren, so ist Erschöpfung ein – je nach Erschöpfungsgrad – länger andauernder Prozess, dem auch eine Erkrankung zugrunde liegen kann. Der Autor konnte in einer Studie zur Unterscheidung psychophysiologischer Störungen signifikant aufzeigen, dass Erschöpfung, Schlafstörung und Depressionen eng miteinander verbunden sind und diese mit einer Reduktion des vitalen Potenzials (physische und psychische Ressourcen) einhergehen (Hauschild 2017).

Unterscheidungsmerkmal zwischen Ermüdung und Schläfrigkeit im Gegensatz zu Erschöpfung ist die reduzierte Regulationsfähigkeit des ANS, wie auch die Dysbalance von biochemischen Parametern wie etwa Blutparameter, Veränderung des Mikrobioms und fehlende Erholungsfähigkeit im Schlaf aufgrund von Schlafstörungen. Zusammengefasst, Ermüdung und Schläfrigkeit sind vorübergehende Beanspruchungen des Menschen, die nach Ausgleich wieder ins Gleichgewicht kommen (Ausgleich von Aktivität und Erholung). Erschöpfung jedoch ist Ausdruck einer langanhaltenden Fehlbeanspruchung, die zu einer Regulationsstarre und damit zu einer psychischen oder körperlichen Dysbalance führte (s. Holzinger und Klösch 2018).

Der Gesundheitssurvey des Robert-Koch-Instituts zeigt bereits seit vielen Jahren auf, dass Überernährung, kohlenhydratreiche Nahrung, Stress und Bewegungsmangel die Hauptursachen für chronische Zivilisationserkrankungen sind (Richter-Kuhlmann 2012). Betrachtet man den Anteil psychischer Störungen, bezogen auf die wichtigsten Krankheitsarten (Kordt 2016), die Fehlzeiten am Arbeitsplatz verursachen, so belegt der Bereich der psychischen Erkrankungen mit 16,6 % den Rang 2 aller Erkrankungen (2014 Rang 2 mit 19,9 %), gefolgt von Erkrankungen des Atmungssystems (13,7 %). Erkrankungen des Muskel-Skelett-Systems mit 22,7 % auf Rang 1 der Arbeitsunfähigkeitstage jedoch hängen wiederum sehr eng mit stressbedingter Fehlbeanspruchung zusammen und korrelieren mit dem deutlichen Anstieg der psychischen Erkrankungen.

„Fehlernährung + Stress + Bewegungsmangel führen zu > Übergewicht > Silent Inflammation > Insulinresistenz > Diabetes mellitus II (oder prädiabetisches Syndrom) > endotheliale Dysfunkton > Hypertonie > Arteriosklerose > Myokardinfarkt, Apoplexie" zieht Dr. Henning Sartor (in: Witasek 2019) die Schlussfolgerung aus der gesellschaftlichen Entwicklung von chronischen Erkrankungen:

Kernpunkt eines innovativen, individuellen Ermüdungsmanagements ist der Erhalt der Grundregulation des Menschen.

12.2.1 Technologien zur Selbstoptimierung: Nutzen und Risiken

„Lieber chronisch gesund – als chronisch krank", titelt Prof. Dr. Bernhard Dickreiter sein Buch und greift damit ein aktuelles Thema auf, welches Vigilanz und Gesundheit in einen gesellschaftlichen Kontext stellt und damit eine weitreichende Diskussion über die „Zivilisationskrankheiten der Überflussgesellschaft" anregt (Dickreiter 2019).

Gesundheit und Leistungsfähigkeit wird in Zukunft immer wichtiger, die Kosten für Krankenversicherung und Krankenversorgung immer höher. Nennen sich die vormals Krankenkassen nun Gesundheitskassen, so wird damit mittelfristig eine neue Strategie verfolgt. Menschen, die gesund sind und dies auch aktiv bleiben wollen werden belohnt, andere mit ungesundem Lebensstil (Übergewicht, Alkohol, Nikotin, …) werden höhere Beträge zahlen müssen. Ähnlich dem Bonus/Malus-System bei KFZ-Versicherungen wird heute schon die Bemessungsgrundlage der Krankenversicherung auf Basis des aktuellen Gesundheitszustandes berechnet. Dies wird in Zukunft die gängige Methode sein.

„Menschen bringen ihr geliebtes Auto jedes Jahr zum Service und Ölwechsel, damit es keinen Kolbenfresser bekommt. Ab und zu werden die Reifen gewechselt, damit kein Unfall passiert. Und sie bezahlen das alles aus eigener Tasche. Die gleichen Menschen gehen jedoch erst dann zum Arzt, wenn „etwas nicht mehr richtig funktioniert oder bereits kaputt gegangen ist" (Witasek 2019, S. 4). Genau diesem Verhalten wird in Zukunft institutionell gegengesteuert werden.

Dies zeigt wiederum einen gesellschaftlichen Trend auf: den Trend von der Pathogenese zur Salutogenese.

Die Pathogenese beschreibt die Entstehung und Entwicklung einer Krankheit mit allen daran beteiligten Faktoren. Salutogenese bezeichnet zum einen eine Fragestellung und Sichtweise für die Medizin und zum anderen ein Rahmenkonzept, welches sich auf Faktoren und dynamische Wechselwirkungen bezieht, die zur Entstehung und Erhaltung von Gesundheit führen. Die Lehre von der Entwicklung der Gesundheit – Gesundheitsbildung oder Gesundheitsentwicklung – wird ein wichtiger Beitrag in der Zukunft, um Gesundheit und Leistungsfähigkeit der Bevölkerung aufgrund der steigenden Belastungen aufrechterhalten zu können.

Bereits vor einem Jahrzehnt wurde genau aus diesem Grunde von der Bundeszentrale des Gesundheitsministeriums (Köln 2011) *„Antonovsky's Modell der Salutogenese – Was erhält Menschen gesund"*, als Konzept dargestellt und diskutiert. Heute erkennt man in vielen Bereichen der gesundheitlichen Versorgung, dass Prävention und Gesundheitsbildung einen immer wichtiger werdenden Stellenwert einnehmen.

Die bisherige medizinische Entwicklung und aktuelle Versorgung der Menschen ist vom Paradigma der Pathogenese (Lehre von der Entwicklung der Krankheiten) geprägt. Ein Mensch wird erst dann für den Mediziner zum „Patienten", wenn er bereits krank ist. Erst die akute Belastung, Störung oder Krankheit führt zur medizinischen Versorgung und Behandlung. Die Zukunft wird von der Strategie der „Salutogenese" geprägt sein. Ziel der Salutogenese ist es, Menschen gar nicht krank werden zu lassen, sondern Gesundheit altersbezogen zu „bilden" bzw. zu entwickeln.

Warum ist diese Erweiterung bzw. Ergänzung der Pathogenese mit der Salutogenese so schwierig? Die einfache Antwort: Weil bislang zu wenige praxistaugliche Messverfahren gibt! Dies ist auch die Begründung dafür, dass Medizin und Pharmakonzerne vordergründig Krankheiten betrachten und dafür Diagnose – Instrumente, Therapien und Medikamente entwickeln bzw. entwickelt haben.

Die Frage, die es hier zu beantworten gilt, ist einfach formuliert,

a) wie kann ich in einfacher Weise Abweichungen zu meinem aktuellen Gesundheitszustand festzustellen?
b) wodurch ist es mir möglich die individuelle Grundregulation meines Körpers aufrecht zu erhalten?

Neue Technologien zeigen jetzt bereits den umfassenden Trend zu *"quantify yourself"*. Gesundheitsmessgeräte, Fitness-tracker, Pulsuhren oder Bluetooth-Waagen ermöglichen in einfacher Weise die individuelle Messung (Schuhmacher in: Adelfinger 2016). Doch, wie werden diese Messdaten zusammengefasst, interpretiert und auf medizinische Relevanz geprüft? Kann daraus eine Intervention oder Lebensstilmodifikation resultieren?

Es gilt nicht mehr *"quantify yourself"*, sondern die neue Gesundheitstechnologie *"qualify yourself"* ist der Trend der Zukunft. Von der Wortbedeutung führt *"qualify"* auf die Formulierung „Bedingungen erfüllen, um etwas machen zu können" hin, Bedingungen die wir in Folge jenen Ebenen zuordnen können:

12.2 · Neuer Ansatz: Individualisiertes Ermüdungsrisikomanagement

- verhaltensspezifische Ebene: Ernährung, Bewegung, Lebensstil
- psychophysiologische Ebene: Regulationsfähigkeit
- biochemische Ebene: Blut, Harn, Stuhl
- chronobiologische Ebene: Tag/Nacht, BRAC-Rhythmik

Von der Blutanalyse kennt man die Definition der „Bedingungen" seit langem, gewisse Normwerte (Grenzwerte oder Zielwerte) sind einzuhalten. Nur wem sind diese Blutparameter bewusst? Erfüllt mein Körper die Bedingungen der Alltagstauglichkeit? Kenne ich überhaupt meine Werte der Erholungsfähigkeit im Nachtschlaf, jene der Grundregulation meines Nervensystems? Wenn nicht, dann ist dies vergleichbar mit einem Nachtflug ohne Radar!

Der Trend hin zur Salutogenese bedeutet Verantwortung für die eigene Gesundheitsentwicklung zu übernehmen. Verantwortung für Vigilanz, Grundregulation und Ausgleich von Aktivität und Erholung. Dem Trend entsprechend werden pekuniäre Anreize – auch von Gesundheitskassen – gesetzt, die jenes *"qualify yourself"* motivieren und unterstützen werden.

Wie jedoch gelingt individuelle Selbstoptimierung im Sinne der Gesundheitsentwicklung?

Verwendet man seit Jahrzehnten Online-Banking für die finanzielle Abwicklung im Privatbereich wie auch in der Wirtschaft, so ist es undenkbar, heute darauf zu verzichten. So ist es naheliegend ein **Konto der Gesundheit** für die individuelle Gesundheitsentwicklung und Selbstoptimierung online zu nutzen. Und dies in einfacher Weise am Handy, Tablet oder Computer. Mittels App soll eine einfache und leistbare Möglichkeit zur aktiven persönlichen, sicheren Gesundheitsvorsorge zur Verfügung stehen, mit dem Ziel: Gesund sein und auch nachhaltig gesund bleiben (▶ www.kontodergesundheit.org, ▶ www.health-account.org).

Die Ressourcen des Körpers lassen sich als Metapher mit einem Bankkonto vergleichen. Solange das Konto der Gesundheit regelmäßig aufgefüllt wird, bleiben die psychischen und körperlichen Ressourcen erhalten. Werden jedoch zu wenige „Einzahlungen" (Erholung) auf diesem Konto vorgenommen, so schrumpft das „Kapital", die Ressourcen gehen zurück. Bleiben darüber hinaus die Belastungen langfristig weiterbestehen, so folgen Erschöpfung, Burnout oder andere physische oder körperliche Erkrankungen wie Herzinfarkt, Schlaganfall oder Krebs.

Moderne Messverfahren sind in Zukunft für jeden Bürger/Nutzer über das eigene Smartphone einfach anzuwenden und die Messergebnisse auf dem „Mobilen Konto der Gesundheit" jederzeit, an jedem Ort, sicher und effizient verfügbar. In einfacher Weise kann auch der Kontakt zu professioneller Unterstützung und Behandlung bei gesundheitlichen Problemen angefordert werden. Durch die bedienerfreundliche App wird der Nutzer den ganzen Tag begleitet, indem Messergebnisse in real-time für Information, Anregungen und Interventionen, genutzt werden. Diese Interventionen können ausgleichende und vorbeugende Wirkung erzielen (Lebensstilmodifikation), um aus dem *"qualify yourself"* Vorteile bei Gesundheitskassen und Gesundheitsvereinen erzielen zu können.

Durch die Analyse des autonomen Nervensystems erhält man eindeutige Information über Regulationsfähigkeit und Erholungsfähigkeit des Menschen. Die Herzratenvariabilitätsmessung (HRV) und Auswertung der Daten mittels der HeartBalance Analyse kann die Unterscheidung von gesunden und/oder belasteten Menschen aufgrund vorhandener wissenschaftliche evaluierter Referenzdaten eindeutig bestimmt werden (siehe ❏ Abb. 12.1).

Matthew Walker formulierte die Grundproblematik in einfachster Weise, *"society is collectively sleeping too little"* (Walker 2017), aber eigentlich geht es nicht nur um zu wenig Schlaf, sondern um den Mangel an Erholungsfähigkeit während des Schlafes! Doch die Erholungsfähigkeit objektiv messbar zu machen, war bislang nur im Schlaflabor möglich.

Analysen und Befunde zur Präventionsdiagnostik nutzen die Bewertung von Intensität und Dynamik des autonomen Nervensystems, die Analyse der dadurch sichtbaren chronobiologischen Rhythmik und nutzen dazu die biochemischen Befunde der Blutanalysen. Parameter des autonomen Nervensystems waren wegen seiner Lokalisation im ganzen Körper nicht eindeutig messbar. Durch ein innovatives Messverfahren und die Beschränkung auf eine physiologische Komponente (Herzfrequenzvariabilität [HRV]) kann nun die Regulationsfähigkeit des autonomen Nervensystems in einfacher Weise (Brustgurt zur Aufzeichnung des EKGs) während des gesamten Tages- und Nachtablaufs gemessen werden.

Lebt ein Mensch ständig (chronisch) mit Schlafdefizit, so wirkt sich die fehlende Erholungs- oder Regenerationsmöglichkeit auf psychische und physische Prozesse im Körper aus. Es entsteht Ermüdung und in Folge Erschöpfung und damit eine Reduktion der Leistungsfähigkeit aller Prozesse im Organismus. Dies kann mittels HeartBalance Analyse aufgezeigt werden (◘ Abb. 12.1). In der oberen HeartBalance Analyse wird ein gesunder.

Mensch mit ausgezeichneter Regulationsfähigkeit dargestellt. Das ANS drückt sich durch einen moderaten Sympathikus (Stress) und eine deutliche Erholungsfähigkeit (Erholung) durch den Parasympathikus in der Nacht aus. Deutlich sichtbar sind die einzelnen Schlafphasen während der Nacht, die von den Traum- oder REM-Phasen unterbrochen werden. Die untere Analyse zeigt einen Menschen, dessen Regulationsfähigkeit eingeschränkt ist, der Wechsel zwischen Wach und Schlaf, wird durch das ANS nicht mehr optimal ausgedrückt und die Aktivierung des Parasympathikus lässt auf reduzierte Erholungsfähigkeit während des Nachtschlafes schließen. Deutlich sichtbar ist, dass durch die fehlende Regulation, sich Stress und Erholung nicht mehr kompensieren, sondern die Stress-Komponente überwiegt.

Diverse Studien (Dickreiter 2019; Witasek 2019; Kordt 2018) belegen, dass viele systemische Erkrankungen, wie Depression und physische Erkrankungen wie Diabetes oder Krebs durch Störungen des ANS und der Körperrhythmen frühzeitig erkannt werden können. Somit wird neben anderen Parametern die Regulationsanalyse des ANS zum zentralen Indikator für präventive Gesundheitsvorsorge (Hauschild 2017).

12.2.2 Ermüdungsrisiko und Selbstoptimierung

Haben wir Erschöpfung als langfristige Folge von Regulationsstörungen und von Ungleichgewichten im menschlichen Organismus beschrieben, so ist Ermüdung die schrittweise Abweichung vom vigilanten Wachzustand, wogegen Schläfrigkeit aufgrund von Schlafdruck entsteht. Ermüdung kann durch Pausen, Schläfrigkeit durch Abbau des Schlafdruckes durch erholsamen Schlaf kompensiert werden.

Vigilanz und Leistungsfähigkeit sind umgekehrt proportional zum Erschöpfungsgrad zu verstehen – je höher der Erschöpfungsgrad, desto rascher treten Müdigkeit, Konzentrationsverlust und Entscheidungsunfähigkeit auf (Hauschild 2017). Somit ist die Schlaferholungsfähigkeit bzw. Erholungsfähigkeit generell der *„magic-bullet"*, der den Ausgleich von Aktivierung durch Regeneration und Entspannung ermöglicht.

Durch veränderte Lebensumstände wie z. B.:

- Leistungs- und Erfolgsdruck, Existenzängste
- Mehrfachbelastung von Arbeit und Erziehung der Kinder
- Mehrfachjobs und Leistungsansprüche im Freizeitbereich
- Scheidungen, Kurzzeitehen
- Umweltbelastungen wie kontaminiertes Wasser, Luftverschmutzung und Elektrosmog [u. v. m.],

12.2 · Neuer Ansatz: Individualisiertes Ermüdungsrisikomanagement

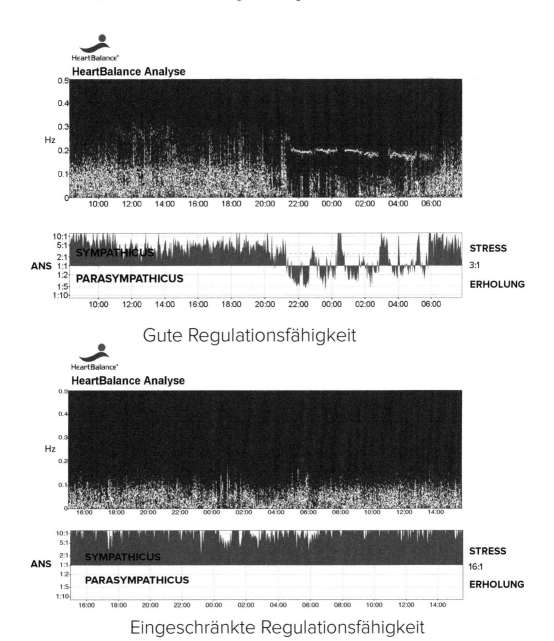

○ **Abb. 12.1** Regulationsfähigkeit des autonomen Nervensystems. (Mit freundlicher Genehmigung HeartBalance Innovations GmbH)

steigt permanent die Belastung für den Menschen und führt zu stärkerer emotionaler und mentaler Belastung. Schlafstörungen führen zu:
- Minderung der Leistungsfähigkeit
- Minderung der Entscheidungsfähigkeit
- Beginnendes Erschöpfungssyndrom
- Psychische Störungen: Depression, Angststörungen, Burnout, …
- Physische Störungen: Herzinfarkt, Schlaganfall, Bluthochdruck, Diabetes, …

Dies ist die Spirale, die sich aufgrund von verminderter Erholungsfähigkeit und beginnender Einschränkung der Regulationsfähigkeit des ANS zu drehen beginnt.

In vielen Arbeitsbereichen (Verkehr zu Luft, Land oder See, in Kraftwerken, Industrieproduktionsanlagen, in Krankenhäusern oder in der Landesverteidigung) können die Arbeitstätigkeiten als *high-risk* Jobs bezeichnet werden. Das sind Berufe, mit denen ein wesentliches bzw. existenzielles Risiko verbunden ist. So besteht die Gefahr, dass der Einbruch der Leistungsfähigkeit durch Ermüdung zu hohen Gefahren führen kann.

Diese Arbeitstätigkeiten reagieren sehr sensibel auf Vigilanz und Leistungsfähigkeit und stehen daher immer mehr unter staatlicher und institutioneller Kontrolle hinsichtlich Arbeitsdauer und monotoner bzw. repetitiver (maschinell getakteter) Tätigkeiten wie z. B. das Arbeitsschutzgesetz (ArbSchG) in Deutschland oder das ArbeitnehmerInnenschutzgesetz (ASchG) in Österreich. Da der Termin- und Zeitdruck in den letzten 15 Jahren stark zugenommen hat, wird der Belastungsdruck auf den Arbeitnehmer immer größer. Psychische und körperliche Folgen einer Fehlbeanspruchung resultieren aus den immer intensiver werdenden Arbeitsanforderungen.

Kurzfristige Veränderungen des Wachheitsgrades werden chronobiologisch durch den basalen Ruhe-Aktivitätszyklus (BRAC) moduliert (s. ► Abschn. 4.2.2). Die Kurve dieses ultradianen Rhythmus' besteht aus einer etwa 90- bis 120 min Aktivitätsphase und einer 20 min Erneuerungsphase, beschreibt Ernest L. Rossi bereits 1991 in seinem Buch „20 min Pause" diesen ultradianen Zyklus; „ultradian" deshalb, weil dieser Rhythmus innerhalb eines Tages mehrfach vorkommt (s. ◘ Abb. 4.1).

Dieser ultradiane Leistungsrhythmus stellt „eine natürliche Periode dar, in der eine körperliche und psychische Erneuerung sowie eine Erholung von den Alltagsbelastungen stattfinden kann". Aus diesem Grund bezeichnet Rossi diese 20 min als „ultradiane Heilreaktion". Dieses permanente Zirkulieren zwischen Leistungshoch und Erholungsreaktion stellt biologisch eine Balance von Aktivität und Erholung dar und wird vom autonomen Nervensystem – bei guter Regulationsfähigkeit – eigenständig gesteuert.

„Nicht zu wissen, dass man eine (biologische) Zeitstruktur hat, ist so, als wüsste man nicht, dass man ein Herz oder eine Lunge hat. In jedem Aspekt unserer Physiologie und unseres Lebens erkennen wir, dass wir der Ordnung unterworfen sind, die wir Zeit nennen" (Dr. Gay Gaer Luce, Report of U.S. Department of Health, Education and Welfare, zit. in: Rossi 1991).

Bislang konnte man diesen BRAC-Rhythmus nicht direkt messen und objektiv feststellen. Aufgrund der Forschungen des Instituts für ChronoPsychologie und ChronoMedizin an der Sigmund Freud PrivatUniversität Wien (► www.chronomed.pro) wurde ein Algorithmus entwickelt, der aus der Herzrate und der Regulationsfähigkeit des ANS das Schwanken des Wachheitsgrades und damit den BRAC darstellen kann. Im Zuge einer 24 h-Messung des autonomen Nervensystems (Regulationsanalyse) durch einen EKG-Sensor mittels Brustgurt lässt sich in einfacher Weise der ultradiane Wachheits-, aber auch der Schlafrhythmus mit seinen Schlafphasen (s. ► Abschn. 8.3.4) abbilden.

Um mittel- und langfristig Gesundheit und Leistungsfähigkeit zu optimieren, ist es notwendig, einen Ausgleich – eine Balance – zwischen psychophysiologischer Beanspruchung und Erholung herbeizuführen. Dazu wird in der Literatur häufig von Kurzpausen während der Arbeitszeit gesprochen und diese wurden eingehend wissenschaftlich untersucht (Bachl und Vogl 2010; Bachl et al. 2018; Eichner 1989; Haber 2009; Lehmann et al. 1997; Tomasits und Haber 2016; Weineck 2008).

Die Allgemeine Unfallversicherungsanstalt (AUVA) in Österreich schlägt für Bildschirmarbeitsplätze wie auch Schichtbetriebe *„Eine ideale Pausenregelung lt. BS-V § 10 (1) ist das*

12.3 · Anwendungsmöglichkeiten und Beispiele

Einlegen einer zehnminütigen Pause nach 50 min Bildschirmarbeit vor. Diese Pausen sind in die Arbeitszeit einzurechnen.", (AUVA 2018). In weiterer Folge gibt die AUVA zu bedenken: *„Insbesondere ist bei der Pausenlänge zu berücksichtigen, dass der Erholungswert einer Pause mit zunehmender Dauer extrem sinkt. D. h. oftmalige kürzere Pausen sind erholungswirksamer als wenige länger dauernde Pausen. In der Praxis sollten daher mehrere Kurzpausen (ca. 10 min.), gleichmäßig über den Tag verteilt, eingehalten werden.“* (AUVA 2018). Auch wenn die Pausenlänge nicht der chronobiologischen Rhythmik entspricht, gibt es doch die Vorgabe eine sogenannte „ultradiane Heilreaktion" zur Vermeidung von Ermüdung und Stress einzuhalten.

Im Rahmen des „Kontos der Gesundheit" (► www.health-account.org) besteht die Möglichkeit, durch Messung des autonomen Nervensystems den eigenen, individuellen BRAC-Rhythmus zu bestimmen. Mehr noch, es wird dadurch einerseits möglich die individuelle Länge der Leistungs- bzw. Erholungsperiode und darüber hinaus den jeweiligen Zeitpunkt festzustellen, wann tatsächlich – aufgrund der individuellen BRAC-Rhythmik – es notwendig ist seine „ultradiane Heilreaktion" in Form einer Kurzpause einzulegen. Selbstverständlich können all jene Messverfahren, die in ► Kap. 8 eingehend beschrieben wurden, mit den Daten des Kontos der Gesundheit verknüpft werden.

Aktive Interventionen können dann über Smartphone oder PC durchgeführt werden:

- Messung und Erfassung des individuellen biologischen Rhythmus
- Modulation des individuellen biologischen Rhythmus (BRAC)
- Zeitpunktgenaue Motivation zu Aktivität und Entspannung
- Coaching von Ernährung, Bewegung, Regeneration
- Gezielte Information zu Tageshöchstleistungen und notwendigen Pausen
- Individuelle Bewegungs-, Sport- und Trainingssteuerung

Der letzte Punkt leitet schon über auf das nächste Kapitel. So wie die Leistungsfähigkeit – also der Vigilanzgrad – während der Arbeitszeit schwankt, gilt dieses chronobiologische Prinzip auch im Sport. Genau deshalb wäre die Modulation des individuellen Aktivierungs- und Erholungsrhythmus (BRAC) von wesentlicher Bedeutung, Übertraining und Erschöpfung zu vermeiden.

12.3 Anwendungsmöglichkeiten und Beispiele

Im Laufe des Buches wurden verschiedene Vigilanzkonzepte dargestellt und die Bereiche aufgezeigt, die durch Vigilanz beeinflusst werden – die Leistungsfähigkeit, die Wachheit, der Schlaf, die chronobiologische Rhythmik von Tag und Nacht und die Allgemeingesundheit (Ermüdung, Erschöpfung, psychische Störungen). Doch wesentlich ist die Anwendung all jener Theorien und Messmethoden in der Praxis.

Beispielhaft werden zwei Bereiche angeführt. „Die Leistungsoptimierung im Sport und das Problem Übertraining", was einerseits die Unterscheidung von Overreaching und Overtraining, wie damit verbundene psychophysiologische Risiken betrifft. Als weiterer Praxisbereich analysieren wir *high-risk* Jobs, die sehr stark vom aktuellen Vigilanzgrad abhängig sind und in deren ordnungsgemäßer Tätigkeit hohe Verantwortung liegt. Hier werden wir uns mit der Luftfahrt und der chronobiologischen Anforderungen für Piloten und Flugbegleiter beschäftigen.

12.3.1 Leistungsoptimierung und Übertraining im Sport

Vor Jahren erzählte mir ein bekannter Triathlet, der in wenigen Jahren mehr als 25 Wettbewerbe erfolgreich bestritten hatte: *„Wenn du deine Leistungsfähigkeit über dir unbekannte Grenzen ausdehnst, ist es etwa so,* *wie wenn du über eine Klippe hinausgehst. Du weißt jedoch nicht, an welcher Stelle du wieder zurückkommst"!.*

Die *"performance of their high-grade activities"* (Head 1923, S. 135), die Sportler für ihr Training und die Wettbewerbe aufwenden, ist einerseits eine Kraft, die einer *"vitality"* dem Organismus entspringt, andererseits ist diese einer chronobiologischen Rhythmik unterworfen. Das *Prinzip der Superkompensation* besagt, dass der Körper nach einer Trainingsbelastung nicht nur die Bereitschaft zur Erbringung des gleichen Leistungsniveaus wiederherstellt, sondern im Verlauf der Erholung (Regeneration) die Leistungsfähigkeit über das ursprüngliche Niveau hinaus steigert und über einen bestimmten Zeitraum auf diesem Niveau hält (Haber 2009). Wesentlich ist somit nicht der Trainingsreiz per se, sondern die Bestimmung der Erholungsreaktion des Organismus und davon abgeleitet der Zeitpunkt der nächsten Trainingsbelastung (Bachl und Vogl 2010).

Das Übertrainings-Syndrom ist ein pathologischer Symptomkomplex der auf Erschöpfung zurückzuführen ist. In der Literatur wird vermutet, dass es sich bei Übertraining um ein länger andauerndes und unbehandeltes Overreaching handelt (Brittenham et al. 2000; Fry et al. 1991; Uusitalo 2001). Im Gegensatz zu Overreaching, bei welchem die Erholungsphase einige Tage dauert, beträgt die Dauer der Erholung vom Übertrainings-Syndrom Wochen bis Monate (Vogel 2001).

Dem Übertrainings-Syndrom ist ein Krankheitswert zuzuordnen, den man als „Zusammenbruch des Systems" durch lange andauernden Overreachings wie auch andere physiologische Erkrankungen interpretiert. Mit den „neudeutschen" Begriffen Burnout bzw. chronisches Erschöpfungssyndrom kann die Grundproblematik umschrieben werden. *„Im Übertrainingszustand besteht keine Möglichkeit mehr, auf (Trainings-)Stressoren adäquat zu reagieren. Der Athlet braucht seine gesamte Kraft, um sich von diesem Zusammenbruch zu erholen. Dadurch besteht auch keine*

Möglichkeit auf einen allfälligen Trainingseffekt im Sinne der «Superkompensation», egal wie lange pausiert wird" (Eichner 1989).

Betrachtet man die Thematik Overreaching und Overtraining von einer chronobiologischen Perspektive aus, so zeigt sich auf den ersten Blick die Abhängigkeit der Erholungsfähigkeit des Sportlers von der Regulationsfähigkeit des ANS (Bachl et al. 2018). Kernpunkt der Beurteilung von Overreaching ist das Vorliegen einer guten – wenn auch kurzfristig eingeschränkten – Regulationsfähigkeit. Ist die Einschränkung der Regulationsfähigkeit auf punktuelle Überbeanspruchung des Organismus zurückzuführen, so kann diese nach einem Zeitintervall von <21 Tage wieder das Normalniveau der Regulationsfähigkeit oder einen darüber liegenden Wert annehmen. Liegt jedoch schon eine chronifizierte Einschränkung der Regulationsfähigkeit vor – durch nachhaltige, oftmalige Überbeanspruchung über einen längeren Zeitraum von >6 Monaten, so kann man von Overtraining Syndrom sprechen (Weineck 2008).

Die Regulationsfähigkeit des ANS lässt sich mittels HeartBalance Analyse durch Berechnung der Rhythmik und Dynamik der BRAC-Zyklen in einfacher Weise darstellen. Hierbei wird jeweils die Differenz zwischen dem theoretischen BRAC-Wert und dem persönlichen BRAC-Wert des Sportlers berechnet und so ein exakter Wert für die Anpassung des ANS des Sportlers an den chronobiologischen Rhythmus erhalten (s. ◘ Abb. 4.1). Dies ergibt im Zeitablauf – bei mehrmaliger Messung – eine gute Vergleichsmöglichkeit zur Wirkungskontrolle von Trainingsbelastungen (Schnabel et al. 2014).

Die Grundproblematik wurde von Roger Vogel bereits 2001 dargestellt: *„«Primär unerwartet» heißt, dass der Leistungseinbruch nicht im Sinne einer Trainingssteuerung einkalkuliert wurde. Wohl kann manchmal im Nachhinein nachvollzogen werden, weshalb das absolvierte Training zu Overreaching geführt hat, sei es beispielsweise aufgrund inadäquater Steigerung des Trainingsvolumens oder wegen mangelnder Erholung"*.

12.3 · Anwendungsmöglichkeiten und Beispiele

Gelingt die Anpassung der BRAC-Analyse für die Bedürfnisse im Sportbereich, so wird die Analyse der Auswirkung der Intensität eines Trainingsreizes auf die anschließende Erholungsreaktion des Sportlers messbar und damit die Möglichkeit der zeitgenauen Steuerung der Trainingsbelastung. Darüber hinaus kann man all jene passenden Messverfahren und Fragebogenanalysen einsetzen, die in ▶ Kap. 8 eingehend besprochen wurden.

Das Konto der Gesundheit – wie oben beschrieben – ermöglicht zur Beurteilung des Trainings- und Gesundheitszustandes des Sportlers, jedoch nicht nur Analysen über die chronobiologische individuelle BRAC-Rhythmik, wann der richtige Trainingszeitpunkt am Tage zu finden ist, sondern gibt exakt über die Schlaferholungsfähigkeit Auskunft und zeigt im Zeitverlauf die Veränderung der Schlafregeneration bezogen auf die Trainingsintensität auf. Der wesentliche Vorteil hiervon ist, dass es eine Art „Frühwarnsystem" darstellt, bereits beginnende Zeichen des Übertrainings rechtzeitig aufzuzeigen, um daran die Trainingsoptimierung zu orientieren. Durch das Konto der Gesundheit hat man somit die Möglichkeit bereits im Vorfeld von Belastungsbedingungen (Overreaching) in einfacher Weise durch Bestimmung der Regulationsparameter des ANS den persönlichen Aktivierungsgrad des Sportlers zu bestimmen und über individuelle Trainingsbelastung derart zu steuern, dass durch diese ein Leistungsoptimum ermöglicht wird. Diese Anwendung wäre in allen Bereichen des Sports zur Trainingssteuerung einsetzbar: Breitensport, Leistungssport, Spitzensport und in der Sportrehabilitation.

12.3.2 Ermüdung und Erschöpfung im Flugverkehr

„Bis Jahresende sollte die Akte zum größten Massenmord in der Geschichte der Bundesrepublik geschlossen werden. So plante es die Staatsanwaltschaft Düsseldorf, die für den Absturz der Germanwings-Maschine am 24, März 2015 über den französischen Alpen alleine Andreas Lubitz verantwortlich gemacht hatte, den Kopiloten. Er hatte den Airbus in voller Absicht gegen die Berge gesteuert. Mit ihm starben 149 Menschen" (Traufetter 2016).

Im Abschlussbericht der Kommission zur Flugunfalluntersuchung wird festgestellt, dass der Kopilot, der Suizid begehen wollte, den Absturz der Maschine in einer bewussten und geplanten Handlung herbeigeführt habe, während er alleine im Cockpit war (Abschlussbericht 2015).

So kam es zum rechten Zeitpunkt, dass die Teilnehmer des FRMS Forum (fatigue risk management [FRM]) in Luxembourg Mai 2015 – schockiert von diesem Unfall – die Dringlichkeit eines FRM eingehend diskutierten und der FRMS Manager von Germanwings Cpt. Kristjof Tritschler mit seinem Beitrag „Fatigue Assessment and Mitigation Methology" ein detailliertes Konzept vorlegt. Ein Jahr später wurden von der ICAO mit dem Doc 9966 das „Manual for the Oversight of Fatigue Management Approaches" detaillierte Richtlinien zur Einführung eines FRM bei europäischen Airlines herausgegeben.

Wie bereits im ▶ Kap. 10 darauf hingewiesen wurde, ist in Europa das FRM ein Teil des generellen Safety Management System (SMS) der Fluglinien. Anders wie in den USA, wo FRM als eigenständiger Bereich organisiert ist, sind spezifische Modifikationen und Änderungen nur möglich, wenn auch das SMS geändert wird. Hier geht man in jene Richtung, als die komplexe Verbindung von SMS und FRM beachtet und die Verknüpfung der sicherheitsrelevanten Aspekte des Flugbetriebs in unmittelbaren Zusammenhang mit dem Ermüdungsrisiko betrachtet werden.

Crewmember Fatigue is *"a physiological state of reduced mental or physical performance capability resulting from sleep loss or extended wakefulness, circadian phase, or workload (mental and/or physical activity) that can impair a crew member's alertness and ability to safely operate an aircraft or perform safety related duties"* (ICAO IATA 2011; ICAO 2016).

Die Definition von Fatigue durch die ICAO zeigt folgende wichtige Dimensionen auf, die es im Rahmen eines FRM in einer alltagstauglichen Weise zu lösen gilt.

1. die organisatorische Ebene – die Rahmenbedingungen der Fluglinie
2. die individuelle Ebene – die persönliche und fachliche Eignung des Mitarbeiters

Ungeachtet der Problematik der subjektiven Selbsteinschätzung geht es hier auch um die notwendige Bereitschaft der Mitarbeiter aus ihrem persönlichen Bereich Informationen weiterzugeben. Die Thematik der ärztlichen Begutachtung zur Erlangung bzw. Behalt der Flugtauglichkeit ist eine hoch brisante datenschutzrechtliche Thematik wie Der Spiegel 2016 weiter berichtet, *„die Ämter mussten seine (des Ko-Piloten) Krankengeschichte anonym speichern, konnten also gar keine Informationen über die Depression weitergeben. Der Vermerk war also wirkungslos gewesen."*

Ermüdungsrisiko wird solange unterschätzt, ignoriert und finanziell nicht beachtet, bis tatsächlich Unfälle passieren. Wie die oben aufgezeigte Absturzkatastrophe zeigt, ist *fatigue* im Deutschen differenzierter zu verstehen, als Ermüdung UND als Erschöpfung, wobei Erschöpfung aus einer Gesamtheit von Stress, Ermüdung, Schlafstörung und Depression (Hauschild 2017) zu verstehen ist. Deshalb sind alle Maßnahmen, welche die Luftfahrtbehörde, wie auch die Fluglinien selbst treffen auf beide Ebenen gleichermaßen anzusetzen und nicht nur auf die kurzfristig entstehende Ermüdung aufgrund von langen Dienstzeiten.

Fluglinien bedienen sich zur Diensteinteilung ihrer Piloten und Flugbegleiter aufgrund der Richtlinien der ICAO 2016 in Zukunft sogenannte biomathematische Modelle. Das sind – wie auch in ▶ Abschn. 10.2 dargestellt – Algorithmen zur Abschätzung des Risikos aufgrund von Übermüdung. Größtenteils gehen diese Modelle auf das Zwei-Prozess Modell (Beersma und Borbély 1984) zurück, werden von mehreren Software-Anbietern unterschiedlich entwickelt und von den Fluglinien angewandt. Alexander Gundel, der selbst an der Entwicklung des ALERT-Algorithmus maßgeblich beteiligt war, zeigt in dem Artikel (Gundel et al. 2007) *"A critical review of existing mathematical models for alertness"*, die Unterschiedlichkeit der wichtigsten Verfahren zur Erfassung und Anwendung von FRM im Flugbetrieb auf. *"Many scientists who work with these models see a large potential for improvement"*, urteilte Gundel schlussfolgernd.

Wie aus dieser Grundproblematik ersichtlich ist, handelt es sich um ein sehr komplexes Thema, dessen Vielfalt hier nicht ausreichend Raum gegeben werden kann. Um jedoch die Thematik innovativ darzustellen, kann nun ein idealtypischer Vorschlag gemacht werden, der eine zukunftsorientierte, vielleicht sogar zukunftsweisende Perspektive aufzeigen soll.

Ermüdungsrisikomanagement (FRM) hat – wie gezeigt – zwei Dimensionen: eine individuellen Ebene und einer organisatorische Ebene. Beide Ebenen müssen bestmöglich miteinander koordiniert werden. Des Weiteren die Unterscheidung von Ermüdung und Erschöpfung, die wiederum maßgeblich den Erfolg oder Misserfolg von FRM bestimmen kann (wie obiges Beispiel des Germanwings Unfalles aufzeigen konnte).

Um ein innovatives, zukunftsorientiertes FRM zu gestalten, müssen jene Dimensionen erfüllt und mit erweiterten Konzepten versehen werden, die dann synergetisch mitsammen arbeiten können. Hier eine Zukunftsvision.

Erschöpfung beeinflusst maßgeblich die Leistungs-, Konzentrationsfähigkeit, bzw. die Fähigkeit in schwierigen Situationen rasche und richtige Entscheidungen zu treffen. Erschöpfung entspringt einer chronischen Fehlbeanspruchung, die sich bereits frühzeitig durch eine Verringerung der Schlaferholungsfähigkeit und von Schlafstörungen ankündigt.

Es soll nochmals wiederholt ausgedrückt werden: *Kernpunkt eines innovativen, individuellen Ermüdungsmanagements (FRM) ist der Erhalt der Grundregulation*

12.3 · Anwendungsmöglichkeiten und Beispiele

des Menschen. Wird die Grundregulationsfähigkeit des Menschen aufgrund seiner Lebensumstände (Dienstzeiten, Führungskräfte, privater Umstände oder individueller Lebensstil) gestört oder geschädigt, so treten psychophysiologische Prozesse ein, die die Leistungsfähigkeit reduzieren oder nachhaltig beeinträchtigen können. Geht man nun wieder von der Metapher der Balance von Aktivität und Erholung aus, nutzt das Konto der Gesundheit (▶ www.health-account.org), so lässt sich der Prozess der Veränderung der Regulationsfähigkeit in idealer Weise rechtzeitig erfassen und entsprechende Gegenmaßnahmen *(mitigations)* setzen. Dabei sind die Bereiche des Kontos der Gesundheit auf folgende Ebenen gerichtet:

- verhaltensspezifische Ebene: Ernährung, Bewegung, Lebensstil
- psychophysiologische Ebene: Regulationsfähigkeit
- biochemische Ebene: Blut, Harn, Stuhl
- chronobiologische Ebene: Tag/Nacht, BRAC-Rhythmik

Zur Datensicherheit: Gesundheitsdaten, die am Konto der Gesundheit eingegeben werden, sind „Eigentum" desjenigen, von dem diese Daten stammen. Der „Eigner" hat über seine Daten die vollständige Autorität und kann in individueller Weise mit diesen Daten verfügen. Er kann diese z. B. bei Abweichungen von Normwerten Experten weiterleiten, Fragen klären, Interventionen setzen oder sich durch Coaching bei der Umsetzung der Maßnahmen begleiten lassen. Das vorrangige Ziel ist, dem Eigner der Gesundheitsdaten unbeschränkt Sicherheit zu geben! Sicherheit über seine eigene gesundheitliche Situation ausreichend informiert zu sein und Sicherheit seiner eigenen Leistungsfähigkeit entsprechend Verantwortung in *high-risk* Jobs übernehmen zu können.

Wie oben dargestellt, kann eine optimale Grundregulation des Organismus nur dann aufrechterhalten werden, wenn eine Balance von Aktivität und Erholung über längere Zeiträume (3–6 Monate) hinweg vorliegt. Diese

Balance (HeartBalance) kann im Rahmen des Kontos der Gesundheit über das Verhältnis von Aktivität (ActivityScore) und der Erholung (SleepScore) erfasst, die Grundregulation aus der Regulationsfähigkeit des ANS und der biochemischen Parameter des Menschen abgeleitet werden. Dadurch entsteht nicht nur ein persönliches Management-System, sondern was noch wesentlicher erscheint – gerade für verantwortungsvolle Berufe – eine Art Frühwarnsystem für die Abweichungen von Leistungsfähigkeit und Gesundheit.

Das „Mobile Konto der Gesundheit" – da auf App sowohl auf Smartphones, Tablets wie auch Computer verfügbar ist ermöglicht:

- Messung und Erfassung des individuellen biologischen Rhythmus
- Modulation des individuellen biologischen Rhythmus (BRAC)
- Erfassung der Grundregulation und
- Zeitpunktgenaue Motivation zu Aktivität und Entspannung
- Coaching von Ernährung, Bewegung, Regeneration
- Gezielte Information zu Tageshöchstleistungen und notwendigen Pausen

Wurde bislang die individuelle Ebene betrachtet, die Erschöpfung und Ermüdung in einen einfachen anwendungsorientierten persönlichen „Gesundheitsmanagementprozess" setzen kann, so könnte in Zukunft die organisationale Ebene synergistisch, also wechselseitig mit der individuellen Ebene verkoppelt sein. Hier ein Zukunftsszenario, welches die Anwendung von einem neuen biomathematischen Algorithmus, dem P.O.W.E.R.-Modell *(Performance Of Work Enhancing Resources)* vorschlägt, welches in Verbindung mit dem Konto der Gesundheit zu bestmöglichen Ergebnissen führen kann.

Die bisherigen biomathematischen Modelle gehen von einem Zwei-Prozess Modell aus. Dieses wurde z. B. vom ALERT-Algorithmus genutzt als *"a closely related to the two-process model of sleep regulation and incorporates a sleep inertia component. As a fourth component a time-on-task effect has been modelled. ... The model predicts fatigue, sleepiness and task performance"*(Gundel et al. 2007).

Um jedoch das Grundprinzip „*die Grundregulation des Menschen*" aufrecht zu erhalten, und dies bei hohen Anforderungen hinsichtlich Schlaf-wach-Rhythmus, Verantwortung der Arbeitstätigkeit oder unsicheren Arbeitsbedingungen, so muss ein weiterer chronobiologischer Prozess mit in den Algorithmus integriert werden, wie z. B. der basale Ruhe-Aktivitätszyklus (BRAC).

Der BRAC zeigt nicht nur die Schlafstruktur, sondern ebenso im Wachen die 90–120 Minutenrhythmik der Aktivierung auf. Wird der BRAC durch die berufliche Tätigkeit, durch Arbeitsbelastung, Zeitdruck oder psychische Faktoren beeinträchtigt, so entsteht – wenn dies länger anhält – eine Reduktion und nachhaltige Einschränkung der Grundregulation. Um das biomathematische Modell durch diese „mittelfristige" Komponente der Erschöpfungsproblematik (mit all den Konsequenzen wie Schlafstörung, Depression oder Zwangsstörungen) zu erweitern, war es notwendig im Rahmen des P.O.W.E.R.-Modells neben dem chronobiologischen allgemeinen, auch den individuellen, persönlichen BRAC-Rhythmus zu integrieren. Damit ergänzt der BRAC nun die 4 Prozesse des ALERT Modells: den zirkadianen Prozess von Tag und Nacht, den Prozess des Schlafdruckes, welcher während eines erholsamen Schlafes abgebaut wird, jenen der Schlafträgheit (sleep inertia) in einem kurzen Intervall nach dem Aufwachen und den arbeitszeitbezogenen Prozessen.

Wird nun dieses biomathematische Modell P.O.W.E.R. mit dem individuellen Konto der Gesundheit verknüpft, indem der „Eigner" seine Gesundheitsdaten an seine Arbeitsstelle, an die SMS- bzw. FRM-Abteilung seiner Fluglinie weitergibt, dann erhält das Scheduling-System zur Erstellung der Dienstpläne die exakte Information über den chronobiologischen Status des Nutzers – Pilot oder Flugbegleiter, Flugsicherheitsmitarbeiter

oder Fluglotsen – und seine persönliche Dienstzuteilung und Arbeitsdauer entsteht unter einer wesentlichen Prämisse – der *Aufrechterhaltung der Grundregulation* des Mitarbeiters.

Auch wenn dies heute noch wie ein Zukunftsszenario erscheint, die technische Umsetzung ist aufgrund der IT-Technologie möglich, wenn die „subjektive Technologie" der Verantwortungsträger dies erlaubt. Daran knüpft sich nun ein weiterer wichtiger Faktor; die Sicherstellung der Arbeitsfähigkeit – trotz – gesundheitlicher bzw. leistungsmäßiger Einschränkungen.

In ▸ Kap. 11 wurde bereits über Fahrassistenzsysteme (FAS) berichtet (▸ Abschn. 11.2). Bei diesen FAS stehen die Sicherheitsaspekte, aber auch der Fahrkomfort im Vordergrund und sollen dem Fahrer, dem Piloten, aber auch dem Fluglotsen oder Industrieanlagen-Controller durch maschinelle Unterstützung die Arbeitstätigkeit erleichtern.

Gehen wir davon aus, dass die Dienstzuteilung durch das P.O.W.E.R.-Modell erfolgt, die aktuellen Gesundheitsdaten im Konto der Gesundheit die Dienstzuteilung optimiert haben, so ist man dennoch nicht gefeit, dass außergewöhnliche Prozesse die im Leben des Menschen passieren können, kurzfristig dessen Leistungsfähigkeit einschränken. So könnte dies jedoch, durch Monitoring aufgrund des Kontos der Gesundheit, dahin gehend genutzt werden, als die vom Mitarbeiter zu bedienende Anlage, Fahrzeug oder IT-Anlage synergistisch mit dem Konto der Gesundheit verknüpft ist und entsprechend des Vigilanzgrades des Mitarbeiters (Tendenz zur Ermüdung, Schläfrigkeit, Verlust der Konzentrationsfähigkeit) die Anlage oder das Fahrzeug selbst, bestimmte Assistenzleistungen vorschlägt.

In einfacher Weise wird das Smartphone per Bluetooth automatisch mit dem Fahrzeug oder der Anlage verkoppelt. Dieses ruft nicht nur die Kommunikationsverbindung auf, um zu telefonieren, sondern die vigilanzspezifische Information vom Konto der Gesundheit, um das Angebot an Assistenzleistungen während der Fahrt oder Arbeit auszuwählen und zu optimieren (Knye und Matusiewicz 2017; Andelfinger 2016).

Das Ziel ist sicher und entspannt am Zielort anzukommen (Fahrer, Pilot), leistungsfähig und gut gelaunt die Arbeitszeit zu verbringen (Flugbegleiter, Fluglotsen, Bodenpersonal). Gezielte Kurzpausen (Powernaps), die BRAC-rhythmisch motiviert werden, Autopilot-Assistenz die bei Ermüdung angeboten wird oder das Warnen vor Gefahren in kritischen Fahrsituationen. Hier wird die Liste der Möglichkeiten in Zukunft noch innovativ erweitert werden können.

12.4 Zusammenfassung und Ausblick

Ermüdungsrisikomanagement hat weitreichende menschliche und gesellschaftliche Bedeutung. Im Rahmen dieses Buches haben wir uns vorwiegend mit dem positiven Aspekt beschäftigt – wie Vigilanz, Vitalität und Leistungsfähigkeit entsteht und erhalten bleiben kann. Ermüdung und Erschöpfung sind als Abweichungen von einem vigilanten, vitalen Gesundheitszustand zu betrachten und durch die Ausführungen der Autoren eingehend beleuchtet worden.

Vigilanz als theoretisches Konstrukt, im Alltag nicht offen zugänglich und nur indirekt messbar, bestimmt jedoch unser gesamtes Leben. Leben, das nur dann gesund und nachhaltig vital verbleibt, wenn es einer Homöodynamik entspricht. Einem dynamischen Fließgleichgewicht, einer Balance von Aktivität, Herausforderung, Leistung und einer diese ausgleichende Erholung, Regeneration oder besser Reorganisation.

Kernpunkt dieser Homöodynamik – die *Grundregulation des Organismus.*

Wir leben in einer Zeit in der die Anforderungen an den Menschen intensiver, schneller und komplexer werden. Eine Zeit, die nicht nur Innovation von neuen Technologien hervorbringt, sondern neue Technologien – vor allem zum Erhalt von Lebensqualität und Gesundheit – gefordert sind. Verfahren, Methoden und Strategien, die es notwendig machen, neue in der Evolution noch nie bisher dagewesene Entwicklungen nicht nur einzuführen, sondern auch auszugleichen. Dabei ist Innovation nicht gleich Fortschritt und sollte begrifflich diesem nicht automatisch gleichgesetzt werden.

Denn Innovation ist nur dann Fortschritt, wenn es dem Menschen und der Gesellschaft nachhaltig positiv dienlich ist. Und hier sind viele Innovationen noch zu einem menschlichen Vorteil umzugestalten. Somit unterliegt auch der Fortschritt einem ständigen Prozess der Homöodynamik, der laufend neue Innovationen und dieser neuen Anpassungsprozesse hervorbringt.

Das Buch ist der Verbesserung der individuellen und der gesellschaftlichen Grundregulation von Vigilanz und Leistungsfähigkeit gewidmet.

Literatur

Abschlussbericht Unfall am 24 März 2015 Germanwings (PDF). Bureau d'Enquêtes et d'Analyses pour la sécurité de l'aviation civile 13 März 2016. ▶ https://www.bea.aero/uploads/tx_elydbrapports/BEA2015-0125.de-LR.pdf. Zugegriffen: 14. März 2016.

Andelfinger, V. P., & Hänisch, T. (2016). *eHealth Wie Smartphones Apps und Wearables die Gesundheitsversorgung verändern werden.* Wiesbaden: Springer.

AUVA. (2018). *Merkblatt M 026 „Bildschirmarbeitsplätze".* Wien: Allgemeine Unfallversicherungsanstalt.

Bachl, N., & Vogl, E. (2010). *Der Mensch von morgen. Was die Wissenschaft mit uns vorhat.* Wien: Ueberreuter.

Bachl, N., Löllgen, H., Tschan, H., Wackerhage, H., & Wessner, B. (Hrsg.). (2018). *Molekulare Sport- und Leistungsphysiologie. Molekulare zellbiologische und genetische Aspekte der körperlichen Leistungsfähigkeit.* Wien: Springer.

Beersma, D. G. M., & Borbély, A. A. (1984). Timing of human sleep: Recovery process gated by a circadian pacemaker. *American Journal of Physiology, 246,* R161–R183.

Brittenham, G., Cioroslan, D. A., Davis, J. M., Kuipers, H., Noakes, T., Bergen, S., Shoulberg, D., Urhausen,

A., & Skinner, J. (2000). The Second annual USOC/ACSM human performance summit: Overtraining: the Challenge of prevention; A consensus statement. ▶ http://www.acsm.org/acsmusoc.html .

Bundeszentrale für gesundheitliche Aufklärung des Gesundheitsministeriums. (2011). *Was erhält Menschen gesund. Antonovsky's Modell der Salutogenese – Diskussionsstand und Stellenwert*. Köln: Bundeszentrale für gesundheitliche Aufklärung des Gesundheitsministeriums.

Dickreiter, B. (2019). *Lieber chronisch gesund – Als chronisch krank. Wie Arthrose Diabetes Alzheimer und andere Zivilisationskrankheiten entstehen und was Sie dagegen tun können*. München: Heyne.

Eichner, E. R. (1989). Chronic fatigue syndrome: How vulnerable are athletes? *The Physician and Sportsmedicine, 17*(6), 157–160.

Fry, R. W., Morton, A. R., & Keast, D. (1991). Overtraining in athletes. An update. *Sports Medicine, 12*(1), 32–65.

Gundel, A., Marsalek, K., & Thoren, C. (2007). A critical review of existing mathematical models for alertness. *Somnologie, 11*, 148–156.

Haber, P. (2009). *Leitfaden zur medizinischen Trainingsberatung. Rehabilitation bis Leistungssport*. Wien: Springer.

Hauschild, P. R. (2017). *Unterscheidung von psychischen Störungen durch psychophysiologische Parameter des autonomen Nervensystems*. Dissertation, Sigmund Freud PrivatUniversität, Wien.

Head, H. (1923). ‚Vigilance'; A physiological state of the nervous system. *British Journal of Psychology, 14*, 126–147.

Heine, H. (2015). *Lehrbuch der biologischen Medizin. Grundregulation und Extrazelluläre Matrix* (4. Aufl.). Stuttgart: Haug-Verlag.

Holzinger, B., & Klösch, G. (2018). *Schlafstörungen. Psychologische Beratung und Schlafcoaching*. Berlin: Springer.

ICAO IATA. (2011). IFALPA FRMS implementation guides. In K. Tritschler (Hrsg.), *Fatigue Assessment and Mitigation Methodology*. Luxembourg: FRMS Forum.

International Civil Aviation Organization (ICAO). (2016). *Doc 9966, Manual for the oversight of fatigue management approaches*. (2. Aufl.,), ICAO: Montréal. ▶ https://www.icao.int/safety/fatigue-management/Pages/Resources.aspx.

Knye, M., & Matusiewicz, D. (2017). Digitalisierung im Gesundheitssektor und betriebliches Gesundheitsmanagement. In L. Kaiser & D. Matusiewicz (Hrsg.), *Digitales Betriebliches Gesundheitsmanagement. Theorie und Praxis*. Wiesbaden: Springer Gabler.

Kordt, M. (2016). *Gesundheitsreport 2016. Deutsche Arbeiterkammer – Forschung*. Berlin: Springer.

Kordt, M. (2018). *Gesundheitsreport 2018. Deutsche Arbeiterkammer – Forschung*. Berlin: Springer.

Lehmann, M., Foster, C., Netzer, N., Lormes, W., Steinacker, J. M., Liu, Y., Opitz-Gress, A., & Gastmann, U. (1997). Physiological responses to short- and long-term overtraining in elite athletes. In R. B. Kreider, A. C. Fry, & M. L. O'Toole (Hrsg.), *Overtraining in sport. Human kinetics*. Illinois: Champaign.

Richter-Kuhlmann, E. (2012). Gesundheitssurvey des Robert-Koch-Instituts: Zivilisationskrankheiten nehmen zu. *Deutsches Arzteblatt, 109*(26), 1376–1377.

Rossi, E. L. (1991). *20 Minuten Pause. Wie Sie seelischen und körperlichen Zusammenbruch verhindern können*. Paderborn: Junfermann.

Sartor, H. (2019). Entstehung der Zivilisationserkrankungen. In A. Witasek (Hrsg.), *Lehrbuch der F.X. Mayr-Medizin. Grundlagen Diagnostik und Therapie*. Berlin: Springer.

Schnabel, G., Harre, H. D., & Krug, J. (2014). *Trainingslehre – Trainingswissenschaft. Leistung – Training – Wettkampf*. Aachen: Meyer & Meyer.

Schuhmacher, F. (2016). Von Quantified Self zur Gersundheit der Zukunft. In V. Andelfinger (Hrsg.), *eHealth. Wie Smartphones Apps und Wearables die Gesundheitsversorgung verändern werden*. Wiesbaden: Springer.

Tomasits, J., & Haber, P. (2016). *Leistungsphysiologie*. Berlin: Springer.

Traufetter, G. (2016). Vermerk ohne Folgen. *Der Spiegel, 42*, 2016.

Ulrich, G., & Gschwilm, R. (1988). Vigilanz - Ordnungszustand oder ordnende Kraft? *Fortschritte der Neurologie, Psychiatrie, 56*, 398–405.

Uusitalo, A. L. T. (2001). Overtraining. *The Physician and Sportsmedicine, 29*(5), 35–50.

Vogel, R. (2001). „Übertraining": Begriffserklärungen ätiologische Hypothesen aktuelle Trends und methodische Limiten. *Schweizerische Zeitschrift für Sportmedizin und Sporttraumatologie, 49*(4), 154–162.

Walker, M. (2017). *Why we sleep*. Great Britain: Allen Lane.

Weineck, J. (2008). *Optimales Training Leistungsphysiologische. Trainingslehre unter besonderer Berücksichtigung des Kinder- und Jugendtrainings*. Baldingen: Spitta.

Witasek, A. (Hrsg.). (2019). *Lehrbuch der F.X. Mayr-Medizin. Grundlagen Diagnostik und Therapie*. Berlin: Springer.

Serviceteil

Stichwortverzeichnis – 229

© Springer-Verlag GmbH Deutschland, ein Teil von Springer Nature 2020
G. Klösch, P. Hauschild, J. Zeitlhofer, *Ermüdung und Arbeitsfähigkeit*,
https://doi.org/10.1007/978-3-662-59139-0

Stichwortverzeichnis

A

ANS
- Definition 30, 31, 41, 211
- Regulationsfähigkeit 30, 70, 143, 211–213, 218, 220

ARAS 6, 8, 14, 29, 35, 135
- Arousalsystem 87
- Arousaltheorie 6

Arbeitsleistung
- Arbeitsbelastung 9, 15, 84, 110, 112, 133, 144, 175, 177, 224
  - Arbeitspausen 74, 85, 92, 104, 163, 164, 173
  - effiziente Pausengestaltung 58, 74, 87, 101, 105, 157, 168, 180, 182–186
  - Optimierung von Pausen 35
- Chrono-Schlafhygiene 156, 157, 168, 186
- Fehlbeanspruchung 113, 119, 120, 213, 218, 222
- high-risk-Jobs 115, 218, 219, 223
- Leistungstief 35, 66, 67, 88, 164, 165, 177, 180, 204
- Nachtarbeit 53, 58, 60, 61, 92, 144, 159, 164, 166, 167, 173, 175, 181, 182, 186
- Psychopharmaka 11, 64, 156
- Schlafhygiene 168, 186
  - Schlafpausen 156, 157, 164–166Powernaps 63, 66, 165, 182, 186, 225
- Selbstoptimierung 187, 195, 215
- viglance enhancer 73, 156, 167, 168, 186

Aufmerksamkeit 14–16, 157, 164, 168, 204
- Bewusstsein 26
- dauerhafte 5, 15, 85, 129, 131, 204, 206
- Hyperarousabilität 71
- Multitasking 17
- Schwankung 4, 6, 34, 129, 206
- selektive 33, 157

Aufsteigendes retikuläres Aktivierungssystem s. ARAS

Autonome Nervensystem s. ANS

B

Basale-Ruhe-Aktivitätszyklus s. Erholung, BRAC

Bewusstsein 17, 18, 145
- Schlaf-Wach-Bewusstsein 18
- Störung 12

C

cues s. Hinweisreize

E

Einschlafen
- Einschlaffähigkeit 84, 161

Elektroenzephalografie s. Vigilanzbestimmung, EEG

Erholung
- BRAC 68, 69, 143, 166, 210, 218, 224
- Erholungsfunktion des Schlafs 88

Ermüdung
- Arbeitsermüdung 79
- Beanspruchung 68, 113
- Belastung 68, 112
  - biomathematische Modelle 22, 175, 222
  - P.O.W.E.R.-Modell 210, 223, 224
  - SAFTE-Modell 177
- Einschlafen 29, 59, 83
- Erschöpfung 58, 80, 87, 92, 96, 119, 168, 173, 175, 185, 210, 225
- Fahrerassistenzsysteme 67, 184, 198–203, 205, 224
- Fahrermüdigkeitserkennung 67, 192, 198, 199, 205
- Gesichtsausdruck 124, 126, 193
- kortikale Veränderungen 83
- mind wandering 83, 84, 118
- natürlicher Prozess 68, 74, 78, 80, 105, 110
- physische 79
- psychische 79
- Risikomanagement 19, 70, 88, 111, 112, 115, 143, 146, 172, 174, 178, 182, 187, 210, 212, 222, 225
- Sekundenschlaf 58
- somnogene Substanzen 19, 80
- Stimmungsmüdigkeit 83
- Tagesmüdigkeit 78, 86, 104
- Tagträume 14, 15
- Unfallrisiko 49, 62, 66, 74, 78, 177, 187

Erschöpfung
- Burnout 103, 156, 220
- cancer related fatigue 97
- chronisches Erschöpfungssyndrom 99, 220
- Depressionen 103, 156, 213
- diagnostische Abklärung 95, 96
- Erschöpfungszustände 93, 97, 103, 105
  - Übertraining 210, 219, 220
- Morbus Parkinson 101
- Multipler Sclerose 101
- periphere, zentrale 94, 98, 105
- Schädel-Hirn-Trauma 102

F

Fahren, autonomes 192, 202, 203, 205

fatigue risk management s. Ermüdung, Ermüdungsrisikomanagement

Formatio reticularis 6, 28, 29

H

Herzratenvariabilitätsmessung s. HRV

Hinweisreize 15

HRV 9, 16, 19, 30, 70, 110, 135, 143, 147, 169, 195, 215

K

Konto der Gesundheit 197, 210, 215, 223, 224

R

resting state s. Wachheit, Ruhezustand

S

Schichtarbeit
- Definition 61
- gesundheitlichen Auswirkungen 62
- Häufigkeit 61
- historische Entwicklung 59

Schlaf
- Dauer 38, 39, 52, 173, 179, 194
- Druck 19, 20, 32, 42, 53, 81, 84, 86, 213, 216
- Ernährung 41

- Gedächtniskonsolidierung 41, 53
- Kompression 158, 159, 168
- Kultur 58, 59, 159, 162
- lokales Geschehen 12, 82
- Mangel 39, 73, 142, 172, 180, 181, 183, 205
- Muster 38, 39, 59, 127, 160, 161
- nicht-vigilanter Zustand 12
- Phasen 38, 194, 216
- Qualität 39, 59, 88, 116, 193
- Regeneration 38, 58, 156, 157
- Regulation 41
- Ressource 20, 21, 58
- Restriktion 142, 159, 168, 173
- Stadien 7, 9–11, 14, 17, 34, 40, 41, 127, 136, 142, 194
- Zentren im Gehirn 28

Schlaf-wach-Rhythmus 19, 28, 42, 44, 67, 105, 158, 168, 185, 192, 193, 205, 224
- Aktigrafie 120, 126, 127, 146, 193
- Chronotyp 46, 47, 112, 113, 144, 158, 182
- Drei-Prozess Modell 83
- Fehlanpassung 50, 59
- Körperkerntemperatur 100, 144, 147, 158, 193
- Licht 60, 157, 166
- Lichtexposition 61, 63, 166
- Melatonin 32, 43, 60, 64, 98, 167, 182
- Nucleus suprachiasmaticus 45, 81
- Schlaf-tracker 146, 169, 178, 194, 196
- Uhrengen 46
- Vier-Prozess Modell 85, 88
- Zeitgeber 44
- Zeitzonenverschiebung 64, 185
- zirkadianer Rhythmus 45
- Zwei-Prozess Modell 81, 82, 88, 177, 222, 223

Schlafstörungen
- Behandlung 32, 157
- Diagnose 47, 48, 53
- idiopathische Hypersomnie 86
- Insomnie 50, 87, 100, 102, 104, 127
- Jetlag-Störung 52, 63, 64, 159
- Narkolepsie 51, 86
- periodische Gliedmaßenbewegungen 86
- Restless legs Syndrom 87, 100
- Schichtarbeit-Störung 52, 62
- Schlafanamnese 50
- Schlafapnoe 86
- schlafbezogene Atmungsstörungen 50, 86, 100, 127
- Schlaf-wach-Rhythmusstörung 52, 53, 87, 101, 127

- Tagesschläfrigkeit 49, 79, 86, 93, 101, 102, 105, 168, 181, 183
- Ursachen 14, 47, 101
Stress
- fehlende Regulation 30, 33, 216
sustained attention s. Aufmerksamkeit, Daueraufmerksamkeit

T

Tagschlaf
- forbidden zone for sleep 84, 161
- Mittagsschlaf 59
- Schichtarbeit 62
- Sekundenschlaf 65
Tagträume s. Ermüdung, mind wandering
Tests
- Chronotyp
  - Morningness-Eveningness Fragebogen 46
  - Münchner Fragebogen zur Typisierung des Chronotyps 46
- Fatigue Severity Scale 95, 96, 134
- objektive, subjektive Tests 113, 120
- Schläfrigkeitsmessung
  - Epworth Schläfrigkeitsskala 95, 96, 115, 133
  - Gleichgewichtsanalyse 127
  - Karolinska Schläfrigkeitsskala 131, 133
  - kritische Flimmerverschmelzungsfrequenz 141, 147
  - Landecker Inventar für Schlafstörungen 132
  - methodische Probleme 111, 132
  - Multipler Schlaflatenztest 79, 86, 114, 136, 147
  - Multipler Wachbleibetest 80, 114, 130, 137, 147
  - Oxford sleep resistance test 130
  - Pittsburgh Schlafqualitäts-Index 96, 132
  - Polygrafischen Schläfrigkeitsscore 137
  - Pupillografischer Schläfrigkeitstest 141
  - Stanford Schläfrigkeitsskala 131, 133
  - visuellen Analogskalen 132
- Vigilanzbestimmung
  - Augenbewegungen 136, 139, 147, 193, 199
  - bildgebende Verfahren 119, 138, 147

- EEG 6, 7, 11, 19, 21, 134, 145, 146
- Elektrokardiogramm 136, 142
- ereigniskorrelierte Potentiale 137
- Eye-tracking Systeme 139, 147
- Hautleitfähigkeit 136
- Muskelaktivität 142
- PERCLOS-Methode 139
- topografische Brain mapping Verfahren 135
- transkraniellen Magnetstimulation 138
- Vigilanztests
  - Alpha Attenuation Test 137
  - Car driving simulator devices 130
  - Gütekriterien 111, 112, 119
  - Karolinska drowsiness test 137
  - Mackworth Uhrentest 4, 5, 118
  - Psychomotor vigilance test 112, 130
  - SIESTA sustained attention test 112, 130
  - Steer clear Vigilanztest 130
  - Stroop Test 130
  - Vigilanz Algorithmus Leipzig 137

V

Verhaltensweisen
- auto-stimulierende 20, 21, 125, 157, 204
- schläfrigkeitsbedingte Veränderungen 126
vigilance decrement s. Aufmerksamkeit, Aufmerksamkeitsschwankungen
Vigilanz
- Eisberg-Modell 110, 115, 116, 124, 145, 212
- Hypervigilanz 58, 70–74, 157, 186
- lokale, globale 9, 10
- Messmethoden 115
- psychologisches Modell 4
- Ressourcenmanager 2, 19–22, 54, 157, 168, 169
- systemtheoretischer Ansatz 9
- theoretisches Konstrukt 19, 21, 110, 111, 114, 145, 157, 212, 225
- Vigilanz-Diagnosematrix 117
- vigilanzassoziierte Prozesse 110, 114
- Vigilanzdefinition
  - von Bente 7, 8, 11, 115

Stichwortverzeichnis

- von Head 2, 3, 6–9, 17, 18, 21, 114, 210
- von Koella 7, 8, 10
- von Kugler 10
- von Mackworth 4, 5, 21, 115, 118
- von Ulrich 8
- Vigilanzstadien 7, 10, 11, 14, 18, 115
- Vigilanzstufen 7
- Vigilanzuntersuchungen 112

vigilanzbasierte Schlaf-wach-Management 124, 156, 158, 168, 172, 182, 193, 198

W

Wachheit
- Definition 26, 28, 29, 35, 111
- DMN 33, 34
- Neurotransmitter 30, 31
- Ruhezustand 33–35, 138
- Ruhezustandsnetzwerk s. DMN
- Vitalitätsressource 19–21, 27, 35, 157, 168
- Wachheitsstadien 6–8, 10, 11, 18
- Wachheitszentren im Gehirn 27, 28

Wearables 192, 194–197, 205

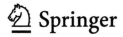 springer.com

Psychotherapie: Praxis

Brigitte Holzinger · Gerhard Klösch

Schlafstörungen

Psychologische Beratung und Schlafcoaching

Jetzt im Springer-Shop bestellen:
springer.com/978-3-662-54667-3

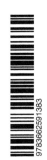